U0291957

康复治疗师临床工作指南
——作业治疗技术

主　编　闫彦宁　贾　杰

副主编　陈作兵　李奎成　胡　军　尹　昱

人民卫生出版社
·北京·

版权所有，侵权必究！

图书在版编目（CIP）数据

康复治疗师临床工作指南. 作业治疗技术/闫彦宁，贾杰主编. —北京：人民卫生出版社，2023.3

ISBN 978-7-117-34640-5

Ⅰ.①康…　Ⅱ.①闫…②贾…　Ⅲ.①康复医学Ⅳ.①R49

中国国家版本馆 CIP 数据核字（2023）第 049448 号

人卫智网	www.ipmph.com	医学教育、学术、考试、健康，购书智慧智能综合服务平台
人卫官网	www.pmph.com	人卫官方资讯发布平台

康复治疗师临床工作指南
——作业治疗技术
Kangfu Zhiliaoshi Linchuang Gongzuo Zhinan
——Zuoye Zhiliao Jishu

主　　编：闫彦宁　贾　杰

出版发行：人民卫生出版社（中继线 010-59780011）

地　　址：北京市朝阳区潘家园南里 19 号

邮　　编：100021

E - mail：pmph @ pmph.com

购书热线：010-59787592　010-59787584　010-65264830

印　　刷：人卫印务（北京）有限公司

经　　销：新华书店

开　　本：787×1092　1/16　印张：34

字　　数：849 千字

版　　次：2023 年 3 月第 1 版

印　　次：2023 年 5 月第 1 次印刷

标准书号：ISBN 978-7-117-34640-5

定　　价：198.00 元

打击盗版举报电话：**010-59787491**　E-mail：**WQ @ pmph.com**

质量问题联系电话：**010-59787234**　E-mail：**zhiliang @ pmph.com**

数字融合服务电话：**4001118166**　E-mail：**zengzhi @ pmph.com**

编者（以姓氏笔画为序）

王丛笑（首都医科大学附属北京康复医院）

卞　立（无锡市中心康复医院）

尹　昱（河北省人民医院）

孙增鑫（河北省人民医院）

刘　岩（黑龙江省第二医院）

刘静娅（首都医科大学康复医学院）

闫彦宁（河北省人民医院）

李　娴（中山大学附属第六医院）

李奎成（潍坊医学院）

李海军（浙江大学医学院附属第一医院）

杨玉慧（河北省人民医院）

何爱群（广东省工伤康复医院）

陈作兵（浙江大学医学院附属第一医院）

张裴景（河南中医药大学第一附属医院）

陆佳妮（上海市养志康复医院）

陆晓晰（中国康复研究中心）

罗　伦（成都市第二人民医院）

胡　军（上海中医药大学康复医学院）

侯　红（江苏省人民医院）

贾　杰（复旦大学附属华山医院）

郭凤宜（江苏医药职业学院康复医学院）

黄富表（中国康复研究中心）

曹梦安（浙江早产儿联盟贝蓓儿童康复指导中心）

董安琴（郑州大学第五附属医院）

蔡素芳（福建中医药大学附属康复医院）

编写秘书

王　凯（河北省人民医院）

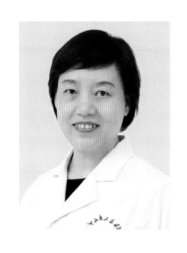

闫彦宁,主任治疗师,硕士生导师,河北省人民医院康复医学科副主任。现任中国康复医学会常务理事,中国康复医学会作业治疗专业委员会名誉主任委员,中国康复医学会多学科康复诊疗工作委员会副主任委员,中国康复医学会康复医学教育专业委员会常务委员,中国康复医学会标准委员会常务委员,河北省康复医学会秘书长,中国卫生信息与健康医疗大数据学会康复产业工作委员会副主任委员,中华医学会物理医学与康复分会康复治疗学组副组长,中华医学会国家级继续医学教育项目评审专家,河北省残疾人康复技术指导组成员。荣获中国康复医学会首届"全国十佳治疗师",2021年度中国康复医学会"最美康复科技工作者"等荣誉称号。

从事作业治疗临床、教学、科研20余年。主持及参与省市级科研项目10余项,实用新型专利5项;发表学术论文30余篇,其中SCI收录2篇。副主编国家卫生健康委员会"十三五"规划教材《作业治疗学》(第2版)(人民卫生出版社)、副主编普通高等学校体育专业教材《康复评定学》(高等教育出版社),主编高等医药卫生院校创新教材《作业治疗技术》(科学出版社);参编多部本科、专科教材。总主编《作业治疗丛书》,主编《作业治疗》《脑卒中康复》《半身不遂康复图册》等学术著作,参编多部专著。

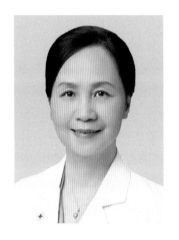

贾杰,博士,主任医师,博士生导师。科技部"十三五"国家重点研发计划"老年全周期康复技术体系与信息化管理研究"项目首席科学家。复旦大学附属华山医院康复科副主任。兼任澳大利亚悉尼大学客座教授,国家老年疾病临床医学研究中心(华山)康复主要研究者(PI)。现任中国康复医学会手功能康复专业委员会主任委员、中国康复医学会循证康复专业委员会副主任委员、中国康复医学会老年康复专业委员会全周期老年康复学组组长。

科技部"十二五"科技支撑计划"手功能障碍的中医康复临床规范研究"课题负责人,主持国家自然科学基金面上项目3项及上海市科委课题10余项,发表论文276篇,SCI收录75篇,获授权专利36项。

副主编简介

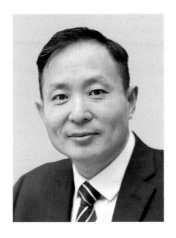

陈作兵，康复医学主任医师、教授、博士生导师。现任浙江大学附属第一医院副院长，浙江省残联副理事长、中国康复医学会医养结合专委会主任委员、浙江大学医学院康复研究中心主任。担任《中国医养结合专家共识》主编、国家卫生健康委员会"十三五"住院医师规范化培训规划教材《康复医学》（第 2 版）副主编等。近 5 年主持和参与国家级、省部级课题多项，主要研究领域为重症康复、骨科康复和神经康复。在全国大健康、康复医学和老龄化研究等领域具有重要影响力。

2020 年，作为"浙江省援鄂重症肺炎国家队"领队兼核心专家，在新型冠状病毒感染治疗中率先提出"重症肺炎诊治康复一体化"模式，运用重症干预技术和早期康复介入理念，大幅降低驻地医院危重新型冠状病毒感染患者的病死率，受到社会的关注和肯定。

副主编简介

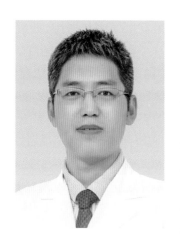

李奎成，主任治疗师，潍坊医学院康复医学院教授，首届"全国十佳治疗师"，2021"太湖人才计划"优秀医学专家团队带头人。中国康复医学会作业治疗专委会主任委员，中国康复医学会康复医学教育专业委员会常务委员，中国康复医学会烧伤治疗与康复学专业委员会常务委员，中国康复医学会康养工作委员会常务委员；中国医院协会医疗康复机构管理分会常务委员；中国抗衰老促进会康复分会委员；中华医学会物理医学与康复分会康复治疗学组委员。

主持及参与各级科研项目16项，包括国家重点研发计划2项；获授权国家发明专利1项、实用新型专利2项、软件著作权1项。发表学术论文50余篇；主编和副主编教材及专著11部，参编20余部；参与起草国家标准1项及团体标准多项。

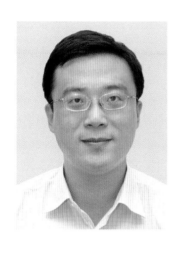

胡军,博士,副教授,硕士生导师,上海中医药大学康复医学院副院长。中国康复医学会作业治疗专业委员会副主任委员,中国康复医学会康复教育专业委员会常务委员,中国康复医学会康复教育专业委员会康复教育国际化专家组组长,上海康复医学会作业治疗专业委员会主任委员。

主要从事运动系统疾病及老年疾病中西医结合康复的教学、临床及科研工作。曾带领团队通过WFOT及WCPT国际教育标准最高等级认证,获得上海市教育委员会教学成果奖一等奖。近年来先后负责各级科研项目7项,并发表核心期刊以上论文十余篇。主编教材6部,包括卫生部"十二五"规划教材《作业治疗学》,国家卫生健康委员会"十三五"规划教材《作业治疗学》等。

副主编简介

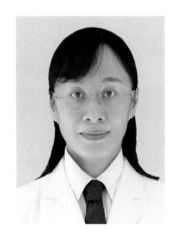

尹昱，博士，副主任医师，副教授，硕士生导师，河北省人民医院康复医学科主任，美国南卡罗来纳医科大学访问学者，河北省"三三三人才工程"三层次人选。

担任中国康复医学会理事，中国卒中学会青年理事会理事，河北省康复医学会副会长，河北省儿科学会康复专业委员会副主任委员，河北中西医结合学会康复专业委员会副主任委员，河北省健康学会体育医学融合与健康管理分会副主任委员等。

发表科研论文 60 余篇，主编及参编著作 10 余部。参与并承担河北省自然科学基金项目、国家"十二五"科技支撑计划、河北省政府资助临床医学优秀人才培养项目、医学适用技术跟踪项目等多项科研课题，获得河北省科技进步奖二等奖一项，中国康复医学会科技进步奖三等奖一项，河北省中医药学会科学技术奖一等奖一项。

出版说明

2016年10月发布的《"健康中国2030"规划纲要》将"强化早诊断、早治疗、早康复"作为实现全面健康的路径，在康复相关领域提出了"加强康复医疗机构建设、健全治疗—康复—长期护理服务链"等一系列举措。

康复医疗水平的提升离不开高素质的康复团队，其中，康复治疗师在整个康复环节起着十分关键的作用，而我国康复治疗的专业化教育起步晚，从业人员普遍年轻、缺少经验，水平参差不齐。为了规范、提升康复治疗师的临床工作水平，进而助推康复医疗学科发展，人民卫生出版社与中国康复医学会康复治疗专业委员会及康复专科医院联盟的主要专家一起，在全面调研、深入论证的基础上，组织国内顶尖的康复治疗师、康复医师编写了这套康复治疗师临床工作指南。

该套丛书包括16个分册，在编写委员会的统一部署下，由相关领域的300多位国内权威康复治疗师与康复医师执笔完成，为了进一步保障内容的权威性，在编写过程中还特邀了一大批业界资深专家担任主审及顾问。

该套丛书强调理论与实践相结合，注重吸纳最新的康复实用技术，突出实践操作以解决临床实际问题。具体编写过程中以临床工作为核心，对操作要点、临床常见问题、治疗注意事项进行重点讲述，特别是对治疗中容易发生的错误进行了详细的阐述，同时通过案例分析，给出相应科学的、安全的治疗方案，以促进康复治疗师对康复治疗技术有更好的认识和临床运用的能力。

本套丛书有助于满足康复治疗师、康复医师的需求，对康复相关从业人员也有重要的指导意义。

康复治疗师临床工作指南编委会

主任委员

燕铁斌　席家宁

委　　员（以姓氏笔画为序）

万　勤　万桂芳　卫冬洁　王于领　公维军　朱　毅　朱利月　刘巧云
刘晓丹　刘惠林　闫彦宁　米立新　江钟立　肖　农　沈　滢　张庆苏
张志强　陈文华　武继祥　赵正全　胡昔权　姜志梅　贾　杰　候　梅
徐　文　徐开寿　高晓平　席艳玲　黄　杰　黄昭鸣　黄俊民　梁　崎

编委会秘书

吴　伟　郄淑燕

特邀审稿专家及顾问（以姓氏笔画为序）

丁绍青　丁荣晶　于　萍　万　萍　马　明　马丙祥　王　刚　王　彤
王　琳　王　磊　王人卫　王乐民　王宁华　王丽萍　王伯忠　王国祥
王惠芳　卜卫国　亢世勇　方　新　叶红华　丘卫红　冯　珍　冯晓东
朱　庆　朱登纳　任爱华　华桂茹　刘　浩　刘　慧　闫　燕　闫彦宁
关雄熹　许光旭　孙启良　孙喜斌　麦坚凝　严　静　杜　青　杜晓新
李　奎　李奎成　李胜利　李晓捷　杨亚丽　励建安　吴　毅　吴卫红
何成奇　何兆邦　沈玉芹　宋为群　宋宗帅　张　通　张　婧　张　锐
张长杰　张玉梅　张晓玉　陆　晓　陈　翔　陈丽霞　陈卓铭　陈艳妮
陈福建　林　坚　林国徽　欧阳财金　岳寿伟　周　涛　周士枋　周贤丽
周惠嫦　郑宏良　单春雷　赵　澍　赵振彪　郝会芳　胡大一　胡继红
姜志梅　敖丽娟　贾　杰　贾子善　顾　新　徐　静　徐洁洁　高　颖
郭　兰　郭凤宜　郭红生　郭险峰　唐久来　黄昭鸣　黄晓琳　黄锦文
常冬梅　梁　兵　梁兆麟　韩在柱　韩丽艳　韩德民　喻传兵　喻洪流
谢　青　谢欲晓　窦祖林　褚立希　蔡永裕　燕铁斌　魏　全　魏国荣

康复治疗师临床工作指南目录

1	运动治疗技术	主 编	黄 杰	公维军		
		副主编	南海鸥	杨 霖	张志杰	常有军
2	手法治疗技术	主 编	王于领	高晓平		
		副主编	万 里	叶祥明	马全胜	
3	物理因子治疗技术	主 编	沈 滢	张志强		
		副主编	刘朝晖	谭同才	张伟明	
4	贴扎治疗技术	主 编	黄俊民	陈文华		
		副主编	高 强	王 刚	卞 荣	
5	矫形器与假肢治疗技术	主 编	赵正全	武继祥		
		副主编	何建华	刘夕东		
6	作业治疗技术	主 编	闫彦宁	贾 杰		
		副主编	陈作兵	李奎成	胡 军	尹 昱
7	神经疾患康复治疗技术	主 编	刘惠林	胡昔权		
		副主编	朱玉连	姜永梅	陈慧娟	
8	肌骨疾患康复治疗技术	主 编	朱 毅	米立新		
		副主编	马 超	胡文清		
9	心肺疾患康复治疗技术	主 编	朱利月	梁 崎		
		副主编	王 俊	王 翔		
10	言语障碍康复治疗技术	主 编	席艳玲	黄昭鸣		
		副主编	尹 恒	万 萍		
11	嗓音障碍康复治疗技术	主 编	万 勤	徐 文		
12	吞咽障碍康复治疗技术	主 编	万桂芳	张庆苏		
		副主编	张 健	杨海芳	周惠嫦	
13	儿童疾患物理治疗技术	主 编	徐开寿	肖 农		
		副主编	黄 真	范艳萍	林秋兰	
14	儿童语言康复治疗技术	主 编	刘巧云	候 梅		
		副主编	王丽燕	马冬梅		
15	儿童发育障碍作业治疗技术	主 编	刘晓丹	姜志梅		
		副主编	曹建国	许梦雅		
16	失语症康复治疗技术	主 编	卫冬洁	江钟立		
		副主编	董继革	常静玲		

前 言

　　作业治疗是重要的临床康复治疗技术之一，是提高康复服务对象生活自理能力、工作学习能力以及休闲娱乐能力的重要手段，也是帮助患者回归家庭、重返社会的重要纽带和桥梁，在康复治疗中发挥着不可替代的重要作用。

　　在我国，现代作业治疗自20世纪80年代随现代康复医学的引入而逐渐被人们所认识和接受，近年来得到了蓬勃发展，不仅从业者的数量不断增加，专业内涵也不断丰富，服务质量逐步提高。特别是在2018年5月18日，中国康复医学会作业治疗专业委员会成为世界作业治疗师联盟（World Federation of Occupational Therapists，WFOT）的正式会员，成为我国第一个加入国际专业组织的康复治疗团体，这是中国作业治疗专业发展史上的重要里程碑，对于加速国内作业治疗的发展和国际化进程意义重大。

　　尽管如此，我们必须清楚，相对于我国逐渐步入老龄化社会、人们对生活质量要求不断提高等巨大的社会需求，以及国际化发展的需求，我国作业治疗从业者的数量和服务质量仍亟待加强、规范和提升。本次《康复治疗师临床工作指南——作业治疗技术》的推出对于提高我国临床康复治疗师的作业治疗技术水平，规范临床和教学工作，提升服务质量，以及与当今国际作业治疗技术接轨具有十分重要的意义。

　　本指南由来自全国各地经验丰富的临床作业治疗师和临床医师共同编写完成，作业治疗师负责编写"作业治疗技术"部分；临床医师负责编写临床常见疾病和损伤的"临床基础"部分。参与编写的专家查阅了大量的文献资料，全面搜集整理了临床作业治疗的理论和技术，并融入最新的研究成果和前沿技术，投入了大量的时间和心血，在此向各位编者表示诚挚的感谢和崇高的敬意。

　　本书共分为二十三章。第一章为作业治疗的基本理论；第二章为作业活动分析及临床应用;第三章至第十四章为基础作业治疗的评估及治疗技术;第十五章至二十二章为临床常见疾病和损伤的作业治疗评估与治疗技术;第二十三章为社区作业治疗。全书内容全面,实用,具体;既有基础理论和技术,又有新理念、新技术和新方法,力求为广大作业治疗临床和教育工作者提供参考和工作指导。

由于编写经验不足,不妥之处恳请广大读者给予批评指正。

闫彦宁　贾　杰

2022 年 6 月 29 日

目　录

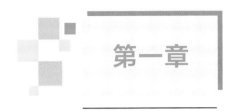

第一章

作业治疗的基本理论

第一节 概　　述

一、作业

（一）作业的概念

"作业"一词在英语中的原词为"occupation"，来源于动词"occupy"，有占有、填满的意思，而"occupation"则表示占有和填满个体的时间与空间，并使之参与忙碌的活动。换句话说，作业是人们利用自己能力运用一定自我的时间在空间环境内所做的事情，包括自我照顾、交流、学习、工作产出、移动、享受生活等。这一切的活动不仅于自身具有特殊的意义和价值，也有助于整个社会人文、历史和经济的发展。所以，作业是人类的活动，但不是所有的活动都是作业。作业指的是人们"想要做""需要做"或"期望做"的活动，是指给人的生活带来意义和目的的活动。

（二）作业活动

作业的范围包括有日常生活活动（activities of daily living，ADL）、休息睡眠、教育、工作、玩耍、娱乐、社会参与。

1. 日常生活活动　是人们为了自我照顾、日常生活而必须进行的活动，包括基本日常生活活动（basic activities of daily living，BADL）和工具性日常生活活动（instrumental activities of daily living，IADL），这些都是人们生活的基础，保障基本生活要求及健康。

日常生活活动包括基本日常生活活动（8类）和工具性日常生活活动，共9类：

（1）洗澡、入浴：整个过程包括转移出入洗浴空间，清洁用品和工具的使用，洗浴姿势的保持，以及洗浴完毕后擦干身体的整个流程。

（2）如厕和如厕后清洁：整个过程包括了转移出入如厕的区域，在如厕的过程中保持和控制如厕的姿势、保持衣服不滑落干扰，便后可进行自我清洁，同时如果个体需要在如厕过程中使用工具，可以自己操作工具或者进行二便辅具（导尿管、集尿袋等）的管理。

（3）穿脱衣物：能够自主从衣柜中拿出衣物鞋袜，能够以合理的速度和顺序穿上，并且能够根据天气、季节、温度和场合的不同选择合适的衣物，如果需要佩戴矫形器或假肢，也能完成自我佩戴、卸下矫形器和假肢。

（4）进食和吞咽：将食物从盘中自我喂食到口腔，经过充分的咀嚼之后吞下食物至胃中。

（5）功能性移动：从一个位置移动到另一个位置，包括床上的移动、用轮椅移动、从椅子到轮椅上的转移等。

（6）自我设备的管理：能够管理、清洁、保护日常生活中需要用到的工具或设施，包括：（电动）牙刷、眼镜、假肢、矫形器、辅具等。

（7）自我修饰：能够清洁头面部。如有需要的话也可以自己化妆、安装假牙套等。

（8）性生活：性需求能够得到满足。

（9）工具性日常生活活动：此类活动的范围由家中扩展到社区，活动往往更加复杂，更涉及与外界的交流及不同工具的使用，包含的活动有照顾他人、照顾宠物、抚养孩子、使用或不使用工具完成与他人的交流、驾驶或社区内移动、金融管理、自我健康的管理、房屋管理、饮食准备及厨房清洁、完成宗教活动、购物等，有发生意外时的逃生能力。

2. 休息及睡眠　包括3个部分：休息、睡眠准备及睡眠参与。从事这些作业活动时，个体处于安静放松的身心状态，可以通过一些放松活动来使自己达到完全放松的休息状态，此时并没有什么生产性活动。

3. 教育　使个体能够享有受教育的权利，参与到提升及学习的活动和环境中。

4. 工作　个体能够有工作的兴趣和热情，并且有能力为自己找工作。有了工作后有良好的职业表现，同时到了退休年龄后也可以很好地将自己的角色从工作状态调整出来。此处的工作除了平时从事的职业工作之外，也包括了一些没有报酬的社会公益性活动。

5. 玩耍　任何可以提供愉悦感的娱乐活动。

6. 休闲　任何非义务的、由内在欲望驱使，在休闲时间从事的活动。

7. 社交　能够参与到大家庭及社区生活中，进行一些维持友谊或人际交往的活动。此处不仅局限于面对面的交流活动，也可以是运用电子设备进行远程的社交活动。

二、作业治疗

（一）作业治疗的概念

作业治疗（occupational therapy，OT）来源于"occupation"和"therapy"（治疗），是一门独立的康复治疗学科。该名称最早是由美国的乔治·巴顿提出，为战争中的伤残士兵提供治疗服务。

2001年，WHO将作业治疗定义为"协助残疾者和患者选择、参与、应用有目的和意义的活动，以达到最大限度地恢复躯体、心理和社会方面的功能，增进健康，预防能力的丧失及残疾的发生。以发展为目的，鼓励他们参与及贡献于社会。"

2004年，世界作业治疗师联盟（World Federation of Occupational Therapists，WFOT）将作业治疗定义为"作业治疗是通过有意义的活动来促进健康和幸福的一门学科。作业治疗的基本目的是使人能够参与到日常生活活动中去。作业治疗师通过促使患者参与活动来提高患者的参与能力或通过环境改造来改善患者的参与能力。"这一定义突出强调了参与的重要性。

2012年，WFOT将作业治疗的定义更新为"作业治疗是一门以服务对象为中心，通过作业活动促进健康与幸福的医疗卫生专业。作业治疗的主要目标是使人们能够参与到日常生活活动中去。作业治疗师通过与人和社区合作去提高他们能力,以便参与那些他们想要做、需要做或期望做的作业活动。或通过改变作业活动或改良环境来更好地提升他们的作业表现,从而提高他们的生活质量及回归社会的程度。"这也是目前最新的作业治疗定义。与2004 年的定义相比,这一定义强调了以服务对象为核心(client-centered);强调作业治疗师与治疗对象是伙伴关系;强调了与人和社区共同合作;指出作业活动是人们"想要做""需要做"或"期望做"的活动。

总的来说,作业治疗指在为由于身体上、精神上、发育上有功能障碍或残疾以致不同程度地丧失生活自理能力和劳动能力的患者治疗时,通过选取并应用有目的的、经过选择的作业活动来进行评价、治疗和训练的一门学科。其目的是使患者能够最大限度地恢复或提高独立生活能力和劳动能力,优化其生活质量,以使其能作为家庭和社会的一员过着有意义的生活。

(二)作业治疗的发展

1. 国际作业治疗的发展　　国际上最早的有关作业治疗的相关记录还要追溯到古希腊时期。医学家希波克拉底(公元前 460—前 379 年)用骑乘、劳动等方法来治疗患者。十八世纪起,欧洲一些国家由于工业文明的发展,会选择利用手工业操作和文娱活动等对精神疾病患者和结核病患者进行康复治疗。

现代作业治疗学已经是一门专业的学科,起源于美国,自 20 世纪初开始,经历不同的时代及社会变迁发展至今。

在 1910 年的美国,特蕾西(Tracey)所著的《伤兵的作业治疗》一书出版,是最早的作业治疗教科书。作业治疗(occupationaltherapy,OT)的名称由美国一位建筑师乔治·巴顿(George Barton)于 1914 年正式提出,同年,世界第一所正式的作业治疗学校——美国法维尔职业学院成立。被誉为 OT 之父的 William Rush Dunton 于 1915 年出版了《作业治疗护士手册》一书。在第一次世界大战后期,开始需要大量的人力物力来投入到伤残士兵的康复中,在巴顿的倡导下,1917 年,美国成立了全国作业治疗促进会(1920 年改为美国作业治疗协会)以满足社会对作业治疗及康复的需求。其他参与战争的国家也面临着大量伤员需要进行康复医疗的问题,作业治疗也充分地发挥了作用。1930 年,英国的第一所作业治疗师学校在布里斯托(Bristol)建立。1936 年,英国作业治疗师协会成立;1938 年,第一届英国作业治疗师统考举行。

第二次世界大战之后,作业治疗的学科内涵又有了质的飞跃,两次世界大战使作业治疗的原理、技术和使用范围得到了进一步的发展。随着学科的发展,治疗关注的对象也有所扩展,作业治疗的重点人群由残疾人逐步扩展到因骨关节疾病、心脑血管疾病等慢性病引起的躯体功能障碍患者。

1952 年,世界作业治疗师联盟在英国正式成立,从那时起,国际作业治疗界对自己专业的性质、任务、作用、职责、服务范围及服务对象等有了较为明确的规定和标准。各联盟成员及想加入的国家、地区和组织,其作业治疗师的水平必须达到 WFOT 规定的最低教育标准,才具备加入该组织的资格。第一届世界作业治疗大会于 1954 年在苏格兰举行,标志着作业治疗作为一门独立的学科得到世界范围内的肯定与推行。

随着学术体系的不断发展,人们除了关注作业治疗的临床性之外,也更加关注其科学性。于是,作业科学专业在南加利福尼亚州大学诞生,促使美国作业治疗学界在 1990 年代初开始了有关作业科学与作业治疗关系的研究。将作业治疗定位在应用学科的位置上,将作业科学定位在基础科学的位置上。

2. 中国作业治疗的发展　　在汉代,名医华佗提出利用职业劳动治疗疾病,他认为"人体欲得劳动,但不当使极耳,动摇则谷气得销,血脉流通,病不得生"(《三国志·卷二十九》)。东汉封衡说:"劳苦胜于逸乐也,能从朝至暮,常有所为,使之不息乃快,但觉极当息,息复为之,此与导引无导也"(《神仙传》)。说明我国古代已经认识到了劳动对于治疗的价值。认为劳动不仅可以健身,而且对心理和精神也有良好的影响。发展到了宋代,已经可以通过手工劳动或文娱活动改善身体功能。欧阳修《琴枕说》记载:"昨因患两手中指挛拳,医者言唯数运动以导其气之滞者,谓为弹琴为可"(《永乐大典》卷1165)。明、清医籍已有书画疗法、赏花疗法、音乐疗法的记载。如《寿世保元》提出"诗书悦心",《瓯北医话》中有"学书用于养心愈疾"的记载,《理瀹骈文》指出:"七情之病也,看花解闷,听曲消愁,有胜于服药者也。"说明我国古代早已有了很多类似于作业治疗的实践。但是与现代作业治疗学相比,并没有形成完整的系统理论。

我国现代作业治疗起源于20世纪80年代。1980年卫生部医政司陈仲武司长带领专家团队赴日本考察康复医学,并正式将康复医学引入我国。作业治疗的概念也随康复医学一并引进。随后,部分单位开始派专业人员赴日本、美国、加拿大等国家学习作业治疗。1982年,卫生部在全国成立了四个重点康复中心,河北省人民医院康复中心(也是其中唯一的综合医院康复中心)作为四个康复中心之一,在成立时就组建了作业治疗室并开展了一些基础的作业治疗工作。1988年,中国康复研究中心成立并同时建立了作业治疗科。1989年,卫生部发布了《医院分级管理(试行草案)》,要求二、三级医院必需设立康复医学科并应设立作业治疗科室,这促进了国内第一批作业治疗岗位的设立。

2000年之后,作业治疗进入了快速发展阶段。大部分大型医院和康复中心设立了作业治疗室(科),并配备专业人员和设备器材,开始了较为系统的作业治疗工作。2008年,"5·12"汶川大地震后,康复医学在灾后伤残人员康复与灾后重建中发挥了重要作用,作业治疗团队也作为康复医学团队的一员发挥了不可替代的作用。随着国家对康复医学事业的重视,在医疗、教学、就业上不断加大支持力度,康复医学及康复治疗学的发展也迎来了良好的契机。据中国康复医学会康复治疗专业委员会作业治疗学组在2017年5~6月的微信调查结果,当时我国从事作业治疗临床(或教学)在岗人员大约有3 000多人,分布在除西藏外所有的省、自治区、直辖市,这显示出作业治疗在我国已经得到了较为广泛的普及,并形成了专职团队。康复治疗学专业的毕业生已经成为作业治疗从业者中的主流。在职称结构和学历方面,仍缺乏高职称、高学历者。作业治疗主要工作内容为治疗性作业活动、手功能训练和ADL训练等;在儿童作业治疗、老年作业治疗、精神心理疾病相关的作业治疗以及辅助器具的应用、环境改造、职业康复等方面也开展了一些工作。

在人才培养方面,中国康复研究中心从1988年已开始进行作业治疗专门人才培训。在同济医科大学附属同济医院(现华中科技大学同济医学院附属同济医院)自1989年开始的WHO康复培训班上,作业治疗作为康复医学专业的重点授课内容之一也开展了相关的培训工作。2002年,经教育部批准,首都医科大学及南京医科大学开始了康复治疗学专业的本科教育,将作业治疗作为主干课程。2003年,首都医科大学以作业治疗与物理治疗分专业培养的模式招收了首批四年制本科生,该作业治疗课程于2006年正式通过了WFOT最低教育标准认证。2017年,教育部正式批准在上海中医药大学开设康复作业治疗专业,这标志着中国从此有了正式的作业治疗专业本科教育。至2022年底,已有7所学校的作业治疗课程先后通过 WFOT 认证。在作业治疗硕士培养方面,2013 年由香港赛马会资助,四川大学与香港理工大学合作成立了四川大学-香港理工大学灾后重建与管理学院,率先开设了作业治疗硕士课程(master of occupational therapy,MOT),并于 2015 年通过了 WFOT 的认证。2018 年 5 月,在南非开普敦世界作业治疗大会上,中国康复医学会作业治疗专业委员会成为世界作业治疗师联盟正式会员(full member)。

在学术组织及学术交流方面,中国康复医学会作为国家级的学术性、非营利性康复医学社会团体,历来重视作业治疗的发展。中国康复医学会康复治疗专业委员会在 2011 年成立了作业治疗学组,积极推广和普及作业治疗工作,成功举办了八届全国作业治疗论坛并举办了多期作业治疗培训班。2017 年 12 月,中国康复医学会作业治疗专业委员会在北京成立,把中国作业治疗专业的发展推到了前所未有的高度。在积极推动国内作业治疗规范化的同时,中国康复医学会作业治疗专业委员会积极开展学术交流。同时,各地作业治疗的学术组织也得到了快速发展,至 2022 年底,已经有 8 个省/直辖市的康复医学会成立了作业治疗专业委员会。

在普及推广作业治疗理论与技术的同时,专家学者们也在作业治疗本土化方面进行了有益尝试,他们将中国传统文化融入作业治疗实践,积极探索中国特色的作业治疗模式,但这些理念仍需要经过实践检验并不断加以完善。

(胡 军 闫彦宁)

第二节 作业治疗的流程及临床文件

作业治疗与临床医学在工作的对象、方法以及目的等方面均有显著区别。因此,作业治疗具有独特的工作模式。以科学、规范的工作流程开展作业治疗,克服不同阶段的难点,是提高康复疗效的重要保证。

一、作业治疗流程及内容

作业治疗流程指作业治疗师工作时所遵循的过程,是作业治疗实施最基本的步骤。治疗师必须熟悉,以便应用于临床作业治疗之中。

通常作业治疗包括三个基本步骤:①个体化的初次评估,患者、家人和治疗师一起制定治疗目标;②个性化的治疗手段,提高患者参与作业活动和达到目标的能力;③治疗过程中或结束后的再次评估,以明确治疗目标是否已经达到或是需要对现有方案进行改进。

业内专家所描述的作业治疗过程差异不大,不同治疗师根据自己的经验也有自己安排治疗的方式:

Creek 提出了作业治疗的 11 步治疗流程(图 1-2-1):①接到转诊患者;②初步信息收集;③首次评估;④发现患者需求和问题;⑤设定治疗目标;⑥制订治疗计划;⑦实施治疗;⑧持续评估并随时修改治疗方案;⑨治疗结果评估;⑩结束治疗、出院;⑪病案回顾。

加拿大作业治疗学会(CAOT)作业治疗过程:①确定存在的作业行为问题:通过收集患者相关资料和作业评定,确定患者作业活动方面存在的问题并确定问题解决的先后顺序;②选择理论、方法:需解决的问题确定后,作业治疗师应和患者一起选择一种或多种理论性方法指导作业治疗;③确定作业活动的行为成分和环境条件:治疗师与患者一起确定与作业

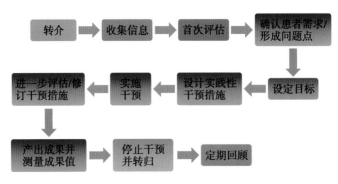

图 1-2-1   作业治疗的工作流程

行为问题有关的作业活动行为成分和环境条件；④确定患者和作业治疗师在作业活动过程中可以发展和利用的力量和资源：找出患者治疗过程中自身有利的条件、家庭和社会的支持；⑤商讨预后目标并制定作业治疗计划：根据功能评定和作业分析结果，估计患者的预后情况，制定作业治疗目标及相应的治疗方法；⑥作业治疗计划的实施：对患者进行作业治疗，主要使患者把注意力集中于某一活动的完成上；不要求去注意要收缩哪一块肌肉、活动哪一个关节；⑦进行疗效及预后评估：如目标已经达到，预后也令人满意，则作业治疗结束；若结果不理想，需进行分析和评估明确问题并进行下一循环的治疗。

在作业治疗流程中，以下方面是在整个过程中是需要重点关注的：交流，作业资料的搜集整理，方案的制订及实施等。

二、作业治疗临床文件及内容

（一）书写临床文件的目的

临床文件书写是作业治疗师工作的基本内容之一。通过病历记载的方式，作业治疗师可将针对服务对象的评估和治疗方法与其他专业人员沟通，呈现专业治疗师的价值与需求。临床文件是服务对象接受专业服务的永久性记录，也是一种法律文件，因此其需遵循必要的规范，以便必要时接受法律调查。

美国作业治疗协会（AOTA）规定作业治疗服务临床文件具有以下目的：①说明服务对象接受作业治疗的原因与其接受作业治疗后的结果之间的关联；②反映作业治疗师的临床推理技能及专业判断能力；③提供有关服务对象接受作业治疗服务的相关沟通信息；④构建一个有关服务对象的现况、接受作业治疗服务及结果的记载历程。

（二）临床文件书写的基本技能

临床文件书写中需注意撰写的专业性与规范性。正确的文法与用字是任何专业医疗记录中所必要的，惯用术语应使用正确。唯有用词准确、文意清楚的记录才能确保不会发生误解。在使用专有名词缩写时，应使用经过审定的行业公认的学科名词及缩写。使用不熟悉的专有名词缩写或与治疗情境不符的用语都是导致病历沟通误解的原因。

（三）临床文件的内容

1. 临床文件的内容

（1）服务对象的基本信息：年龄、性别、病史、诊断、专业检查等。

（2）服务对象的作业背景：作业历史、生活方式、兴趣、价值观和个人需求。

（3）服务对象的作业表现：包括服务对象的日常生活表现、骨骼及肌肉、活动能力及作业表现、社会心理表现、认知、感觉等。

（4）服务对象的环境评定：文化背景及环境因素评定、生活质量评定、社区评估等。

（5）治疗目标：包括治疗的短期目标与长期目标。如在一个月的疗程中，临床文件记录中包含每个星期需达成的短期目标和一个月治疗后需达成的长期目标。

（6）干预计划：具体记录采用何种方式和方法对服务对象实施干预。

（7）疗效进展：包括治疗的时长、次数、每一次治疗的进展和服务对象的反馈等。

（8）出院/转介计划：当对服务对象的治疗告一段落后，作业治疗师会在临床文件中记录出院计划。包括本次治疗的疗效评价，患者现阶段的作业表现情况，出院后回到生活中的环境改造意见或家庭训练计划等。若作业治疗师认为患者仍需其他学科介入治疗，可记录转介计划，推荐患者进入其他类型的机构场所进行下一步治疗。

2. 临床文件完成方式

（1）查阅病历：通过阅读病历可以了解服务对象的病史、疾病的诊断、治疗经过、用药或手术情况以及其他专业的检查、评定结果。此外，通过了解病史和疾病诊断，治疗师可提前考虑在评定和治疗的过程中应注意的问题，从而避免发生不良反应。

（2）与服务对象面谈：从广义上来讲，在一般场合与服务对象的交流如检查、测量或作业活动训练中与服务对象的交谈等均可视为面谈的方式。除了和服务对象交谈之外，还可与服务对象的家人进行交谈。治疗师从侧面了解他们对服务对象恢复的期望目标。功能障碍对服务对象的日常生活的影响、对服务对象性格的影响以及对家庭的影响。

（3）观察：单纯询问服务对象的情况是不够准确的，因为服务对象功能障碍后很少从事日常活动。服务对象回想起的是发病前的情况，很可能会夸大或缩小其真实能力。较好的方式是治疗师在服务对象活动的场所和时间注意观察，进行动作评定和分析。一般先观察较为简单、安全的动作，然后观察较为困难、复杂的动作。

（4）使用评估工具：作业治疗师通过采用标准化或非标准化的评估工具对服务对象的作业表现进行评估，并将数据和结果分析记录在临床文件中。通常作业治疗师会在治疗的开始前、治疗过程中、结束后采用相同的评估工具进行评估以进行疗效的进展跟踪与对比。

3. 临床文件书写标准　作业治疗文书没有统一的方法。SOAP 是比较公认的方法，可以参考使用。SOAP 由主观资料（subjective data）、客观资料（objective data）、评估结果（assessment data）和治疗计划（plan）构成，其具体内容如下：

（1）主观资料：主观资料是指由患者或知情者（家属、护工等）提供的病史、症状、治疗史、既往史、家族史和社会生活史等资料。作业治疗应特别了解患者伤病前后的功能、活动、参与情况以及环境和个人因素的影响。特别需要了解患者及利益相关者的需求情况。

（2）客观资料：客观资料是指治疗师在诊疗过程中所获得的客观检查或评价资料。特别是测量、特殊检查及评价结果、患者的功能表现等。

（3）评估结果：评估结果是指治疗师根据获得的主、客观资料，通过综合分析，选择最适合患者病情的方式对患者评估的结果记录。其内容可以是生理评估、心理评估、社会功能评估结果。评价尽量选用公认方法或量表，评估结果应准确、具体。

（4）治疗计划：治疗计划针对结合患者需求和评估结果与患者共同讨论确定的治疗目标的具体方案，具体见本节作业治疗工作流程部分。

（胡　军）

第三节　作业治疗的模式

作业治疗的实施需要特定的思维流程及方法,治疗师需要分析多方收集来的信息(通过患者及其家属反映和自身评估等途径获得),这就要求作业治疗师在理论知识的指引下进行分析决策。有关如何分析、提炼有效信息并指导后续实践工作的理论,经提炼和创造后,形成了各种不同的作业治疗模式(model)。

作业治疗模式的形成是一种反复认定、不断修改思考及实践的过程。模式包含人们所期望的、能提供实践及高效服务的足够观念及工具,能解释在治疗过程中所涉及的现象,并提供合理的解决方案。

Kielhofner 表示:"模式可以有效地连接理论和实践。"每个作业治疗实践模式的发展均有其独特的历程,包含了一系列知识发展的动态过程。而这个过程均有一个共同的特点,即:始于实践中技能和想法的提炼—观察实践行为并剔除错误实践经历—形成理论—服务于实践。理论性和实践性并存形成了作业治疗实践模式独特的组织形式。

Mitcham 认为:"模式可以有效地诠释一个专业的独特性,也能表述出一个专业的范畴。模式的概念经常表达了一个医疗专业对自己的认识和这个专业给其他专业和社会的印象。"

在整个治疗过程中,模式能够帮助作业治疗师有意义地执行他们的治疗,开始时,作业治疗师知道如何从患者处获取有效信息、分析信息、设定目标及治疗计划,最后也可指导康复结果。

作业模式是作业治疗学中极其重要的理论基础。对作业模式的理解在很大程度上决定了作业治疗师的专业水平,而学会灵活使用并将不同的作业模式用于治疗干预中体现了作业治疗师的专业技能。

一、人-环境-作业模式

(一)人-环境-作业模式的理论发展

人-环境-作业模式(person-environment-occupation model,PEO)是加拿大的 Mary Law 博士等人于 1994 年提出的,对 1991 年加拿大作业治疗学会提出的"加拿大作业表现模式"做出了较大幅度的修订。个体的作业活动是作业治疗所关注的具体范畴,作业表现及参与是人、环境及作业相互作用的结果,是三者之间的互动所产生的,是在特定环境中,在自我选择、动机和有意义的情况下投入到作业活动中的表现,即作业表现。这种理论即为人-环境-作业模式(PEO)(图 1-3-1)。

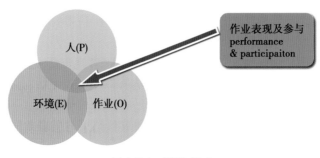

图 1-3-1　PEO 模式

PEO 模式认为,作业表现是人、环境及作业相互作用的结果。人有一种探索、控制及改变自己及环境的天性,在日常生活中的"生活"被视为是人与环境的互动,这互动过程是通过日常作业而进行,这个过程是动态的(不断因情况而改变),并伴随着三者的互相影响。按照这个作业模式,服务对象是作业治疗实践的中心。

在该模式中,作业治疗关注的是与人类作业活动相关的事物,以及进行作业活动的人和环境对作业活动的影响。作业治疗关注的不只是现实生活中进行的人类的作业活动,同样关注作业活动本身所包含的不同层次的重要性。或者说,作业活动给个体、家庭或机构所带来不同程度的满足感。作业治疗也同样关注由人、环境、作业之间的互动所显示的作业参与的潜力和可能性。

（二）人-环境-作业模式的要素

1. 人　人的完整性包括心灵、情感、身体结构及认知能力四方面。心灵方面(spirituality)包括人找寻生存的意义及对生命的理解;情感包括人对人际交往及人与人个别关系的渴求;身体结构包括人的身体功能及精神健康;认知能力以及对日常活动的操控能力,例如沟通、情绪发展、动机的形成,找寻个人及工作目标等。人是一个不断改变的个体,拥有很多不同的角色,这些角色会随时间流逝及情境变化而改变其重要性及意义。

2. 环境　环境包括文化、社会性、物理性及机构环境。环境不仅包括非人类环境、文化/机构/个人的环境,还包括人在不同时代、年纪、发展阶段所处的情境。环境既可以促进作业表现,也可以构成障碍。

3. 作业活动　作业活动是日常生活中人们所做的一切事情,包括自我照顾、生产力(除了经济外还包括对社会的贡献)及休闲活动。有意义的活动是任务组成的单位,而作业就是个人一生中要处理的不同任务。使人能够完成作业的关键在于使服务对象在其所处环境中选择自认为有意义、有作用的作业,即通过促进、引导、教育、激励、倾听,鼓励服务对象去掌握生活的手段和机会,并与他人协同完成作业活动。

（三）人-环境-作业模式在人生不同阶段的动态变化

作业表现会随人生不同阶段而改变,而这种改变是人、环境与作业相交的互动结果,三者关系密切,因此三者相交的作业表现则相当突出(图 1-3-2)。该模式对分析环境障碍及改

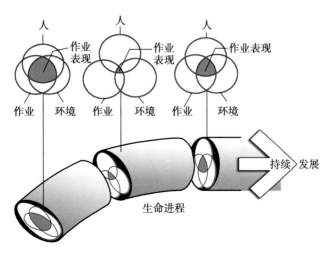

图 1-3-2　PEO 模式的动态变化

造、文化对人的影响、社会环境对人的支持及残疾人士的参与有很大的指导作用。例如儿童自小就从游戏中学习,游戏是一种作业活动,通过游戏促进身心和性格的发展。通过与环境的互动,了解自己的能力与兴趣,培养各种信念及价值观,渐渐形成个人的成长目标。把儿童放在一个过于简单的环境中会导致失去学习兴趣,不利于成长。但一个太困难复杂的环境会带来过多失败,打击儿童自信形成逃避心理,亦不利于有效的学习。脑卒中患者可通过参与作业活动,即参与一个重新学习的过程,帮助恢复肢体活动能力,重新掌握自理方法、尝试新的工作及业余活动,建立新的生活方式。然而,这个过程不是自然发生的。很多脑卒中人士没有重新建立新的生活方式,原因是没有遇到合适的、可以有效地重新学习的作业环境。他们需要一套按照康复过程每一阶段的需要而安排的作业活动,配合心灵、情感、身体结构及认知能力四方面的需要,最重要的是一个合适环境的辅助及改造,按部就班地重新学习和建立新生活。

　　人、环境、作业模式在人不同的发展阶段有不同的改变:①对于新生婴儿、幼儿及学龄儿童,环境因素在 PEO 模式中占最大比重。他们正处于学习及求学阶段,重塑新的环境及自己身处的空间,从而寻找自己在这环境下的作业模式。②对于成年人,环境因素的影响较少,但人的因素(包括心灵、情感、身体及认知)却渐趋扩大,作业能力因个人能力增加而增强。人会找寻自己的事业、工作、兴趣、娱乐、伴侣、朋友及心灵的需要,从而进一步肯定自我在家庭及社会上的角色,或进一步认识及了解自己的需要。③对于老年人,随着年龄日增及个人能力下降,人的因素会渐渐减少。作业的角色及其重要性会减轻或下降。环境再次成为主导作业能力的因素。他们已退休,没有工作及经济收入,老年人需要在一个安全、熟悉、且对身体功能要求不高的环境下生活,需要他人照顾。在文化环境下找寻自己的归属、童年回忆及社会的认同感(图 1-3-3)。

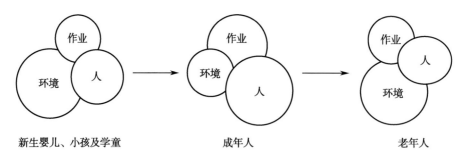

新生婴儿、小孩及学童　　　　　　成年人　　　　　　老年人

图 1-3-3　童年、成年、老年阶段的 PEO 模式

二、人-环境-作业表现模式

(一)人-环境-作业表现模式的理论发展

　　人-环境-作业表现模式(the person-environment-occupation-performance model,PEOP)于1985 年提出,并由 Charles Christiansen 和 Carolyn Baum 在 1991 年出版的《作业治疗:克服人类表现的缺陷》中首次发表;其后经过不断改进完善,在他们 2005 年出版的著作《作业治疗:表现、参与及良好状态》中有系统性的描述。

　　PEOP 是一个以服务对象为中心的模式。它提出改善个人、团体及机构可行而又有价值的作业活动表现,并且促进个人、团体和机构参与到周围的环境中去。

　　PEOP 模式的主要内容包含个人因素、环境因素、作业因素、作业表现(图 1-3-4)。

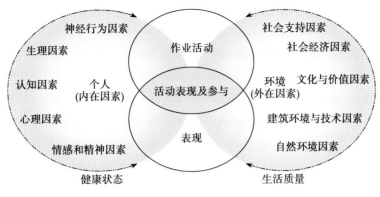

图 1-3-4 PEOP 模式

PEOP 模式描述人们在日常生活中想做和需要做的活动;在作业活动方面的实际表现;如何将心理、生理、神经行为、认知和精神因素等与进行活动的环境相结合,并且结合选择的活动将直接影响作业活动的表现和参与。

PEOP 模式两个重要的理念:①人天生就有探索世界的动机,并证明它在自己的掌握中。为了满足自我需求而必须去做的事反映了一个人的能力和技巧,这是对个人能力的一种衡量。要做到这一点,一个人必须有效地利用居住环境内(个人、社会和物质)的资源。如果一个人拥有必要的情绪控制和解决问题的能力,他将有能力去学习、确定和实现目标,帮助提升生活满意度。②成功的经验帮助人们提高对自我的认识,这促使他们以更充足的信心面对新的挑战。通过作业活动,人们形成自我认同,并从中获得满足感。情绪上的完整及目标的实现有助于产生满足感,对个人有积极的意义。这些有意义的经验的积累帮助人们了解他们是谁,及他们在这个世界上的定位。

(二)人-环境-作业表现模式的要素

1. 人(person) 个人的能力和技能支撑作业活动的表现,能力和技能被各种表现赋予的因素支持着。这些因素存在于人自身之中,因此被称为内在因素。这些内在因素包括:神经行为、生理、认知、心理、情感和精神因素。

(1)神经行为学因素:神经行为学对作业表现具有潜在的支持或者促进作用。转移控制、调节感觉输入、协调和整合感觉信息、弥补感觉缺失并通过神经结构进行修正的能力是影响和支持所有作业活动表现的重要神经行为学特征。治疗性干预必须遵循的基本神经行为原则,使个人可以从治疗中获得最佳效果。

(2)生理因素:对于那些导致中等劳累程度并且压力持续不断的作业活动,身体健康和健壮是必需的。耐力、柔韧性、运动和力量等能力是作业表现的关键,也是维持健康所必需的。久坐不动的生活方式和虚弱的体质,往往会导致健康问题。从事作业活动可吸引个人使用他们的运动和记忆技巧,这将反过来增强他们在任务、活动和角色承担中的表现,并且同时维持他们健康的生理状态。

(3)认知因素:认知涉及语言的理解和产生机制、识别模式、任务组织、推理、注意力和记忆等。当这些功能正常时,它们支持人的学习、交流、移动和观察。当这些功能有缺陷时,会给人的生活造成不便。认知康复和认知的适应变化是使个人去学着适应规避不足或对缺失进行补救。作业治疗师的目标是了解如何减少脑损伤的不良后果,使个体可以继续从事日常生活、社会交往、家庭生活、职业和教育活动。当一个人有认知障碍时,不仅要考虑认知功能的恢复,治疗师还应该了解在整个生命周期中,如何通过特定的作业活动促进和维护认知能力的适应性。

（4）心理和情感因素:心理因素是行动的基础。心理因素描述人格特质、动机的影响、影响个人做什么的思想过程、如何解释这个事件,以及它们如何有助于自我的心智健全。人格可以被描述为兴趣、价值观和一种个人的态度,会影响个体的注意力、行为以及对新事件的解释。经验对情绪的影响对于自我认同有促进作用。自信心是一个重要的心理因素,因为过去成功的经验使人们能够主动审视自身。研究显示,自信的人能更健康。因此,作业治疗师除了要了解心理因素如何影响动机、影响身体、对有效的表现作出贡献外,还需要关注的是作业活动如何有助于提升患者的幸福感。

2. 环境（environment）　环境始终参与影响作业表现。有研究表明,积极的环境可以加快康复的进程。作业治疗师可以用环境的力量来影响与作业活动相关的表现和意义。在过去 10 年,基于对残疾的认识普遍深刻化,环境已经成为不断修正的《国际功能、残疾和健康分类》的核心元素。这种变化正好与 PEOP 模型在作业治疗上的发展应用一致。事实上,所有康复计划的关键仍是功能恢复,但功能恢复不是唯一的目标。康复领域所有专业人士的关键任务是理解致残的基本性质,也就是说,要理解残疾条件下如何发展、进展和适应,以及如何让个体、行为和环境因素影响这些变化。

（1）环境建筑与技术因素:环境的物理特性是最明显的。因此,当讨论对作业表现的影响因素时最需要考虑的是环境。如果利用环境来支持个人的作业表现,环境设计上的考虑应该包括可接近性、可管理性、安全性和美观性,以支持残障人士参与作业活动。作业工具在设计上,除了让残障人士有能力使用外,还必须与其使用环境相适应。符合这种描述的工具或设备,有时被归入辅助技术设备的类别。

（2）自然环境因素:自然生态环境,包括地形、阳光、气候和空气质量等特征,可以在许多方面影响一个人的作业活动表现。地理因素可以影响作业活动需要的因素,影响需要的任务、所需的能力、舒适度或方便程度。对于有功能障碍的人,自然环境会造成作业活动的差异:在炎热的夏季或寒冷的冬天,他们是否可以上学、工作或从事休闲活动,这些环境对他们来说很重要。

（3）文化与价值因素:文化是指代代相传的价值、信仰、习俗和行为。这包括社会上传播的行为模式、艺术、信仰、机构和人类工作的所有成果和思想。文化影响着许多方面,信仰决定各项工作任务的重要性,传递有关工作的态度,是价值观的体现。文化因素也影响了预期的社会职责,如父亲、母亲、子女、户主等社会角色的社会责任都会受到文化背景的影响。文化背景会影响到人们的选择,如人们要做什么、怎样做以及它对人们如何重要。作业治疗师提出干预计划时必须尊重和照顾个体的文化偏好。文化在作业活动表现方面的影响,对提供有效的服务是至关重要的。这些影响通过人们对于干预的目的及重要性的认识而发生,进而影响到个体的依从性。

（4）社会支持因素:人类有社会属性,他们所做的活动通常会涉及他人或自我内心的社会目的。社会支持影响着作业的结果,且可促进健康和康复。作业治疗师必须了解社会的支持机制,帮助他人学习如何有效地使用社会资源。同时要了解支持的类型和来源,以及评估服务对象所使用的社会支持模式。基本上有三种类型的社会支持,包括:实际支持（包括仪器、援助和切实的支持）、信息支持（包括咨询、指导、知识或技能培训）和情感支持（包括交流、使之产生自尊和归属感）。

（5）社会经济因素:经济条件和资源的可用性可能决定残障人士能否得到医生或其专业人士的服务,拥有在环境中活动的能力,可以在社交网络中联系其他人。政府和就业政策往往决定了可能性资源的使用,这些可能性资源应该包括个人援助、医疗保健、禁止歧视、平等的就业机会、获得为残障人士设计的辅助技术以及充分参与政府决策的权利。

3. 作业(occupation)　该模型的第三个组成部分是作业活动,它是人和环境之间的桥梁。人类作业的许多内容,所有活动的选择都是基于个体意向进行,同时选择的过程和结果受社会和文化的影响,有着复杂的层次。简单来说就是指个体为了生活而从事的有意义的活动或任务,可以是日常生活中我们所做的一切事情,包括自我照顾、生产力(除了经济外还包括对社会的贡献)及休闲活动。通过它们可以塑造个体的生命角色,包括能力、动作、任务、活动、社会及作业角色等元素。

4. 作业表现(occupational performance)　作业表现是人(内部因素)、环境(外部因素)、作业(对个体有意义的活动)三者相互作用的结果。人、环境、作业活动三者的交互关系中所有的部分都是交织而不可分离,联系紧密而相互依存的。交互性意味着相互影响。这是一个动态的系统:当个体感知到周围环境的变化时,其作业表现也随之变化。交互性体现了角色、规范准则、作业活动形式的影响。三者之中任何一方的变化都会影响到整体的变化。作业治疗干预将关注人、环境、作业活动的所有变化,理解在作业活动表现上这些因素不可分割的相互作用。

三、人类作业模式

（一）人类作业模式的理论发展

人类作业模式(model of human occupation, MOHO)是美国的 Kielhofner 教授于 20 世纪 80 年代提出的。这个模式认为人的行为是动态的过程,并因所处情境不同而表现各异。每一个人的内部特性与环境的相互作用构成一个影响个人动机、行动和表现的网络;作业对个人自我组织是十分重要的。通过做每一件事情,人们能保持、重建或者发展他们的能力,并且产生新的经验。此模式提供了关于作业行为的思考,考虑到了推动作业的动机、保持作业的日常习惯、技巧能力的熟练和提升,以及环境对作业的影响。为了解释人是如何选择、组织和实施自己的作业活动,MOHO 提出了影响作业活动的人的三个相互作用的内在次系统:意志次系统(volition),习惯次系统(habituation)及执行能力次系统(mind-brain-body performance)(图 1-3-5)。

1. 意志次系统(volition sub-system)　意志是指人们被激励并选择作业活动的过程。任何人都有从事作业活动的欲望,这种欲望由个人因素、价值观及兴趣作用形成。意志包含对作业活动的深刻思考和感受的过程,这个过程发生在期待做的可能性有多大、选择做什么、经历什么以及随后的经验解释的循环中。这些思考和感受涉及三个问题:如何体现个人完成作业的能力和效果;什么作业是重要的或值得去做的;什么作业能让人们愉悦和满足。这三个问题可以归纳为影响人的意志的三个方面:个人

意志 volition

习惯 habituation

执行能力 mind-brain-body performance

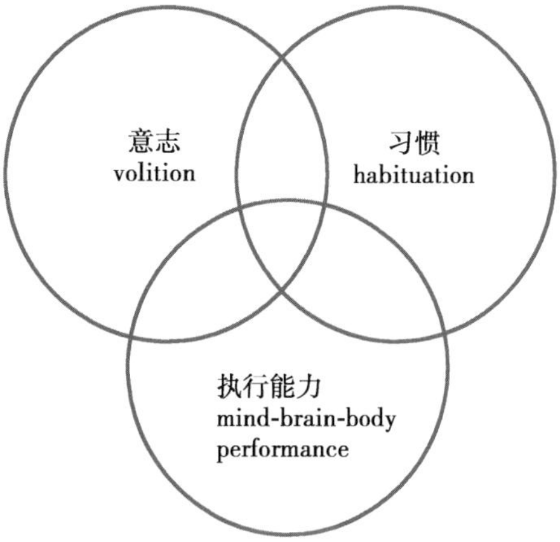

图 1-3-5　MOHO 模式

因素,价值观和兴趣。

（1）个人因素:是指在作业活动中,个人对自我能力的认识和对作业结果的预想和感受。这与自知、自信密切相关,包括对自己优缺点的认识、面对任务时的态度(自信或焦虑)及事后的反思。

（2）价值观:是指一个人认为什么是好的、正确的、重要的事情的信念,包括对"值得做"的活动的想法和感受,完成这些活动的适当方法,以及赋予这些活动的意义。价值观引导人们选择什么值得去做,应该如何去做,最终可实现什么样的目标和愿望。当人们从事的活动符合他们的价值观时,他们会体验到正确和归属感。

（3）兴趣:是在作业活动中快乐及主动意愿的源泉。兴趣始于自然性情,可通过作业活动所产生的乐趣和满意的经验进一步发展。因此,兴趣的发展取决于人们所从事的作业活动。

这三者可以影响人的感觉、思维和决定,从而影响人们如何选择、预期及理解自己的作业行为,把人的注意力集中在某一方面,分析及理解输入的信息、选择合适的作业行为、预期作业行为的结果及理解作业过程中的感受。意志引导了人们如何看待这个世界及其所面临的机遇和挑战。在很大程度上,人们如何体验生活,如何看待自己和其所处的世界,与意志有密切的关系。意志也是作业治疗过程的核心。作业治疗必须符合服务对象的意志,所有的治疗需要服务对象选择符合自己意志的作业活动。服务对象的意志很大程度上决定了治疗结果。

2. 习惯次系统(habituation sub-system)　习惯是指人们将自己的行为组织成模式和惯例的过程。通过在特定环境中反复练习,人们建立了习惯的行为模式,这些行为模式由作业习惯和生活角色决定,它们一起塑造人们日常生活的方方面面。由于角色和习惯的存在,日常生活中的大多数活动都会以自动和可预见的方式展开。

（1）习惯:通过多次重复的作业活动获得,当这些作业活动不自觉或很流畅地在日常生活中表现出来,习惯便产生了。同时,习惯强调环境的适应,人们从事习惯性的作业活动需要利用和整合周围熟悉的环境。习惯影响人们如何进行日常活动,如何安排自己的时间,如何组织自己的行为。例如,习惯使人们每天早上主动地进行自我照料性活动,组织每周的例行工作,完成一项熟悉的工作等。

（2）角色:赋予人们一种身份和一种与身份认同的义务感。角色包括一系列的责任及行为模式。这些责任与行为模式很大程度受文化、社会价值及所处环境的影响,很多时候被视为外界对个人的要求,从而形成个人独特的作业角色。人们把自己视为学生、工人和家长,并以某些特定的作业活动来表现这些角色。个体展现出与某个角色相应的作业活动,这体现了个体对角色的内在态度。常见的作业角色分类包括学生、各行各业的工作人员、义工、照顾者、朋友、家庭成员(配偶、父、母、子女、兄弟姊妹等)、宗教信徒、业余活动爱好者及各类团体的成员。

当习惯受到障碍或遭遇环境的挑战时,个体可能会失去对日常生活的熟悉性、一致性及相对放松性。治疗的主要任务之一就是重建个体的习惯和角色,使个体能够更容易地参与日常作业活动。

3. 执行次系统(mind-brain-body performance sub-system)　执行能力是指潜在的精神和身体能力。身体能力是身体的基本功能,例如骨骼肌肉系统、神经系统及心肺系统等功能。精神能力是人类的心理、认知及智力等功能。所有能力构成作业行为的客观表现。

MOHO 强调作业治疗过程中提高身体和精神能力的重要性,并且关注作业过程中个体的经历和感受,特别是在作业受限时。在治疗中,关注个体对障碍的经历和感受对个体更有帮助。具有各种身体障碍的人可能会减少或完全放弃使用自己的身体。治疗可以帮助人们"回收"自己的身体或身体的一部分,并将其整合,形成一种新的作业方式。

（二）人类作业模式关于环境的描述

MOHO 强调所有的作业活动是由人的内在特征(意志、习惯和履行能力)与身体和社会环境的特征相互作用而产生的。环境被认为是影响作业动机、组织和表现的个人背景,包括特定的物理、社会、文化、经济和政治环境。多个维度的环境将影响个体的作业活动,如个体遇到的不同场景、物体、人以及作业的期望和机会。同时,更大的文化、经济条件和政治环境也影响着个体的作业活动。因此,环境包括以下多个维度:个体活动时所使用的物体;个体活动的空间;在特定情况下可用、预期或要求的作业活动的形式或任务;构成个体背景的社会团体(例如家人、朋友、同事和邻居)和周边的文化、政治、经济力量。

个体的作业活动以及他们对这些作业活动的看法和感受,是个体动机、习惯和角色、能力与上述各个维度环境相互作用的结果。政治和经济条件决定了个体从事作业活动时可以调用什么样的资源,以及所扮演什么样的作业角色;文化决定了作业活动应该怎样做和什么作业活动值得去做;任务的要求可以让个体感到自信或焦虑;物体和空间与个体能力的匹配影响个体的作业表现。以上情况均表明,环境会影响个体的行为以及他们对自己行为的看法和感觉。反过来,人们也会选择和改造他们的环境。个体有选择与之相适应的环境的倾向,以实现他们的价值观和兴趣。

（三）人类作业活动的三个层次

MOHO 模式确定了三个层次来检查个体的作业活动:作业参与、作业表现和作业技能。

作业参与是指与个体社会文化背景相适应的,为了个体生活幸福所需从事的工作、娱乐或日常生活活动。作业参与的例子可以包含义工、全职或兼职的工作、定期与朋友聚会、自我照料、维持个体的生活空间、上学等多个方面。

每个方面的作业参与均涉及一系列相关的任务。例如,维持个体的生活空间可能包括支付租金、维修和清洁等。个体在完成这些任务时所表现出来的作业活动形式被称为作业表现。在作业表现中,我们进行着各自独立而目的统一的行动。例如,在日常生活中如果要准备做菜,其具体行动包括:洗菜、切菜、热锅、倒油、翻炒、装盘等,需要使用用具和材料,按必要的步骤来完成。构成作业表现的这些行动被称为作业技能。技能是个体在作业表现中需要使用的以目标为导向的行动。相对于履行能力,技能更偏向于作业表现中呈现的具体行动,而履行能力多指潜在的能力(如运动和强度的范围等)。技能可分为三种:运动性技能、过程性技能及沟通合作性技能。

（四）作业的认同感、能力与适应

作业的适应一般指通过所经历的作业活动,个体得以发展,并在面对新的挑战时转变为应对策略,取得好的结果和状态。作业适应由两个基本要素构成:个体所创造的作业认同感和在各种情况下能促进作业认同感产生的作业能力。

随着时间的推移,人们通过所从事的作业活动形成了自己的作业认同感。这种认同感是在对作业经验的思考与感受中所产生的。通过作业经验的累积,个体逐渐认识到自己是什么样的人和希望成为什么样的人。因此,作业的认同感被定义为个体在参与作业活动过程中所形成的对自身的定义。

作业能力指个体维持参与作业活动的程度,并因此形成作业认同感。作业能力是通过作业经验及身份的肯定而获取,需要个体良好的内部特征做支撑,即需具备良好的履行能力,足够的作业动机和良好的作业习惯。同时作业能力也受外部环境影响。

（五）人类作业模式的应用

MOHO 是一种以服务对象为中心的理论模式,也是当今作业治疗领域应用最多的作业模式。它专注于人的内在特征(意志、习惯及履行能力),强调外在环境的重要性,并强调服务对象的内在特征与外在环境的相互作用。认为每一个人独特的内在特征和所处的外在环境决定了康复目标和治疗策略。

MOHO 应用的基本前提是:作业治疗过程中的所有策略的动态变化都是由人的作业参与行为驱动的,人的作业参与行为是康复治疗动态变化的核心。作业参与行为是指在特定的环境条件下,人在治疗过程中或治疗完成时的行为、想法和感受。

在作业治疗过程中,意志、习惯和履行能力对个体的作业形式、完成治疗任务的情况和治疗效果均有一定的影响。例如,在治疗的任何时刻,个体都可以考虑:①利用履行能力锻炼作业技能;②唤起旧习惯,塑造作业表现;③为了胜任某一角色而努力;④对作业表现是否感到满意或享受;⑤给所做的活动赋予一定的含义和意义(即作业对于个体的生活意味着什么);⑥感受能否胜任作业的形式/任务。个体的行为、想法和感受的各个方面,均与作业治疗的动态变化相适应。出于这个原因,治疗师使用 MOHO 时应关注患者的意志、习惯、履行能力和环境条件,以及随着治疗的展开这些因素是如何相互作用的。

四、作业表现模式

作业表现模式(occupational performance model,OP)最早由美国南加利福尼亚大学作业治疗学部 Reilly 等人于 20 世纪 60 年代初提出,形成了对作业治疗整体性概括的理论架构,统一了作业表现范围、作业技能分类和活动行为背景。

（一）作业表现模式基本内容

1. 作业表现范围　作业表现模式所关注的作业能力范围包括日常生活活动、工作及生产活动、休闲活动。

（1）日常生活活动:梳洗、口腔卫生、沐浴、如厕、个人器具(如:眼镜、义齿)护理、穿衣、进食、定时服药、维持身体健康、社交、与人沟通、行动、在小区走动、对紧急事件的反应、家居管理、煮食及清洗、金钱管理、照顾其他人士,以及性生活等。

（2）工作及生产性活动:教学活动、职业活动、职业探索、寻找工作、工作表现、计划退休,以及参加义务工作等。

（3）休闲活动:休闲活动探索和休闲活动表现,包括主动式休闲、被动式休闲、交际活动,以及艺术活动等。

2. 作业技能分类

（1）感觉运动

1）感觉:感觉注意、感觉处理、触觉感觉、肢体空间感觉、平衡及视听嗅觉的感知处理、感知运动、疼痛反应、本体感觉、左右分辨、形状分辨、空间位置、视觉整合、图形背景分辨、深度分辨、空间关系、地点定向。

2）神经肌肉骨骼:反射、关节活动度、肌张力、肌力、肌耐力、姿势控制、姿势摆放、软组织完整性。

3）运动能力：大肌肉协调、两侧共同性运动、控制运动、小肌肉协调、视觉运动共同性、口腔运动控制。

（2）认知技能：醒觉层次、定向能力、分辨能力、集中注意能力、活动主动性、终止活动能力、记忆力、排列能力、分类能力、概念形成、空间运用、问题解决能力、学习能力。

（3）社会心理技能

1）心理能力：价值观、兴趣、自我认知能力。

2）社会能力：角色活动能力、社会品行、社交能力、自我表达能力。

3）自我保护能力：应对技巧、时间控制能力、自控能力。

3. 活动行为背景

（1）时间范畴：年龄、发展阶段、生命周期、残疾状况。

（2）环境范畴：文化环境、社会环境、物理环境。

（二）作业表现模式的应用

作业表现模式中，良好的作业技能和作业情景是作业表现的基础。因此，在作业治疗中，治疗师可对拟采用的治疗性作业活动进行分析，分析进行该项作业活动所需的作业技能与作业情景方面的要求，同时对个体目前所具备的作业技能与情景进行分析。当个体目前的能力与该项治疗性作业活动所要求的最低水平相符合时，即可选取这项作业活动进行治疗。在临床治疗过程中，也可以选择比目前个体水平稍高的治疗活动，可以保证治疗活动对个体的挑战性、趣味性。但需要注意的是，在进行治疗性活动时，应尽可能保证个体经过努力后能够完成，以完成活动后有成就感。

五、河流模式

河流模式（KAWA model）于2000年出现，于2006年的书籍《河流模式：文化相关性的作业治疗》（The Kawa model：Culturally relevant occupational therapy）中被正式发表。这本书展现了该模式的创立者 Michael Iwama 在作业治疗模式研究中基于东方文化背景的探索。

（一）河流模式的理论特点

KAWA，日语意义为河流。河流模式尝试解释在特定的日本社会和文化背景下，针对个体所处的客观环境的作业治疗策略，并阐明基本原理和使用方法。根据日本的"万物合一"的世界观"事物是一直在流动的，一个部分的改变会改变整个整体"而创立。"河流"之名亦取自日本社会广泛流传的经典歌曲《蜻蜓的河流》。

河流模型运用河流隐喻人的生命旅程，描述人一生不同阶段所遭遇的事情。多样性且具时序性的生命经验就像河流一般，由高山顺流而下直至海洋。河流的源头代表生命的起源，而入海口与大海相汇处代表生命的尽头（图1-3-6）。

通过对河流的描述隐喻个体生活的特征：

1. 生活的多样性　沿着河道曲径，水流的性质及特性会因地而异、因不同情形而变。流水、河床、岩石、浮木构成了河流的要素，它们是一个整体。每一个要素的改变都可以使其他要素发生改变，这就造就了河流的多样性。河流的多样性可反映个体生活状态和整体日常生活的多样性，并受各种要素影响。

2. 生命的时序性　河流从源头流到尽头如个体生活的过去、现在与未来。

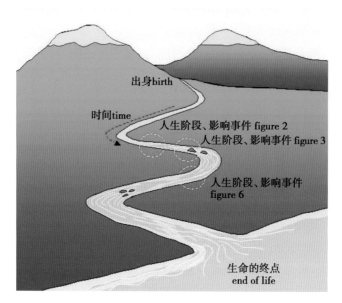

图 1-3-6   河流模式

（二）河流模式的组成部分

河流模式中,河流不同时间的横截面就代表个体该时间的生活状况,借助河流截面进行分析,帮助个体解决某时间点生活中出现的问题。河流模式运用原本象征性意义的河流观点,通过其潜在四个相关概念来表达,即河流、河床、岩石和浮木(图 1-3-7)。这四个组成部分都是相互影响的(图 1-3-8)。

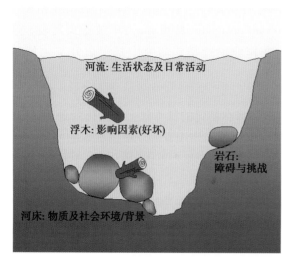

图 1-3-7   河流模式元素概念

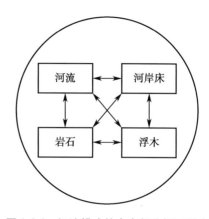

图 1-3-8   河流模式的内在部分相互影响

1. 河流   代表个体生活状态与整体日常活动,包括了个体的过去、现在与未来的生活。个体的工作经历、患病历程、自我管理和休闲活动等,都能当作河流的一部分。河流也可以像是有许多支流流入的状态。在必要与适当的时候,个体人生中的重要他人(看护者、配偶等)的河流也应该被纳入考量。

2. 河床　代表物质及社会环境或背景。一般指家庭、学校或工作的环境。社会环境能够由朋友、家人、同学、同事、爱人、宠物、亲属、熟人等任何个体所认为的重要的社会支持系统组成。

3. 岩石　代表障碍与挑战,阻挡生活状态的遭遇,造成个体的生活崩解/身体伤残。可分类为(但不限于)日常生活上的困难、害怕与担忧、在作业治疗服务范畴外的不便、身体缺陷或医疗相关问题。如果个体的重要他人(如看护者、伴侣等)的"岩石"对个体的生命有直接的影响,就该被纳入治疗的或评估的考虑范围当中。

4. 浮木　代表影响因素。包括:个人性格特质或"态度";特别技巧、技能及经验:如个人拥有良好的运动能力、接受过专门的训练、良好沟通能力、良好社交能力、拥有一门手艺、有艺术特长等;信念、价值观及原则;物质和/或社会资本,如:财富及开源途径,以及与拥有权力和影响力人士的社交关系。以上各项可能是好的影响因素,也可能是坏的影响因素,可对生活状态产生正面或负面的影响(漂流木可把岩石推出而滚动,或也可被岩石挡住去路)。

在河流模式的应用中,重要的是个体如何诠释组成其生命旅程的元素,而非治疗师是否认同个体所说的事物是否符合"岩石"或"浮木"的定义。个体用他自己的话,他自己的世界观、价值观、他习惯的用词来描述他的生活、遭遇、困难、心情和想法。重点是关于"个体的河流",是关于他的经验。个体找出他们的问题及困扰,并解释他们的意义。

(三)河流模式的意义

正如人们的生命也会适应他们周围的环境、周围的人和自然环境一样,河流中的水在流动时也会触及岩石和河岸以及所有其他因素组成的环境。当生命能量或流动减弱时,作业治疗的服务对象(无论是定义为个人或者集体)都可以被描述为不适,或在一个不和谐的状态。当生命能量完全停止流动时,就像河流流进了一个巨大的海洋,标志着生命的终结。

周围社会的主体框架可以影响河流的整体流量(体积和速率)。和谐的人际关系,可以实现和补充生活的流动。流量的增加可以作用在困难的情况和问题下,就像水的力量可以移走通道中的岩石一样,甚至通过流动创造新的路线。相反,当其他元素占用通道空间时,流量的减少起到负面的影响。

用一条河流的比喻描绘出个体生命流程和情况的目的是使描述更清晰,注意力可以集中在岩石、浮木、河堤和底部之间的空间。在确定对个体适用和直接的作业治疗时,这些空间与河的其他元素同样重要。在河流模式中,空间是个体的生命能量(水)明显流动通过的点。水通过这些空间自然地奔驰,可以侵蚀岩石和河流的墙壁和底部,并随着时间的推移,把它们转化为能容纳生命流动的更大的通道。这种效应反映了自然特有的、不可分割的、潜在的愈合潜力。

自然设计、灵活和适应性强是河流模式的特点。在特定的时间和地点,每个服务对象的河流都有其重要的概念和配置。对于不同个体来说,在他们的世界里问题和情况的定义是广泛多样的。反过来看,这些关于服务对象特别的定义揭示了在特定的文化背景下广阔的视野和作业治疗的干涉范围。在 KAWA 模式的文化背景下,个体可能会将作业和作业治疗师理解和解释为:"作业是生命流动,而作业治疗师是人生命流动的推动者"。作业治疗师帮助个体着眼于河流中的阻塞,寻求更大的拓展空间,最大限度地加强并提高个体生命的流动(图 1-3-9)。

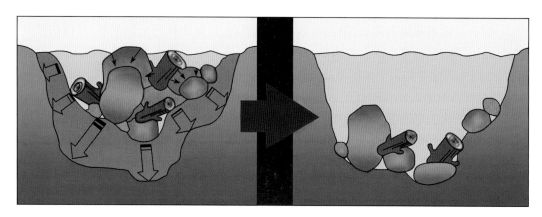

图 1-3-9　河流模式治疗效果

六、国际功能、残疾和健康分类

（一）国际功能、残疾和健康分类的理论

在过去,医疗模式是生物医学模式,其所关注的重点仅着眼于疾病,认为残疾是直接由于疾病、创伤或其他健康问题所致,仅仅是个体的特征,需要专业人员对个体提供治疗和照顾,以矫治个体的问题。随着社会的不断发展,对残疾的关注重心从个体的身体层面转移到社会活动、参与的层次上。如今的医学模式已经变为了生物-心理-社会模式。对于残疾和障碍的理解也不断加深。残疾作为一个复杂的现象,既是个体身体的问题,也是复杂的社会问题。

2001 年世界卫生组织（WHO）颁布了《损伤、残疾和残障国际分类》第二版（ICIDH-2）,并更名为《国际功能、残疾和健康分类》（international classification of functioning,disability and health,ICF）,取代了 1980 年制定的国际残疾分类。在新版《国际功能、残疾和健康分类》ICF（ICIDH-2）中,同时定义了一些新的概念。用结构与功能、活动和参与等取代了残损、残疾和残障碍的说法,是生物-心理-社会模式的具体体现,也是康复医学的主要理论框架。活动是指个人在日常生活中实际进行着的行动、工作（不包括潜在能力）。参与是指与社会相连接,并赋予了价值观的活动。此外,功能障碍中的"障碍"与诸多背景因素有着较复杂的关系。ICF 分类能让作业治疗师们在一定程度上描述服务对象的现状（功能形态障碍、活动受限及参与受限）。Haglund L. 等在 2003 年研究得出结论,ICF 分类可以作为作业治疗师之间交流的工具,但是无法成为作业治疗的一个专业术语。

国际功能、残疾和健康分类（ICF）是一种描述而不是一个评估工具,它并非对疾病的测量,适用于所有的人而不只是残疾人。ICF 不是对残疾的等级分类模式,是研究方面可用于交流的共同语言工具。它可用于数据的描述和标准化。国际功能分类与作业表现的概念是兼容的。在 ICF 中,健康被看成是环境因素、健康状况和个体功能之间的互动的结果（图 1-3-10）。残疾是社会环境与个人障碍的综合结果。国际功能分类与传统的理念有一个本质上的区别,就是把关注重点从健康与残疾的原因转移到其影响上面来,所注重的是个体在他

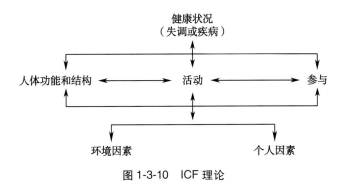

图 1-3-10　ICF 理论

们所处的环境中所面对的问题,而不是他们的医疗诊断。因此,它是以人为中心的,与作业治疗的哲学理念和传统方式也是相吻合的。

（二）ICF 与作业治疗的联系

国际功能分类使作业治疗服务更深入地去了解:是什么妨碍了人们融入生活当中或回到工作岗位(受薪或义工),是什么妨碍了家人的支持或个人目标的实现。残疾是个体的特性与个体生活的情境特性互动的结果。残疾与健康应当是生物、个体与社会三方面的整体观。

同时,这些也是作业治疗所关心的重点。在作业表现模式中,可以看到作业活动是离不开环境因素的。环境可以是与人有关的,比如家庭成员;也可以是与人无关的,比如设施、家具、器具等。任何日常活动都是在一定的环境中发生的,换句话说,就是人与环境的互动。

1. 从 ICF 的观点看来,作业治疗所关注的项目可以归纳为以下几项:

（1）健康、幸福及人们参与自我照顾和家庭活动的关系;人际互动与关系;重要生活领域,包括教育、工作及休闲;以及在社区中的社会及公民性作业活动。

（2）支持或阻碍参与这些作业的环境因素。

2. 作业治疗与 ICF 的主要差异

（1）作业治疗特别强调影响人们健康与幸福度的个人因素。

（2）作业治疗强调服务对象对于作业及参与作业治疗的主观经验的重要性。

（3）作业治疗与 ICF 皆考虑到健康与环境中相关因素对于参与的影响。除此之外,作业治疗还关心社会、文化与经济对参与及幸福度的影响。

（三）作业治疗模式与 ICF

ICF 并非作业治疗的模式,但与作业治疗的各种模式关系密切。作业治疗模式与 ICF 有许多相近之处,有些理念甚至不谋而合。作业治疗理论与 ICF 都以整体的人为对象,关注的不仅是躯体结构与功能,更关注活动和参与能力,同时考虑环境和个人因素的影响。

1. 作业表现模式 OP 与 ICF　作业治疗最为经典的模式"作业表现模式"与 ICF 框架有着异曲同工之妙,作业表现模式中"作业活动范畴(日常生活活动、生产性活动、娱乐休闲活动)"与 ICF 中的"活动"和"参与"内涵高度一致。"作业活动成分"(感觉运动、认知综合、心理社会)与 ICF 中的"身体结构与功能"相对应;而"活动行为背景"(时间、空间)与 ICF 中的"个人因素"及"环境因素"相对应。

2. 人-环境-作业模式 PEO 与 ICF　作业治疗另一经典模式"人-环境-作业模式",指出作业表现是人、环境、作业相互作用的结果,强调人、环境、作业间的相互作用,与 ICF 中所提出的"个人因素"及"环境因素"对"结构与功能""活动"和"参与"的影响十分吻合。

3. 加拿大作业表现模式 PEOP 与 ICF   加拿大作业表现模式融合了人-环境-作业模式与作业表现模式的内容,其中人(P)的因素包含了身体、认知、精神、情感等方面,与 ICF 中的"身体结构与功能"对应;作业(O)包括了自理活动、生产性活动和休闲活动,与 ICF 中的"活动"和"参与"相同;环境(E)包括了物理、文化、社会、制度环境等方面,与 ICF 中的"环境因素"一致。

总之,作业治疗与 ICF 都强调整体观。强调以整体的人的"健康"状态为中心,强调"活动"和"参与"并考虑"环境因素"的影响。在作业实践中,作业治疗师也是以服务对象为中心,全面考虑服务对象的需要,关注他们的生活、工作与娱乐,通过强化"身体功能"、提高"活动"能力、促进"参与",并通过辅助技术与环境改造来促进"活动"和"参与"的实现。

(胡　军)

第四节　作业治疗临床推理

一、临床推理的概念

临床推理(clinical reasoning)是指作业治疗师系统地收集和分析资料的一个思维过程,是制订以服务对象为中心的评估和治疗计划所必须的,是体现专业知识和技能并付诸实践的过程。简单来说就是指导作业治疗师临床思维的思维方法(thinking about thinking)。临床推理必须始终贯穿于整个作业治疗的过程中。在作业治疗过程的每一个环节,无论是初次评估确定服务对象的残存功能与功能障碍水平,还是根据服务对象功能改变对治疗方案的调整,以及推理和判断服务对象康复后的生活去向等,治疗师均需要用到临床推理的技能。

二、临床推理方法

作业治疗的临床推理通常包括五个方面,即科学性推理、叙事性推理、实用性推理、伦理性推理和互动性推理。

1. 科学性推理(scientific reasoning)   科学性推理是一个有逻辑性的过程,其包括诊断性推理(diagnosis reasoning)、程序性推理(procedural reasoning)和假设演绎性推理(hypothetical-deductive reasoning),前两者在治疗过程中经常被使用。

2. 叙事性推理(narrative reasoning)   叙事性推理是通过鼓励服务对象叙述自己的故事,包括过去、现在与将来,着重了解服务对象的个人角色、作业活动史与环境对其意义和影响,重点反映服务对象所注重的角色、作业活动和需要解决的问题。服务对象叙述内容可以包含职业、家庭关系、社会背景、作业活动、病情、存在问题、对预后的期望、将来的打算等。作业治疗师要认真聆听服务对象的叙述,然后对其人生经历和所叙述的问题进行梳理和总结,进一步确定其迫切需要解决的问题是什么。

3. **实用性推理(pragmatic reasoning)** 实用性推理是面对现实存在的情况,基于现有的设施和治疗师的技术水平和经验方面、实际所处环境、选择治疗活动等实际因素,考虑对康复治疗产生的影响。作业治疗师也需要面对现实来思考务实性的问题。

4. **伦理性推理(ethical reasoning)** 伦理性推理即在各方面利益的冲突、竞争之下,作业治疗师须通过伦理道德层面去思考和推理,正确地抉择在执业过程中伦理道德上的行为。在此层面上,治疗师应注意遵守专业守则与伦理道德规范,包括尊重所有服务对象的权利与尊严;不因种族、宗教信仰、社会地位、经济情况、文化习俗、政治立场等因素的影响而提供不平等的服务;尊重其他专业成员的诊疗内容与技术;坚守良好的职业道德操守,不被任何利益所驱使。

5. **互动性推理(interactive reasoning)** 互动性推理是基于作业治疗师与患者双方的交流与沟通,在互动过程中进一步了解患者对疾病的认识和体验,包括患者对自身疾病的认识与了解、患者的个性以及与人交往的方式、作业治疗师与患者接触和互动时所采取的策略等。治疗师在互动式沟通的过程中需要取得患者的信任,不断给予其言语或非言语的鼓励,与患者共同完成治疗过程,鼓励患者积极参与。

三、临床推理过程

在作业治疗学专业中运用作业治疗的临床推理方法去解决问题,被认为是一种形成作业治疗师思维架构的重要工具。临床推理的运用是治疗师们明确问题的前提,更是解决问题的关键。临床推理的过程是一个可以帮助作业治疗师解决问题的过程,作业治疗师们在日常工作当中经常采用上述五种临床推理方法,可以按顺序采用不同的推理方法,亦可以将几种方法同时或重叠进行。临床推理过程包括互动性过程、条件性过程、以服务对象为中心的推理过程及认知与学习的推理过程。

1. **互动性过程** 是基于双方交流、沟通和互动的情形,以作业治疗师作为该过程的主动控制方,通过鼓励患者的互动,进一步了解对方。此过程描述了作业治疗师是如何接近患者,取得对方的信任,建立互信、互敬的治疗关系;如何提高患者的互动性,逐步了解对方对其自身疾病的认识和了解,对作业治疗师所拟定的评定与治疗方案的接受程度,对治疗目标与预后的认知等,以及了解患者的人际关系模式、家庭支持和社区资源。

2. **条件性过程** 是基于以服务对象为中心的治疗方针,能制定具有意义的治疗目标给特定患者,并对于变化的条件和情况而调整治疗目标和治疗方案。每个患者都有其独有的个人背景和生活环境,作业治疗师应充分发挥特定患者的现有能力和环境的有利条件,最大限度地提高和改善患者于真实环境的适应能力和生活质量。此外,在治疗介入过程中,作业治疗师还应根据患者自身条件的改变,或周围生活和治疗环境条件的变化,不断地调整治疗方案和目标,以适应这些基础条件的转变。

3. **以服务对象为中心的推理过程** 临床推理的运用是体现一名作业治疗师的专业知识和技巧并付诸实践的能力,其贯穿于整个治疗程序当中。运用临床推理的过程中,治疗师需要坚持"以人为本、以服务对象为中心"的原则,将其当成一个处在真实环境和文化氛围里的整体来看待,而不是一个有身心残疾的个体。除了关注躯体结构与功能方面以外,应更加关注活动和参与能力,同时考虑环境和个人因素的影响,此种推理方法即为以服务对象为中心的推理过程。

4. 认知与学习的推理过程　临床推理过程亦是作业治疗师在临床实践中的一个认知与学习的过程。每位作业治疗师对于临床推理理论的认识和接受程度均不相同,不同的个人价值观、信念和临床假设及推理能力,均是治疗师们面对相同的服务对象而做出不同临床决策的重要因素。作业治疗师需要具备观察和学习能力,能够在不断转变的治疗条件或情况下,对治疗方案做出调整。每一位服务对象都有其独有的特点,且随着病情或功能的改变而发生变化。作业治疗师应注重持续调整治疗计划,鼓励服务对象充分发挥其现有的个人能力与条件,持续提升其功能与活动、参与能力。在此过程中,治疗师应清楚服务对象持续性的作业治疗目标和计划。即使服务对象出院后,作业治疗师也应关注进一步的治疗和其他服务。

(胡　军)

第五节　作业治疗的循证

一、循证实践的概述

关于循证实践(evidence-based practice,EBP)有许多定义。目前,最为人们所熟知的定义是由 David Sackett 和他的同事在 1996 年提出的:"循证医学是最佳研究证据与临床技术、服务对象价值观念的综合。"循证实践由循证医学演化而来,在康复治疗中应用。

近年来,循证实践被许多专业组织强调,比如中国康复医学会、美国心理学协会、美国作业治疗协会、加拿大作业治疗师协会等。这些组织强烈推荐其会员通过调查来获得证据支持或者反对某些特殊干预措施的使用。在专业实践的领域中,如医学、心理学、精神病学、康复治疗学等,过去相当长的一段时间内,实践是建立在不牢固的人体知识上的。一部分知识只是前辈们经验的总结,且大部分的知识还没有有效的科学证据来验证其可行性。由于人们逐渐意识到引经据典是一种科学的方法,所以循证医学逐渐诞生,既能保存完整的专业领域,又能保护公众远离不适当的"治疗"。此外,即使没有医疗欺骗行为出现,仍然有许多工作需要通过循证的手段来验证其意义,并以此作为促进这些工作发展的依据。循证实践涉及复杂、谨慎的决策制订,不仅要考虑客观的证据,还要考虑服务对象的特质、环境以及其意向。因此在循证实践的理论中认为康复治疗应当是个体化的,并且因不断变化而具有不确定性和可能性。循证实践的哲学基础包括以下几方面:①临床技术或者专家的建议;②科学依据;③服务对象、家属、看护者期待接受高质量的服务,这种服务往往受到服务对象兴趣、价值观、需求及选择的影响。

由于循证实践是以服务对象其家庭为中心的,因此临床工作者的首要任务就是向服务对象、家属及看护者介绍目前相关系统研究中最好的证据,包括个人的选择、环境、文化背景、对于健康和幸福的价值观念。根本上,作业治疗活动应基于循证证据。循证实践的目的就是在个人的基础上为服务对象、家属及看护者选择临床上最有效和成本效益最高的干预措施。

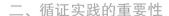

二、循证实践的重要性

1. 大量的文献信息的处理 临床实践文献资料出版很快,海量的信息让专业人员很难跟上它们的更新速度。运用综合、严谨的循证实践资源,临床治疗师可以用一种有目的且有效率的方法为服务对象做出循证决策。

2. 对知识需求的满足 从业者对于专业知识的需求是无法得到满足的。由于缺少实践、信息资源和检索技巧较弱,很多问题无法在服务对象就诊期间得到解答。综合运用循证实践资源能够帮助治疗师快速找到解决临床问题的循证方法。

三、循证实践的过程

1. 提出康复问题 结合评估及治疗信息,找出作业治疗过程中遇到的问题,并将问题需求转换成假设信息。

2. 检索最好的证据去回答问题 进行文献检索,寻找证据,最简便有效的方法是利用文献检索平台寻找证据。常用的中文检索平台有中国知网、万方数据库等,英文检索平台有MEDLINE、EMBASE、PSYINFO 等。专门的 OT 循证网站可以帮助快捷查找相关研究证据,比较重要的循证作业治疗方面的网站有:循证作业治疗(Evidence-Based Occupational Therapy,EBOT,http://www.otevidence.info/);OT 搜索者(OT seeker,http://www.otseeker.com/)、OT 批判性评价(Occupational Therapy Critically Appraised Topics,OTCATs,http://www.otcats.com/index.html)

3. 评价证据 判断循证证据时需考虑,①研究方法的科学性:是否随机对照设计? 有无应用盲法? 是否多中心研究? 随机对照试验、多中心研究证据等级最高,而专家共识证据等级较低;②研究样本是否有代表性:有无地域、文化、性别等方面的偏差? ③研究方案可操作性:研究可否复制? 治疗是否易于掌握和实施? 患者能否接受? 经济、时间是否许可?

4. 实施最有效和适用的做法 解释研究,支持自己的干预方法并推荐给服务对象及其家属,取得同意和信任以便更好地实施干预措施。

5. 评估 对治疗的有效性进行评价。评估是否实现预期目标,服务对象和其家属对结果的满意程度如何,进行成本效益分析。

(胡 军)

参 考 文 献

[1] Law M,Steinwender S,Leclair L. Occupation,Health and Well-Being[J]. Canadian Journal of Occupational Therapy-revue Canadienne D Ergotherapie,2016,65(2):81-91.

[2] Amini DA,Kannenberg K,Bodison S,et al. Occupational Therapy Practice Framework:Domain & Process-3rd Edition[J]. American Journal of Occupational Therapy,2014,62(6):625-683.

[3] Law M,Cooper B,Strong S,et al. The Person-Environment-Occupation Model:A Transactive Approach to Occupational Performance[J]. Canadian Journal of Occupational Therapy,1996,63(1):9-23.

[4] Croucher A. The Core Concepts of Occupational Therapy:A Dynamic Framework for Practice[J]. British Jour-

nal of Occupational Therapy,2010,74(5):259-259.

［5］胡军.作业治疗学［M］.北京:人民卫生出版社.2019.

［6］朱昭锦,杨雨洁,郭佳宝,等.太极特色作业治疗实践模式［J］.中国康复理论与实践,2016,22(11):
1354-1356.

［7］李奎成,闫彦宁,励建安.作业治疗［M］.北京:电子工业出版社.2019.

［8］闫彦宁,杨永红,芦剑峰,等.对我国内地作业治疗人员从业现状的调查与分析［J］.中国康复医学杂志,
2018,(7):833-836.

［9］朱昭锦,杨雨洁,郭佳宝.生活重整与中国养生医学的比较分析［J］.中国康复,2016,31(1):21-24.

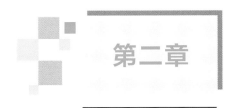

第二章

作业活动分析及临床应用

第一节　概　　述

在作业治疗实践中,不能盲目选择一项活动作为治疗性活动,而是要充分了解这项活动的条件及作用,才能体现活动以及作业活动的治疗价值。治疗性地使用活动或作业活动被视为作业治疗师独特而且核心的实践技能。因此,作业治疗师在为服务对象提供治疗性活动之前,必须先进行活动分析,这样才能够为服务对象提供合适的活动,从而达到预期的治疗目标。

一、作业活动分析及其意义

作业活动分析是指作业治疗师在一定理论框架的指导下,运用自己的专业知识,分析服务对象作业活动的构成、所需的技能以及活动对服务对象所具有的意义和潜在的治疗价值这一系列问题的系统过程。在作业活动分析之后,作业治疗师能够准确了解服务对象的真正需求和所需要完成的活动,在完成这些作业活动中服务对象所存在的优势、劣势以及可能存在的困难,这些都为之后的治疗起着参考作用,其最终目的是促使服务对象有能力参与或重新参与到这些对其有意义和价值的作业活动中去。

作业活动分析既包括分析服务对象所进行的作业活动,也包括分析服务对象如何安排其一天、一周甚至更长时间的作业活动。服务对象对作业活动的编排反映着其在日常生活中如何在满足自身需求的同时适应社会生活环境的变化,是否具备合理安排日常生活并保证生活质量的能力。经过合理安排的日常生活是具有节奏并符合作业的习惯和规律的,与此同时还能随着日常生活需求的变化而发生适应性改变。

通常将作业活动分析通过两个层面的视角进行诠释,分别为活动分析(activity analysis,AA)和作业分析(occupational analysis,OA)。

（一）活动分析

活动分析指的是传统意义上狭义的作业活动分析,其分析过程中既不需要考虑个体之间的差异,也不需要考虑完成活动时的背景因素。作业治疗师分析的是在特定环境情况下较为抽象的活动。此时,作业治疗师进行活动分析是有目的地对活动进行选择,挑选出具有治疗作用或治疗意义的活动,有效地提高服务对象参与更多活动的可能性,从而帮助服务对象恢复原有的技能或重新学习代偿的方法。这种分析方法是以治疗作用为目标导向,作业治疗师主导整个过程。

活动分析在选择合适的活动之后,通常将这一活动分解成恰当的步骤序列,之后再进一步分析在完成每个步骤的过程中需要提供和使用的工具以及在完成该活动过程中所存在的安全隐患以及所需要的某些特定技能。活动分析的特别之处在于一般不需要考虑不同的服务对象及其在完成所选定活动时可能出现的不同方式。作业治疗师在确定了某一项活动的常规步骤之后,即可根据其所指定常规步骤进行推断,如一个偏瘫患者在完成刷牙活动时可能遇到的问题及困难,以及如何克服这些困难。作业治疗师通过实践和积累,对于日常生活中经常使用到的工具有成熟的思考时(如,如何使用和操纵某种工具,使用该工具可以帮助患者完成何种活动,在使用该工具时,需要患者具备何种能力),在活动分析中更容易挑选出合适的活动作为治疗手段。所选出的活动均具有典型的特点,不是某一服务对象的亲身经历,是一种较为抽象和典型的活动方式,不涉及服务对象本身的生活方式和生活环境。

（二）作业分析

作业分析所关注的是某个特定的服务对象在真实环境中所需要完成的特定作业活动。作业治疗师在作业分析过程中需要深刻理解和分析服务对象在真实环境下完成其作业活动的细节。作业分析有别于其他专业的活动分析,它需要作业治疗师在分析过程中利用自身的理论框架,不停留在仅分析活动本身,而是在有效结合环境、背景,以及服务对象本身角色和价值观等多方面内容后,对服务对象所要进行的作业活动进行分析,以提高作业表现为目标导向,此种分析更好地体现了以服务对象为中心的治疗模式。

总而言之,活动(activity)指的是在某个特定背景下,个体从事不同活动的通用方式,是一种抽象的概念。作业(occupation)指的是某特定服务对象选择从事的活动以及每一个体从事该活动的实际经历,是一个较为具体的概念。活动分析和作业分析作为每一个作业治疗师所必须掌握的基本技能,贯穿于治疗过程之中。作业治疗师既需要具备分析在特定文化背景下的某一个活动的能力,也需要具备分析不同服务对象在其真实环境中完成具体活动的能力。

（三）作业活动分析的要素

作业活动分析的要素主要包括三个部分:所从事活动的对象、活动本身,以及服务对象进行活动的背景。

1. 从事活动的对象　进行活动的对象是影响作业活动的选择和完成表现的最主要的内在因素。个体的内在动机、兴趣、信仰、对自身角色的认识以及个体的躯体状况和能力都影响着他/她的作业活动。作业分析过程中必须考虑到服务对象的精神、认知、躯体、情绪以及社会交流等多方面的因素,以分析个体需要完成的作业活动及个体是否具备完成作业活动所需要的能力。

2. 活动分析　所选取的活动需是有意义、有目的及有参与性的活动。作业治疗师对于活动的分析需要考虑活动中所需要的各种能力和技能以及实施过程中对于环境因素的需求。

3. 活动实施环境的分析 活动需在一定的环境下才能有意义地进行。环境影响着作业活动的发生、进行和完成情况。环境包括个体所处的物理环境、社会环境、文化和政治环境等。此外,时间和空间的不同也影响着个体的作业活动。一些作业活动对古代人来说有意义,而对现在人来说反而显得过于烦琐。一些作业活动需要个体之间进行面对面的交流,而另一些可以通过互联网等手段在虚拟环境中进行。

4. 活动合成 对活动进行适当的修改以达到特定的治疗目标的过程,包括活动分级与调适。活动分级的目的在于调整作业活动/活动的难度,以促进个体功能的恢复。调适的目的在于改变作业活动对于功能水平的需求,以便和个体现有的功能水平相匹配。作业治疗师可以通过改良作业活动本身来降低活动的要求(降低认知要求、给予提示等手段)、使用辅助设备(使用拾物器、使用轮椅等)、改变物理和社会环境(专业护理人员上门服务、社会扶持志愿者等)等手段来实现活动的调适。

（四）作业活动分析的意义

作业活动分析可以为作业治疗师提供系统框架来准确理解服务对象想要做、期望做或需要做的作业活动,是一个详细检验活动步骤和要素以分析服务对象需求的过程。通过作业活动分析过程,作业治疗师确定成功执行一项特定活动的需求,利用作业活动分析的经验,作业治疗师可以快速地确认执行一项活动所需要的因素及评估其治疗价值。因此,作业活动分析是作业治疗实践的核心,是作业治疗师应当具备和熟练掌握的基本技能之一。总体而言,进行作业活动分析的意义有以下几点:①理解活动的组成、对服务对象可能的意义以及治疗价值;②评估服务对象的作业表现,包括潜能和困难;③分析服务对象是如何安排一天、一周甚至更长时间的作业活动;④确定个体因素对作业表现的影响;⑤确定环境因素对作业表现的影响;⑥确定作业活动的分级或者调适的方法以改善作业表现。

二、作业活动和有目的性的活动

作业活动和有目的性的活动均是作业治疗中的核心,在治疗过程中常被提及并使用,可作为治疗手段,也可作为治疗目标。作业治疗师需要深刻理解二者的内涵及其疗效要素,以更好地应用于作业治疗过程中。

（一）作业活动

作业活动常大致分为三种类型,即日常生活活动(activity of daily living, ADL)、工作及生产性活动(work)、休闲娱乐活动(entertainment)。美国作业实践框架中将作业活动归纳为八个不同领域(OTPF, 2014),包括:

1. 基础性日常生活活动(basic activities of daily living, BADL) 指的是自我照料性的活动以及个人日常活动,是个体在真实环境中生存的基础,关系着个体的基本生存和生活质量。包括吃饭、穿衣、个人卫生等活动。

2. 工具性日常生活活动(instrumental activities of daily living, IADL) 指的是日常家居和社区生活活动,其所需要的能力和要求往往高于基础性日常生活活动。包括照顾孩子、照顾宠物、财务管理、外出购物、家务活动、社区活动、驾车等。

3. 睡眠和休息(sleep and rest) 包括合理安排睡眠和休息的时间以维持身体的健康及保证其他作业活动的有效参与,包括了睡眠和休息过程相关的所用活动。个体需要通过完成这些活动以保证睡眠所需的准备,从而可以进行睡眠。主要内容有睡前常规习惯(如睡前祷告、睡前阅读、睡前服药、睡前按摩等)、夜间使用卫生间、与共同使用睡眠空间的人的互动等。

4. 教育(education) 指的是一切关于学习和参与到教育环境中的活动。主要包括正式的教育活动和非正式的自学活动。正式的教育活动包括学术教育(科学、阅读、学历教育等),课外教育(体育、乐队、舞蹈、各种兴趣组织等)以及职业教育几种类型。非正式自学活动可以分为自我兴趣和爱好的探索过程以及有针对性的兴趣爱好系统性学习。

5. 工作(work) 指的是与工作相关的所有活动,包括对于带薪职位和无薪职位的寻求、申请、具备胜任该工作所需的技能(如时间管理、遵守工作规则、与工作环境中的其他个体进行人际交往互动等),以及在恰当时机进行的退休准备。

6. 玩耍(play) 是对能够产生享受、娱乐、开心或消遣的自发或有组织的活动,不局限于儿童或青少年特有的玩耍活动。包括了探索、实践、尝试各种探索性游戏,以及与活动相关的工具的维护和平衡玩耍与其他作业活动之间的关系。

7. 休闲(leisure) 指的是发生在没有其他作业活动需要完成的闲暇时间,既可以是主动参与的(如打扑克牌、下象棋),也可以是被动参与的(如听广播、看电视)兴趣活动和娱乐活动。包括与娱乐相关的所有活动,以及有效平衡休闲娱乐活动与其他生活活动的能力。

8. 社交(social participation) 指的是在特定社会结构下的社交活动及社会参与,包括了社区、家庭、同道及朋友间的各种交流和互动活动。

(二)有目的性的活动

有目的性的活动(purposeful activity)是指个体所从事的有目标导向的行为或活动。一个人可以从事任何形式的有目的性的活动,但对于个体而言不一定具有明确意义或重要性;然而,每一项作业活动却是由许多有目的性的活动组成的。因此,让服务对象从事有目的性的活动,有助于日后各种作业活动的执行。一个活动若能让服务对象主动参与,并能导向一个可以让服务对象觉得有意义的目标,该项活动便是有目的性的活动;相反,若一项活动让服务对象觉得没有意义,或者没有一个明确的目标,则不能称为有目的性的活动。

(三)作业活动或有目的性的活动的疗效要素

作业活动或有目的性的活动有很大的潜在疗效价值,但这些活动是否能够真正产生疗效取决于治疗师活动分析与活动设计的能力,这就要求作业治疗师首先对一项活动进行适当的分析,然后根据服务对象的情况,设计出符合服务对象需求的良好的治疗性活动。一个良好的治疗性活动应当具备以下几个特点:

1. 服务对象认为活动是重要的、有兴趣或有意义的。

2. 活动应当可以进行难度的分级,才能逐步提升服务对象的功能。

3. 活动对于患者来说是有难度及挑战性的,但经过努力是可以成功的。

4. 活动本身具备的固有特质可以诱发治疗师期望服务患者的反应,患者可学习正确的活动模式或作业方式,以及代偿性或适应性方法。

5. 活动可提供重复练习的机会,以产生治疗效果。

6. 活动的过程是愉悦的,完成后感觉良好,并可体会成功及进步。

第二节　作业活动分析的方法

作业治疗师可以使用活动分析或作业分析方法来完成作业活动分析的过程。

一、活动分析

活动分析的目的是让治疗师能够尽可能全面地理解活动的成分、对于服务对象可能的意义及其治疗特质。作业治疗师在临床实践中,应不断地对活动进行分析,从而培养熟练的活动分析能力,这样便可快速地理解大量活动的治疗特质。

(一)活动分析的内容

活动分析主要选择有目的性的活动作为分析的对象。活动分析在选择合适的活动之后,通常将这一活动分解成恰当的步骤序列,之后再进一步分析在完成每个步骤的过程中需要提供和使用的工具,以及在完成该活动过程中所存在的安全隐患和所需要的某些特定技能。活动分析的特别之处在于一般不需要考虑不同的服务对象,其在完成所选定活动时可能出现的不同方式。所选出的活动均具有典型的特点,不是某一服务对象的亲身经历,是一种较为抽象较为典型的活动方式,不涉及服务对象本身的生活方式和生活环境。

(二)活动分析的模板

活动分析关注点在于确定活动需求和表现技能。首先决定活动通常发生的情境,包括物理环境、工具、设备、材料、时间、成本需求及社会需求。接下来,将活动分成若干步骤,且描述活动的任何顺序或时间需求。然后分析每一个活动步骤所需要的基本技能和能力。有许多学者发展出不同的活动分析模板,作为作业治疗师活动分析的指引,虽然分析标准不一致,但大体均包括以下几个方面的内容:

1. 活动名称　简要描述想要分析的活动的内容。

2. 活动适合性　分析活动适合的年龄、性别、社会文化或教育背景,以及所属的活动范畴。

3. 活动所需的工具、材料和设备。

4. 活动的空间需求　主要是指物理环境,包括对空间大小、家具的放置位置以及与人之间的相对位置关系、灯光和噪声等的环境因素进行分析。

5. 活动的社会需求　描述活动所需的社会和文化需求,主要包括活动是个别进行还是多人同时进行? 若是多人同时进行,患者与其他人的关系如何? 患者在活动中的角色、活动的规则、活动的文化及象征性意义等。

6. 活动的步骤及每个步骤所需要的时间　顺序列出活动的步骤(一般不超过 15 个),以及每个步骤需要的时间。此外,可进一步分析这个活动一般情况下有无特定的执行时间点,例如在哪一天执行? 或是在一天当中哪一个特定时间点执行? 执行频率(每天、每周、每个月)等?

7. 活动所需技能　分析活动执行时所需要的各种技能,包括动作技能、感觉与知觉技能、情绪调节技能、认知技能以及沟通与社交技能等。

8. 活动所需身体结构和身体功能　简要地列出执行活动过程中所需要的身体结构和身体功能。

9. 注意事项　活动在执行过程中需要考虑的安全性因素,尤其是对于儿童、老年人、有认知功能障碍的人群等。

10. 活动的难易分级　列出至少三种方法分别进行活动的升级和降级,对活动进行不同难易程度的调整,以应对患者的能力,从而达到预期的目标。

通过以上的分析内容,作业治疗师可以对一项特定的活动进行详细的分析,了解其临床应用的可行性。对于初学者而言,完成一份完整的活动分析可能需要花费较长的时间,但随着临床经验的累积,作业治疗师会将活动分析的过程自动化,培养出迅速分析活动的能力。

二、作业分析

作业分析的目的是获悉服务对象在实际环境中特定的作业表现潜能和预判将面临的潜在问题。

（一）作业分析的内容

作业分析的内容主要包括三个部分:从事活动的对象、作业活动本身,以及服务对象进行活动的环境。

1. 从事活动的对象　进行活动的对象是影响作业活动的选择和完成表现的最主要的内在因素。个体的内在动机、兴趣、信仰、对自身角色的认识以及个体的躯体状况和能力都影响着他/她的作业活动。作业分析过程中必须考虑到服务对象的精神、认知、躯体、情绪以及社会交流等多方面的因素,以分析个体需要完成的作业活动及是否具备完成作业活动所需要的能力。这些因素间存在动态交互作用,一种占主要作用的要素可能影响特定及相关作业活动的参与。如一位老人在独自洗澡时跌倒,那么可能会拒绝之后独立洗澡的活动,需要在他人的帮助下才愿意进行。所以,在作业分析过程中,需要作业治疗师仔细分析影响作业表现的个体内在因素,以便促进作业治疗的进行。根据美国作业实践框架,我们把从事活动的对象的个体因素分为以下几类:

（1）精神层面:个体在精神层面的认识影响着个体对自我、他人以及世界的认知,从而影响着其作业活动的选择和完成情况。个体的精神层面包括其价值观、信仰等。这些都能够激励个人对作业活动的坚持,尤其是在较为艰难的时期,个体的精神为其提供理解和接受生命事件的方式,以维持或提高个体的生活质量。若作业活动违背了个体精神层面的认知,则会产生负面的影响。

（2）认知层面:认知层面包括普遍需要的基础认知功能和特殊的认知功能。基础认知功能包括有意识的状态、定位定向能力等,特殊的认知功能包括注意力、记忆力、知觉、思考、判断等。这些能力决定了个体进行实际作业活动的选择以及作业活动实施过程中的计划和管理。

（3）躯体功能层面:躯体功能层面包括感觉、关节活动度、关节稳定性、肌力、肌耐力、姿势控制、心肺功能、发声及言语能力等。这些功能决定了个体有能力参与到何种作业活动中,负责产生完成作业活动所需的感知觉反应,同时也负责完成身体与周围环境的互动,影响着作业活动完成的质量。

（4）情绪管理层面：情绪管理包括在自己和他人互动过程中认同、管理以及表达感受的能力和技巧，其起到了强化良性互动并协调个体与他人之间的关系的作用，影响着个体作业活动的参与程度、不同作业活动之间的协调情况以及完成作业活动的质量。

（5）社交技能层面：社交技能涵盖了人与人之间互动交往所需的言语和非言语技能，个体的信念、生活和社会经历影响着个体对作业活动的参与。

（6）个体角色层面：个体在不同组织或群体之中根据成员的组成不同和成员间的相互期望不同，担任着不同的角色。每个个体都会有许多不同的角色，如一个个体在家庭环境中可以是母亲，在工作环境中可以是老师，在厨房烹饪的环境中，可以被看作是厨师等。个体的角色受内部因素和外部环境因素的多重影响。不仅与个体的性别、年龄相关，还与其所处的作业环境相关，而在这些因素影响下所产生的角色决定了个体所需要进行的作业活动。然而，由于角色的概念常会使个体在不知不觉的情况下被限定在他人对其的期望之中，而忽略了个体本身的需求，因此需要引起注意。

2. 作业活动本身 所选取的活动需是有意义、有目的及有参与性的活动。作业治疗师对于作业活动的分析需要考虑活动中所需要的各种能力和技能以及实施过程中对于环境因素的需求。

（1）活动所需能力和技能层面：包括以下几项。①躯体功能：运动、感觉等；②认知功能：记忆、注意、启动、思考、计划、解决问题能力等；③心理功能：认同、解决以及恰当地表达感受情绪的能力；顺应能力、自控能力、自尊心等；④精神层面：对人生观、价值观的探索及认识的能力；⑤社交技能：与他人有效互动和交流所需的言语及非言语能力、合群性以及社会问题应对能力。

（2）活动实施环境因素的需求：包括以下几项。①时间：个体从事活动分布于一天中的具体时间点，以及在一年及生命周期中的时间点。这三个时间断面能很好地揭示特定环境下活动的有用性。表示了在一年中的某一天从事特定的作业活动是否适合特定的年龄阶段。②地点：分析活动发生的地理位置、场地及其对活动的影响，也包括分析活动发生在户外还是室内、私人空间还是公共区域等。③设备：活动是否需要特殊设备，分析对特定设备的需求以及可获得性，工具是否易于获得，工具需要花费多少钱，在哪里以及怎样获取等。④安全性：活动相关的安全隐患是什么，如何避免这些风险，让患者参与决定对安全风险的接受度，特别是某些文化观念可能成为潜在的风险。

3. 服务对象进行活动的环境 活动需在一定的环境下才能有意义地进行。主要从以下几个方面进行作业环境的分析：

（1）文化环境（cultural context）：文化环境包括风俗习惯、信仰、活动方式、行为规范、社会对于每个个体的期待。文化环境影响着每个身处其中的个体，影响其每天的每个活动。文化环境可以和种族有关，也可以是一个特定的家庭、团体、工作场所、组织的文化，它影响个体如何看待自己和别人，决定了作业活动的特定价值和接受程度。因此，作业治疗师在进行作业分析时需要考虑文化因素，以确保作业活动符合个体的目标，具有实用性。

（2）个人因素背景（personal context）：个人因素包括了个体的年龄、性别、身体状况、职业、所承担的角色等。这些因素都会影响着个体的作业活动的选择以及作业活动的表现,如对于一个13岁的中学生来说,完成家务活动对于他远没有对于45岁的家庭主妇有意义。因此,作业治疗师在选择作业活动时,需考虑个体的个人因素,使个体完成对其来说具有意义的作业活动。

(3)时间背景(temporal context):时间背景指的是用时间和历史的塑造所得来的背景环境,它取决于个体所处的生命阶段;一天、一周、一年之中的时间段;活动的节奏以及历史因素,如个体现在已经退休十年,或人们一同庆祝国庆节等。

(4)虚拟背景(virtual context):虚拟背景指的是不存在真实的物理环境,仅使用声波或电波进行沟通交流的环境。虚拟背景的形式多种多样,包括了聊天室、聊天工具、视频会议、电子邮件、远程操控等。由于现今信息产业的大力发展,虚拟背景也应当列入个体的作业分析之中。

(5)物理环境(physical environment):物理环境包括了自然环境和建筑环境。自然环境方面涵盖了天气、地形、动植物等,它影响着一些作业活动实施的可能性。建筑环境包括了建筑物的结构、无障碍设施、设备、装置、照明及温度的调节、家具的位置摆放等,它影响着个体执行作业活动的方式以及质量。建筑环境的无障碍性可以有效地保障和提高作业活动的安全性,这也是作业治疗师必须要考虑的因素之一。

(6)社会环境(social environment):社会环境涵盖内容广泛,错综复杂并且互相影响。个体每天需要在多重社会环境下进行作业活动,如家庭、亲友、同事、社区、组织等。社会环境潜移默化地影响着个体的作业活动,以及个体与个体之间的活动。

社会环境中包括了社会结构,即根据不同的性别、角色、年龄等,通过对不同角色的需求进行组织,以满足社会的结构发展。社会结构由社会与文化所决定,影响着作业活动的选择。

社会环境还涉及作业的习惯背景。如习惯于饭后刷牙,或是每天晚上要喝粥等。习惯的产生既可以作为作业活动目的,也可能阻碍作业活动的选择和顺利进行。

从更大的方面来说,社会政治环境对于个体的作业活动也会产生非常重要的影响,立法和资源的供应或分配影响个体的作业活动。政治和体制决策可能导致战争、就业减少、通货膨胀和资源的不可负担性,从而影响作业的可用性、可能性和不可避免性。

(7)经济环境(financial context):个体的经济背景影响其对于某些作业活动的可及性。经济环境决定了个体在一些资源上的可获得性,可能会影响个体的健康和生活质量。经济背景影响着个体的生活环境和可以获得的有利资源,会使个体的作业活动需求发生改变,如用自行车代步和使用汽车代步,以及有专车司机开车代步的人对于出行的作业活动需求不同。

（二）作业分析的模板

作业分析首先会考虑到是谁来从事这项作业活动,因此作业治疗师应当先对具体人的特质进行分析,包括其生活经验、价值观、兴趣爱好,以及期望达到的目标等。同时还需要分析个体实际的作业表现问题、身体结构和身体功能的问题、生病之前的生活环境以及活动本身的需求。活动本身的需求分析可以参考活动分析的模板。表2-2-1体现了作业分析与活动分析的内容区别。

表 2-2-1 活动分析与作业分析的内容及区别

	活动分析	作业分析
活动适合性及活动执行人	活动适合的年龄、性别、社会文化或教育背景,以及所属的活动范畴	描述和分析个体的相关资料,包括目标、对于个体而言最重要的作业活动、个体目前的问题对其目标及重要的作业活动的影响
活动描述	简要描述想要分析的活动	简要描述想要分析的作业活动,个体通常是怎样进行这项作业活动的,是在什么环境下进行的
所使用到的物体及其性质	活动进行过程中通常会使用到的工具、材料及设备	执行此项作业活动实际会使用到的工具、材料及设备
空间需求	对活动发生的物理环境的分析,包括空间大小、家具的放置位置以及与人之间的相对位置关系、灯光和噪声等	分析个体实际执行此项作业活动的环境和空间的需求,并进一步分析这些环境和空间因素是否促进或阻碍个体的活动表现,包括空间大小、家具的放置位置以及与人之间的相对位置关系、灯光和噪声等
社会需求	描述活动所需的社会和文化需求,主要包括活动是个别进行还是多人同时进行?若是多人同时进行,患者与其他人的关系如何?患者在活动中的角色?活动的规则?活动的文化及象征性意义等	描述个体参与此项作业活动所需的社会和文化需求,主要包括作业活动是个体单独进行还是与其他人一起进行?若是多人同时进行,个体与其他人的关系如何?个体在活动中的角色?活动的规则?活动对个体及其照顾者的文化及象征性意义等
活动步骤与时间	顺序列出活动的步骤(一般不超过 15 个),以及每个步骤需要的时间。进一步分析这个活动一般情况下有无特定的执行时间点,如在哪一天或一天当中哪一个特定时间点执行?执行频率(每天、每周、每个月)等	分析个体在执行此项作业活动的主要执行步骤和所需要的时间,并分析个体是否在特定的时间执行此项作业活动?如特定的某一天或一天当中特定的时间等。执行频率如何
活动所需技巧	分析活动执行时所需要的各种技能,包括动作技能、感觉与知觉技能、情绪调节技能、认知技能以及沟通与社交技能等	分析个体执行此项作业活动所需要的各种关键性的技能,包括动作技能、感觉与知觉技能、情绪调节技能、认知技能以及沟通与社交技能等
身体结构和身体功能	简要地列出执行活动所需要的身体结构和身体功能	简要地列出个体在执行此项作业活动过程中所需要的身体结构和身体功能
注意事项	活动过程中需要考虑的安全性因素	个体在执行作业活动过程中所需要考虑的安全因素
活动的难易分级	列出至少三种方法进行活动的升级和降级	列出至少三种方法进行作业活动的升级和降级

（三）三维作业技能分类

美国作业治疗权威专家 Anne Fisher 提倡的作业治疗干预过程模型（occupational therapy intervention process model，OTIPM）中的生活技能（作业技能）分类及描述方法，是用一套三维技能理念来分析任何一项作业活动，这个理念有机组合了三类作业技能，包括：肢体活动技能、作业组织技能以及人际互动技能。表 2-2-2 总结了三类作业技能的详细内容。这套三维技能理念，让作业治疗师可从多方面分析某一作业活动对作业技能的要求，亦可为治疗师提

表 2-2-2　三维作业技能分类

肢体活动技能	活动组织能力	人际互动能力
体位安排能力 　坐站平衡 　坐正站正 　肢体坐位摆放	**维持活动** 　专注集中活动 　适当速度节奏 　依从指示完成工作	**启动及终止互动能力** 　接触与启动 　总结与结束
对象操作能力 　伸手取物 　弯腰扭腰 　抓捏物件 　把弄物件 　肢体协调活动	**知识应用能力** 　适当选择工具 　依从指定方式完成活动 　正确使用工具材料 　安全操作工具材料 　适当发问	**进行互动能力** 　言语表达 　言语流畅度 　姿势表达 **肢体言语能力** 　面向对象 　望着对象 　保持合适身体距离 　合适身体接触 　约束不合适行动
自身及物件移动能力 　步行 　推拉物件 　提举物件 　提运物件 　调节操作力度速度 　操作流畅度	**时间安排能力** 　适当启动活动 　采用合理次序 　维持活动进行 　适时终止活动	**互动内容能力** 　适时发问合适问题 　适时提供合适问题 　适当方式披露适量信息意见 　适当方式表达情绪 　适当方式表达不同意见 　适当语言方式表达谢意
维持操作能力 　维持不间断操作 　维持合适步伐节奏	**场地及物品安排能力** 　寻找寻出物品 　取用集中物品 　合理摆放物品 　避免碰撞物品 　适当收拾场地物品	**互动流程管理能力** 　转变话题 　及时回应 　适当控制发言时间长度 　轮流表达
	解决困难能力 　察觉问题 　调节工作环境 　调节工作方法 　预防问题重复出现	**语言能力** 　合适声调语气言词 　澄清确定信息正确 　鼓励对方继续说话 　表示明白对方感受
		解决互动困难能力 　按预定目标方式完成互动 　调整互动方式方法 　预防互动障碍重复出现

供一套直接描述作业技能的词汇,不再局限于使用描述功能的词汇,如:关节活动度、肌力、肌张力等字眼形容患者的作业能力。

作业分析可采用上述的三维技能理念,对作业活动进行分析。具体内容见表 2-2-3。

表 2-2-3　作业分析表

作业活动名称:

步骤	名称	活动描述
步骤 1		
步骤 2		
步骤 3		
步骤 4		

三维作业能力评估(个别作业步骤评估)		作业活动需求 3 = 极重要;2 = 重要;1 = 不重要;0 = 不适用 *				
		步骤 1	步骤 2	步骤 3	步骤 4	整体
肢体活动能力	**体位安排能力** 坐站平衡、坐正站正、肢体坐位摆放					
	对象操作能力 伸手取物(健或患手均可)、弯腰扭腰、抓捏物品、把弄物品、肢体协调活动					
	自身及对象移动能力 步行、推拉对象、提举对象、提运对象、调节操作力度速度、操作流畅度					
	维持操作能力(体能相关能力) 维持不间断操作、维持合适步伐节奏					
活动组织能力	**维持活动能力**(认知及方法相关能力) 专注集中活动、适当速度节奏、依从指示完成工作					
	知识应用能力 适当选择工具、依照指定方式完成活动、正确使用工具材料、安全操作工具材料、适当发问					
	时间安排能力 适当启动活动、采用合理次序、维持活动进行、适时终止活动					
	场地及物品安排能力 寻找寻出物品、取用集中物品、合理摆放物品、避免碰撞物品、适当收拾场地物品					
	解决困难能力 发现问题、调节工作环境、调节工作方法、预防问题重复出现					

续表

人际互动能力	启动及终止互动能力 接触与启动、总结与结束					
	进行互动能力 言语表达、言语流畅度、姿势表达					
	肢体言语能力 面向对象、望着对象、保持合适身体距离、合适身体接触、约束不合适的行动					
	互动内容能力 适时发问合适问题、适时提供合适问题、以适当方式披露适量信息意见、以适当方式表达情绪、以适当方式表达不同意见、以适当语言方式表达谢意					
	互动流程管理能力 转变话题、及时响应、适当控制发言时间长度、轮流表达					
	语言能力 合适的声调语气言词、澄清确定信息正确、鼓励对方继续说话、表示明白对方感受					
	解决互动困难能力 按预定目标方式完成互动过程、调整互动方式方法、预防互动障碍重复出现					

第三节　活动合成

　　作业活动分析的最终目的是选择合适的活动用于治疗。在临床上,作业治疗师必须通过活动合成的过程有效地应用各种活动,促进服务对象的作业表现,这也是我们进行治疗性活动设计时需要考虑的。活动合成是指治疗师修改一般的活动以达到特定的治疗目标的过程。活动合成的方法包括分级和调适改良。

一、活动分级

　　活动分级包括两个相反的方面:一是逐步增加活动的需求或难度,以挑战服务对象的能力,逐步促进其功能的恢复;二是当服务对象表现困难时,降低活动的需求或难度。活动分级的方法有多种,可以根据服务对象的作业表现问题、想要达到的治疗目标以及参考的理论选择合适的分级方法。表 2-3-1 是根据临床常见的治疗目标,分别简单说明其活动设计的重点、分级的原则和做法。

表 2-3-1　根据治疗目标的活动设计的重点、分级的原则和做法范例

治疗目标	活动设计重点	分级原则（由左而右难度增加）	做法
增加感觉察觉或感觉分辨	提供不同的材质、形状、大小的物品	差异性:大→小 材质:粗糙→光滑 尺寸:大→小	改变物体之材质的差异度和相似度 改变物体的尺寸、形状或种类
降低过度敏感	提供不同的材质和硬度的物品	材质:可接受→勉强忍受	改变包裹在器皿或工具外的材质
增加关节活动度	提供关节伸展的机会	关节活动范围:小→大	改变执行活动的平面高度 改变物品或器材的位置 改变物品或工具的大小或形状
增加肌力	提供执行抗阻力动作的机会	阻力:小→大 动作速度:慢→快	改变执行动作的平面,例如向上或向下倾斜,水平或竖立(利用重力改变阻力) 改变施力的位置(利用杠杆原理改变施力大小) 增加活动执行的摩擦力 增加物品或器材的重量 外加重量于肢体上 提供弹簧或橡皮筋以增加阻力 增加活动执行的次数 增加活动执行的时间
增加肌耐力	提供执行动作或抗少于最大阻力50%的动作机会	重复次数:少→多 持续时间:短→长	增加活动执行的次数 增加活动执行的时间
增进动作协调	提供控制动作的机会	动作重复度:单一关节→多关节;单一方向→多方向 动作精细度:低→高 动作速度:慢→快 外在支持或引导:有→无	改变物品或器材位置 改变物品大小 限制活动时间 外加重量于肢体上以提供肢体稳定度(对于小脑损伤的个案) 治疗师引导患者执行正确动作
增进视觉扫描	提供多样的物品,让患者需要进行视觉扫描	物品排列:有组织→散乱 扫描空间:小→大 物品数量:少→多 扫描时间:不限制→限制 物品熟悉度:熟悉→不熟悉	改变物品或器材的排列位置或相对位置 增加物品数量 限制活动时间 改变物品的尺寸和形状
增进视觉分辨	提供不同的物品,让患者需要进行视觉分辨	物品熟悉度:熟悉→不熟悉 物品特征:明显→不明显 对比程度:高→低 背景:整齐→杂乱	改变物品的数量和复杂度 改变物品的尺寸和形状 增加物品颜色和对比程度

续表

治疗目标	活动设计重点	分级原则 （由左而右难度增加）	做法
增进视觉结构或视觉动作能力	提供需要二维或三维空间排列组合的活动	物品数量:少→多 物品形状和大小:一致→不一致 物品颜色:彩色→颜色一致 示范:有→无;实体→相片	改变物品的数量和复杂度 改变物品的尺寸和形状 减少物品的颜色 逐渐减少示范和线索
增进动作计划能力	提供个案执行动作的机会	熟悉度:熟悉→不熟悉 活动步骤:少→多 动作性质:全身性→小动作;对称→不对称;近端→远端;示范→有（模仿）→无（按照指令）	改变活动和环境对个案的熟悉程度 改变活动的困难程度,由简单、大动作的活动开始练习 逐渐减少适时的示范和正确的动作引导
增进问题解决能力	提供个案解决问题的机会	熟悉度:熟悉→不熟悉 活动步骤:少→多 提示:有→无	改变活动和环境对个案的熟悉程度 增加活动的困难程度 逐渐减少线索的提供

二、活动调适

活动调适,又称活动改良,其目的是促进服务对象参与到活动中,其焦点在于改变活动的需求,以符合服务对象目前所具备的功能水平,而不在于提高服务对象的功能水平。活动调适/改良的方法大致可以分为以下三种:

1. 改变做事方式　提供适当的辅具协助服务对象执行各种作业活动。例如提供长柄取物夹物、拉链易握环或穿袜器协助患者穿衣服。

2. 改变活动本身　主要可减少活动所需的认知或动作等方面的技巧,让活动变得比较简单,使患者容易执行。例如减缓活动的节奏或让执行者以坐位状态执行,让慢性阻塞性肺疾病的患者减少能耗、增加活动参与度;改良工具(例如手柄加粗)让精细活动受限的患者容易操作;或是在抽屉或橱柜外面贴标签,注明内部的物品,可减少认知障碍患者在找寻物品的记忆需求。

3. 环境改良　可对患者居住的环境进行适当的改造,以提高或尽可能维持其作业活动的表现。特别是针对退化性疾病的患者,应视患者病情的变化随时提供必要的环境改造。

无论是进行活动分级还是活动调适,治疗师需要注意不能让患者以不正常的动作或异常的姿势进行活动,也不能过度要求患者,且要注意患者的安全。良好的活动分级或活动调适应是尽量通过简单的方式来完成,能自然而然诱发患者的正确表现。更重要的是,治疗师必须考虑患者的主要问题和现有能力状况,才能进行适当的活动分级和调适,达成特定的治疗目标。

第四节　治疗性作业活动的选择与设计

一、作业评估

作业评估是一个系统收集那些影响人们作业表现的信息的过程,是作业活动选择的基础,评估可以客观、深入、全面地描述服务对象的临床特质与问题,有效的评估让治疗师能根据服务对象的具体情况来设计相应的治疗计划及选择恰当的治疗活动。

评定的过程一般包含:①初次评估,可帮助作业治疗师掌握临床决策所需要的相关资料,并据此为患者拟定治疗计划;②治疗过程中再评估,可了解患者功能的变化与进展,作为治疗方案调整的依据;③总体疗效评估,在治疗方案结束时进行,用以验证作业治疗的总体效果,并了解患者是需要进一步治疗还是回家。

评定的形式主要有访谈、问卷调查、直接观察、量表评定等,虽然形式多种多样,但评定的基本要求是一致的,即:全面性、可信性、敏感性、适应性、实用性、统一性。

作业评定的意义在于:①了解身体的功能障碍及作业能力;②为制订作业治疗计划提供依据;③动态观察人体功能障碍的发展进程及预后;④让患者及时了解自身功能障碍的情况。

作业治疗师在评估时,可依据不同的实践框架分层次进行,常见的作业评定内容有:①功能障碍水平的评定(主要是肌力、肌张力、关节活动度等);②能力障碍水平的评定(主要是日常生活活动、认知、生活质量等);③社会障碍水平的评定(主要是文化背景及社会环境、社区等)。

二、治疗性作业活动的选择

治疗性作业活动的选择是作业方案制订的基础,也是作业治疗实施的核心部分。治疗性作业活动是根据对每个服务对象的功能障碍、能力及社会障碍水平评定情况进行推理分析后选择和制订的。一个有效的治疗方案或合理的治疗性活动的选择取决于治疗师是否认真地进行评估、病史采集及仔细地分析和总结评估材料。治疗性活动选择时应包括分析资料、研究资料、制定长期和短期目标、不断改进和完善治疗方法。

作业治疗师在选择治疗性活动时,可以更多地去发现、思考和解决问题,这些问题可能是:患者存在什么受限和缺损?他/她有哪些能力和技术?最佳的治疗性作业活动是什么?最有利于治疗活动实施的治疗途径是什么?等。

(一)结合评定,对资料进行推理分析

在此阶段中,作业治疗师应重点考虑患者的疾病所导致的功能障碍,在了解患者存在的全部问题的基础上,对有关资料进行整理,通过分析、研究,对问题做出合理的解释。在采用相应的作业模式的基础上,对患者存在的问题、产生问题的原因、应采取的措施以及措施的理论依据一一加以分析。

1. 寻找功能障碍的原因　多种因素可以导致共同的功能障碍,换句话说,某种功能障碍可能由多种因素导致。例如:偏瘫患者的肩痛可以是肩关节周围肌力弱、肌张力低下、肩

关节长期不活动所致,也可以是周围软组织损伤的结果。确定哪些因素是引起某种特定障碍(如肩痛)的主要原因,理解症状体征与障碍之间的内在联系,对于制订治疗方案具有直接的指导意义。

2. 寻找功能性活动障碍的原因　多系统功能整合是人体完成各种功能性活动的基础。因此,相关组织、器官或系统的功能损伤将最终影响作业活动。一种功能障碍可影响多种作业活动的完成。

3. 功能障碍的确定　在综合、归纳和总结所有资料的基础上,确定出患者存在的功能障碍。患者的功能障碍包括各种作业活动障碍和影响作业活动完成的各种相关因素。

在明确患者的功能障碍后,为了确定治疗重点,治疗师还需要对各种作业活动障碍按照重要程度的先后顺序进行一些调整,使之与患者的考虑和需求一致。为此,治疗师需要与患者及其家属坐在一起,从作业评估的角度向他们介绍患者存在的问题,并提出治疗目标。

（二）明确治疗目标

目标是指患者在未来某个时间段内最终能达到的功能改善状况。最终结果必须通过多个短期和远期目标的获取来实现,治疗的结果应能够反映患者的需要并与远期目标相吻合。

治疗目标分为远期目标(长期目标)和近期目标(短期目标)。

近期目标是指通过1~3周的作业治疗,在某些问题上可能达到的康复效果。近期目标是实现远期目标的许多阶段性目标,是远期目标的基础和具体步骤。

远期目标应是康复治疗结束或出院时所达到的效果,也应是患者通过作业治疗可能达到的最佳状态,如可独立进食、梳洗、修饰等。远期目标的制定需要综合患者的功能、能力以及社会因素,并在评价结果和了解患者需求的基础上形成。

远期目标的设定,有利于患者和家属对康复的理解,根据自己的条件,合理安排治疗、工作和学习计划。近期目标的设计使患者看到了希望,找到奋斗的目标,为治疗人员提供检验治疗效果的时机与标准。

（三）选择治疗方法

治疗方法的选择决定了治疗目标能否实现。有时选择多种治疗方法实现一个目标,有时一个治疗方法适用于多个治疗目标。

（四）实施治疗性作业活动

当目标和治疗方法确定就可以实施作业活动,治疗师及患者应努力合作,按康复计划进行,克服存在的问题,发挥患者潜在功能。

（五）再评定及治疗计划的修正

随着治疗计划的实施,需要经常评估治疗的效果,治疗师要注意观察和询问涉及的问题有:①治疗目的是否适合患者的需要和能力;②选择的治疗性活动是否最适合于目标的实现;③患者是否认为这些治疗活动是有价值和有意义的;④治疗目标是否与患者目标相一致。

（六）调整治疗计划

通过观察和评定可以发现患者的功能变化,包括治疗目的修改,治疗性活动的调整,如活动时间、强度、难度的调整。整个治疗过程是治疗计划不断评估、修改、实施的过程。

三、治疗性作业活动的实施

作业活动的实施和执行,主要是根据患者的作业治疗方案选择相应的作业治疗活动及方法。根据患者不同的功能障碍选择不同的作业治疗方法。在选择治疗方法的过程中,应考虑:患者的作业治疗目标有哪些,影响作业治疗的禁忌证和注意事项有哪些,预后如何,作业治疗与其他治疗的评估结果如何,是否将作业治疗目标与患者正在接受的其他治疗目标进行比较,患者在其他治疗上的消耗有多少,患者总体健康状态如何,有何兴趣、职业技巧和心理需求,患者所处的外界环境如何,患者在社区内可能进行的作业有哪些,哪种活动和训练对患者最有用,治疗如何进行分级以利于患者的恢复,治疗所需的仪器和设备是否到位等。

1. 原则

(1) 选择治疗性作业活动和方法时需与治疗目标一致。

(2) 根据患者的愿望和兴趣选择治疗性作业活动。

(3) 选择患者能完成80%的作业活动。

(4) 作业治疗在考虑局部效果时要注意对全身功能的影响。

(5) 治疗性作业活动的选择需与患者所处的环境条件相结合。

2. 治疗参数的选择

(1) 作业活动强度选择:选择何种活动强度,决定了患者能否完成治疗任务。在选择时,不仅要考虑治疗局部的活动强度,还要考虑全身所能承受的负荷强度。

(2) 作业治疗时间和频度:作业强度、时间、频率是构成作业治疗量的基本要素。作业活动中的实际时间长短与休息时间如何配合,应结合患者实际情况制订。

(3) 动作与方向:作业活动是动静结合的,动作线路和方向可以是单方向直线运动的,可以是多方向的对角螺旋性运动。即使是模仿日常活动中的刷牙、梳头、洗脸等活动,也可以从单方向活动转换为多方向活动,增加活动的难度。

(4) 治疗中的辅助用具:辅助用具的作用在于功能替代、矫正畸形和稳定关节等,同时采用矫形支具可以提高作业能力。作业疗法在完成整个作业过程中,要不断地对患者进行教育、指导和训练,帮助患者正确地使用辅助用具,以达到完成作业活动的目的。

(蔡素芳 胡 军)

参 考 文 献

[1] Machenzie L,O'Toole G. Occupation Analysis in Practice[M]. New Jersey:Wiley-Blackwell,2011.

[2] Radomski MV,Trombly CA. Occupational therapy for physical dysfunction[M]. 7th ed. Philadelphia:Lippincott Williams & Wilkins,2013:360-393.

[3] Pendleton H,Schultz-Krohn W. Pedretti's Occupational therapy:practice skills for physical dysfunction[M]. 8th ed. Philadelphia:Mosby/Elsevier,2017.

[4] O'Brien J,Solomon J. Occupational analysis and group process[M]. Philadelphia:Mosby,2012.

[5] Creighton C. The origin and evolution of activity analysis[J]. Am J Occup Ther,1992,46(1):45-48.

［6］ Mason L. Activity analysis and application［J］. Aust Occup Ther J,2003,50(3):189-190.

［7］ Hersch G,Lamport NK,Coffey MS. Activity analysis:application to occupation［M］. 5th ed. Thorofare:Slack Incorporated,2005.

［8］ Thomas H. Occupation-based activety analysis［M］. 2nd ed. Thorofare:Slack,2012.

［9］ 窦祖林. 作业治疗学［M］. 3 版. 北京:人民卫生出版社,2018.

［10］ 胡军. 作业治疗学［M］. 2 版. 北京:人民卫生出版社,2019.

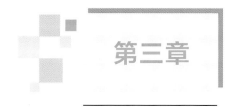

第三章

感觉障碍的作业治疗技术

第一节 概　　述

一、概念及分类

感觉是指人脑对客观刺激作用于感受器所产生的对事物个别属性的反应。人体感觉主要包含躯体感觉(浅感觉、深感觉和复合感觉)、特殊感觉(视觉、听觉、嗅觉、味觉)和内脏感觉。本章着重介绍躯体感觉障碍。

1. 浅感觉是指皮肤及黏膜的触觉、痛觉和温度觉。此类感觉是受外在环境的理化刺激而产生。

2. 深感觉是深部组织的感觉,包括运动觉、震动觉、位置觉等,是由于刺激了肌腱、关节和骨膜等处的神经末梢(即本体感受器)而产生的感觉。

3. 复合感觉包括皮肤定位觉、两点辨别觉、体表图形觉、实体辨别觉等,是大脑综合分析、判断的结果。

二、感觉障碍的原因与表现

根据病变部位的不同,感觉障碍可分为周围神经型感觉障碍、脊髓型感觉障碍、脑干型感觉障碍、丘脑型感觉障碍、内囊型感觉障碍和皮质型感觉障碍。

(一)周围神经型感觉障碍

周围神经型感觉障碍可表现为某一周围神经支配区感觉障碍,如尺神经损伤累及前臂尺侧及4~5指;也可以表现为某一肢体多条周围神经所支配区域的各种感觉障碍,如神经干或神经丛损伤。

1. 末梢型　为周围神经末梢受损害所致,出现对称性四肢远端的各种感觉障碍,越向远端越重,呈手套、袜筒型,伴有相应区运动及自主神经功能障碍,见于多发性神经病。

2. 神经干型　周围神经某一神经干受损害时,其支配区域的呈条、块状的各种感觉障碍,常见的有臀上皮神经炎、股外侧皮神经炎、腓骨颈骨折引起的腓总神经损害、肱骨中段骨折引起的桡神经损害等。

3. 后根型　某一脊神经后根或后根神经节受损时,在其支配的节段范围内皮肤出现带状分布的各种感觉减退或消失,并常伴有放射性疼痛,即神经根痛。如腰椎间盘突出所致的神经根受压。

（二）脊髓型感觉障碍

1. 脊髓横贯性损伤　因损伤脊髓丘脑束和后索而产生受损节段平面以下的各种感觉缺失或减退。如横贯性脊髓外伤、急性脊髓炎、脊髓压迫症后期。

2. 脊髓半切综合征　脊髓半侧损害时,受损平面以下同侧深感觉障碍,对侧痛觉、温度觉障碍,如髓外肿瘤早期、脊髓外伤等。

3. 后角型脊髓　后角损害时可出现分离性感觉障碍,即节段性分布的痛觉、温度觉障碍,深感觉和触觉存在,如脊髓空洞症。

（三）脑干型感觉障碍

1. 分离性感觉障碍　脊髓丘脑束在延髓内位于接近边缘的外侧部,内侧丘系则靠近中线。因此延髓旁正中部病变损伤内侧丘系出现对侧肢体的深感觉障碍和感觉性共济失调,而无痛觉、温度觉感觉障碍。

2. 交叉性感觉障碍　延髓外侧部病变损伤脊髓丘脑束及三叉神经脊束核时出现病变对侧肢体的痛觉、温度觉障碍和病灶同侧面部感觉障碍。

3. 偏身感觉障碍　在脑桥和中脑的内侧丘系,脊髓丘脑束和脑神经的感觉纤维已合并在一起,故损害时产生对侧偏身和面部的各种感觉缺失。但是一般都有病变同侧脑神经运动障碍,可与其他部位病变导致的偏身感觉缺失相鉴别。

（四）丘脑型感觉障碍

1. 偏身感觉障碍　血管病变累及腹后外侧核和腹后内侧核导致对侧偏身所有形式的感觉减退或缺失。以肢体重于躯干、上肢重于下肢、肢体远端重于近端、深感觉受累重于浅感觉为特征。

2. 丘脑性疼痛　在感觉障碍的恢复过程中,出现对侧偏身自发的、难以忍受的剧痛,以定位不准、性质难以形容为特征。通常疼痛阈值提高,较强的疼痛刺激方可引出痛觉。

3. 感觉过敏或倒错　感觉过敏是感觉敏感度增高,神经兴奋阈值下降,轻微刺激引起强烈感觉,如可因一个轻微的疼痛刺激而引起强烈的疼痛感。感觉倒错是指对刺激的认识完全倒错,如将冷刺激误认为热刺激。

（五）内囊型感觉障碍

内囊受损可出现偏身感觉障碍,特点为肢体重于躯干、肢体远端重于近端、深感觉受累重于痛、温觉。常合并运动神经、视神经的受累,表现为"三偏",即偏瘫、偏身感觉障碍和偏盲。

（六）皮质型感觉障碍

皮质型感觉障碍的特点为精细的、复杂的感觉损害严重,痛温觉、触觉等浅感觉障碍较轻或不变,而深感觉、定位觉、两点辨别觉和实体觉则发生明显障碍。大脑皮质中央后回感觉中枢的刺激性病变产生病灶对侧皮肤相应部位发生阵发性感觉异常（称为局限性感觉性癫痫）,并可向邻近区域扩散。大脑皮质感觉中枢破坏性病变会产生对侧偏身感觉障碍,由于皮质感觉区分布较为广泛,往往只累及对侧肢体的某一部分,即为单肢感觉障碍。另外,某些患者可以出现感觉忽略,即当同时给予两侧肢体对称部位以触觉或痛觉刺激,患者只能感知健侧肢体的刺激。

第二节 感觉功能的评定

感觉是运动的基础,不仅影响活动功能,也影响活动技巧的组织,从而影响作业活动如日常生活活动、娱乐、职业等的参与。作业治疗师对于感觉功能的评估,一方面要评估感觉障碍的类型和程度,另一方面也要评估感觉障碍对作业活动造成的影响。

一、浅感觉评定

浅感觉的评定包括对触觉、痛觉和温度觉等的评定。

(一)轻触觉-深压觉评定

轻触觉是由浅表的皮肤感受器感知,而压力(或更深的接触)是通过皮下及深层组织的感受器感知的。轻触觉对于精细辨别性的手部功能很重要,而深层压觉作为一种保护性感觉也是必不可少的。轻触觉评定采用 Semmes-Weinstein 单丝法,简称 SW 单丝法。单丝为粗细不同的一组笔直的尼龙丝,共有 20 种规格(见图 3-2-1),每种不同规格的意义,测试前与患者约定,当手指有触感时告知评测者,为避免测量时受测试手移动,可让患者将手背置于橡皮泥上,用纸张或者其他物品遮挡其视野,评定者手持数值最小的单丝开始测试,使丝垂直作用在其手指掌面皮肤上,

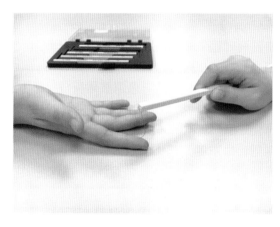

图 3-2-1 单丝测试

用力大小以单丝刚好弯曲为主,施加在皮肤上 1~1.5s,提起单丝 1~1.5s。用 1.65~4.08 号丝时,每号进行 3 次;当丝已弯而患者仍无感觉时换较大一号再试,直到连续两次丝刚弯曲即有感觉为止,记下该号码,然后查表(见表 3-2-1);用 4.17~6.65 号单丝时仅需测试 1 次。

表 3-2-1 Semmes-Weinstein 单丝法测试评分标准

颜色	功能意义	单丝号	相当的力/g[*]	相当的压强/(g/cm²)
绿色	正常	1.65~2.83	0.004 5~0.068	1.45~4.86
蓝色	轻触觉减弱	3.22~3.61	0.166~0.407	11.1~17.7
紫色	保护觉减弱	3.84~4.31	0.692~2.04	19.3~33.1
红色	保护觉丧失	4.56~6.65	3.63~447	47.3~439
红线	无法测试	>6.65	>447	>447

[*] $1g = 9.81 \times 10^{-3} N$

(二)痛觉

痛觉是伴随真正或潜在细胞损害的不愉快感受或感知经历,这种感受是主观的,且原因

是多维度的。评定痛觉时让患者闭眼,先用灭菌曲别针在健侧肢体让患者感受正常的刺激感觉及评估引起痛觉所需的压力;然后在患侧肢体用相同的压力,随机交替转换评估工具的"钝端"及"尖端",保证每个评估点至少有一次应用"钝端"及"尖端",让受测者在被施压后立即说出具体的感受(疼痛、疼痛减退或消失、感觉过敏)及部位。

需注意,对于痛觉障碍者评测应从感觉障碍部位逐渐移向正常部位;对痛觉过敏者评测要从正常部位逐渐移向障碍部位。

（三）温度觉

测试温度觉时让患者闭眼,用装有冷水(5~10℃)和热水(40~45℃)的两支试管交替随意地接触测试处的皮肤,间隔时间为2~3s,让受测者回答"冷"或"热"。需注意,选用的试管直径要小,管底面积与皮肤接触面不要过大;评测时需两侧对比进行。

二、深感觉评定

深感觉评定包括位置觉、运动觉、震动觉等。

（一）位置觉

评测时让受测者闭目,将其一侧肢体摆放在某个位置让其说出位置,或把正常肢体摆放在与患侧肢体相同的位置上。当受测者回答正确或者正常肢体与患侧肢体所放置的位置相同时表明位置觉正常。

（二）运动觉

运动觉来源于肌肉、肌腱及关节的感受器,可感知关节在空间的位置。

评测时让患者闭目,评测者抓住受测者的肘关节、腕关节、手指的侧面(图3-2-2)做轻微的被动伸展或屈曲的动作(约5°),让受测者回答该部位的活动是在"向上"或者"向下",或使用对侧肢体进行模仿。

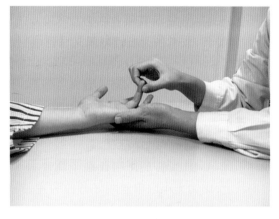

图 3-2-2　运动觉评定

（三）震动觉

评测时让患者闭目,评测者分别将震动中的128~256cps音叉柄放置在受测者的骨隆起处,如胸骨、锁骨、肩峰、尺骨茎突、鹰嘴、桡骨小头、内外踝、髂嵴、股骨粗隆、腓骨小头及内外踝等。询问受测者有无震动感,震动感持续的时间,并注意两侧对比。

三、复合感觉评定

（一）两点辨别觉

两点辨别觉是身体能够辨别的两点间最小距离。身体不同部位的两点辨别觉有所差别,不同个体之间的差异也较大。评测两点辨别觉时应注意两侧对比进行。两点辨别觉分为静态两点辨别觉和动态两点辨别觉。在神经修复后恢复过程中通常动态两点辨别觉比静态两点辨别觉恢复早,是恢复或功能进步较早出现的指征。

1. 静态两点辨别觉评测　这里介绍 Weber 手指两点辨别觉测试。测试在手指掌面从相距 10mm 的随机 2 个点或者 1 个点开始,逐步缩小和扩大,由远到近进行,每个手指测试 3

次(图 3-2-3),要求受测者在 3～5s 内说出是"一点"还是"两点",有 2 次以上回答正确,再缩小两点间的距离继续评测。Weber-Moberg 静态两点辨别觉评定标准见表 3-2-2。

2. 动态两点辨别觉测试 手指的动态两点辨别觉测试从远端指节相距 5mm 或 8mm 的点开始,随机选择 1～2 个点,从近端至远端沿长轴平行移动,施加的压力以刚感受到刺激即可。如果受测者回答正确,继续换小的距离,直至找到最短的距离。评分:①患者正确回答的次

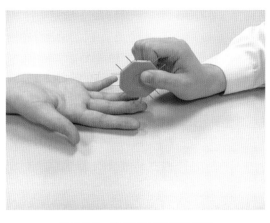

图 3-2-3 静态两点辨别觉评定

数为 2/3、4/7 或 7/10 次为正确。②常模:4～60 岁动态两点辨别觉为 2～4mm,大于 60 岁动态两点辨别觉为 4～6mm。

表 3-2-2 手部掌侧 Weber-Moberg 静态两点辨别觉评定标准

单位:mm

区域	正常	减弱	消失
指尖—远侧指间关节(DIP)	3～5	6～10	>10
DIP—近侧指间关节(PIP)	3～6	7～10	>10
PIP—指蹼	4～7	8～10	>10
指蹼—远侧掌横纹	5～8	9～20	>20
远侧掌横纹—掌中部	6～9	10～20	>20
掌底部和腕部	7～10	11～20	>20

（二）皮肤定位觉

皮肤定位觉是指利用触觉定位的能力。神经损伤后通过测试皮肤定位觉可获取受测者的基线水平及了解功能预后。

测试时让受测者闭眼,用受测者能准确感受到单丝等尖锐物体触碰测试区域的中心,然后让其睁开眼睛,用示指指向刚刚感受到刺激的位置。身体不同部位的敏感度有所不同,通常手部的误差<3.5mm,躯干<1cm。

（三）实体觉

实体觉是手对实体物品的大小、形状、性质的识别能力,属于手指的精细感觉。人们凭借实体觉可以通过触及分辨物品而无需用视觉。评测实体觉常用 Moberg 拾物试验(Moberg pick up test)和 Dellon 实验。

Moberg 拾物试验是在桌子上放一个约 12cm×15cm 的纸盒,在纸盒旁放螺母、回形针、硬币、别针、尖头螺丝、钥匙、铁垫圈、约 5cm×2.5cm 的双层绒布块、直径 2.5cm 左右的绒布制棋子或绒布包裹的圆钮等 9 种物体,让接受评测者用尽量快的速度每次一件地将桌面上的物品拾到纸盒内。先用患手在睁眼的情况下捡一次,再在闭眼的情况下捡一次;然后评测健手,方法和程序与患侧相同。记录每次捡完所需的时间,并观察在拾物时用了哪几根手指?

用何种捏法？Omer 测定正常睁眼下拾完 9 种物品需 10s 左右。当把物品放在纸盒的近身体侧 20cm×15cm 的范围内时，在睁眼的情况下利手需要 7~10s，非利手需 8~11s；在闭眼情况下利手需 13~17s，非利手需 14~18s。

Dellon 认为 Moberg 所选物体的质地和温度不均一，改用以下 12 种物品进行评测：螺母、螺栓、回形针、大中小号硬币、别针、尖头螺丝、钥匙、大小垫圈、四角铁垫圈等。据测定，在睁眼情况下，利手拾物需 9~13s，非利手拾完需 10~14s；在闭眼的情况下，利手拾完需 26~30s，非利手拾完需 27~32s。同时需记录在 300s 内闭目拾起并叫出名字的物品的数量及名称。

两个试验中，将患手的结果和健手的比较即可看出差别，若双手均有疾患时，可参考正常人的数值。

四、感觉功能评定的注意事项

1. 安静的环境，检查工具性能良好。
2. 评测者稳定及标准的检查技术。
3. 向受评测者介绍检查目的和方法，以取得其充分合作。
4. 患者被检查的手部应有良好的支撑以防手部活动影响感觉评定。
5. 所有的感觉评定都应遮挡患者的视线，以避免主观或暗示作用。
6. 预防受评测者过度疲劳，以免其感觉域增高。
7. 采取左右侧对比，从感觉缺失部位向正常部位逐渐移行检查，对痛觉过敏的受评测者要从正常部位向障碍部位逐渐移行，必要时可多次重复检查。
8. 有感觉障碍时需记录障碍的类型、部位和范围。
9. 在深、浅感觉均正常时再进行复合感觉评定。

第三节　感觉障碍的作业治疗技术

神经损伤后再生是复杂的生物学过程，其结果取决于多个生物学和环境因素，如损伤程度、损伤类型、神经类型、病变水平、处理方法、轴突再生速度、伤病者年龄及轴突诱导程度等。神经损伤后由于部分轴突再生过程产生错配，导致传入神经冲动的数量、形象及信息的定位与伤前不同，导致大脑对以往熟悉的相同的传入信号刺激产生与受伤前不同类型或程度的解译。

感觉训练的机制是利用大脑皮层功能的可塑性，通过一系列的训练使大脑以某种方式重组，提高其正确处理不同于以前形象的感觉冲动的能力，从而促进感觉功能的恢复。由于感觉训练是一种再学习的过程，训练时需集中注意力、重复反馈记忆结果及强化训练过程等。

一、脱敏治疗技术

感觉过敏(hyperesthesia)是一种对无伤害性的触觉刺激产生的极度不舒适或易激惹的反应。出现感觉过敏的原因不明，有的认为是受损的神经内部神经再生而产生的自发性疼痛，有的认为是由于再生轴突髓鞘不够成熟及周围瘢痕变得敏感，不断向大脑发出不正常的痛觉信号，使大脑出现过度反应和变得敏感。

脱敏治疗是指应用设计好的治疗方案和程序降低感觉过敏的症状,旨在帮助患者提高敏感区域对刺激的耐受度及接受度,以降低敏感区域疼痛反应,其原理主要是通过不断的刺激使神经形成习惯性(habituation),使兴奋性神经递质的释放降低从而使反应降低。

1. 脱敏治疗的适应证包括　①敏感的截肢残端;②神经损伤后出现触碰痛;③高度敏感的瘢痕及周围皮肤区域;④神经瘤等。

2. 脱敏治疗的禁忌证　①活动性感染;②弥漫性或器质性疼痛;③开放性伤口;④心理问题引起的疼痛等。

3. 常用的脱敏治疗方法包括

(1)健康宣教:在实施脱敏治疗前应告诉患者这种敏感是神经再生的现象和过程,随着神经的修复,敏感现象会逐渐减轻,以尽可能使患者减少恐惧心理,让其有意识地使用敏感区域,为感觉再教育及相关的功能训练做准备。

(2)材质刺激法脱敏训练:应用不同级别的材质划擦和轻拍感觉过敏区域,随着敏感度的减低逐步递增材质。通常递增材质的顺序为:棉花、毛毡、1/8英寸的矫形毛毡、1/4英寸的矫形毛毡、织物毛巾、尼龙搭扣环、尼龙搭扣钩、砂纸,见图3-3-1。

(3)浸没式粒子(immersion particles)脱敏训练:即把敏感部位按照敏感的级别浸没到粒子里进行感觉输入。粒子类型包括:棉花、聚苯乙烯泡沫塑料块、沙子、豆子、大米、小米或通心粉等(图3-3-2)。

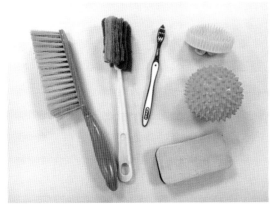
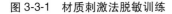

图 3-3-1　材质刺激法脱敏训练

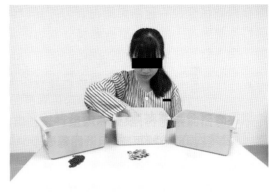

图 3-3-2　浸没式粒子脱敏训练

(4)振动治疗:使用分级的音叉或电动振动器械刺激敏感区域进行治疗。可按照敏感的级别改变不同形状的附件和振动速度;先在敏感区域的周围进行刺激,逐渐到间断地刺激敏感区域,最后持续刺激敏感区域。

(5)其他治疗方法:如按摩、敲击、持续性按压、经皮神经电刺激、交替冷热流体浸入等刺激敏感区域,刺激量逐渐加大,从而产生适应性和耐受力。

二、感觉再教育训练技术

感觉再教育(sensory reeducation)训练技术于1966年由Wynn-Parry和Salter提出及设计,是通过感觉替代(如视觉或听觉)及渐进式触觉刺激让周围神经受损者学习认识异常感觉传导模式的方法。神经横断后的修复过程分为两个阶段,第一阶段是术后神经已经修复但再生的轴突未达到靶组织,此时支配区域基本没有感觉;第二阶段是新生的轴突再支配皮肤及肌肉,由于轴突再生过程产生错配,导致大脑传入神经冲动的数量、形象及信息的定位都不同于伤前,不能识别或错误识别传入的感觉信息。进行感觉再教育的原理是利用大脑跨通道的能力、不同感官之间相互作用(如视觉和听觉相互作用)和大脑的可塑性。

（一）感觉缺失后的代偿性策略

由于感觉缺失者无法感觉针刺或冷热等而存在受伤的风险,要用视觉或听觉代偿;应让其了解所存在感觉缺失,对其在日常生活活动中的安全知识进行宣教,内容包括:

1. 避免接触过热、过冷和尖锐物品。

2. 避免使用柄较小的工具,必要时把小柄加粗后再使用。

3. 抓握物品或工具时要用力适当,避免用力过大。

4. 避免长时间使用同一种工具,以预防某些部位的皮肤承受过大的压力。

5. 经常检查皮肤有无受压的现象,如出现红、肿、热等情况。

6. 如果感觉缺损区出现皮肤破溃,应及时处理伤口,避免组织进一步损伤。

7. 注意皮肤护理,如必要时使用保湿剂,保持无感觉区皮肤的柔韧性及弹性等。

（二）感觉缺失的治疗性策略

视觉观察性触摸已被证实可激活躯体感觉皮层;仅观察手运动动作可激活前运动皮层的运动神经元及镜像神经元;通过阅读或收听行为和语言可能会激活前运动皮层;通过收听手部触摸的摩擦音或触摸不同质地的物品,可激活躯体感觉皮层。不同阶段感觉再教育活动设计应基于神经生理学对神经纤维特性的研究证据。神经生理学研究发现有髓鞘的神经纤维根据其对机械刺激的反应可分为快适应纤维和慢适应纤维,快适应纤维又分为最大能反应 30cps 震动频率及最大能反应 256cps 震动频率两组。临床上,慢适应纤维可归类为感受持续压力觉及压力大小的纤维,而快适应纤维不但可感受 30cps 及 256cps 的震动,还可感受移动性触觉。感觉再教育活动设计应根据不同类型纤维的恢复情况,适时选择合适的训练方案。

1. 第一阶段的感觉再教育训练   近年的研究显示,感觉再教育训练在神经修复的第一阶段即可进行,其目的是激活和维持大脑皮层的相应区域,更好地为神经再支配做准备。

（1）保护觉训练:治疗师先用针刺、冷、热、深压刺激等手段,让患者体会每一种感觉的特点。让患者按"闭眼、睁眼、闭眼"的过程反复训练,以使其重新建立感觉信息处理系统。

（2）触觉训练:在能分辨 30cps 的震动觉之前即可进行早期触觉训练。①看别人触摸物品,想象自己触摸时正常感觉是怎样的;②观察触摸:患者集中注意力,由治疗师触摸患者无感觉的手指,同时触摸另一只手的相应手指,或患者用自己健侧手指触摸对侧相应手指,以通过视触觉的相互作用激活大脑;③其他:如镜像视觉反馈,将患侧手置于镜子后面,健侧手置于镜子前面,把镜子里面反射的手想象成患手在做活动(大脑产生患侧活动的幻觉)。

2. 第二阶段的感觉再教育训练   当周围神经经过一段时间的修复后,感觉神经的轴突重新长入相应组织,可开始第二阶段的感觉再教育训练。当患者手掌能感受到 30cps 振动、或移动触觉恢复或保护性感觉存在(单丝测试可感受到小于 SW4.56/4.31 的单丝)时即可开始定位觉和复合知觉的再教育训练。

（1）定位觉和复合知觉（移动与恒定触觉）再教育训练

1）移动性触觉训练：用铅笔橡皮头或指尖在需要治疗的区域上下移动。嘱患者先睁眼观察受损区域感觉刺激，然后闭眼将注意力集中在刺激上，然后再次睁眼确认感觉刺激。应用这种"睁眼、闭眼、睁眼"的方法重复训练，直至能辨别清楚。当能辨认移动性触觉时即可开始进行恒定触觉训练。

2）持续触压觉训练：用铅笔橡皮头压在手指或手掌的某个部位以产生持续触压觉，先睁眼感觉刺激，再嘱患者闭眼，将注意力集中在刺激上，然后睁眼证实发生的一切，直至辨别清楚。训练时按照压力的强度由较大力度开始，随着好转逐渐减轻力度。

3）触觉定位训练：让患者闭眼，治疗师用铅笔的橡皮头触碰手掌不同部位，要求用健手指出每次触碰的部位，如果反应错误，患者可直接注视触碰的部位，以视觉协助判断压点的位置，叙述触碰部位的感觉，然后闭眼感受压点的触感，如此反复练习。

（2）辨别觉再教育训练：当患者手指尖能清楚分辨定位觉、移动与恒定触觉和/或256cps震动觉时即可开始辨别觉再教育训练。

1）触觉灵敏性训练：感觉减退或消失者往往很难完全恢复原来的感觉，可让肢体反复触摸或抓捏各种不同大小、形状和质地的物品来进行训练。

2）触觉辨别训练：①形状辨别：从辨别形状明显不同的大物体开始，逐渐过渡到形状只有细微差别的小物体；从熟悉的普通物品开始，先看着抓握物品，然后闭眼抓握物品，将注意力集中在感知上，再睁眼看物品，以加强感知。也可嘱患者闭眼，将一个物品放在患手让其感受并描述形状。如果描述不正确，让其睁眼看着物品进行体验，整合触觉和视觉信息，然后用健侧手去比较感觉体验，再用不同形状的物品继续训练，循序渐进地训练患者恢复精细感觉。②质地辨别：进行形状辨别后让患者练习区别质地不同的物品，如毛巾、纸张、橡皮、塑料等。③日常用品辨别：先闭眼识别形状和质地不同的日常用品，如果回答错误允许患者睁眼看物体，用健手比较感觉，再闭眼想象。④其他训练方式：如让患者用受损区域追踪训练板上的数字、单词或几何图形；鼓励患者双手进行日常生活活动、工作及娱乐活动，双侧手进行活动时，患手与健手注意比较工具和材料的感觉。

三、感觉障碍作业治疗的注意事项

1. 当手部受损区域无保护性感觉时进行感觉训练要谨慎，避免皮肤受伤。

2. 感觉再教育训练应每天分多次进行（4~5次），每次至多10min。

3. 应在一个安静和舒适的环境下进行训练，以便于集中注意力。

4. 脱敏治疗时间一般为5~10min，当患者可接受刺激时即可停止，3~4次/d，做的次数越多对恢复越有利。

5. 脱敏治疗从轻微能忍受的刺激开始，当感觉适应后再增加到更强的刺激。

6. 进行脱敏训练时需身心放松，可听音乐、看电视等。

7. 鼓励患者尽快开始可耐受的日常生活、工作及娱乐休闲活动等。

8. 在脱敏治疗的早期，避免使用造成疼痛症状放大的刺激，如冰冷刺激、情感压力和局部刺激物等。

9. 当能接受最难忍受的刺激时可停止脱敏治疗，开始感觉再教育训练或恢复功能。

（李　娴）

参 考 文 献

［1］ 缪鸿石. 康复理论与实践［M］. 上海：上海科学技术出版社，2000.

［2］ Oud T，Beelen A，Eijffinger E，et al. Sensory re-education after nerve injury of the upper limb：a systematic review［J］. Clinical Rehabilitation，2007，21（6）：483-494.

［3］ Rosen B，Lundbor G. Sensory re-education after nerve repair：aspects of timing［J］. Handchirurgie Mikrochirurgie Plastische Chirurgie，2004，36（1）：8-12.

［4］ Enge JM. Occupational therapy：practice skills for physical dysfunction［M］. 6th ed. St. Louis：Mo，Mosby，2006：646-655.

［5］ Fess EE. Rehabilitation of the hand and upper extremity［M］. 5th ed. St. Louis：Mo Mosby，2002.

［6］ Cooper C，Canyock JD. Pedretti's occupational therapy-e-book：practice skills for physical dysfunction［M］. 7th ed. New York：Elsevier Health Sciences，2017：575-589.

［7］ 陶泉. 手部损伤康复［M］. 上海：上海交通大学出版社，2005.

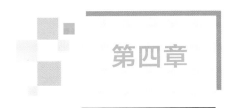

第四章

知觉功能障碍的作业治疗技术

第一节 概 述

一、概念及分类

（一）概念

知觉（perception）是对一系列组织并解释外界客体和事件产生的感觉信息的加工过程，是人脑对直接作用于感官的客观事物的整体反应，表现为对事物的整体认知或综合属性的判别。知觉是一种基本的心理过程，它比感觉要复杂，并常和感觉交织在一起，也被称为感知活动。

知觉和感觉既有区别又有联系。感觉反映的是事物的个别属性，知觉反映的是事物的整体，即事物的各种不同属性、各个部分及其相互关系；感觉是单一感觉器官活动的结果，知觉常常是多种感觉器官协同活动的结果；感觉不依赖于个人的知识和经验，知觉却受个人知识经验的影响。对于同一个物体，不同的人对它的感觉是类似的，但对它的知觉就会有差别，知识经验越丰富对物体的知觉就越完善、越全面。知觉是在感觉的基础上产生的，没有感觉也就没有知觉。我们感觉到的事物个别属性越多、越丰富，对事物的知觉也就越准确、越完整。但知觉并不是感觉的简单相加，因为在知觉过程中还有人的主观经验在起作用，人们要借助已有的经验去解释当前事物的感觉信息，从而对当前事物做出识别。所以，知觉是感觉和思维之间的一个重要环节，它对感觉材料进行加工，为思维准备条件，属于高于感觉的感性认识阶段。知觉具有整体性、恒常性、意义性、选择性等特性。但知觉和感觉一样，都是事物直接作用于感觉器官产生的。

知觉障碍（perception deficit）是指在感觉传导系统完整的情况下，大脑皮层联合区特定区域对感觉刺激的认识和整合障碍。各种原因所致的局灶性或弥漫性脑损伤患者，根据损伤部位和损伤程度不同可表现为不同程度、不同类型的知觉障碍。

（二）分类

临床上常见的知觉障碍有失认症、失用症、躯体构图障碍、空间关系障碍及单侧忽略等，每一种类型的知觉障碍又分为若干亚型。

1. 失认症　失认症（agnosia）是指在感觉器官功能正常，且不存在智力低下、意识不清、注意力不集中、言语困难以及对该事物不熟悉等原因的情况下，由于大脑损伤，患者不能通过相应的感觉器官感受和认识以往熟悉的事物，但仍可利用其他感觉途径对其进行识别的一类症状。失认症是借助某种感觉（包括视觉、听觉、触觉等）来认识事物的能力丧失，这时患者没有能力去辨认、识别物体，这是由于大脑皮质功能障碍而使感觉信息向概念化水平传输和整合过程受到破坏所致。常见的失认症有视觉失认（visual agnosia）、听觉失认（auditory agnosia）、触觉失认（tactile agnosia）等。其中视觉失认又包括了物体失认、面容失认、颜色失认、同时失认、视空间失认、形状失认等。

2. 失用症　失用症（apraxia）是指由于中枢神经系统损伤所致的，并非运动、感觉、反射、协调性障碍等引起的，也不是由于视空间障碍、听觉理解障碍、注意力差或不合作等原因所致的，患者不能正确地运用后天习得的运动技能完成原先学会的有目的性运动的运用障碍。根据症状表现和发生机制的不同，临床上将失用症分为意念性失用、意念运动性失用、运动性失用、结构性失用、穿衣失用、步行失用、言语失用、口颜面失用等。

3. 躯体构图障碍　躯体构图是人体本体感觉、触觉、视觉、肌肉运动知觉以及前庭觉等传入信息整合后形成的神经性姿势模型，其中包含了对人体各部分之间相互关系以及人体与环境关系的认识。躯体构图障碍（body scheme disturbance）指患者不能辨别躯体结构和躯体各部位之间的关系，包括对自身的感觉，特别是与疾病有关的感觉的缺乏。常见的躯体构图障碍有左右分辨障碍、躯体失认、手指失认、疾病失认等。当手指失认、左右失认、失写、失算同时存在时被称为格斯特曼综合征（Gerstmann syndrome）。

4. 空间关系障碍　空间知觉是物体的空间特性如形状、大小、远近、方位在人脑中的反映，是后天习得的，是视觉、触觉、运动觉等多种感觉系统协同活动的结果，其中以视觉最为重要。主要包括了形状知觉、大小知觉、深度知觉、方位知觉等，深度知觉又包括距离知觉和立体知觉等。空间关系障碍（spatial relation deficits）是指脑损伤患者在观察两个物体之间或自己与两个或两个以上物体之间的空间位置关系上出现了障碍，如不能或难于确定处在二维和三维空间物品的定位，即使用手触摸和用眼睛观察仍判断不出物品的方向、角度和距离。常见的空间关系障碍有图形-背景分辨困难、空间定位和空间关系障碍、物体恒常性识别障碍、地形定向障碍、深度与距离判断障碍等。其中，图形-背景分辨困难、空间定位和空间关系障碍、物体恒常性识别障碍、地形定向障碍、结构性失用共同构成空间关系综合征。

5. 单侧忽略　单侧忽略（unilateral neglect）又称单侧空间忽略（unilateral spatial neglect，USN）、单侧不注意、单侧空间失认，是脑损伤尤其是脑卒中后立即出现的最常见的行为知觉障碍之一。单侧忽略的概念1918年首先由Holmes提出，但直到1941年Brain详细报道了3例病例才引起学者的兴趣，并成为神经心理学及康复医学界关注的课题。单侧忽略的患者常常表现为不能对大脑损伤半球对侧身体或空间的刺激（包括视觉、躯体感觉、听觉以及运动觉的刺激等）作出反应或反应减低，主要以视觉形式表现出来，表现为以体轴为中心，离体轴越远越容易忽略。单侧忽略需要与偏盲相鉴别，但临床上二者常常并存。偏盲是由于视束和视觉中枢受损所致，患者通常了解障碍的存在并主动转头代偿；而单侧忽略者常常不能意识到自身存在的障碍而无主动代偿动作，即使反复提醒也不能完成。

目前对于单侧忽略的机制尚不十分明确，早期被认为是脑卒中后感官输入的缺陷而造成的一种心智功能障碍，现代的研究认为是脑卒中后觉醒和注意力的缺陷，主要有右脑伤后活动不足假说（hypoactive hypothesis）、左脑极度活跃假说（hyperactive hypothesis）、注意力网络模型（model of directed attention）等。

临床上单侧忽略的患者可表现为：①感觉型忽略（sensory neglect），即患者无法觉察来自患侧肢体或空间的感觉刺激；②动作型忽略（motor neglect），即并非因本身动作缺失所引起的无法对刺激产生适当的动作反应；③具象型忽略（representational neglect），即忽略对于患侧空间的内在图像。根据忽略行为的分布状态表现为：①自身型忽略，即探索或觉察自身患侧肢体与身体的缺陷，如梳头、剃须遗漏患侧；②近体空间型忽略，即忽略行为发生在靠近身体的患侧空间，如吃饭时遗漏餐盘患侧的食物；③身体外空间型忽略，即忽略行为发生在身体外无法伸手碰触到的空间，如让患者数环绕床边的人数时遗漏左侧的人。

二、知觉障碍的原因与表现

（一）失认症的原因与临床表现

失认症常见于脑外伤及脑卒中等脑损伤患者，是大脑联合皮质功能障碍的结果。当视觉、听觉、触觉等相关的联合皮质受损或各个联合皮质之间的联系中断时将导致不同类型的失认症。

1. 视觉失认　视觉失认患者病灶部位一般认为在优势大脑半球枕叶副纹状区与纹周区，神经损伤基础通常是左右大脑半球视觉中枢周围的视觉联合皮质或连接视觉联合皮质与脑的其他部位的传导束损害，使得视觉信息向高级联合皮质的传递中断。常表现为在无明显智力障碍、语言障碍、视觉障碍的情况下，不能通过视觉识别原本熟悉的物品的形质和名称，也就是说患者能看见视觉刺激物（目标）但不能赋予其意义，不知其是什么，但经触摸或听、嗅等途径则常能说出。

（1）物体失认：物体失认是失认症中最常见的症状，患者表现为在视力和视野正常的情况下，不能通过用眼睛看来识别常用或熟识的物品，往往需要将他看到的东西拿在手里通过触觉来认识物体，大大影响了患者的日常生活与交流。通常发生在双侧枕叶或颞叶皮质下部损伤患者，也有仅左半球损伤（颞—顶叶后部）引起物体失认的少量病例报道。

（2）面容失认：面容失认的患者通常与双侧下部枕-颞叶损伤有关，也有单纯右侧损伤的个别病例报道。表现为不能识别以往熟悉的面孔，可以分辨不同的面部表情，但不能分辨他/她是谁。症状严重时患者甚至不能识别亲朋好友，也不能从镜子里认出自己。例如面容失认的患者不能从周围找出自己的照顾者，需要通过声音、服装、步态等信息找出家人，严重影响患者的日常生活。

（3）同时失认：同时失认患者的病灶一般位于双侧顶-枕区，这一部位损伤导致视觉中枢与顶叶联合皮质之间相关的视空间信息传递中断。表现为不能同时完整地识别一个图像。患者在观看一幅画有动作或故事的图画时可识别局部微小的细节，每一次只能理解或识别其中的一个方面或一部分，却不能获得整体感，因而不能指出该幅图画的主题。复制时可将主要的具体细节分别画下来，但不能将每一部分放在一起组成一幅完整的画。例如患者在看书或看电视电影时不能捕捉完整的信息，降低了进行娱乐活动的乐趣。

（4）颜色失认：颜色失认的患者多为局部脑损伤所致，中枢性色盲多见于双侧枕叶或枕-颞区损伤。患者能感觉和区别两种不同的颜色，但不能将颜色分类，即不能选择或指出评测者说出的颜色，是颜色信息的提取障碍。这类患者在画画涂色时不能填涂正确的颜色，搭配衣服时也不能挑选自己想要搭配的颜色，过马路时不能分辨红绿灯的转换等。

2. 听觉失认　指患者在听觉完全正常的情况下不能识别一个声音的意义，患者可以判断出有声音的存在,但不能领会声音意义的能力。听觉失认分为言语性听觉失认和非言语性听觉失认,通常认为脑卒中、脑外伤、脑肿瘤、脑内感染或代谢异常引起听觉联合皮质受损会导致听觉失认。单纯非言语性听觉失认患者的皮质损伤部位位于右侧颞叶;言语性和非言语性听觉失认同时存在时,病例报道多为双侧颞叶损伤。言语性听觉失认又称为纯词聋,指不能识别言语声音的意义,而言语声音以外的所有的听觉认识包括非言语声音的理解都正常,即患者表现为单纯的听理解障碍,其他语言功能如阅读理解、书写和自发语言均正常。存在言语性听觉失认的患者不能通过语音信息来进行日常交流。非言语性听觉失认指患者不能将一种物体和它所发出的声音联系在一起,表现为不能分辨各种声音的性质。如患者分辨不出听到的声音是门铃声、电话铃声,还是汽车声。

3. 触觉失认　触觉失认与顶叶的触觉认识中枢损伤有关,顶叶损伤后使躯体感觉皮质与躯体感觉联合皮质以及脑的其他部分失去联系。当躯体感觉联合皮质与位于颞叶下部的语义记忆储存系统之间的联系(即触觉-语义传导通路)被切断时可发生触觉失认。也有病例报道一侧角回皮质下损伤会导致对侧手的触觉失认。触觉失认的患者表现为在触觉、温度觉、本体感觉以及注意力均正常,在看不见手中物品的情况下(如闭眼)不能通过手触摸的方式识别原本熟悉的物品,不能命名物品的名称,也不能说明和演示该物品的功能、用途等。

(二)失用症的原因与临床表现

1. 意念性失用　又称观念性失用,其损伤定位尚不十分清楚。多为两侧或弥漫性脑病变如脑动脉硬化、与痴呆有关的疾病,也见于优势半球额叶(前额叶皮质、运动前区)、顶叶或顶枕颞叶交界处损伤患者。一般认为是意念中枢受损导致动作意念或概念形成障碍,是动作的构思过程受到破坏而导致的复杂动作的概念性组织障碍,是较严重的运用障碍。意念性失用患者对于做一件事的目的和做成一件事需要做什么、怎样做和用什么做都缺乏正确的认识和理解。在日常生活中虽然可以正确地完成复杂动作中的每一个分解动作,但不能将这些分解动作按照一定顺序排列组合并串联在一起而成为连贯、协调的功能活动,表现为动作的逻辑顺序出现混乱,或某一个动作被省略、重复。同时,患者不能描述这一项复杂活动的实施步骤,也不能正确选择和使用工具。尽管患者能够认识物品本身,却不能告知物品的功能或用途,物品被错误地使用。例如让患者进行叠信纸、放入信封、贴邮票等寄信的系列动作时出现动作顺序的错乱,只能完成其中的某些动作;患者刷牙时可能会出现先刷牙再挤牙膏的错误或是用牙刷去梳头等错误;炒菜时各种食材与调料的放置顺序出现错误等。

2. 意念运动性失用　又称观念运动性失用,一般是由于储存运动记忆的优势半球顶下小叶与负责制定运动计划的前运动皮质间联系中断导致的,病灶部位常在缘上回运动区和运动前区及胼胝体。患者表现为可以理解指令却不能把指令传达到动作执行器官,既不能按指令完成动作,也不能模仿他人的动作,但在适当的时间与地点能下意识地自动完成常规性动作。意念运动性失用患者不能按照指令用手势演示使用某一种工具的活动。例如,口头指示患者去刷牙却不能完成此动作,但给了他牙刷后能自动地去刷牙。此类患者在日常生活中出现手操作笨拙,如写字、打字、洗漱、化妆等出现困难,严重影响患者日常生活。

3. 运动性失用　是最简单的失用症,其病灶部位多见于受累肢体对侧大脑中央前回病变。表现为患者并非肌肉麻痹、共济失调、感觉障碍、异常反射等运动障碍,却不能按要求进行有目的的运动。常见于上肢、颜面部、下肢及躯干等部位,以一侧上肢和舌多见。运动性失用患者表现为不能洗脸、刷牙、梳头、倒水、用钥匙开门、划火柴、打招呼等,有时并非完全不能,而是动作笨拙、缓慢,在进行精细动作时更容易出现,对日常生活自理造成很大影响。

4. 结构性失用　结构性失用者的病灶部位常位于非优势半球顶、枕叶交界处。由于患者空间分析和对某一活动进行概念化的能力障碍,表现为不能将各个不同的部件按正常空间关系组合成一体化的结构,不能将物体各个部分连贯成一个整体,主要表现为对绘画、排列、组装、建筑等结构活动的各个构成及其互相关系出现错误的认识,患者可有自知力,可发现自己的错误,但无法纠正。患者在写字时不能写成一行、不能正确组合偏旁部首、不能在饭前摆碗筷、不能裁制服装、不能包装礼品、不能做竖式计算、不能利用工具箱进行装配等,对日常生活与工作造成较大的影响。

5. 穿衣失用　病灶部位多见于非优势半球顶叶。穿衣失用的患者丧失了习惯而熟悉的穿衣操作能力,尽管患者具有良好的运动控制和感觉功能,但自己不能完成穿衣动作,不能按照正确的顺序及部位穿衣。患者表现为弄不清楚衣服的各个部位和身体相应部位的关系,穿衣服时出现上下颠倒、内外反穿、前后颠倒、穿错部位、扣错钮扣、拉错拉链、裤子穿到一条裤腿等错误,造成穿衣困难。

6. 步行失用　病灶通常位于运动皮质下的下肢区。患者不能启动迈步动作,但却能跨越障碍或上下楼梯;向前行走时转弯困难。

（三）躯体构图障碍的原因与临床表现

1. 左右分辨障碍　病灶部位通常认为位于左侧顶叶。左右分辨障碍者表现为不能理解、区别和应用左右的概念,不能辨别自身、他人及环境中的左右侧等。患者不能命名或指出自身或对方身体的左、右侧。由于左、右不分而影响日常生活,如不认路、穿衣服时左右颠倒、不能分辨坐在对面的人的左右侧、不能准确模仿他人的动作、不能执行含左右的指令(如下一个路口左拐)等。

2. 躯体失认　一般认为损伤部位在优势半球顶叶或颞叶后部,但也有临床病例显示损伤部位在右顶叶。躯体失认患者缺乏人体结构的概念,表现为识别自己和他人身体部位的能力出现障碍,不能区别自己和评测者身体的各个部位以及各部位之间的相互关系。最初可表现为否认偏瘫肢体是自己的,认为自己的肢体不存在任何问题,随后可能承认偏瘫的肢体,但仍坚持是长在别人身上。此类患者在进行运动训练时往往不能按照治疗师的指令来完成动作,严重影响了训练效果。

3. 手指失认　手指失认被认为是触觉和躯体感觉信息不能传送到代表躯体构图的联合皮质或该联合皮质受到破坏造成的结果。无论是左利手还是右利手,损伤部位均位于左侧半球顶叶角回或缘上回。患者表现为在感觉正常的情况下不能按照指令识别自己或他人的手指,包括不能命名和选择手指,不能指出被触及的手指。手指失认常表现为双侧性且多见于中间三个手指的命名与指认错误。一般不影响手的实用性,但严重时影响手指的灵巧性,进而影响与手指灵巧性相关的活动,如打字、编织、缝纫、雕刻等精细动作。

4. 疾病失认　也叫疾病感缺失,其损伤部位在非优势半球顶叶缘上回,常见于左侧偏瘫的患者。疾病失认是一种严重的躯体构图障碍。虽然患者的初级感觉系统功能正常,但否认、忽视或不知道其患侧肢体的存在。典型的患者表现为坚持自己一切正常,否认自己的肢体是瘫痪的,否认瘫痪的肢体是自己的。常见于脑卒中急性期的患者。这类患者进行功能性活动的安全性大大下降,同时也不能学习一些代偿技术,严重影响康复疗效。

（四）空间关系障碍的原因与临床表现

由于大脑的右半球是视空间知觉的优势半球,所以视空间关系障碍最常见于右半球后部的损伤者,以顶叶损伤最为常见。

1. 图形背景分辨困难　图形背景知觉是指从背景中区别前景或不同形状的能力。图形背景分辨困难的患者不能忽略无关的视觉刺激而选择必要的对象,因而不能从背景中区分出不同物品的形状,不能从视觉上将图形与背景分开,不能从视野范围内发现重要的或所需的物品。如不能从抽屉里找到要找的东西、不能从衣服上找到扣子、不能在白床单上发现白毛巾、不能在冰箱里取出所需食品、不能在轮椅上找到手刹、不能在开车时注意路况等。此外,这类患者注意力容易分散,注意广度缩短,造成患者独立性和安全性下降。

2. 空间定位障碍　空间定位知觉指的是对物体的方位概念,如"前""后""左""右""上""下""内""外""东""南""西""北"等的认识。空间定位障碍的患者表现为不能理解和解释物体在空间的位置,不能判断物体与物体之间的方位关系,不能理解和执行含有方位词的指令(如"上""下""内""外"等),患者进行功能活动时会受到影响,特别是在治疗师或家属的口头指令中包含方位介词时尤为明显。如治疗师让患者将上肢举到头的上方时不知道做什么;把垃圾扔到桌子下面的垃圾桶里也不知道怎么做;在拥挤的地区穿行时不知道往哪一边走;穿衣服时分不清前后等。

3. 空间关系障碍　空间关系知觉指对两个或两个以上的物体之间以及它们与人体之间的相互位置关系的认识,如距离和相互间角度的知觉建立。空间关系障碍者不能感知两个物体之间的空间位置关系以及物体与自身之间的位置关系,对患者的日常生活活动产生很大的影响。表现为,①穿衣:患者不能区别衣服的前后里外造成前后里外穿反;找不到袖子、裤腿或扣眼;错将领口当袖口,两条腿同时穿进一条裤腿中,系错扣子等。②梳妆:患者戴眼镜时上下颠倒,装假牙时上下安反,重者给镜子里的人刷牙洗脸等。③转移和移动:当治疗师或家属帮助患者从床边站起时,患者的躯干向后倾斜而不是配合前倾。偏瘫患者要驱动轮椅时,手放在轮椅扶手上向前下方推压,就好像在推轮椅的轮子一样。④结构性失用:摆放餐具时不能将盘子、碗、筷子等放在合适的位置;不能判断钟表的时针与分针的相对位置关系,不能说出正确的时间。⑤失算:患者不能列竖式进行计算。

4. 地形定向障碍　地形定向指判断两个地点之间的关系。地形定向障碍者表现为不能理解和记住两个地点之间的关系,在形成空间地图并利用它找到到达目的地的路线或解决有关地形问题上出现错误,无论是否使用地图均无法从一个地方走到另一个地方。如不能从治疗室回到病房,找不到回家的路,在家里找不到自己的房间,在熟悉的环境中迷路,不能描述所熟悉的路线或环境特征,不能学习新路线,不能识别路标等。

5. 物体恒常性识别障碍　物体形态恒常性指的是识别具有相似形状但大小和摆放位置不同的物体的能力。物体恒常性识别障碍者的损伤部位一般认为在右半球顶、颞、枕区。患者表现为不能观察或注意到物品结构和形状上的细微差异,不能鉴别开形状相似的物体,不能识别放置于不同角度的物品。如患者可将笔与牙刷、水盆与尿盆、手杖与拐杖等相互混淆。

6. 深度与距离判断障碍　病灶位于大脑右半球枕叶。患者表现为在判断物体间的距离及深度上有困难,因而可能会撞到不该撞到的地方;伸手拿东西时伸手过近或过远或迟疑;吃饭时夹不到饭菜或不能将饭菜送到口中;倒水时把水倒在杯子外面或水溢出仍继续倒;不能准确地坐到椅子上;上下楼梯时距离判断不清而缺乏安全感;不能把物品放置在正确的位置等。空间失定向是导致距离知觉异常的重要因素。

（五）单侧忽略的原因与临床表现

单侧忽略在脑血管意外等脑损伤患者中常见。大多数单侧忽略是由右侧半球损伤引起的,损伤部位涉及皮质和皮质下结构,多见于右半球顶下小叶、右颞上回以及颞、顶、枕叶结合部位的损伤,也见于额叶、丘脑以及基底节区等部位的损伤。左侧大脑半球的病变也可出现忽略症状,但发生率很低。

单侧忽略的患者主要表现为左侧空间忽略和左侧身体忽略。此障碍会严重影响患者日常生活活动能力,如:患者不能独立保持稳定的坐姿,躯干向健侧倾斜,脸偏向健侧,眼睛只注视健侧,不能注意患侧肢体放置的位置是否正确;与人交谈时不能目视对方,忽略站在其患侧的人;进食时忽略患侧的餐具以及餐具内患侧的食物;进行洗脸、刷牙、梳头、刮胡子、洗澡等会忽略患侧部分,化妆和戴首饰时遗漏患侧;穿衣服时漏穿患侧的衣袖,找不到患侧的袖口,漏穿患侧的鞋、袜等;如厕时忽略位于患侧的卫生纸、纸篓、冲水按钮等;转移时遗忘患侧肢体,患侧上肢摩擦到轮椅轮子,患侧下肢没有抬到脚踏板上,没有打开或刹上轮椅的患侧手闸,忽略抬起或放下患侧的脚踏板,驾驶轮椅时撞到患侧的人或障碍物;行走时忽略患侧的行人及建筑物,走过位于其患侧的目标或迷路;阅读横排的文字时漏读患侧的文字或漏写患侧偏旁;在象棋、围棋等游戏活动中不使用患侧的棋子或不把棋子放在患侧的棋盘,也忽略对手来自患侧的攻击。总之,单侧忽略对患者的日常生活造成多方面的影响,是影响其自理能力和生活质量的重要因素之一。

(杨玉慧　闫彦宁)

第二节　知觉功能的评定

知觉障碍的问题相对比较复杂和抽象,作业治疗师应按照系统的步骤进行评估,从筛查到特异性评估,目的是及时发现患者存在的知觉障碍,确定障碍的类型及程度,分析障碍的原因,确定知觉障碍对功能性作业活动的影响,了解患者尚存的和潜在的代偿能力,挖掘患者的康复潜能,提出对应的治疗计划,并评估治疗前后的功能变化,判定康复效果。

在评定之前应首先确定患者有无意识障碍,能否理解评定者要求并按要求去做。目前,有关知觉障碍的评定方法很多,但尚未统一。在进行评估时既要了解患者受损的功能,还应明确其残存的功能。对脑损伤患者的认知知觉功能评估一般可进行标准化测验及功能活动行为观察。临床上一般按照筛查、特异性评测或标准化成套测验、功能评测的顺序与步骤进行。

一、失认症的评定

(一)视觉失认的评定

1. **物体失认**　①物品命名:将一些常用物品的实物或照片逐一呈现,要求患者辨认并命名;②物品特征描述和模仿:要求患者针对实物或照片做特征性描述,包括形状、颜色及用途等;③复制图画:出示绘有常用物品的线条图画,如花、房子、自行车等,要求患者复制并命名;④提示性视觉分辨:将一些常用物品放在患者面前,根据评测者描述的特征,要求患者指出物品;⑤触摸命名:要求患者闭目用手触摸物品后对其命名。

2. **面容失认**　①面部特征描述:评测被试者分析和描述面部组成特征的能力;②面部识别和命名:辨认亲人、朋友、电影明星或歌星的照片并给出称谓,也可让患者照镜子,观察其是否能认出自己;③面部匹配:从若干照片中挑选出两张相同的照片;④其他特征识别:从声音、步态、服装等特征来识别熟人。

3. 同时失认　①数点：出示一张整版印有印刷符号如小数点的作业纸，要求患者数点，观察患者是否仅注意排列在中央的部分或其他某一部分；②描述或复制图画：要求患者就一幅通俗的情景画做描述，或让患者复制一幅画，观察是否复制完整。

4. 颜色失认　①颜色辨别：将两种不同的颜色放在一起，要求患者回答是否相同；②颜色-物品匹配：评测者命名一种颜色，要求被试者从色卡或物品中挑出指定颜色，或在许多色卡中匹配相同颜色；③颜色命名：评测者出示一种颜色卡片，要求被试者说出颜色的名称；④颜色知识及应用：对被试者进行提问，如"香蕉是什么颜色的？"

（二）听觉失认的评定

1. 听力评测　可采用粗测或精测方法进行评测。粗测方法为：在安静的房间内嘱被试者闭目坐于椅子上，用手指堵塞一侧耳道，评测者持机械手表自 1m 以外逐渐移近被试者耳部直至被试者听到声音为止。测量距离并将结果与正常人对照。

2. 非言语性听觉失认评测　可在患者背后发出各种不同声响，如敲门、碰杯、拍手等，让患者判断是什么声音。

3. 言语性听觉失认评测　包括听理解、阅读理解、书写、自发语、复述、听写。

4. 评估结果分析　听觉完全正常，但不能辨别或理解言语性或非言语性声音时应考虑存在听觉失认。

（三）触觉失认的评定

1. 物品的语义相关性评测　要求患者用手触摸三种物品，从中选择出两个语义相关的物品。

2. 物品的触觉性命名　将测试用物品用布遮盖或采用屏风隔断视线，患者触摸物品后对其命名并描述物品的物理特性。

3. 物品的触觉性辨认　选择在桌子上摆放各种物品，先让患者闭眼用手触摸其中一件，辨认是何物，然后放回桌面，再让患者睁开眼，从物品中挑出刚才触摸过的物品。

4. 几何图形的触觉性识别　选择用塑料片做的 10 个几何图形，先让患者闭眼触摸其中一块，然后再睁开眼睛，从绘画中找出与刚才触摸过的物品相同的图形。

5. 视觉识别　要求患者看物品图片后对其命名。

6. 评估结果分析　触觉失认症患者的深、浅感觉以及复合感觉（实体觉、定位觉、两点分辨觉）均正常，却患者不能用手触摸说出物品名称，但看到实物后即可正确说出。

二、失用症的评定

（一）意念性失用和意念运动性失用的评定

1. 一般评测　①执行动作口令：根据评测者的口令用手势演示一个及物动作。该评测要求被试者能够理解口令和能够想象在没有实物的情况下如何正确地运用和运动。②视觉性动作模仿：由于失用症常与失语症并存，当患者不能执行口令时，评测者做示范动作，要求患者模仿。意念运动性失用患者不能正确地模仿他人的动作或手势；而意念性失用患者则可以很好地模仿各种运动。③触觉性实物操作：当患者在看到评测者的示范动作后仍不能模仿其动作时，应在双目遮蔽下给予实物进行触摸。

2. Goodglass 评测法　该评测法有助于判断意念运动性失用所累及的身体部位，包括三个方面。①口颜面动作：让患者做动作，如咳嗽、嗅味、吹火柴、吸管喝水、鼓腮等；②肢体动作:让患者做动作,如挥手再见、用手示意"过来"、示指放在嘴唇边示意请安静、举手行礼、示意"停止"、刷牙、刮胡子、用锤子钉钉子、锯木板、使用螺丝刀等;③全身动作:让患者做动作,如拳击手的姿势、打高尔夫球的姿势、正步走、铲雪的动作、起立、原地转两圈、坐下等。

3. 系列动作评测　评测者让患者按口令完成由几个分解动作组成的一系列动作,如倒水后喝水、寄信等。患者表现为能正确完成复杂动作中的每一个动作,但不能完成"打开暖瓶、倒水、盖暖瓶盖、喝水"的系列动作,表现为动作顺序错乱、物品使用错误等。

4. 评估结果分析　一般来说,失用症患者的肢体近端动作、不及物性动作基本正常,而肢体远端、及物动作常表现出完成困难。意念运动性失用的患者不能按指令做动作,但在恰当的时间和地点就能够自动地完成该动作;意念性失用患者不能按指令完成系列动作。

（二）运动性失用的评定

1. 上肢动作评测　让患者做洗脸、刷牙、梳头、敬礼、指鼻、鼓掌等熟悉的动作。

2. 口颜面动作评测　让患者做伸舌、鼓腮、吹口哨等熟悉的动作。

如患者不能完成上述动作或者动作笨拙,能够除外运动、感觉、反射、协调、视空间、语言听理解、注意力等功能的影响,排除患者不合作等原因者可考虑存在运动性失用。

（三）结构性失用的评定

1. 临摹几何图形　复制三维几何图形,如长方、立方体,或复杂的二维平面几何图形,如简易精神状态检查量表(mini mental status examination,MMSE)中的两个相互交叉重叠的五边形。

2. 复制图画　要求被评测者默画房子、花、表盘,一张白纸画一幅。

3. 积木构筑模型　根据积木、木棍或木钉盘模型设计进行复制。每一幅图案呈现10s后收起,要求患者再现图案。

4. 拼图　出示图案,要求患者进行拼图。注意图案不宜过于复杂。

5. 功能活动　采用立体拼插、组装玩具进行实物组装;通过穿衣、做饭、裁剪、组装家具等活动观察其日常生活能力是否受到影响。

6. 评估结果分析　所绘图画无缺失或多余的线条,空间排列正确者为正常;一些线段缺失或弯曲,空间排列不合理,但尚不妨碍识别图形者提示结构性失用存在;无法识别所模仿的图画者提示重度结构性失用。积木构筑模型时,遗漏、角度偏斜或位置错放均提示异常。

（四）穿衣失用的评定

1. 穿衣评测　让患者给自己穿衣、系扣子、系鞋带,观察其动作表现;或者让患者给玩具洋娃娃穿衣,观察其动作表现。

2. 评估结果分析　患者穿脱衣物不能完成,且异常并非肢体功能异常等所致,应考虑穿衣失用的存在。

三、躯体构图障碍的评定

（一）左右分辨障碍的评定

1. 按照口令做动作　评测者发出动作指令让患者执行。例如:"伸出你的左手""用你的左手摸你的右耳"。

2. 动作模仿　评测者做一个动作让患者模仿。如把右手放在左大腿上,观察患者是否存在镜像模仿。

3. 左右定向评测   Benton 于 1983 年发表了一个标准化评测方法。评测时治疗师坐在被评测者的对面,让患者按照指令分别指出自己、对方或人体模型的左、右侧。评测内容见表 4-2-1,共 20 个项目,每项正确得 1 分,错误得 0 分,最高分为 20 分。

表 4-2-1   左右定向评测

评测项目	得分
1. 伸出你的左手	1
2. 指出你的右眼	1
3. 触摸你的左耳	1
4. 伸出你的右手	1
5. 用你的左手触摸你的左耳	1
6. 用你的左手触摸你的右眼	1
7. 用你的右手触摸你的右膝	1
8. 用你的左手触摸你的左眼	1
9. 用你的左手触摸你的右耳	1
10. 用你的右手触摸你的左膝	1
11. 用你的右手触摸你的右耳	1
12. 用你的右手触摸你的左眼	1
13. 指我的眼睛	1
14. 指我的左腿	1
15. 指我的左耳	1
16. 指我的右手	1
17. 用你的右手摸我的左耳	1
18. 用你的左手摸我的左眼	1
19. 把你的左手放在我的右肩上	1
20. 用你的右手摸我的右眼	1
总分	20

4. 评估结果分析   左右分辨障碍的患者不能执行评测者提出的包含左、右概念的口令,或在模仿对面评测者的动作时表现出镜像关系,即动作准确完成,但所用侧肢体动作左右完全相反。

（二）躯体失认的评定

1. 观察   是躯体失认的主要评测方法,即观察患者如何看待自己的偏瘫肢体,如何摆放偏瘫的肢体,是否表示自己的肢体是属于其他人的,是否能够自发地认识到一侧肢体功能的丧失。

2. 按照指令指出人体部位   让患者按照指令指出或回答自己/评测者/人体画/人体拼图中身体部位的名称。如嘴、颊、鼻子、头发、肘、肩、膝、脚、后背等部位。

3. 模仿动作   要求患者模仿评测者的动作,如:触摸下巴、左手、右小腿等。

4. 回答问题　让患者回答以下问题：①一般来说，一个人的牙齿是在嘴的里面还是外面？②你的腿是在你的胃下面吗？③你的脚和胃，哪一个离你的鼻子更远？④你的嘴是在眼睛的上方吗？⑤脖子和肩膀，哪一个距离你的嘴更近？⑥你的手指是在肘和手之间吗？⑦什么在你的头顶上，头发还是眼睛？⑧你的背是在前面还是在后面？正常者应能在合理的时间内正确回答所有问题。

5. 画人体图　给患者一支笔和一张白纸，让患者在纸上画一个人。要求画出人体的 10 个部分，每一部分 1 分，共 10 分。这 10 个人体部分分别是头、躯干、右臂、左臂、右腿、左腿、右手、左手、右脚、左脚。10 分为正常，5~9 分为轻度障碍，5 分以下提示重度障碍。

6. 评估结果分析　根据症状和评测结果作出结论并注意排除单侧忽略、结构性失用症和感觉性失语等的影响。

（三）手指失认的评定

1. 手指图指认　在患者面前出示一张手指图，嘱患者将手掌朝下放置于桌面上，评测者触及其某一手指后，要求患者从图中指出刚刚被触及的手指，要求患者睁眼和闭眼分别指认 5 次，然后进行比较。

2. 命名指认　评测者说出手指的名称，要求患者分别从自己的手、评测者的手及手指图上指认出来。

3. 动作模仿　患者模仿手指动作，如示指弯曲、拇指与中指对指。

4. 绘图　要求患者画一张手指图，观察各手指排列及分布。

5. 评估结果分析　不能对手指进行指认和不能模仿评测者的手指动作，或所画的手指空间排列混乱，均可判断为手指失认，但应注意排除是否存在感觉障碍。感觉性失语患者可能对评测者说出的手指不理解，命名性失语患者由于有命名障碍而不正确能命名手指，此时可以通过手指图指认对失语症和手指失认加以区别。

（四）疾病失认的评定

1. 与患者交谈　观察患者是否意识到瘫痪的存在，对于肢体瘫痪是否漠不关心，如何解释胳膊为什么不能动。

2. 评估结果分析　对患者进行系统的躯体感觉评测有助于疾病失认的判定，脑血管疾患常常造成脑损伤对侧的躯体感觉障碍，当感觉丧失时常常忽视可能同时存在的疾病失认。如果患者否认肢体瘫痪的存在或者编造各种原因来解释肢体为何不能正常活动，均提示存在疾病失认。

四、空间关系障碍的评定

（一）图形背景分辨困难的评定

1. 辨认重叠图形　给患者出示一张将三种物品重叠在一起的图片，然后要求患者用手指出或者说出所见物品的名称，限时 1min 完成。

2. 功能评测　让患者从白床单上拿起白色的浴巾或洗脸毛巾；穿衣时，找到袖子、扣子、扣眼儿以及衬衫的下部；在厨房里从柜橱里找出一件用具或从未按分类摆放的抽屉中找出勺子；将衬衣按袖子的长短分开摆放。

3. 评估结果分析　重叠图形评测能够全部辨认者为正常，反之则为异常。功能评测时患者应在合理的时间内完成任务。

（二）空间定位障碍的评定

1. 绘图　将一张画有一只盒子的纸放在患者面前,令患者在盒子的下方或上方画一个圆圈。

2. 图片评测　将几张内容相同的图片呈"一"字排列在患者面前,每一张图片中都画有两个不同的物品,如一只鞋和一只鞋盒子,但每张图片中鞋相对于鞋盒的位置均不同,如鞋子位于盒子的上方、侧方、后方及盒内、盒外。让患者描述每一张图片中鞋与鞋盒子之间的位置关系。

3. 功能性评测　将一些物品如杯子、勺、茶盘放在患者面前,让其按照指令摆放这些物品的位置,如"将杯子放到盘子上""将勺子放到杯子里""将茶盘放到杯子旁"等。

4. 评估结果分析　不能根据口令完成上述绘图、图片观察和/或实物定位评测者应考虑是否存在空间定位障碍。

（三）空间关系障碍的评定

1. 连接点阵图　一张纸的左半边有一个点阵图,各点之间用线连接后形成一个图案。纸的右半边有一个相同图案的点阵图,让患者用线将点连接成一个和左侧相同的图案。

2. 十字标　准备一张空白纸、一张示范卡片、一支笔。在示范卡片不同的位置上画有若干个十字标,要求患者完全按照示范卡将十字标及其位置在白纸上准确无误地复制出来。如果患者不理解指令,评测者则需要给患者做示范。

3. 结构性运用评测　让患者绘图(如,花、表盘等),观察画面的布局、表盘内代表时间的数字的排列情况。

4. ADL 评测　观察患者在穿衣、梳洗、转移、进食等活动中取放物品以及身体的相应位置的变化等。

5. 评估结果分析　不能正确完成上述评测时应考虑患者是否存在空间关系障碍。

（四）地形定向障碍的评定

1. 了解日常情况　向家属或陪护了解患者日常生活中有无迷路的情况。

2. 使用地图　将一张所在城市的交通地图展开放在患者面前,评测者指出当前所在的地点,让患者找出从该点出发回家的路线。

3. 功能评定　让患者描述一个熟悉的路线或画一个熟悉的路线图,如所住街区、居住的位置及主要十字路口。

4. 评估结果分析　地形定向障碍患者一般不能根据地图发现自己的回家路线,也不能描述或不能画一个熟悉的路线图;即便能画或能描述,仍不能按所画路线图或所描述的路线行走,提示有可能存在地形定向障碍。

（五）物体恒常性识别障碍的评定

1. 辨认非常规摆放物品　将物品非常规摆放,如反放着的手表;或将形状相似、大小不同的几种物品混放在一起,要求患者一一辨认。

2. 结果分析　形态恒常性障碍需与视觉性物体失认鉴别。失认症评测时,需将物品一个一个分别呈现在患者面前让患者逐一识别;形态恒常性障碍评测是将几种物品放在一起来辨认,不能辨别指定物品者提示可能存在形态恒常性障碍。

（六）距离与深度知觉障碍的评定

1. 距离知觉评测　让患者将摆放在桌子上的一件物品拿起来,或将物品悬吊在患者面前让其抓取。

2. 深度知觉评测　让患者倒一杯水,观察水是否从杯中溢出。

3. 评估结果分析　距离知觉障碍的患者在抓握物品时可表现为伸手过近或过远,深度知觉障碍的患者在杯子里的水倒满后仍然继续倒水。

五、单侧忽略的评定

(一)纸笔测试

1. Schenkenberg 二等分线段测验　在一张白纸上,平行排列三组水平线段,每组含 6 条线段,长度分别为 10cm、12cm、14cm、16cm、18cm、20cm,最上端及最下端各有 1 条 15cm 的线段作为示范之用,不作为结果统计。让患者用笔在每条线的中点处做一标记,将线段二等分。要求每一条线段都要标出,不要遗漏,且每条线上只能画一个标记。最后计算出患者的平均偏离百分数。切分点偏移距离超出全长 10%,或与正常组对照偏离大于 3 个标准差者为异常。

2. Albert 线段划消测验　在一张 26cm×20cm 的白纸上,有 40 条线段,每条长 2.5cm,要求患者划消所看到的线段中点,最后分析未被划消的线条数目及偏向。正常者可划消所有线段,有左侧忽略者左侧线段划消漏划,或者划消点偏右。

3. 临摹测验　评测者将画好的房子、花瓣出示给患者,让其按照样本临摹,左侧忽略者漏画左侧,或临摹的图画显著偏置在纸的右侧,均提示存在单侧忽略。

(二)双侧同时刺激评测

首先进行单侧感觉(视觉、听觉、触觉)刺激反应评测,然后双侧同时给予刺激,观察患者的反应。

1. 触觉　请患者闭眼,将双手放在大腿上,评测者分别碰触其左手或右手或同时碰触两只手,请患者说出被碰触的是哪只手。

2. 听觉　可采用单侧与双侧听觉输入。

在非忽略侧(右侧)没有刺激的情况下,忽略症患者可能会注意到忽略侧(左侧)的刺激。一旦非忽略侧有刺激,则被吸引过去(粘住),通常无法察觉或指出来自脑损害对侧空间的刺激。

(三)功能评测

让患者进行阅读、写字,指出放在患者视野中的物品等日常生活活动,观察有无忽略行为;评测一侧肢体有无忽略时,可让患者根据指令移动指定肢体部位等。

(四)标准化评测

注意障碍评测(behavioral inattention test,BIT)是目前唯一标准化的评价方法,1987 年由 Wilson 等发表,在欧美被广泛使用。检查内容包括一般测试项目和行为测试项目两部分,并有详细的评分方法和诊断标准。一般测试项目有 6 项,包括短线划消、字母划消、小星划消、临摹图形、双分线、自由绘画;行为测试项目包括 9 项测试,包括图片扫视、打电话、读菜单、读文章、告诉并设定时间、硬币分类、抄写地址和句子、地图导航、卡片分类。根据一般评测项目判定有无忽略,通过行为评测明确在日常生活中的忽略问题。通过对与忽略有关日常技能的客观行为评测,正确反映患者的能力,为临床训练和指导提供依据。

(五)评估结果分析

应注意单侧忽略与偏盲的鉴别,单侧忽略可以伴有偏盲,亦可单独存在。

六、知觉功能评定的注意事项

在评估知觉功能障碍患者时需要注意：

1. 为进行治疗前后的对比，知觉功能障碍评定应尽可能采用标准化、定量评测的方法。

2. 评定内容应根据病史、脑损伤部位、知觉障碍表现来确定。特别是脑损伤部位，如左右脑损伤、不同脑结构的损伤具有一定特征性，有助于评定方法和评定项目的选择。

3. 要排除非大脑损伤因素对评估结果的影响，如发热、电解质紊乱以及应用某些药物等。

4. 若患者同时合并失语症，评测者应首先确定其语言理解（听、阅读）水平和最可靠的语言表达方式。

5. 知觉障碍评定的得分虽然能够提示患者存在某种障碍或障碍的程度，但不能判断该障碍发生的原因。因此评测过程中，除了注意评测分数外，还应注意患者如何完成该项作业，如何达到最终的分数以及评测过程中所给予的提示如何对其表现产生变化。通过细致的观察，对可能的原因进行分析、判断，为选择治疗方案提供更加明确的依据。

6. 作业治疗师评定知觉功能障碍的重点在于确定知觉障碍对日常作业活动的影响。因此评定更着重于观察知觉障碍是否影响日常生活活动，在哪些方面影响，又是如何影响日常生活活动的。

（杨玉慧）

第三节　知觉功能障碍的作业治疗技术

由于患者脑损伤的部位和损伤程度不同，知觉障碍可有多种类型，每种类型又分为若干个临床亚型。在临床上，单一的、典型的病例较少，常多种症状并存，且合并不同形式和程度的认知功能障碍。对知觉功能障碍者实施作业治疗的目的是通过有目的和意义的作业活动来改善受损的知觉功能，或利用其未受损的感觉通路使用功能代偿、环境改造等手段来代偿某一感觉通路受损的知觉功能，提高患者的生活质量。

在临床上要根据评价的结果以及患者的具体需求选择实施作业治疗，作业治疗师要学会仔细、全面观察分析患者的异常行为特点，找出其不能用单纯的运动障碍、感觉障碍以及精神心理状态等来解释的问题，通过进行临床评定和推理，判断是否存在知觉障碍并制定有针对性的个体化训练计划。以改善知觉功能为目的的作业活动包括即功能法（functional approach，FRA）或技能法（skill）、训练转移法（transfer of training approach，TTA）、感觉整合法（sensory integration approach，SIA）、神经发育疗法（neuro developmental treatment，NDT）等。功能适应性作业活动是指导患者利用残存的功能，或通过改变其生活环境来代偿受损的知觉功能。通常对于脑损伤早期以及轻症、年轻患者采用以改善功能为主的策略，随着功能的改善逐渐增加与实际生活相关的功能代偿和适应训练，通过环境调整使患者回归家庭或重返社会。对于脑损伤后期或重症患者则以实施与其实际生活相关的功能代偿和适应性训练。在临床上各种知觉障碍有时混杂存在并相互影响，治疗师要根据患者的实际情况和需求灵活掌握，选出主要的功能缺陷并进行综合训练。此外，作业治疗师还要注意对患者和家属宣教，并指导他们利用社会资源来解决实际问题。针对知觉障碍的作业治疗有多种方式，包括"一对一"的个体训练和小组训练等方式。2014 年,Chiara 等人对 92 例脑卒中早期患者进行了随机对照研究,观察组进行包括 16 次单独 1h 训练的认知康复,并在此过程中进行了远程指导的计算机练习,对照组进行假干预。4 周后观察组所有患者认知测试均有显著性改善,而对照组仅表现出轻度改善;组间比较发现视觉注意和言语记忆只在观察组中得到了明显的改善,故对脑损伤患者实施知觉训练应从早期开始。

一、失认症的作业治疗技术

针对失认症的作业治疗有改善功能的作业治疗技术和功能代偿性的作业治疗技术。如,使用感觉整合技术引出大脑对感觉、运动功能的整合,以促进知觉功能恢复;使用神经发育法中的手法操作诱发和促进正常运动的出现;通过鼓励患者进行双侧运动,恢复正常姿势;应用功能法或技能法来帮助患者学习具体的 ADL 及相关动作,通过重复进行特定的知觉作业活动把训练效果泛化其他训练课题及日常生活活动中,以掌握实际的生活技能;也包括教会患者用残存的功能去代偿丧失的功能以及通过改变环境以适应患者的功能缺陷。其中功能法或技能法是作业治疗的常用方法之一,也是最实用的治疗方法。在对失认症患者实施作业治疗时还应重视对患者及家属的宣教,让他们了解患者的障碍,了解与病前相比有哪些功能下降,使他们在活动前能够对障碍可能造成的安全等方面的问题进行预测,并引导患者自己寻找克服障碍的方法,必要时使用代偿行为。不同种类的失认症作业治疗也各有侧重点。

（一）视觉失认的作业治疗

1. 改善功能的作业活动

（1）视觉识别训练:主要是反复练习辨别各种视觉刺激,即针对受损的视知觉功能进行对物体、身体部位等辨识。如让物体失认者反复辨别常用物品、必需品等。①形状辨认:治疗师使用不同的图形拼出图案后让患者模仿、复制,必要时给予暗示和提醒,直到患者能够正确选用图形并拼接;②颜色辨认:治疗师向患者出示各种颜色的卡片让患者反复辨别颜色并进行命名;或让患者练习在其熟悉的物体的轮廓图涂上正确的颜色或把轮廓图与颜色板进行配对,必要时给予提示;③面容辨认:让患者练习辨认其家人、挚友或熟悉的名人、公众人物的照片,或向患者出示其家人、熟人或将指定人物在不同场景、不同角度照片,或者从患者与不同人合影的照片中让其寻找辨认人物;也可让患者练习把写好的名字与照片进行配对;或让患者将其不同年龄段的照片按年龄顺序进行排列。也可以利用录像进行辨识练习,让患者找出录像中的人物与名字之间的联系,必要时给予语言提示。

（2）感觉-运动训练:即通过感觉-运动刺激训练来促进对物体的认识,如让患者进行"刷牙""擦脸"活动,以此来促进对"牙刷""毛巾"的辨识。早期训练时可让患者注视一点(如实施训练者的鼻子),然后向刺激物伸手(如实施训练者拿着的铅笔)。目前国外最新的干预训练是基于视觉运动整合理论的视觉-神经康复训练,多采用触摸屏平台或触控技术,用触摸屏进行知觉视觉训练和行动视觉训练,可能有广阔的应用空间,认为视觉-运动整合训练可以改善脑卒中后失认症。

（3）日常生活活动训练:2005 年一项基于日常生活活动的失认症训练对 40 名脑卒中患者的随机对照研究结果显示,康复训练和 ADL 训练相结合有助于促进双向性能力的恢复。

2. 功能适应性训练

（1）代偿策略:利用未受损的视觉、听觉或触觉功能补偿某一感知觉上的缺陷。鼓励患者多使用视觉外的正常感觉输入方式来代偿受损的视觉整合功能,如,让指导面容失认者利用面容以外的特征如声音、发型、身高、步态、服装等进行辨认。听觉失认者如用门铃加闪灯进行代偿。

(2)环境调整:如在物品上贴标签,或把不能识别的人物名字写在其不同拍摄角度和光线的面部照片上。

(二)触觉失认的作业治疗

1. 改善功能的作业活动

(1)感觉刺激:给患侧肢体以触觉刺激,以改善其触觉知觉功能。如用粗糙的物品沿患者的手指从指根向指尖移动进行触觉刺激;或让患者用患侧手掌抓握各种形状的物体以刺激触压觉感受器。摩擦刺激和压力刺激可以交替进行。

(2)触觉辨识:让患者闭眼,用手部触摸来分辨不同质地的材料,如砂纸、丝绸、毛巾等。为提高训练效果,在进行辨识练习时提示患者把注意力集中在体会物品的特征上,重视对物体的形状、材料、温度等特质的体验。

2. 功能适应性训练

(1)代偿策略:指导患者利用视觉或健手的感觉帮助患肢进行感知。

(2)宣教:让患者了解触觉失认对患者在日常生活中所造成的潜在危险性。

(3)环境调整:如在厨房等场所贴上提示牌,以避免损伤。

(三)听觉失认的作业治疗

1. 改善功能的作业活动

(1)辨别声音:让患者辨别不同的声音。如"喇叭"的声音。治疗师先吹一只小喇叭,接着让患者吹另一只,然后让其把画着"喇叭"的图片与写有"喇叭"文字的图片配对,来训练患者重新建立声音与发声体之间的联系。也可以让患者闭眼仔细听"闹钟铃声",然后让其睁开眼睛,从画有锤子、水杯、闹钟、口哨的图片中辨认出刚才发出声音的物体的图片。治疗师从发"a"的声音,让患者对着镜子模仿数次,然后出示一张写有"啊"字音的字卡,再令患者模仿此音;下一步加入元音"i""o""u",并分别出示相应的字卡。

(2)声-词联系练习:治疗师播放猫叫、狗吠、鸟鸣等声音,让患者找出与叫声一致的动物的词卡。

2. 功能适应性训练　主要是指导患者利用其他感官进行代偿,如把门铃附加闪灯等。

二、失用症的作业治疗技术

针对失用症的作业治疗方法包括:

1. 功能恢复性训练　包括感觉刺激、手势训练、特定活动训练等。2011年,Bolduc和Lawrence报告了对1名发病两周内的脑卒中偏瘫失用患者应用特定感觉刺激,通过每天几小时练习日常生活活动最大限度地恢复了潜力。2000年,Smania等人让13例失用症患者与治疗师一起进行手势训练,训练后患者使用物体和姿势控制都有所改善。2006年,Smania等人对33名患者进行的一项研究表明,手势训练使日常生活活动能力评分改善,且在治疗后两个月复查时改善明显增加。特定活动训练用于保留学习日常活动能力者。1998年,Goldenberg和Hagmann报告了对15名失用症患者进行修饰、穿衣和进食、刷牙、穿T恤或套衫、在面包片上涂黄油等特定活动的训练,结果显示训练任务中的错误减少。另一项研究是让6名失用症患者接受了四种日常生活活动任务练习(用自动咖啡机准备咖啡;更换录音机电池,插入磁带并播放;切一片面包,涂上黄油和果酱),结果显示特定活动成绩有所改善。提示功能恢复性训练可以改善脑卒中后失用症。

2. 代偿性训练　侧重于与失用症相关的生活技能训练,而不是针对恢复功能障碍。1998 年,van Heugten 等人进行了一项涉及 16 所医院的 33 名患者和 26 名治疗师的研究,对患者训练的重点是克服生活障碍的行为模式教学策略,包括启动/导向、执行、控制和纠正三个阶段的个性化干预,每天 30min、每周 3~5 次,共 12 周,患者日常生活能力得到改善。2006 年,Geusgen 等人将 113 例左半球受损的脑卒中失用症患者随机分为恢复性策略训练组和代偿性策略训练组,训练 8 周后,两组患者的失用症状均有所改善,但代偿性策略训练组的收益更大。2007 年,Geusgen 等人报告了把代偿性训练在从医院推广到家庭方面的有效性的证据,结果显示对日常生活活动任务改善更为明显。故代偿性训练策略可以改善脑卒中后肢体失用症,提高日常生活活动能力,推荐应用到在家庭训练中。不同类型失用症患者的训练侧重点有所不同。

（一）运动性失用的作业治疗

1. 改善功能的作业活动

（1）感觉刺激:在进行特定的作业活动前先给患侧肢体以本体感觉、触觉、运动觉刺激,如在进行制动轮椅训练前可先给肢体进行被动或主动活动,以增加患者的感觉输入。

（2）暗示、提醒或手把手教:在执行各种训练任务时给予暗示、提醒或亲手教患者,症状改善后逐渐减少暗示、提醒等并加入复杂的动作指令。

2. 功能适应性训练　指导家属和相关人员在日常生活中尽量减少对患者的口头指令。

（二）意念运动性失用的作业治疗

1. 改善功能的作业活动

（1）感觉刺激:在治疗前及治疗中给患肢以触觉、本体感觉和运动觉等多种感觉刺激,以加强正常运动模式和运动计划的输出。

（2）动作指导:对于患者表现出的动作笨拙和动作异常尽量不用语言来纠正,而应握住患者的手帮助其完成,随着动作的改善逐渐减少辅助量。

（3）想象或观摩:在训练开始前先让患者想象将要进行的动作,或观看治疗师或他人演示一套完整的动作,然后再让患者进行尝试。

2. 功能适应性训练

（1）应尽量使活动在无意识的水平上整体地出现:由于意念运动性失用者往往能够较好地完成粗大的全身性活动和下意识的连续动作,故治疗师要设法触发患者在无意识状态下的自发运动,而不宜将活动分解,应尽量使活动在无意识的水平上整体地出现。

（2）ADL 训练时应尽可能在相应的时间、地点和场景进行:如早晨在病房进行穿衣、刷牙、吃饭等训练。

（三）意念性失用的作业治疗

1. 改善功能的作业活动

（1）排序练习:治疗师向患者出示若干张表达故事情节的图片,让患者根据故事情节的顺序排列起来组成一段故事,当患者可以完成后逐渐增加图片的数量和故事情节的复杂性。

（2）系列动作练习:让患者练习日常生活中由系列动作组成的活动,如泡茶后喝茶、洗菜后切菜、摆放餐具后吃饭等。由于患者常常出现顺序的混乱,必要时把活动分解为若干步骤,待患者学会后逐步串联起来完成一整套系列动作。如把"划火柴-点蜡烛"的系列活动分

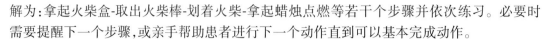

解为:拿起火柴盒-取出火柴棒-划着火柴-拿起蜡烛点燃等若干个步骤并依次练习。必要时需要提醒下一个步骤,或亲手帮助患者进行下一个动作直到可以基本完成动作。

（3）描述活动顺序:让患者大声说出活动步骤,然后再练习该系列动作,必要时可给予提示等帮助。当患者能够完成后逐渐改为低声重复,直至在默念下完成。

（4）视觉、触觉提示:若患者不能通过口头描述活动顺序来完成活动时应避免口头提示,可采用视觉或触觉的提示来完成活动。

2. 功能适应性训练

（1）代偿方法:根据患者的实际情况,指导在日常生活中采用动作简化、步骤少的活动。如,当患者不能完成给裤子系皮带的系列活动时可以把裤子改为松紧腰带;对于系鞋带困难者选用松紧口鞋或弹力鞋带等。

（2）单项技能训练:对于知觉技能改善困难者,可集中并大量重复练习某个单项技能,以便患者学会。

（3）选择恰当的自助具:要选用操作简单、步骤少的自助器具,如系扣器、单手开启器等,慎重选择需要较高动作水平和运动计划能力的自助器具。

（四）结构性失用的作业治疗

1. 改善功能的作业活动

（1）复制作业:①复制几何图形:从简单的平面上的作业开始练习,逐步过渡到复制复杂结构,如先练习临摹或复制正方形、三角形或"T"字形,逐渐过渡到连接点状图或虚线图;由练习临摹或复制平面图逐渐过渡到立体图。还可以在木板或粗糙地面上进行这些练习,以增加本体感觉和肌肉运动知觉的输入。②复制立体结构:用积木等练习复制立体的结构,一般从简单的(如先用3块积木搭建)开始,逐渐增加积木的数量及搭建难度,从二维到三维、从单色积木到彩色积木、从大小和形状相同到不同,逐渐过渡到根据照片或图画再现三维结构。③复制图形:用火柴棍、木钉板、几何拼图或图画拼图进行复制作业,从简单的图形或熟悉的人、动物或物品开始练习,必要时可给予适当的暗示及提醒,随着功能的改善逐步减少提示,并逐渐增加图形或构图的复杂性;也可以使用裁衣的纸样、布置家庭用的家具小样等进行练习;复制立体构造的作业还可以使用日常用物品进行排列、堆放和有次序的堆积等。

（2）本体感觉、运动刺激:在上述复制作业中还可以加入本体感觉或运动刺激,提高训练的效果。

（3）ADL训练:对患者在日常生活活动中遇到的具体问题进行针对性训练,如练习做饭、摆餐具、组装家具、裁剪衣服等。

2. 功能适应性训练

（1）活动分解:把需要进行的作业活动分解成若干步骤,对完成困难的步骤提供辅助;或先训练完成部分活动,然后逐渐过渡到完成全部的活动。可由治疗师先完成活动的一部分,让患者完成训练课题的剩余部分。如练习摆放餐具作业时治疗师先摆好碗、杯子,然后让患者完成剩余的部分活动。

（2）做标记或提供模板:当完成组装任务困难时可以事先按一定的顺序把配件摆放好或给配件按组装顺序做出标记,或提供安装模板(如说明书或安装顺序图),这样有助于提高效率。

近年来,一些新技术运用于结构性失用的临床治疗中,收到了较好的疗效。①基于反馈的视觉定向识别训练:2016年一项随机对照研究对13名发病12周至28周表现线条定向和相关视觉空间任务严重缺陷的脑卒中患者进行了 4 周基于重复反馈的视觉定向计算机训练,结果显示,所有参与者的训练和非训练空间定向测试迅速改善,部分达到正常水平,且获得的改善在 2 个月随访时仍保持了稳定,对相关空间任务(如水平写入、模拟时钟读取和视觉构造能力)的改善也达到了可进行分级转移的程度。故基于反馈的视觉线条定向识别训练可以改善脑卒中后结构性失用。②运动游戏训练:是对常规康复的补充治疗,可以用于在家里进行扩展训练。2017 年一篇多项随机临床研究回顾性分析,作者在 PubMed/Medline、Scopus、Pedro 和 Google 上搜索相关文章,只保留了随机对照研究和非随机对照研究 520 篇摘要,其中 13 项研究符合标准,共获得 465 名参与者,其中 233 名以跑步为主进行游戏,232 项分配给替代或不干预。研究人群包括多发性硬化症、卒中后偏瘫、帕金森病、痴呆、阅读障碍、唐氏综合征等,结果运动游戏训练能显著改善参与者的执行功能和结构性失用,认为积极努力的游戏训练对改善脑卒中患者的结构性失用有益。

(五)穿衣失用的作业治疗

1. 改善功能的作业活动

(1)感觉输入:在穿衣前让患者用手感觉衣服的质地、重量等。

(2)穿衣训练:可用暗示、提醒,甚至逐一步骤用言语提示,必要时手把手教患者,通过反复练习提高穿衣技能。在穿衣过程中如某个步骤出现停顿或困难可重新给予语言和视觉提示。

(3)对穿衣失用者予以结构性失用的训练方法常可达到相辅相成的效果。

2. 功能适应性训练

(1)代偿策略:教会患者根据商标或做标记区分衣服的不同部位,如用不同的颜色区别衣服的上下、左右;在衣服的正反面做上明显的记号或贴上特别的标签;指导患者每次系扣时从最下面的扣子和扣眼开始或将每对扣子和扣眼做不同的标记。

(2)固定穿衣方法练习:对于穿衣困难者教给患者一套固定的穿衣方法,通过反复练习使其掌握要领。即使治疗师不在场也可以利用录音或口述来提示穿衣的先后顺序。当功能改善后逐渐减少提示,直到不靠指导独立完成。

三、躯体构图障碍的训练技术

(一)左右分辨障碍的作业治疗

1. 改善功能的作业活动

(1)感觉刺激:在患者注视下固定给一侧肢体以触觉和本体感觉刺激。

(2)左右辨别练习:反复使用含有"左""右"的口令或进行与"左""右"有关的活动等。

2. 功能适应性训练

(1)佩戴标志物:为帮助患者区别左右,可以使用佩戴标志物的方法,如佩戴戒指、手镯、手表,或在衣袖和鞋上贴彩色胶带以帮助区别左右。

(2)功能代偿练习:在日常生活中避免对患者使用带有"左"和"右"的口令,可采用指点或提示的方法。

(二)躯体失认的作业治疗

1. 改善功能的作业活动

(1)感觉整合:把让患者进行感觉输入与特定的运动反应联系在一起的作业活动,如令患者用自己的手或粗糙的毛巾摩擦身体的某一部位并说出该部位的名称;或模仿治疗师的动作,如用右手触摸左耳,将左手放在右膝上。

（2）辨识训练:让患者反复对身体各部位及其相互间关系进行辨别。可以让患者按指令做动作,如"指出或触摸你的大腿",或叫出指定身体部位名称。

（3）人体拼图:让患者把包含身体各个部位的拼板拼成一个完整的人体图形。

（4）神经发育疗法:用手法和运动给予患侧肢体触觉及运动刺激,鼓励用双侧肢体或患肢进行活动,促进正常的姿势、体位及运动模式的建立,重建正常的身体模型。

2. 功能适应性训练   在日常生活中给予必要的提示。如患者知道器官的功能但不能辨认器官或器官部位间的关系时用语言暗示,或让患者举手时说"请举起你拿东西的手"。

（三）手指失认

1. 改善功能的作业活动

（1）感觉整合:增加手部皮肤触觉和压觉输入,如使用粗糙的毛巾用力摩擦患侧前臂的腹侧面、手掌、手指指腹;抓握用硬纸板做成的圆锥体,使其向手掌施加压力并在手掌中移动产生摩擦感等。注意刺激应适度,不能引起明显的不适,以免引起防卫反应或使手部受伤。也可进行按压键盘、弹琴等作业活动。

（2）手指辨认:让患者反复按指令辨认手指图案、患者本人或治疗师的手指。

（3）ADL 训练:进行与手指功能相关的功能活动,如使用勺子进食、更衣训练、写字、画画等。

2. 功能适应性训练   手指失认一般不影响手的实用性,严重者可影响手指的灵巧度,从而影响相关的活动能力,如系纽扣、系鞋带、打字等,此时应提供相应的代偿方法。

另外,对于格斯特曼综合征的患者在进行作业治疗时应注意分别针对各种障碍进行练习。例如,对有左右失认者,经常提供左右方向的暗示;在进行作业活动时让其喊出左或右的方向;在衣服、鞋子等的左侧用彩色带子等做标志;让患者用左手戴手表,并让他看时间时提示自己:这是左侧。针对手指失认可给患者反复在不同的手指上进行触觉、压觉刺激,并说出刺激手指的名称。对有数字失读的患者让其进行玩扑克牌、投骰子等活动,以帮助其辨认数目;也可以让失读者阅读句子、短文,给予暗示或提醒,以帮助理解句子和文章的意义等。对于失写者,治疗师要辅助患者书写并告知写出材料的意义,若健肢尚有书写的能力,应着重训练健肢。

（四）疾病失认

由于该类患者否认、忽视或不知道自身瘫痪的存在及其程度,不认为自己身体有障碍,对瘫痪漠不关心、淡漠、反应迟钝或完全否认,影响患者对障碍的理解和治疗效果。在进行作业治疗时,治疗师应尽可能多地给予患侧各种刺激,同时反复提醒患者。

四、空间关系障碍的作业治疗技术

（一）图形-背景分辨困难的作业治疗

1. 改善功能的作业活动

（1）物品辨识:将三种不同类型的物品放在患者面前的桌面上,让患者通过视觉进行分辨,随着功能改善逐渐增加物品的数量,增加辨识难度。

（2）ADL 训练:对在日常生活中表现出的辨别困难进行有针对性的练习,如练习从装有混杂物体的抽屉中找出熟悉的物体;在驾驶轮椅时找到手闸困难者反复练习寻找手闸并练习打开和锁上手闸。

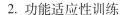

2. 功能适应性训练

（1）养成视觉搜索的习惯：对于找东西困难者要指导患者养成放慢速度并进行系统搜索的习惯，如在厨房按一定顺序用眼睛看和用手摸索来寻找操作台上的东西。

（2）环境调整：环境布置要简明有序。为方便患者找到物品，在抽屉内的放置物品的种类不宜过多，并尽可能分类摆放，必要时贴标签标明物体的位置；为方便辨认，衣服上的纽扣尽量与衣服的底色不同；用与衣服底色不同的色带标出袖孔的位置；用颜色鲜艳的胶带标示楼梯边缘；用红胶带标记轮椅手闸等。

（二）空间定位障碍

空间定位障碍的作业治疗包括：

1. 改善功能的作业活动

（1）空间定位作业：让患者按照要求把四块正方形硬纸板或塑料板横向平行排列、纵向垂直排列或呈对角线排列等。也可以让患者把几张相同的图卡（或实物）摆成一排，并将其中一张上下颠倒摆放，让患者辨认出来。还可以练习按照指令把一块积木分别放在另一块积木的上方、前方、后方、左侧和右侧等。

（2）触觉-运动觉输入：为改善患者的空间定位功能，让患者反复练习组装物体和拼装玩具等作业，通过触觉-运动觉刺激的输入，提高患者判断距离和物体与点相对位置的能力。

（3）跨越身体中线的作业活动：让患者跟随治疗师"左""右"的口令反复练习跨越中线的作业活动。

（4）ADL训练：指导患者练习整理橱柜内物品等，逐步掌握物体空间定位的关系。

2. 功能适应性训练　环境调整是补偿空间定位障碍最有效的方法。对于空间定位障碍的患者，其家庭和工作环境应简洁，物体要尽量在固定位置放置，必要时使用标签帮助定位；并在家里或经常生活工作的环境中使用个性化的标记，以方便患者找到需要的物品。

（三）空间关系障碍

空间关系障碍的作业治疗包括：

1. 改善功能的作业活动　改善空间关系障碍的作业治疗通常先从训练患者认识自己在空间中的位置开始，然后过渡到认识物体与物体间的定向关系。

（1）复制作业：复制不同的图形，从简单到复杂，通常从复制平面图开始逐渐过渡到复制立体图形。如让患者按照治疗师的指令用木块、火柴、木钉盘等复制指定的模型等。

（2）自身空间位置训练：让患者按治疗师的指令进行自身空间位置定位练习，如治疗师让患者站在自己的前面、后面、左侧、右侧等；让患者走到窗户前等。也可以让患者把几种物品放置在房间内的不同位置，之后离开房间，然后再让其返回房间并说出这些物品的放置位置并逐一取出来。也可在家中或治疗室设计一个迷宫让患者练习从入口走到出口；或在地图上按指示从一个地点开始，找到另一个地点等。

（3）物体定位摆放训练：让患者按指令练习摆放物品，如把杯子、勺、茶盘放在患者面前，让其按指令进行"把杯子放到盘子上""把勺子放到杯子里""把茶盘放到杯子旁边"等活动；亦可将两块正方形积木放在患者面前，一块固定不动作为参照物，让其按指令把另一块积木摆放在它的上面、侧面、前面、后面；或准备一个盒子和一块积木，按患者按指令把积木放到盒子的里面、上面、底下、前面、后面、左侧、右侧等。

（4）拼图练习：选择患者熟悉的人物、动物或物品的图形进行拼图练习等。

2. 功能适应性训练   主要是进行环境调整。

（1）物品固定位置摆放：把常用物品摆放在其房间内相对固定的位置，以方便患者找到。

（2）张贴标签：在放置患者重要或常用物品的抽屉、柜橱等处贴上标签，以便于寻找。

（四）地形定向障碍

地形定向障碍的作业治疗有：

1. 改善功能的作业活动

（1）地点定向练习：让患者反复练习从一个地点移动到另一个指定地点，如在口头提示下从作业治疗室走到运动治疗室等。循序渐进，从简短路线逐渐过渡到曲折复杂的路线。

（2）路线描述练习：让患者按要求描述或画一个熟悉的路线图，如其所住街区、居住地的位置及主要十字路口，或从工作单位（或学校）到家里的路线等。

（3）在地图上确定位置练习：把所在城市的交通地图放在患者面前，治疗师指出当前所在位置，练习让患者找出从该点回家的路线。练习时从简短路线开始，逐渐过渡到曲折复杂的路线。

（4）ADL训练：让患者练习从治疗室自己回到自己的病房；或从小区门口找回自己的家等，当患者不能完成时给予暗示或提示，能够完成后逐渐减少提示。

（5）相关基础知觉功能训练：当患者地形定向障碍与左侧忽略或空间关系障碍等有关时应重点治疗这些更为基础的障碍。

2. 功能适应性训练   主要是进行必要的环境调整。

（1）设置路标：在患者经常活动的环境中设置路标，如用图片、文字、物品等标出路线，以避免迷路。

（2）携带联络卡：让患者在独自外出时随身携带写有姓名、住址、联系电话的卡片。

（五）物体恒常性识别障碍

物体恒常性识别障碍的作业治疗方法如下：

1. 改善功能的作业活动

（1）辨识训练：在进行辨识训练前通常先进行触摸物品等练习，以增加触觉刺激，然后给患者反复描述、区分和演示形状大小相似物品的外形特征和用途。进行辨识训练时将同一物品以不同角度、多种规格呈现给患者让其辨识，或让患者从外形相似的物体中辨识出指定的物品，也可以让患者辨认悬挂在空中并摆动着的几何图形等，感受物品在空间不同位置时形状的变化。当患者识别困难者时可采用视觉、触觉和自我提示相结合的方法进行训练。

（2）结构匹配训练：治疗师先进行示范，然后让患者按指令把形状相似的积木进行匹配，或把不同形状的木板放到相应的板槽上进行木板与板槽配对练习。

（3）物品分类训练：让患者按指令把衣服进行分类，如按照短裤、短袖上衣、长袖衬衣等标准进行分类。

（4）ADL训练：让患者练习做饭，识别并使用形状相似厨具和餐具；整理衣物等。

2. 功能适应性训练

（1）物品常规位置：将日常用品固定放置在易识别的常规位置。

（2）贴标签：对识别物品困难者可以通过做标记、贴标签注明。

（六）距离与深度辨认障碍

距离与深度辨认障碍的作业治疗如下：

1. 改善功能的作业活动

（1）距离与深度辨认练习：让患者练习上下台阶，或在行走时设置不同高度的路障，反复进行。

（2）本体感觉练习：如在地板上画上标记，让患者练习把脚放在标记上。

（3）ADL训练：让患者练习上下楼梯等。

2. 功能适应性训练

（1）触觉代偿：指导患者利用触觉进行代偿，如在往杯子里倒水时可将手指尖放进杯子上段；在上下楼时先用脚探查楼梯来估计其距离和高度。

（2）环境调整：对其生活环境进行调整，如移走突出的可导致损伤的物体；用醒目的彩条标出台阶的边缘；

（3）安全教育：向患者和家属讲解，并使其认识到患者可能在日常生活中存在的危险，限制从事具有危险性的活动（如驾驶、操作电器等）。

五、单侧忽略的作业治疗技术

对UN的主要干预手段分为治疗性和代偿性两种。在作业治疗中技能学习法用得最多，主要是通过学习特定的日常活动动作，提高日常生活活动能力；另外，应用学习转移法把特定的训练效果（如注意力训练）泛化到日常生活中；也可以应用感觉统合法，通过控制特定的感觉输入引出适应性的反应，从而对脑的感觉运动功能的整合产生影响；通过神经发育学方法抑制异常姿势反应，诱发正常的姿势反应，以达到左右感觉输入的平衡。近年来两种或两种以上治疗技术相互搭配进行干预被广泛用于单侧忽略的临床研究，值得关注。

针对UN的作业治疗应从急性期尽早开始。首先在房间环境布置时要使忽略的一侧朝向床头柜、电视和房门等，在日常生活中注意尽量从忽略侧给予视觉、听觉、触觉等刺激，如在其忽略一侧跟患者说话。对于忽略严重、头总是转向右侧的患者当在其左侧与他交谈仍向右看时可以先从右侧给予刺激然后逐渐转移到左侧，即对重症患者的刺激先从"右→左"。如病情允许应尽早让患者进行床边坐位或轮椅坐位练习，并注意保持良好的坐姿，尽量保持髋关节、膝关节屈曲90°、踝关节0°，同时还要注意纠正躯干向患侧或向后方倾倒的倾向，防止患者从床边或轮椅上向下滑而摔倒，必要时可以使用防滑坐垫。当患者可以取坐位后，要注意让患者练习向患侧旋转躯干以促进对左侧的注意。

（一）针对单侧忽略的知觉训练

主要方法有：

1. 视觉扫描技术　Diller等提出了视觉扫描技术（visual exploration therapy，VET），其训练目的为促进向忽略侧的视觉搜索，提高对忽略侧的注意，可改善视觉忽略相关任务的完成情况，是目前临床常用的训练方法。常用的有划消作业、计算机扫描作业等，训练时让患者坐在治疗桌前，治疗师在整个桌面放上硬币或积木，然后让患者逐一拣起或数数；或让患者给图画涂色、进行拼图作业；或划销作业纸上指定的字母、数字、文字、形状等。进行视觉搜索训练要注意由易到难，通常从线到面、从小范围到大范围、从空间连续性搜索到在各个方向不连续地大幅度搜索；搜索目标的数量由少到多；搜索速度由慢到快；还要根据患者的功能水平分阶段在不同环境中进行训练，并逐渐过渡到日常生活中，把训练效果在日常生活中泛化。随着计算机技术的普及，也可以利用电子计算机训练软件进行视觉搜索或对发光体进行视觉追踪练习。

2. 感觉刺激与感觉整合训练　在日常生活中尽量给予忽略侧各种感觉刺激,增加对忽略侧的注意,可短暂改善单侧忽略症状。如把患者常用的物品放在其患侧让其用另一侧手越过中线去取;把颜色鲜艳的物体或发光体(如手电筒)放在其忽略侧;与患者交谈、进食、服药等各种日常活动也尽量在其患侧进行;对忽略侧肢体的皮肤进行拍打、按摩、冷热等刺激;让患者取患侧卧位、练习向忽略侧翻身、在仰卧位或坐位下向两侧的转移重心、坐位及站立位平衡练习,增加忽略侧的本体感觉。

近年来,视动刺激(optokinetic stimulation,OKS)、颈部肌肉震动(neck-muscle vibration, NMV)、前庭热(电)刺激(caloric vestibular stimulation,CVS)技术等开始应用于临床研究,并证实其对改善忽略症状的作用。这些技术是基于 Karnath 提出偏侧忽略的核心缺陷是一种向右的定向偏斜,是脑损伤后出现病灶对侧的前庭觉、听觉、颈部本体感觉及视觉等感觉输入忽略,认为可以通过各种不同形式的感觉刺激输入来纠正偏侧忽略患者向右的定向偏斜。视动刺激是基于躯体对空间位置的感知需要视觉信息辅助的理论,促进了以自我为中心的内部表象重建,并发现对视觉、听觉、触觉等多种忽略症状有效,且重复给予 OKS 可对忽略症状产生持久改善,被认为是治疗偏侧忽略简单易行的方法。颈部肌肉震动是利用单独给予忽略侧振动刺激时产生左侧肌肉被拉长的感觉信号,诱使视觉向左侧空间探索,前庭本体感受器接受来自躯体的感觉刺激后,病损侧岛叶及躯体感觉皮质中枢等部位被活化,经皮质中枢重新整合,调节以自我为中心的参照物位置向左偏移,认为 NMV 在删除试验、阅读训练、触觉探索任务及日常生活活动能力等方面获得更好的治疗效果,是治疗偏侧忽略较为可靠的治疗措施。前庭冷热刺激即给予病损对侧耳朵冷水灌注刺激,可诱发慢相向左、快相向右的前庭性眼震,可能是对患者进行前庭感觉刺激输入,使得顶叶皮质活化。感觉整合(sensory integration)即通过多种感觉整合和想象空间有关的脑功能活动增加忽略侧的感觉刺激而改善忽略症状。陈峤鹦等将 42 例忽略患者随机分为两组,观察组 21 例患者采用浅感觉、视觉、听觉、本体感觉、视空间觉等感觉整合训练,每日 2 次,每次 20min,结果显示感觉整合训练可明显改善患者忽略症状,提高患者生活质量。

3. 棱镜适应(prismatic adaptation,PA)　对 UN 症状改善具有持续改善的效应,其机理为通过佩戴楔形棱镜使视野中的物体向右移位,当让患者指出所视物体时所指的位置往往在物体实际位置的右侧。通过让受试者观察指认视觉目标的整个移动过程可纠正这种向右偏移,从而准确抓住物体。Rossetti 将 12 例忽略患者随机分为观察组(6 例),治疗后戴棱镜组在等分线测试、线条删除测试、临摹图画均有明显改进,疗效可维持 2h。Frassinetti 对 7 例左侧视空间忽略患者用棱镜治疗 2 周,每日 2 次,每次 5min,结果 7 例患者较戴平光镜的 6 例对照组患者在 BIT 测定、删除测试、阅读方面均有明显改善,且疗效可持续至治疗结束后的 5 周。已有的多数研究支持对单侧忽略患者应用棱镜适应技术治疗后在躯体感觉缺失、纸笔测试及姿势控制等方面均有显著改善。

4. 行为认知训练　行为认知训练如忽略侧肢体的运动训练(limb activation)、躯干旋转训练(trunk rotation,TR)等可以改善脑卒中患者的单侧忽略。Robertson 对 3 例右脑损伤伴左侧忽略患者应用忽略警觉装置引导肢体进行运动练习,治疗后删除测试和日常生活能力测试都有明显改善,且疗效持续 3 周。躯干旋转的理念由 Ventre 等首次提出并应用于 UN 患者的基本动作的训练及步行训练过程中,认为在忽略患者进行各种视觉空间训练的过程中通过躯干旋转可以瞬时重组自我参照系,有效地改善患者的运动功能及日常活动能力。Wiart 对 11 例右脑卒中后左侧忽略患者用常规康复训练加腰带或肩带控制躯干向左侧转

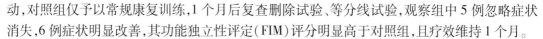

动,对照组仅予以常规康复训练,1 个月后复查删除试验、等分线试验,观察组中 5 例忽略症状消失,6 例症状明显改善,其功能独立性评定(FIM)评分明显高于对照组,且疗效维持 1 个月。

5. 病灶同侧单眼遮蔽　即在保证患者安全的情况下,指导患者在病灶同侧眼遮蔽(eye patching,EP)下进行各种活动,可以提高对患侧物体的注意。Beis 等将 22 例右脑损伤后左侧忽略患者随机分为右眼球完全遮蔽(6 例)、双眼右半侧视野遮蔽(7 例)、常规康复训练(9 例)三组,结果右眼球完全遮蔽组和双眼右半侧视野遮蔽组的 FIM 评分明显提高,以双眼右半侧视野遮蔽组改善最为显著。方乃权等将 60 例左侧忽略患者随机分为主动向患侧转动身体(TR)、TR 及遮盖双眼右半侧视野(ER)和仅传统日常生活及手功能训练三组,治疗 4 周后 TR 组 FIM 评分明显高于 TR+ER 组和传统训练组,而 TR+ER 组与传统训练组无显著差异,研究结果支持眼遮蔽可以改善脑卒中患者的单侧忽略,但不建议与躯干旋转训练同时应用。

6. 肢体运动训练与强制性运动训练　Gail 等的研究结果提示了肢体运动训练(limbactivation)使 UN 患者左侧视觉扫描得到了明显改善,显示肢体运动训练可以作为治疗 USN 的技术。Mattingley 认为患者主动使用患肢有助于改善忽略,应提醒患者尽量使用患肢或双手交叉进行跨越中线的作业活动等。Robertson 对单侧忽略患者的忽略侧空间利用警觉装置诱导患侧肢体主动活动,结果患者的删除测试及 ADL 都有明显改善。徐睿华等将 50 例忽略患者随机分为强制性运动训练(constraint-induced movement therapy,CIMT)组(27 例)和对照组,CIMT 组限制健侧上肢使用,强迫偏瘫侧上肢进行特定行为训练及密集重复练习,以及空间定位定向等练习,有效改善了忽略症状。

7. 镜像治疗　2014 年,一项对右侧脑卒中左侧空间忽略症患者进行手动作观察训练的随机对照试验研究,要求患者端坐于电脑前观看包括 105 个日常生活动作组成的视频,结果显示,基于镜像神经元理论的手动作观察训练对改善脑卒中患者偏侧忽略具有较为确切的疗效。

8. 经皮神经电刺激　Kanarth 等对 3 位左侧忽略患者予左、右侧颈肌经皮电刺激疗法(Transcuataneous electrical nerve stimulation,TENS),治疗后删除试验、左侧空间视觉探测、疾病失认感等均有改善。

9. 基本动作训练　进行翻身、床上及床边坐位、转移、驱动轮椅、站立以及步行等练习等基本动作练习,并注意重心向患侧移动,既能强化肌力,改善平衡,提高训练兴趣,还有利于基本动作的自立;使用姿势镜进行上述基本动作练习,可以通过视觉反馈,对于纠正忽略产生积极影响。在地面上贴胶带纸,让患者把患脚踩在胶带纸上进行步行练习等。

10. ADL 训练　一般从进食开始,逐步增加更衣、转移、驾驶轮椅等练习。

近年来一些新的治疗技术应用到单侧忽略的治疗中并取得了一定的疗效,如经颅磁刺激(transcranial magnetic stimulation,TMS)、经颅直流电刺激(transcranial direct current stimulation,tDCS)、上肢康复机器人(Upperlimb rehabilitation robot)、电子生物反馈疗法(electronic biofeedback therapy,EBFT)等,这些技术与传统的作业治疗方法结合提高了对单侧忽略的治疗效果。

（二）功能适应性训练

对于迁延到慢性期的 UN 或重症 UN 患者,作业治疗师通常采用功能适应性的训练来提高其日常生活能力。

1. 功能代偿　①宣教与提醒:对患者及家属进行有关宣教,指导家属反复提醒患者在进食时勿忘吃患侧的食物,在穿衣、修饰时勿忘记忽略侧或使用姿势镜。②做标记:把忽略侧的轮椅车闸柄加长并做上标记以避免忘记闸住忽略侧的车闸;在忽略侧轮椅的脚托涂上颜色或做标记以免在使用时发生危险等。为避免漏读,在阅读时在忽略侧的极端放上颜色鲜艳的规尺或做上标记或用手指指点给予视觉暗示;或让患者用手摸着书的边缘,指导患者从书的边缘处开始阅读。③物品摆放:在当患者向患侧注意困难时应把其所需的物品(如食物、衣服、电话等)放在能注意到的空间范围内。④重度偏瘫忽略者在进行站立、步行练习时应使用腰带保护,以防跌倒。

2. 环境调整　对患者的生活环境进行必要的调整。如:①餐桌上或楼道的左侧用红线做上标志以提醒患者注意该侧的事物;②在进餐时让患者与周围人使用颜色不同的餐具;③根据患者的忽略程度相应改变房间内物品的摆放位置,以避免在移动时碰撞忽略侧的物体、墙壁等而伤到患者,把易碰撞和易伤患者的物体放置在其健侧。

六、知觉障碍作业治疗的注意事项

对于知觉障碍者实施作业治疗应注意以下几个方面:

1. 训练要个体化　在治疗前应先评定知觉功能,确定障碍的类型、程度等,根据评估结果制定个体化的训练计划。在实施作业治疗的过程中可以通过饱和提示(saturation cueing)使患者尽量保持在最佳注意水平,以保证训练效果。随着其功能的改善,应逐步撤除提示;另外,训练时注意选择患者感兴趣的活动,由简单到复杂,循序渐进。有多种障碍混杂存在时确定优先顺序,要选出主要的功能缺陷并进行综合训练。

2. 训练中应注意选择适宜的环境　刚开始训练时应注意选择安静、避免干扰的环境,以后逐渐转移到接近正常生活或正常生活的环境中练习。

3. 重视对患者及家属的宣教与指导　作业治疗师必须向患者及家属讲明患者存在的障碍及其在日常生活中可能存在的各种危险,并指导制定有效的预防策略。教会患者及家属一些能长期在家中进行的实用训练方法,并鼓励患者和家属积极参与日常训练活动,促进训练效果在日常生活中泛化。另一方面,指导家属给予患者足够的支持,但不应过分呵护,要鼓励患者可照往常一样参与社交活动,或协助家人做一些家务操作等。

4. 必要的环境改造、职业训练　对于年轻患者有恢复工作潜力的患者尽量采用环境改造、职业训练等技术,尽量帮助他们重返工作或找寻新工作,帮助其重返社会。

5. 注意新技术的应用　近年来一些新技术不断应用于临床,并取得了较好的循证支持,根据患者的实际表现酌情应用。

(闫彦宁　孙增鑫　尹　昱)

参 考 文 献

[1] 全国卫生专业技术资格考试专家委员会.康复医学与治疗技术[M].北京:人民卫生出版社,2014:473-475,676-678.

[2] 王茂斌.康复医学[M].北京:人民卫生出版社,2009.

[3] 王刚,王彤.临床作业疗法学[M].北京:华夏出版社,2005.

[4] 窦祖林.作业治疗学[M].2版.北京:人民卫生出版社,2013.

[5] 宋为群,徐倩,胡洁,等.脑卒中后偏侧忽略的临床评测分析[J].中华物理医学与康复杂志,2009,10(10):685-688.

[6] Kerkhoff G,Keller I,Artinger F,et al. Recovery from auditory and visual neglect after optokinetic stimulation

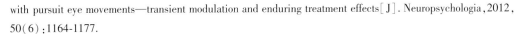

with pursuit eye movements—transient modulation and enduring treatment effects[J]. Neuropsychologia,2012,50(6):1164-1177.

[7] 岳月红,宋为群,胡洁,等.右侧脑损伤后左侧空间忽略的临床分型研究[J].中国康复医学杂志,2011,26(1):13-19.

[8] Fong KN,Chan MK,Ng PP,et al. The effect of voluntary trunk rotation and half-field eye-patching for patients with unilateral neglect in stroke:a randomized controlled trial[J]. Clin Rehabil,2007,21:729-741.

[9] Zucchella C,Capone A,Codella V,et al. Assessing and restoring cognitive functions early after stroke[J]. Functional Neurology,2014,29(4):1-8.

[10] 王强.脑卒中后单侧忽略[J].中华物理医学与康复杂志,2010,32(1):65-67.

[11] 陈峤鹦,杨叶珠,朱美红,等.感觉整合训练对脑卒中单侧忽略患者生活质量的影响[J].中华物理医学与康复杂志,2012,34(3):176-177.

[12] 方乃权,陈家梁,吴碧琪,等.脑卒中单侧忽略的康复治疗:随机对照临床研究[J].中国康复医学杂志,2007,22(3):200-205.

[13] 徐睿华,胡翔,刘琦,等.强制性使用运动疗法结合运动想象疗法治疗脑卒中单侧忽略患者的疗效观察[J].中华物理医学与康复杂志,2010,32(12):923-926.

[14] Funk J,Finke K,Reinhart S,et al. Effects of feedback-based visual line-orientation discrimination training for visuospatial disorders after stroke[J]. Neurorehabil Neural Repair,2013,27(2):142-152.

[15] Mura G,Carta MG,Sancassiani F,et al. Active exergames to improve cognitive functioning in neurological disabilities:a systematic review and meta-analysis[J]. European Journal of Physical & Rehabilitation Medicine,2017,54(3):450-462.

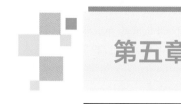

第五章

认知功能障碍的作业治疗技术

认知功能是人类认识和了解客观事物的能力,由多个认知领域组成,包括记忆、注意、计算、定向、结构、执行、语言理解和表达应用等方面。上述任何一种认知领域受损即可出现认知功能障碍。认知功能障碍常见于各种原因所引起的脑部损伤者,如脑卒中、脑外伤、阿尔茨海默病、血管性痴呆、帕金森病等。临床上常见的认知功能障碍涉及注意力、记忆力、定向力、计算力、执行功能等。认知功能障碍会影响患者日常生活的方方面面,会潜在地影响到患者生活的安全性、健康状况以及生活质量,甚至导致患者的活动受限和参与受限;认知功能障碍同样也会减低患者的自我成效感及自尊心。

对于认知功能障碍的患者而言,多学科团队工作模式是非常重要的,这个团队包括康复医生、心理医生、作业治疗师、言语治疗师、物理治疗师、护士等。除了专业人员以外,患者及其家属也应当成为团队的成员,参与团队的讨论以及为治疗方案提供重要的信息。

针对认知功能障碍的患者,作业治疗师在团队中的角色是提供有关认知功能障碍对日常生活、工作、学习、休闲娱乐等方面影响的清晰完整的评估信息,作业治疗介入的目的是降低患者活动受限的程度以及增强其日常生活的参与度,协助患者建立健康的和满意的生活方式。本章节主要介绍几种常见的认知功能障碍的作业治疗技术。

第一节 概 述

认知是指人在对客观事物的认识过程中对感觉输入信息的获取、编码、操作、提取和使用的加工过程。这一过程包括知觉、注意、记忆及思维等。认知的加工过程通过脑实现,因此,认知过程是高级脑功能活动。

一、大脑与皮质联合区

认知功能依赖大脑皮质。大脑皮质是由运动皮质、感觉皮质和联合皮质组成。联合皮质参与高级脑功能活动,它不参与纯粹的感觉或运动功能,而是接收来自感觉皮质的信息并对其进行整合处理,然后将信息传到运动皮质。皮质联合区分为次级联合区和高级联合区。

当初级中枢功能正常(各种感觉或运动中枢),而联合皮质区损伤时,出现失认、失用等症状。当损伤发生在初级中枢时,会产生明确的定位症状,即相应的运动或感觉功能障碍。次级联合区损伤仅仅是使一种特异感觉类型的信息加工系统受到损害,因此常引起单一模式的障碍。高级联合皮质损伤时,由于信息来自多个不同的感觉区,因此可以导致不同类型的认知功能障碍。

二、脑区与认知功能的关系

大脑的不同部位所负责的认知功能也是有不同的。表 5-1-1 总结了大脑不同部位所对应的认知功能。

表 5-1-1　脑与认知功能的关系

大脑区域	认知功能
额叶	意念产生、概念形成、动作步骤的组织和排序、时间安排、动作的计划、判断、抽象思维、记忆、言语运动的编程、智能、情绪
顶叶	精细触觉、本体感觉、运动觉的接收、加工整合,视觉、触觉、听觉输入的识别;运动顺序所需的视运动记忆痕迹或程序的储存;人体姿势模式,身体各部位及其空间位置;语词的理解、语调解释、语词的强度与时序、声音调制
颞叶	记忆、较高级视觉和听觉模式的学习、情绪、动机、人格,言语理解、听觉
枕叶	视觉信息的整合、视空间关系知觉、视记忆痕迹形成、语言和言语前置结构的理解、视运动记忆痕迹形成
边缘叶	情绪活动
丘脑和下丘脑	丘脑与复杂的智能加工、情绪和记忆有关;下丘脑调节控制体温、摄食、情绪和相关行为

三、左右大脑半球与认知功能的关系

大脑左右半球功能上的不对称是人脑结构和认知的主要特征,这种现象也称为大脑优势。美国心理生物学家佩斯里博士通过著名的脑割裂实验,证明了大脑不对称性的"左右脑分工理论"。从总体上看,左半球主要负责语词能力如语言、阅读、书写,也涉及数字能力和分析能力,因此左脑可以称作"意识脑""学术脑""语言脑";右半球是非语词性的,它以形象而不是以词语进行思维,主要负责与空间合成或概念有关的能力,善于找出多种问题解决的办法,许多高级思维功能取决于右脑,因此右脑又可以称作"本能脑""潜意识脑""创造脑""音乐脑""艺术脑"(表 5-1-2)。左侧大脑半球病变可能出现沟通能力障碍,表现为说话、理解、

表 5-1-2　左右大脑的功能优势

左半球	右半球
控制身体右侧运动	控制身体左侧运动
右侧视野的视觉	左侧视野的视觉
表达性语言或符号运用、书写、阅读能力	二维和三维形状知觉、模型构造
接受性语言或理解能力	空间定位、定向
数学、计算能力	复杂图形及面容识别
分析、判断、逻辑和序列分析	情节记忆、形状记忆
概念形成	音乐节奏
左右定向	情感
语义记忆	创造力、想象、灵感、顿悟

阅读、书写以及分析判断等功能的异常,并有右侧肢体运动功能障碍及右侧偏身感觉障碍;右侧大脑半球病变则表现为空间知觉障碍,并有左侧肢体运动功能障碍及左侧偏身感觉障碍。

第二节　认知功能评定

认知功能的评定是认知康复治疗的基础,其目的在于明确是否存在认知功能障碍,以及认知功能障碍的类型和程度,确定认知功能障碍对作业活动的影响,为制定康复治疗方案和评价康复治疗效果提供依据。

一、认知功能评定的方法

认知功能评定的方法主要分为"以表现为基础"的评估和"以障碍为基础"的评估。

第一种评估的方法:使用"以表现为基础"的评估,关注活动、参与以及生活质量等指标的测量,体现"以服务对象为中心"的理念。首先可以使用加拿大作业表现测量(Canadian occupational performance measure,COPM)或通过面谈了解患者的意识水平及患者的需求,有时需要与患者的家属或陪护面谈来获取康复的需求;其次作业治疗师在活动分析的基础上(即明确该项作业活动的每个步骤可能需要的认知功能),通过观察患者在实际环境中从事作业活动的表现情况,来判断患者可能存在哪一领域的认知功能障碍以及严重程度。表 5-2-1 介绍了"以表现为基础"的认知评估方法。

表 5-2-1　以表现为基础的认知评估方法

评估工具	描述
标准化、有效度和信度的生活质量的评估	测量生活满意度和安适感,例如健康状况 SF-36 调查问卷、世界卫生组织生存质量评定量表(WHOQOL-100 量表)
标准化、有效度和信度的作业活动的评估	测量作业表现,例如功能独立性测量(functional independence measure,FIM)、Barthel 指数、Lawton 工具性日常生活活动量表
标准化、有效度和信度的参与能力的评估	测量在生活情境中的参与情况,例如 COPM、社区融入问卷(community integration questionnaire)
Árnadóttir 作业治疗-ADL 神经行为评估,常参考以 ADL 为焦点的、作业为基础的神经行为评估(ADL-focus occupation-based neurobehavioral evaluation,A-ONE)	通过观察作业表现来确定神经行为缺陷,观察的作业活动包括穿衣、个人卫生、进食、转移、沟通等,侦测干扰作业表现的神经行为缺陷有组织及排序不足、运动性失用、意念性失用、记忆力受损、注意力受损、空间关系障碍、觉醒度下降等
动作及处理技巧评估(assessment of motor and process skills,AMPS)	评估 BADL 和 IADL 的表现,强调在 IADL 任务上。在治疗师的引导下,评估对象从超过 80 项的任务中选择进行 2~3 项任务,评估影响作业表现的动作和处理技巧

评估工具		描述
执行功能障碍的评估	执行功能表现测量（executive function performance test，EFPT）	评估真实环境任务的表现过程中的执行功能缺陷（如煮麦片粥、打电话、处理药物、支付账单等）。测试采用结构化的指引和评分系统来评估启动、组织、安全以及任务完成度，并建立提示策略
	执行功能缺陷综合征的行为学评价测试（behavioral assessment of dysexecutive syndrome，BADS）	评定日常生活中执行功能障碍，可以很好地反映执行功能障碍对日常生活的影响。包括六个分测验（转化卡片测试、动作计划测试、找钥匙、时间判断、动物园分布测试以及六元素测试），代表了不同的执行能力，即认知弹性、问题解决、计划、判断和估计、行为调节等
记忆力障碍的评估	Rivermead 行为记忆能力测试	具有很好的生态学效度，使用模拟的日常记忆任务，比如记姓名、记所藏物品、图片再认、故事即时回忆和延时回忆、路线即时回忆和延时回忆等，能很好地反映个案日常生活的记忆缺陷
	剑桥前瞻性记忆测试量表	Wilson 等为脑损伤患者设计的一份专门测试前瞻性记忆的量表，包含两类任务——基于事件任务和基于时间任务，通过测试可以评估患者总的前瞻性记忆能力，也可分别了解患者基于事件和基于时间的前瞻性记忆水平
注意力障碍的评估	日常专注力测试（test of every day attention，TEA）	将日常活动动作作为检测项目来评估注意力，包括 8 个分测验，即地图搜索、电梯计数、分心时电梯计数、视觉电梯、电梯上下运行计数、电话簿搜索、计数时电话簿搜索、彩票任务等，检测持续性注意力、选择性注意力、注意力分配以及转移性注意力等。能够有效地反映脑损伤者日常生活注意问题

第二种评估的方法：使用"以障碍为基础"的评估，关注个人因素的测量。首先治疗师通过详细病史询问和标准化的认知功能筛查从总体上大致检出患者是否存在认知障碍；再对初筛出的患者进行成套神经心理学测验，全面评估患者的认知功能；并在此基础上针对某一认知域进行专项评定，如注意力、记忆力、执行功能等。这些测验通常以"纸笔"测试为特征，是对个人因素的测量，在临床上常被视为治疗效果的指标，但这些测验没有考虑患者的作业需求以及实际的作业表现，脱离"以服务对象为中心"的理念。

二、认知功能障碍筛查

《中国脑卒中康复治疗指南》建议，康复小组进行早期认知功能筛查是十分必要的。筛查量表可以从总体上大致检出患者是否存在认知功能障碍，但不能为特异性诊断提供依据，即不能通过筛查或仅依靠筛查来诊断患者存在哪一种类型的认知功能障碍。通过筛查可以决定是否需要为患者进行进一步详细、深入的检查与评估。筛查类的评定简便易行，甚至可在床边进行，耗时短，一般在 20min 左右。临床常用的认知筛查量表包括简明精神状态检查、蒙特利尔认知评估等。

（一）简明精神状态检查

简明精神状态检查（mini-mental state examination，MMSE）是由 Folstein 等人于 1975 年编制，能全面、准确、快速地反映受试者的智力状态及认知功能缺损程度，是使用最广泛的认知功能缺损筛查工具之一，是痴呆筛查的首选量表。临床多用于 65 岁以上疑有认知功能缺损的老年人（包括正常人及各类精神病患者）的智力状态及认知功能缺损程度的检查及诊断。该量表简单易行，便于大型筛查。

1. 检查前　需准备的物品包括一支铅笔、一块手表、一张白纸和两张卡片，一张上面用较大字体清晰打印"请闭上你的眼睛"，另一张用于临摹图案。

2. 评定内容及计分方法　该量表包括以下 7 个方面：时间定向力、地点定向力、即刻记忆、注意力及计算力、延迟记忆、语言功能、视空间。MMSE 共 19 个项目，分为 30 个小项，每个小项回答正确得 1 分，回答错误或回答"不知道"得 0 分，量表总分范围为 0~30 分。分数在 27~30 分为正常，分数<27 分为认知功能障碍。认知功能障碍严重程度分级：轻度为 21~26 分，中度为 10~20 分，重度为 0~9 分。不同的教育程度，评判为痴呆的标准是不同的：文盲≤17 分，小学文化程度≤20 分，中学文化程度（包括中专）≤22 分，大学（包括大专）程度≤24 分。完成 MMSE 需耗时约 5~10min。目前，MMSE 中文版有多个版本，较流行的版本有北京版、粤语版、上海版等。表 5-2-2 显示了 MMSE 上海版的具体内容。

表 5-2-2　简明精神状态检查（MMSE）

序号	检查内容	评分
1~5. 时间定向	今年的年份？	10
	现在是什么季节？	10
	现在是几月份？	10
	今天是几号？	10
	今天是星期几？	10
6~10. 地点定向	你现在是在哪个省（市）？	10
	你现在是在哪个区（县）？	10
	你现在是在哪个乡（镇、街道）？	10
	这里是什么地方？	10
	你现在在第几层楼？	10
11. 即刻记忆	现在我告诉你三个东西，在我说完后，请你重复一遍这三种东西是什么。请记住这三种东西，过一会儿我还要问你 皮球、国旗、树木（各 1 分，共 3 分）	3/2/1/0
12. 注意力和计算力	请你算一算 100 减去 7，然后将所得的数目再减去 7，如此一直算下去，请你将每减一个 7 的答案告诉我，直到我说"停"为止 93、86、79、72、65（连续 5 次，各 1 分，共 5 分）	5/4/3/2/1/0
13. 延迟回忆	现在请你说出刚才我让你记住的那三种东西（各 1 分，共 3 分）	3/2/1/0
14. 命名	（出示手表）这个东西叫什么？	10
	（出示铅笔）这个东西叫什么？	10
15. 复述	现在我要说一句话，请你跟着我清楚地重复一遍："四十四只石狮子"	10
16. 阅读	（出示写有"请闭上你的眼睛"的卡片） 请你念一念这句话，并按着上面的意思去做。	

序号	检查内容	评分
17. 三步指令	我给你一张纸,请按照我说的去做,现在开始:"用右手拿这张纸(1分),用两只手将它对折起来(1分),放在你的左腿上(1分)"。(不要重复说明,也不要示范)	3/2/1/0
18. 书写	请你给我写一个完整的句子(句子要有主、谓语,且有意义)	10
19. 临摹	(出示图案)请你照这个样子把它画下来(只有绘出两个五边形的图案,交叉处形成1个小四边形,才算对)	10

总分

3. MMSE 临床使用的注意事项

(1) 尽可能在安静的环境下进行评估。

(2) 确定受试者是否需要眼镜、助听器等,评估物品事先准备齐全。

(3) 评估者先简要介绍评估的内容,多鼓励受试者,评估者的态度要随和,与受试者之间建立良好的关系。

(4) 评估者使用统一的指导语,避免超过规定内容的暗示。

(5) 每个评估项目只允许尝试1次。

(6) 受测者的反应不正确,评估者应开始下一个项目的评估。

(7) 给予受试者的反馈应当是中性的,而且通常不应当指出受试者的反应是对的还是不对的;若受试者特意询问自己是否做对了,评估者可以给予反馈。

(8) 项目11只允许评估者讲一遍,不要求受试者按物品顺序回答。如第一遍有错误,先记分;然后,再告诉受试者错在哪里,并再请他回忆,直至正确,但最多只能学习5次。

(9) 项目12为临床上常用的,同时检测受试者的注意力和计算力,因此评估者不得重复受试者的答案,也不允许用笔算。

(10) 项目17的操作要求次序准确。

(二)蒙特利尔认知评估

蒙特利尔认知评估(Montreal cognitive assessment, MoCA)是2004年由加拿大学者 Nasreddine 等根据轻度认知功能障碍(mild cognitive impairment, MCI)最常受损的认知领域研制而成,英文最终版于2004年修订完成,并正式投入临床使用。MoCA 是一个快速筛查 MCI 的评估工具,也是一种预测 MCI 发展成为痴呆的有效工具。

1. 评定内容及计分方法　MoCA 评定了许多不同的认知领域,包括注意与集中、执行功能、记忆、语言、视结构技能、抽象思维、计算和定向力等8个认知领域,通过11个项目进行评估,完成评估需时约10min,总分30分。该量表目前已被翻译成多种语言,在不同地区、不同版本的 MoCA 的划界分有差异,中文版 MoCA 多以26分作为分界线,≥26分属于认知正常,<26分提示认知功能障碍,若受试者受教育年限≤12年,应在得分基础上加1分,但总分不能超过30分。目前,MoCA 中文版有多个版本,较流行的版本有北京版、北京-广州版(普通话版)、长沙版、福州版、粤语版、香港版和台湾版,每个版本均附有标准化的使用与评分指导手册。图5-2-1以福州版为例来说明该量表的具体内容。

Montreal Cognitive Assessment(MoCA)
Chinese Fuzhou Version
蒙特利尔认知评估中国福州版

出生日期：＿＿＿＿＿＿

教育水平：＿＿＿＿＿＿　　姓名：＿＿＿＿＿＿

性别：＿＿＿＿＿＿　　检查日期：＿＿＿＿＿＿

视空间/执行能力			得分

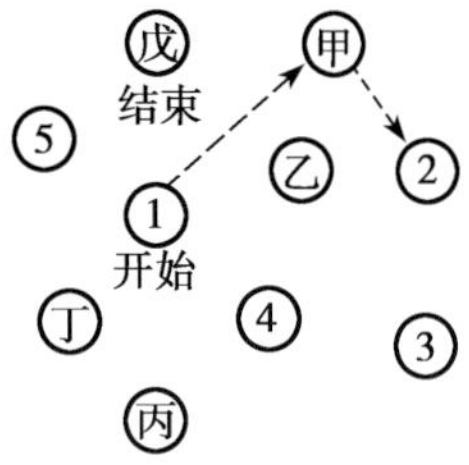

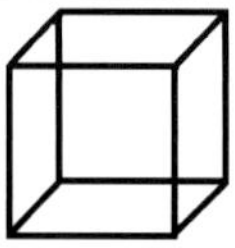

复制
立方体

画钟表(11点过10分)

[ ]　　　　　　　　[ ]

[ ]　　　[ ]　　　[ ]
轮廓　　数字　　指针

＿/5

命名

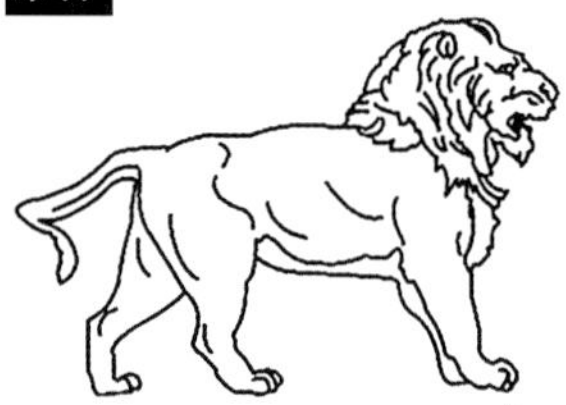

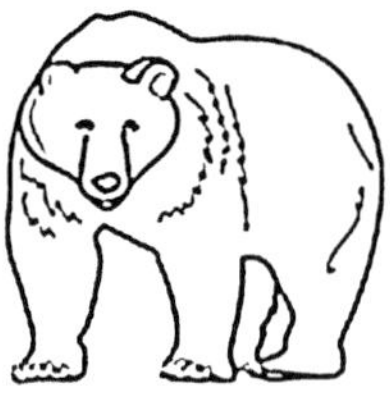

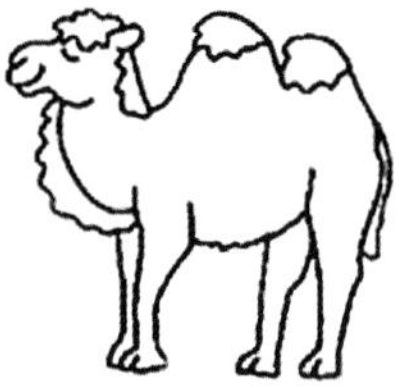

[ ]　　　　　　　　[ ]　　　　　　　　[ ]　　＿/3

记忆		面孔	丝绒	寺庙	菊花	红色	
朗读右侧词语,之后由受试者复述,不论第一次复述是否完全正确,重复朗读两遍词语,并提醒受试者5分钟后回忆。	第一次						不计分
	第二次						

注意	读出下列数字,请受试者重复(每秒1个)	顺背 [ ]21854 倒背 [ ]742	/2

读出下列数字,每当数字1出现时,受试者必须用手敲一下桌面,错误数大于或等于2个不计分

[ ]52139411806215194511141905112　　＿/1

100连续减7　　[ ]93　[ ]86　[ ]79　[ ]72　[ ]65

4~5个正确给3分,2~3个正确计2分,1个正确计1分,全部错误为0分　　＿/3

语言	复述: 我只知道今天小张来帮忙。 [ ] 狗在房间时,猫总躲在沙发下面。 [ ]	/2

流畅性: 1min之内尽可能多说出以"yi"同音的字开头的短语(2~4个汉字)。[ ] ＿ (≥4个计1分)　　/1

抽象	词语相似性: 如,香蕉—橘子=水果 [ ]火车—自行车 [ ]手表—直尺	/2

延迟回忆	回忆时 不能提示	面孔 [ ]	丝绒 [ ]	寺庙 [ ]	菊花 [ ]	红色 [ ]	仅根据 无提示回忆 计分
选项	分类提示						
	多选提示						/5

定向力	[ ]日期　[ ]月份　[ ]年　　[ ]星期几　　[ ]地点　[ ]城市	/6

图 5-2-1　蒙特利尔认知评估福州版(MoCA)

2. MoCA 量表与 MMSE 量表的比较　MoCA 量表较 MMSE 量表而言,涵盖的认知领域更加全面(表 5-2-3)。不需要额外的评估工具、节约人力和财力。对于 MCI 的筛查,MoCA 相对于 MMSE 有较高的灵敏度以及特异性,尤其是早期发现 MMSE 测试结果为正常的 MCI 患者,对于其早期干预、预防或延缓发展成为痴呆起着重要作用。

表 5-2-3　MoCA 量表与 MMSE 量表的比较

评估的认知域/项目	MoCA	MMSE
时间/地点定向	√	√
注意力	√(广度、选择、维持)	√(维持)
计算力	√	√
瞬时记忆	√(单词)	√(单词)
延时回忆	√(5 个单词)	√(3 个单词)
语言	√(复述、流畅性)	√(听说读写)
视空间技能	√	√
抽象思维	√(词语的相似性)	
执行功能	√	

3. MoCA 临床使用的注意事项

(1) 评估时需排除周围的干扰因素,在安静环境下进行。

(2) 受试者肢体活动障碍、听力或视力缺陷、心理因素等影响评估结果的,应予以重视。

(3) 评估者读单词或数字时的语速为每秒 1 个。

(4) 受试者需具备一定程度的文化知识,因此在文盲人群中的使用有局限性。

三、脑认知功能成套测验

洛文斯顿作业疗法认知评定(Loewenstein occupational therapy cognitive assessment,LOTCA)是以色列希伯来大学和洛文斯顿康复中心的专家们提出的,专为作业治疗师设计,用于评估脑损伤患者的认知功能状况,以及确定患者能否执行日常功能性任务。LOTCA 目前有三个版本,第一版(LOTCA)、第二版(LOTCA-Ⅱ)、动态版(DLOTCA)。该方法具有良好的信度与效度,该评估方法重视指导评估后的治疗,能与治疗密切结合。

LOTCA-Ⅱ是目前较常用的版本,包括 6 个领域:定向力、视知觉、空间知觉、动作运用、视运动组织和思维运作。总共 26 项评测。通过评定后即可了解患者每个领域的认知功能情况。具体评估内容及评分可见表 5-2-4。

四、注意力的评定

注意是心理活动指向一个符合当前活动需要的特定刺激,同时忽略或抑制无关刺激的能力。注意是一切意识活动的基础,也是其他认知功能(如记忆和执行)的基础,与皮质觉醒程度有关。

表 5-2-4　LOTCA-Ⅱ评估内容及评分

	评测项目	评分	备注
定向	1. 地点定向	1~8	
	2. 时间定向	1~8	
视知觉	3. 物体识别	1~4	
	4. 几何图形识别	1~4	
	5. 图形重叠识别	1~4	
	6. 物体一致性辨别	1~4	
空间知觉	7. 身体方向	1~4	
	8. 与周围物体的空间关系	1~4	
	9. 图片中的空间关系	1~4	
动作运用	10. 动作模仿	1~4	
	11. 物品使用	1~4	
	12. 象征性动作	1~4	
视运动组织	13. 临摹几何图形	1~4	
	14. 复绘二维图形	1~4	
	15. 插孔拼图	1~4	
	16. 彩色方块拼图	1~4	
	17. 无色方块拼图	1~4	
	18. 碎图复原	1~4	
	19. 画钟面	1~4	
思维操作	20. 物品分类	1~5	
	21. Riska 无组织图形分类	1~5	
	22. Riska 有组织图形分类	1~5	
	23. 图片排序 A	1~4	
	24. 图片排序 B	1~4	
	25. 几何图形排序推理	1~4	
	26. 逻辑问题(LQ)	1~4	
注意力及专注力		1~4	

（一）注意的特征

注意有 5 个维度,包括注意的广度、注意的紧张性、注意的持久性、注意的转移性和注意的分配性,分别代表注意的不同特征。

1. 注意的广度　范围特征,是在同一个时间内一个人所能清楚地把握注意对象的数量。正常人:8~9 个黑色圆点;4~6 个无关系的外文字母;3~4 个几何圆形。

2. 注意的紧张性　强度特征,是心理活动对一定对象的高度集中的程度。

3. 注意的持久性　时间特征,注意力在某一对象上保持的时间长短。

4. 注意的转移性　根据新任务的要求,主动及时地从一个对象转移到另外一个对象上。

5. 注意的分配性　进行两种或两种以上的活动时,能同时注意不同的对象。

（二）注意障碍的分类及表现

注意障碍主要包括以下几方面的问题:觉醒状态低下、注意范围缩小、持续性注意障碍、选择性注意障碍、转移性注意障碍、分配性注意障碍等。表 5-2-5 详细说明了各类注意障碍的表现。

表 5-2-5　注意障碍的分类及表现

注意障碍	障碍表现
觉醒状态低下	因网状结构功能障碍,患者对痛、触、视、听及言语等刺激的反应时间延迟,不能迅速正确地做出反应,导致患者对于刺激的反应能力下降
注意范围缩小	当患者集中于某一事物时,其他一般易于唤起注意的事物不能引起患者的注意
持续性注意障碍	指注意的持久性或稳定性下降,患者丧失在持续和重复性的活动中保持较长时间的注意于一定刺激上的控制能力
选择性注意障碍	由于脑损伤患者对突出刺激注意和不相关信息的过滤存在缺陷,导致患者不能根据需要集中于当前需要的特定刺激及剔除无关刺激
转移性注意障碍	患者不能根据需要,及时从当前的注意对象中转移到另外一个新的注意对象
分配性注意障碍	患者不能同时利用所有有用的信息,在同时进行两项任务时,常常会出现注意的分配障碍,表现为不能在同一时间做两件事

（三）注意的评定

1. 觉醒水平的评估　觉醒水平与网状结构的功能有关。觉醒状态低下表现为患者对痛、触、视、听,以及言语等刺激的反应时间延迟,即不能迅速、正确地做出反应。评定方法通常采用反应时评测。

反应时是指从刺激作用于机体到机体做出明显的反应所需的时间。测试可选择听觉或视觉等某一项单一的刺激,评测须预先向受试者交代采用何种刺激以及如何尽可能快速地做出相应反应。评测时,用计时器记录从刺激呈现到受试者的反应开始时的时间间隔。

2. 注意广度的评估　数字广度测试是评估注意广度的常用评估方法,尤其是倒背数字广度。数字广度测试是受试者根据评估者的要求正向复述或逆向复述逐渐延长的数字串的评估方法。通常以 2 位数开始,同一水平的测试,若答对一题,便可跳到下一水平的测试;若答错,需要再问同一水平的下一题,答对得 1 分。一个水平的评测通过后进入下一个水平的评测。如果同一水平的两组数字评测均答错,则评估结束,数字广度测试结果取最后通过的数字串水平。评测时,评估者以每秒 1 位数的速度说出一组数字,切忌成串地将数字脱口而出。正向数字广度测试要求受试者按照评估者所给予的数字顺序进行复述,逆向数字广度要求受试者从后向前复述评估者给予的一组数字。正常人正向数字广度为 7±2,逆向数字广度通常比正向少一位,即 6±2,数字广度与年龄以及受教育程度有关。表 5-2-6 举例说明了逆向数字广度测试方法。

表 5-2-6　逆向数字广度测试

数字广度	数字串	对√/错×
2	2-4	
2	5-8	
3	6-2-9	
3	4-1-5	
4	3-2-7-9	
4	4-9-6-8	
5	1-5-2-8-6	
5	6-1-8-4-3	
6	5-3-9-4-1-8	
6	7-2-4-8-5-6	
7	8-1-2-9-3-6-5	
7	4-7-3-9-1-2-8	
8	9-4-3-7-6-2-5-8	
8	7-2-8-1-9-6-5-3	
9	6-3-1-9-4-3-6-5-8	
9	9-4-1-5-3-8-5-7-2	
10	6-4-5-2-6-7-9-3-8-6	
10	5-1-6-2-7-4-3-8-5-9	

3. 注意持久性的评估

（1）划消测验：在开始测验前，评估者事先规定特定的目标物，然后给受试者一张整齐排列的混有少量目标物的同类非目标物表，要求受试者以最快的速度准确地划去目标物。材料可以是数字、英文字母、几何图形、符号等。例如要求受试者划去下列数字表中的"3"：

$$26405960934837119580427135144637995430236684 31$$
$$89361815068395113889434692476827810 43225210832$$

划消测验可以分为限定工作量和限定时间两种，前者是指完成相同工作量时所需要的时间，后者是指在相同时间内完成的工作量。评估结果详细记录划销时间、正确划消数、错误划消数、遗漏划消数等。

（2）连线测验：包括有两个类型，分别为 A 型和 B 型。A 型，在一张纸上印有 25 小圆圈，圆圈里随机标有数字 1~25，没有规律地散乱分布在纸张上，要求受试者快速且准确地按照 1、2、3 一直到 25 的顺序把它们连接起来，不能跳隔数字（图 5-2-2）。B 型，在一张纸上印有 25 小圆圈，13 个小圆圈里随机标有数字 1~13，另外 12 个小圆圈里随机标有英文字母 A~L，要求受试者快速准确地按照数字和字母交叉的顺序连接起来，如 1 连 A、A 连 2、2 连 B，一直连到 13 为止（图 5-2-3）。通常，测试注意力的持久性选用 A 型；B 型用于评估注意转移性和执行功能。

评估者为受试者指出起始 1 所在，然后开始计时。连线过程中，只有受试者将线连接到错误的目标时，才划叉提示出错；如果受试者自己发现出错，中途取消或者转移方向连接到正确的目标，则不算其出错。受试者有三次被提醒及复习规则的机会，三次错误之后，只提示出错，不再复习规则。评估者记录完成的时间，提示的次数，错误的次数及类型。

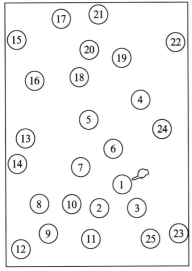

图 5-2-2　连线测验 A 型　　　　　图 5-2-3　连线测验 B 型

（3）听认字母测试：在 60s 内评测者以每秒一个字的速度念出无规则排列的字母，其中有 10 个为指定的同一个字母（以 B 为例），要求受试者在听到该字母时举手示意。

FGJHDBABEDFXBLKMBIYUYTBRWFXZBUOLBBRAQFGHEBTSTSBRQIPGSRASZTYE

一般会出现以下三种情况。①漏掉：没有示意目标字母；②失误：把非目标字母当作目标字母示意出；③保持失误：目标字母的下一个虽是非目标字母，受试者却不能停止举手示意。

（4）连续减 7 或倒背时间：连续减 7 测试可以采用 MMSE 的第 12 项进行。倒数 1 年中的 12 个月或者 1 个星期的 7 天也可作为评测注意保持能力的较好方法。

4. 注意选择性的评估　可采用删字测验。评估者在纸上无规律排列着 36 个字母，其中有 10 个大写字母，其他均是小写，字母和字母之间大多是空一格间隔，只有 4 个地方是空两个间隔。测试内容举例如下：

DfhkYPtEazvmOysBNklctJfScwxrguebMbia

测验 A 是将大写字母划掉，测验 B 是将大写字母和空两个间隔的前面的一个字母划掉。评估者记录时间、正确反应次数、错误反应次数、漏掉的次数等。

5. 注意分配性的评估　可采用听运动评测法，评测者将 5 种类似音以不规则形式排列，如"啪、哒、呀、哈、啦"等 5 个类似音，并以每秒一个音节的速度读出，要求每分钟有 10 个目标音，共测 5min，算出正确回答率和命中率，与正常人进行对照。计算方法是：正答率 = 正答数/50，命中率 = 正答率/总反应数。

五、记忆力的评定

记忆功能是人脑的基本认知功能之一。记忆是指能记住经历过的事物，并能在以后再现或回忆，或在它重新呈现时能再认识；或记住将来要实现的活动或意图（即前瞻性记忆）。从信息加工的角度来看，记忆是信息的输入、加工、储存和提取过程。根据记忆的方式和时间，可以将记忆分为不同的类别，例如根据其记忆的编码方式，将其分为视觉记忆、听觉记忆;根据记忆的时间长短,可以分为瞬时记忆、短时记忆及长时记忆。根据信息加工过程,可以将记忆的过程分为以下这几个步骤:输入、编码、搜索、提取(图 5-2-4)。

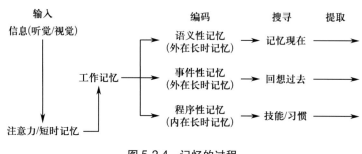

图 5-2-4　记忆的过程

记忆力障碍的患者进行评估时应在安静的环境下进行,避免外界干扰,以排除注意力障碍对评估结果的影响。以下从记忆时间的长短来阐述评估的方法。

(一)瞬时记忆的评定

常用评测方法包括数字广度测验、词语复述测验。

1. 数字广度测验　数字广度测验包括数字顺背和数字倒背测验,评测方法同注意障碍评定中的正向和逆向数字距评测。一次重复的数字长度在 7 范围内为正常,低于 5 则说明瞬时记忆有缺陷。

2. 词语复述测验　词语复述测验时评测者说出 4 个不相关的词,如排球、兰花、椅子、挖掘机,速度为每秒 1 个词,随后要求受测者立即复述。正常者能立即说出 3~4 个词。评测中重复 5 遍仍未答对者为异常,表明存在瞬时记忆障碍。

(二)短时记忆的评定

短时记忆的评估内容同瞬时记忆,但是在呈现评估内容后停顿 30s 再要求患者回忆评估中的内容。

(三)长时记忆的评定

长时记忆的评定可分别从情节记忆、语义记忆和程序性记忆等不同侧面进行。

1. 情节记忆　指与个人亲身经历有关的事件及重大公众事件的信息的记忆,涉及事件的时间、地点和内容。情节记忆障碍是长时记忆障碍最显而易见的表现,包括顺行性遗忘和逆行性遗忘两种类型。前者指回忆不起在伤病发生以后一段时间内所经历的事件,近期事件记忆差,不能保留新近获得的信息。后者指回忆不起在伤病发生之前某一阶段的事件。评定时从顺行和逆行记忆方面考察患者的再现和再认能力,以发现遗忘的特点。

2. 语义记忆　是指有关常识、概念及语言信息的记忆,包括常识测验、词汇测验、分类测验、物品命名及指物测验等。语义记忆障碍常见于脑部弥漫性损伤,如各类痴呆,以及一些颞叶病变的患者。

3. 程序性记忆　又称内隐记忆,即在自动潜意识水平学习有关行为技能、认知技能以及运算法则的能力,是完成自动、技巧性运动的能力,例如骑自行车,打羽毛球等。程序性知识经常难以用语言来描述。对于程序性记忆障碍的患者,尽管他们能够从基础上重新学习这些技能,但是在他们这样做时通常需要借助有意识地回忆所识的内容(外显性思考)。其结果是,可能永远做不到自动地毫不费力地完成那些在正常人看来是理所当然的简单运动任务。程序性记忆测验时,只需受测者完成指定的操作,例如开罐头、钉扣子、模仿折纸或简单的魔术技巧等。

（四）标准化的成套记忆测验

目前常用的量表由韦氏记忆量表（Wechsler memory scale，WMS）、临床记忆测验及 Rivermead 行为记忆测验法等方法。

Rivermead 行为记忆测验法（Rivermead behavioral memory test，RBMT）是英国牛津 Rivermead 康复中心于 1987 年编制的一套行为记忆测验法，这套行为记忆量表与以往临床上常用的记忆量表相比有其独到之处，它包含一些与日常生活关系密切的项目。RBMT 量表中包括 12 个分项目：记姓名、记被藏物、记约定、图片再认、路径即时回忆、路径延迟回忆、信封即时回忆、信封延迟回忆、定向、日期、脸部再认、故事即时回忆、故事延迟回忆。

六、定向力的评定

定向力是指一个人对时间、地点、人物以及自身状态的认知能力。定向力障碍是指个体对环境或自身状况的认知能力丧失或认知错误，多见于症状性精神病及脑器质性精神病伴有意识障碍时。定向力障碍是意识障碍的一个重要标志，但有定向力障碍不一定有意识障碍，例如酒精中毒性脑病患者可以出现定向力障碍，而没有意识障碍。

（一）定向力障碍的分类

1. 时间定向障碍是指患者分不清具体时间，如分不清上午、下午等。

2. 地点定向障碍是指患者分不清自己所在的具体地点，如把医院认为是自己的家，把工厂认为是学校。

3. 人物定向障碍是指患者分不清周围其他人的身份以及与患者的关系，如把教师认为是医生，把儿子说成是孙子等。

4. 自身的定向障碍是指患者对自己的姓名、年龄等分不清，如一个 76 岁的老人，认为自己 45 岁，一个农民认为自己是一个优秀的医生等。

5. 双重定向障碍是指患者认为自己同时在两个不同的地点，多见于精神分裂症。如一精神分裂症患者，认为自己既在医院，又在工厂。

（二）定向力障碍的评定

1. 使用量表进行评估　可采用认知功能筛查量表中的某些项目进行评估，如 MMSE、MoCA 等。

2. 提问法进行评估　可以采用以下的问题进行评估：

（1）你现在在哪里？你多大了？你生日是哪天？

（2）你现在在哪里？你现在所在的医院在哪里？你家住在哪里？

（3）今天的日期（要求说出年月日）？今天星期几？现在的时间（被检者不允许看表）？

患者在上述定向力评定中回答不准确，则表明有定向力障碍。但患者可能仅表现出某一方面的定向力障碍，如时间定向障碍或者地点定向障碍。

3. 定向任务评测　在虚拟或真实环境中进行，如要求受试者描述地图，或根据信息绘制地图等。

七、执行功能的评定

执行功能是人独立完成有目的、自我控制的行为所必需的一组技能，包含基本认知过程，例如注意控制、不适当反应（行为）的抑制、任务启动与控制、工作记忆和灵活性，以及高级认知功能,如计划、推理和解决问题等。这些都是复杂的神经心理过程,同时也是基础认知功能的统和与相互作用的结果,最易受到中枢神经系统疾病的影响。执行功能的评估结果对患者回归社会及职业的预后判断都有着非常重要的意义。

执行功能是更高一级的脑功能,对注意力、记忆力和运动技能等都会产生影响,并以这些基本能力统和方式表现出来,因此很难对执行功能做直接的评估,而往往是通过对其他功能的综合评测来反映执行功能的水平。

（一）直接观察法

对可疑有执行功能障碍的患者,在排除其肢体运动障碍的前提下,可要求其实际演示一些日常生活活动,例如刷牙、洗脸、梳头、吃饭等,观察患者是否存在反复进行片段动作的情况。持续状态和不能完成序列动作均为异常反应。

（二）威斯康星卡片分类测验（Wisconsin card sorting test，WSCT）

该测验是一种较为常用的客观的神经心理学评测,目前广泛应用于评测大脑额叶的执行功能。临床常用于评定受测者的抽象概括、注意力、工作记忆、视觉处理等方面的能力,是较为全面的评定。此测验可以较为客观、综合地反映受测者的认知功能。该测验应用范围广,适用于各种职业、文化阶层及年龄段的正常人群或各种心身疾患者。

（三）其他评测法

还可以应用下列一些简单的测验,以评定患者各个方面的执行功能:

1. 简单操作动作评测　这类评测要求患者按要求或按照一定的顺序不断变换 2~3 种简单动作,以测验患者是否具有适当的反应抑制能力。缺乏这种能力的表现通常是不能根据不同的刺激来变换应答,而是持续同一个动作,是额叶损伤的典型表现。

2. 做-不做测验　要求患者注意评测者的动作,并完成相应动作,共做 10 遍。可选择下列试验中的任意一项来进行:

（1）测验一:当评测者举起两个手指时,患者举起一个手指;当评测者举起一个手指时,患者举起两个手指。

（2）测验二:评测者敲击一下桌底面(以避免视觉提示),患者举起一个手指;评测者敲击两下,则患者不动。

完全模仿评测者的动作,或反复持续一个动作均提示患者缺乏适当的反应抑制,不能按不同的刺激来变换应答。

3. 序列动作评测　可以采取以下动作进行评测:

（1）Luia 三步连续动作:要求患者连续做三个动作,即握拳→把手的尺侧缘放在桌面上→手掌朝下平放在桌面上,即握拳→切→拍。

（2）手的交替运动:评测者示范动作要求,即同时完成一手握拳,另一只手五指伸展,然后两手动作交换,连续进行。

4. 问题解决能力的评测　问题解决能力或行为是思维的一种形式,是抽象概念形成能力的具体表现。解决问题的操作过程要求个体具有对实际情况(问题)的分析能力,具体包括判断力、计算力以及对抽象概念的理解和分析能力,在此基础上通过推理、判断选择解决问题的方案并实际操作具体方案。因此,对问题解决能力的评测应包括判断力评测、计算力评测、抽象概念的理解能力测验和推理测验等。

（1）判断力评测:可以采用以下问题进行测验。如:一年有几个月? 一斤鸡蛋大约有几个? 为什么冬天人们常穿深色衣服,而夏天多穿浅色衣服?

（2）计算力评测：计算力可以通过检测其数字计算的准确性来做出评定，主要包括：

1）心算：进行简单的个位数加、减、乘、除或较为复杂的计算，如两位数的加减法等。

2）笔算：受测者通过笔算进行两位数、三位数的加、减、乘、除等。

（3）推理测验

1）言语推理：言语推理测验评估的是个人合乎逻辑地运用词语的能力。本测验的题目涉及对词汇、类属关系以及词语间关系的理解，测量个体感知和理解用语言表达的概念和观点的能力。

2）非言语推理（系列概念的完成）：非语言推理可采用数字推理、字母推理或图形推理。①数字推理：数字推理能力测验评价的是个人合乎逻辑和理性地使用数字的能力。测验题目测评包含对诸如数列、数字转换、数字间关系的理解以及进行数字计算的能力。②字母推理：字母推理与数字推理类似，列出按一定规律排列的若干字母或字母串，请评测这串字母并在制定的空格处填写适当的字母。如：AZ、BY、CX、D ＿、EV，等。③图形推理：应用较广泛的图形推理测验有威斯康星卡片分类测验和瑞文推理测验。

第三节　认知功能障碍的作业治疗技术

认知功能障碍的作业治疗技术主要是针对存在认知功能损害的患者，提供以作业为基础的干预措施，以增进患者的认知功能、日常生活活动能力和社会参与度。

一、基本原理

一般来说，作业治疗的主要目标是直接增强或重新建立患者先前已学会的行为模式，协助患者通过由外在代偿机制建立新的认知活动模式，以及协助患者适应其认知障碍，以增进其整体的功能和生活质量。故而认知功能障碍的作业治疗技术基本原理大致可分为两类。

（一）重新训练患者受损的认知技巧

基本原理为脑神经回路具备可塑性，受伤后可通过再训练而修复或重组，恢复受损的认知技巧。

（二）发展患者新的代偿技巧以增进日常活动表现

基本假设为患者可通过未损伤的脑神经组织，或是仍保留的认知功能来学习新的策略，以代偿受损的认知技巧。

根据这两类原理，可以将治疗介入途径细分为三种，即矫治性途径、策略性途径和适应性途径。在临床上，认知功能的训练方式也有多种形式，如桌面基础认知功能训练（图 5-3-1）、计算机辅助认知功能训练（图 5-3-2）、基于虚拟现实技术的认知功能训练（图 5-3-3），以及模拟环境下的应用认知功能训练，如模拟超市购物训练（图 5-3-4）、日常生活活动应用认知训练（图 5-3-5）。

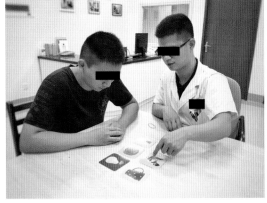

图 5-3-1　桌面基础认知功能训练

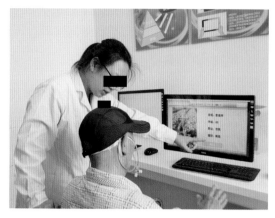

图 5-3-2　计算机辅助认知功能训练

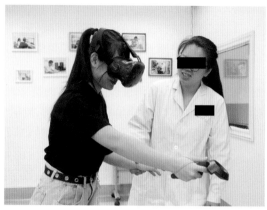

图 5-3-3　基于虚拟现实技术的认知功能训练

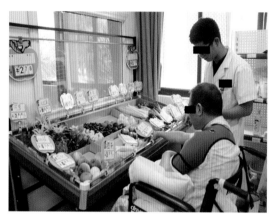

图 5-3-4　模拟超市购物训练

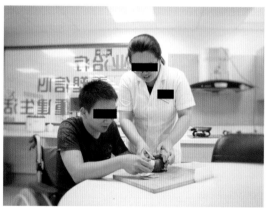

图 5-3-5　日常生活活动应用认知训练

二、认知训练技巧

面对有认知功能障碍的患者,治疗师需要掌握一定的认知训练技巧,才能够与患者及其家属之间构建良好的治疗关系。

（一）常规训练要点

1. 治疗环境　为患者提供一个能够避免因肢体不便、情绪激动所致受伤的安全环境;刚开始训练时环境应尽可能安静,随着治疗的进展逐渐增加干扰因素以使患者使用正常的生活环境状态。

2. 治疗性活动　作业治疗师常常设计治疗性活动进行认知功能训练,在设计治疗性活动时应该注意以下几点:

（1）强调治疗性活动能够改善患者的定向力、注意力、问题解决能力、执行功能、记忆力、计算力等。除了基础性认知功能训练以外,治疗性活动还应逐步过渡到应用性认知功能训练,能够引导患者综合地应用各项基础性认知功能,从而来提高患者认知功能在日常生活活动的实际应用能力。

（2）根据患者的实际情况设计个性化的治疗性活动,注意训练过程中的引导语也要根据患者的功能程度和进展情况由易到难、由多到少,使患者能够对外界做出合理的回应,以及能够处理和应对外界复杂的环境。

（二）指导语的使用

对于一个完整且成功的认知训练来说,个性化的治疗性活动和分级化的指导语使用是关键因素。一般情况下,指导语分为"静态模式"和"动态模式"两种。

1. 静态模式　传统"问-答"形式的评估或训练引导为"静态模式",这种方式不断以不同的表达方式重复同样的内容,而问题本身却不具有提供反馈信息来促进患者完成任务的作用。同时,这种静态式的指导语导致训练过程中不能发掘患者的潜能和难以学习新的经验,是一种更重结果而非过程的指导语形式。

2. 动态模式　动态模式的指导语因能提供医患间的互动关系,也可以作为评估过程使用或者促进患者学习,在认知训练中逐步被采用。动态模式的指导语主要包括三种引导形式:

（1）发现错误:给予带有反馈信息的指导语。

（2）集中注意:给予向关键任务信息注意转移的提示语。

（3）方法指导:给予患者完成任务方法的引导。

三、注意力障碍的作业治疗技术

注意力障碍可以表现为觉醒状态低下、注意范围缩小、保持性注意障碍、选择性注意障碍、转移性注意障碍、分配性注意障碍。以下通过矫治性途径、策略训练以及适应性途径三种途径进行说明。

（一）矫治性途径

根据患者不同的注意力障碍,设计相关的不同活动并加以训练,这种治疗途径称为矫治性途径。以下举例进行说明。

1. 举例一　转移性注意障碍的患者,表现为不能跟踪事物发展,完成事物的传递,例如学习两节不同的课程时,注意力停留在上一节的内容中,无法集中到当下的课业学习内。可采用以下作业治疗方法进行训练:

（1）训练物品:问题纸、按铃。

（2）训练要求:患者将会听到一段录音（也可由治疗师匀速读出信息）,要求患者在听到数值比前一个数值小的时候按下铃铛,治疗师需要记录正确个数、错误个数以及遗漏个数（表5-3-1）。

（3）指导语:我会读出一组数字,请认真听,当听到的那个数字比它前一个数字小的时候,请你按下你面前的铃铛。好的,我现在开始"8、1、5、3、2……"。

表 5-3-1　转移性注意障碍训练示例

81、53、2、74、891、0、6 101、54、119、132、1、73、9 100、5 581、498、2、74、118、6、104、2
正确数:
错误数:
遗漏数:

2. 举例二　保持性注意障碍患者,表现为不能进行长时间的活动、易于中断,例如:若患者仅能够维持 1min 的注意力,则该患者不能进行超过 1min 活动。可采用以下作业治疗

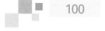

方法进行训练：

（1）训练物品：纸、笔。

（2）训练要求：患者将会听到一段录音（也可由治疗师匀速读出信息），当听到偶数时，患者需要在纸上记录听到的信息，并标明出现次数。治疗师需要记录正确数、错误数以及遗漏数（表 5-3-2）。

表 5-3-2　保持性注意障碍训练示例

| 0347437386369647366146986371 |
| 9774246762428114572042533237 |
| 1676022766565026710732907978 |

正确数：

错误数：

遗漏数：

要注意的是，注意力的训练效果常特定化，仅反映在训练活动本身，无法完全转移到患者的日常生活中。因此，治疗师应尽量避免患者反复练习简单的注意力活动，活动设计需个别化，并应尽量在较复杂、甚至是功能性的活动中训练，较有机会促进患者的学习转移。表 5-3-3 体现了针对不同类别的注意力，治疗师设计治疗性活动的原则。

表 5-3-3　不同类别注意力训练的活动设计原则

注意力类别	活动设计原则与范例
保持性注意力	原则：活动强调尽可能将患者的注意力维持在活动刺激上，且持续一段时间 示例：要求患者注意听录音带（或广播）播放的内容，听到某特定的目标字（例如"我"）则做出反应（例如拍桌子或记录共出现几次）：或是让患者进行各种删除测验，圈选出特定的目标刺激
选择性注意力	原则：活动强调要求患者注意目标刺激，同时忽略干扰的刺激 示例：可将训练持续性注意力的活动加上背景的噪声或其他干扰刺激。例如在嘈杂的环境中要求患者对录音带播放内容中的特定目标做反应
转移性注意力	原则：活动强调要求患者跟随治疗师的指令，在不同的目标刺激间转移其注意力 示例：原本要求患者对录音带播放内容中的特定目标字（例如"我"）做反应，当治疗师说："换"时，患者需要立刻改成对另一个目标字（例如"的"）做反应；或是让患者进行字母删除测验时，原本圈选"E"，当治疗师说"换"时，患者需立刻改成圈选"A"
分配性注意力	原则：活动强调要求患者同时注意或执行两项以上任务 示例：要求患者阅读一段文章，同时计算特定字（如"的"）出现的次数；或要求患者进行删除测验的同时并对录音播放内容中特定字做出反应

（二）策略性途径

训练目的主要在于协助患者学习如何控制、监控或避免自己出现注意力问题（例如讯息处理速度缓慢、分心、冲动、遗漏或过于强调小细节等），以提升其日常活动的作业表现。以下举例进行说明。

1. 举例一　注意力障碍的患者因讯息过多或处理速度缓慢，导致其产生时间压力，例如无法在规定时间内完成任务，或对于突发情况不能应对等。

（1）训练物品：秒表。

（2）训练要求：要求患者根据治疗师的要求按下秒表，在每 10s 后自动按下停止计时，并根据患者表现逐步延长时间；若误差时间小于 1~2s，则要求患者不再看表，改为心算到 10s 停止，可逐步延长时间；同样若误差时间小于 1~5s，可改为一边与患者对话，一边要求患者进行上述训练，要求患者不因对话而分散注意力。

2. 举例二 注意力障碍的患者因外界信息干扰或后续活动步骤影响，导致其产生注意力偏转，例如无法对于突出刺激信息进行过滤，或受外界干扰无法继续当前任务等。

（1）训练物品：录音机。

（2）训练要求：要求患者根据听到的不同类型音频，做出不同的动作或表情，并根据患者表现逐步增加音频数量与动作难度；若患者能够在无外界干扰的情况下完成 4 组音频与动作（或表情）的对应，则适当增加环境噪声，或者要求患者计数各组音频播放的数量。

具体的注意力策略训练见表 5-3-4。

表 5-3-4 促进注意力的相关策略

策略类型	内容
一般性策略	了解会导致注意力分散的因素，并在活动过程中随时自我监控 当觉得注意力不集中时，暂时休息 进行任何活动时，先注意整体情况，再注意细节 做任何反应前，再评测一次，确认是否有信息未注意到
察觉训练技巧	自我预测、自我评估、自我提问等技巧皆可合并用于各种策略训练，可协助患者监控自身注意力的情况
自我引导策略	要求患者通过说出活动的指令或步骤，以自我提示的方式引导活动的进行，此策略可协助患者将注意力集中在活动上
自我管理策略	鼓励患者自我监控活动的进行，避免或控制出现分心的情况 训练患者调整进行活动的步调，建立实际可行的目标 对于交替性或分散性注意力不佳的患者，教导其先将突发的想法迅速记录下来，以便稍后处理，而不干扰目前进行中的活动
时间压力管理策略	主要教导患者处理因信息过多或处理速度缓慢所产生的时间压力，以提升注意力的表现。其策略步骤如下：①了解时间压力的存在；②避免时间压力；③有效处理时间压力；④鼓励自我监控

所有策略都应尽量结合在患者每天的日常活动中进行训练，治疗师还应当监控和记录患者在不同活动里使用策略的频率，以及注意力和活动的表现，给予适当的回馈，以逐步塑造患者控制注意力的行为。

（三）适应性途径

该途径的目的在于降低日常活动或环境对于注意力的需求，提高患者的功能性表现。其主要原则为增加需要患者注意的物品的显著性、减少或限制患者同时需要注意的信息的数量。适应性途径可从以下两个方面进行调整：

1. 活动调整

（1）简化活动的指令，一次只说明一个步骤。

（2）分解活动的步骤，一次只进行一个步骤。

（3）活动进行时尽量远离杂乱或干扰的刺激,外出时避开人潮拥挤的时段。

（4）限制注意项目及对象数量,可以事先帮患者准备好与活动相关的物品。

2. 环境调整

（1）环境尽量整齐、结构化,减少杂乱的视觉刺激。

（2）环境尽量保持安静。

（3）重要的物品、电器的开关或重要的讯息贴上明显的标签或做记号。

（4）常用的物品放在明显易见的地方,并加强与背景的色彩对比。

四、记忆力障碍的作业治疗技术

根据其记忆的过程,常见的记忆障碍主要有记忆减退、遗忘、虚构等;在日常生活中的具体表现为忘记刚刚谈话的内容;跟不上别人谈话的内容、在跟别人进行对话时有困难;忘记在家中曾摆放过物件的地方、忘记离家外出时要带的东西;忘记约会和想要做的事;忘记过去已发生的事情的先后次序、别人的名字、电话号码、他需要去买的东西;在街上迷失方向或忘记别人已告诉他的前行方向等。通过不同的记忆障碍的作业治疗技术,以提升患者的记忆功能、日常生活活动能力和参与能力。

（一）矫治性途径

矫治性途径主张患者受损的记忆功能能够通过不断的记忆训练而加强,因此,治疗师可设计各种需要记忆的桌面治疗性活动或计算机辅助认知活动来增进患者的记忆功能。例如要求患者反复不断地练习记忆字卡、新闻、电话号码或扑克牌游戏等。此为直接针对记忆的训练模式。然而,由于记忆与其他认知功能的关系十分密切,特别是注意力,因此治疗师也可通过训练患者的注意力或其他认知功能的活动中,间接促进患者的记忆表现。下列以例子来说明通过矫治性途径来提高记忆力。

1. 举例一   对于视觉或听觉输入信息的无法进行正确回忆的患者,时常因忘记谈话内容或者任务要求,导致其无法完成任务等。

（1）训练物品:报纸、短文等(信息载体)、计时器。

（2）训练要求:患者需要在规定时间内记忆所需信息,然后回答治疗师提出的相关问题。指导语:我将会给你看(或是听)一些信息(可以为文字、图片或语音等),然后请你记住它们,并根据我的问题进行回忆回答。治疗师记录患者记忆规定内容的时间,同时记下回忆过程用的时间,并做好患者回忆内容的记录。

2. 举例二   对于视觉-形象类型的信息以及位置信息记忆较差的患者,时常会忘记人名、找不到个人物品或是在外迷失方向等。

（1）训练物品:人物照片、计时器。

（2）训练要求:患者在规定时间内记忆标注名字的真人照片,并能够完成姓名对应照片(指导语:请你尽量记忆照片中人的样貌及名字,完成后就告诉我)。治疗师记录患者记忆面孔对应姓名的时间,然后让患者回忆相关内容,记录正确的人名和回忆时长。

3. 举例三   利用患者现存的记忆功能,对过往事情或经历进行追忆与强化,以达到改善患者记忆力的目的。

（1）训练物品:老照片、日历或是老物件。

（2）训练要求:患者根据展示的物品说出有关的故事经历等(指导语:请你告诉我这个物品和你之间的故事),治疗师需要记录患者的反应,并前后对照,帮助患者加深记忆。

需要注意的是,治疗师需要注意日复一日地保持恒定重复的常规和环境,并将外界环境中信息的量和呈现条件控制好,例如每次提供的信息量从少到多、信息内容从简单到复杂、信息重复次数从多到少等。

（二）策略性途径

促进记忆力的策略训练主要包含内在策略、外在策略、无错学习等技巧训练。

1. 内在策略指的是通过调动自身因素,以正常或损害较轻的功能代偿受损或损害较重的功能而改善或补偿记忆障碍的一些方法。例如图像法、关键词法、联想法、故事法、PQRST法(深层信息处理)等(表 5-3-5)。

表 5-3-5　内在记忆策略

策略	具体内涵
图像法	将要记住的信息以一幅图画的形式在脑中建构视觉图像将记忆的内容加以组织,以协助后续的联想
关键词法	将要记住的每一个词或短语的关键字词编成自己熟悉、好记且有意义的字组,协助回想所代表的每个词
联想法	利用联想相关的线索或讯息来帮助回想新事件的资讯
故事法	将记忆的内容编成故事,以加强记忆输入
PQRST 法	P:浏览阅读材料的大概内容 Q:就有关内容提问题 R:带着来回答问题的目的来阅读材料 S:复述 T:回答问题

2. 外在策略　指导患者使用代偿记忆损伤有关的外在辅具或线索。常用的外在辅具包括:

（1）书写类:记事本、日历、日程表、便利贴、清单和布告板等。

（2）电子类:闹钟、计时器、具有记忆按键的电话、手机和录音机等。

（3）电脑类:台式机、笔记本电脑或掌上电脑、平板等。

（4）特定活动类:药盒、计算器、定时器等。

患者成功使用外在记忆辅具是需要广泛练习的,治疗师不能期待在建议患者使用后,他们便会自动去用。因此,治疗师必须循序渐进地训练患者如何使用记忆辅具,并在不同情境下加以练习,才能有效地促进患者自发性使用记忆辅具,提升日常功能。例如使用记事本的训练主要包括三个阶段:首先训练患者如何使用记事本;接着训练其在什么时间和地点需要使用记事本;最后训练患者如何更新记事本的内容,且在不同的真实情境下使用。治疗师在设计相关的训练活动时,需考量患者的日常生活情况和需求,并随着患者的进步,逐步增加记事本的内容和复杂程度。

（三）适应性途径

可由活动或环境的调整和特定功能性技巧训练着手。活动或环境调整的目的主要在于降低活动或环境的记忆需求,让患者可以通过最少量的记忆能力便能执行日常活动。主要原则如下:

1. 环境整齐和结构化　尽量将重要物品放在固定的位置,或是患者一定会看到的地方,以免患者因记忆不佳而找不到。

2. 使用标识　在抽屉、橱柜、衣橱等表面贴标签,明示其内容物是什么。

3. 使用提示卡或图卡　在重要的地方放置提示卡或图卡。例如可将家中常用物品的位置以图卡标示,或是在门前放置提示卡提醒患者出门前需记得做的事情等。

4. 提供清单　将患者需执行的日常活动的步骤,例如盥洗、穿衣、电器使用、烹饪等的步骤列在清单上,贴在适当的位置提供患者参考。此外,也可将患者必须完成的事列成清单,提示患者记得去做。

5. 家属或主要照顾者的教育　治疗师需教育家属或主要照顾者如何进行活动或环境的调整,以及如何增加患者记忆的机会。例如要求患者复述几次有关活动的指令或重点,鼓励患者忘记时便提问等。

适应性途径被建议为是中度或重度记忆损伤患者的主要临床处理方式。特别是直接应用于功能性活动中,能改善患者的活动表现。

五、定向力障碍的作业治疗技术

定向力障碍的患者主要会对与人物、地点、时间和情境相关的讯息产生混淆,故作业治疗介入的目标在于增进患者对于相关的人物、时间、地点等信息的了解。主要可以通过以下三种介入途径进行定向力训练。

(一)矫治性途径

在矫治性途径方面,治疗师可设计个别化的现实定向感计划来提示患者对特定的相关人物、地点和时间信息的了解。以下举例说明。

1. 举例一　时间定向训练。

(1)训练物品:准备好写有与时间日期相关问题的答题纸和笔。

(2)训练要求:告知患者"请仔细阅读下列问题,并在空白处填上答案。如有任何疑问,可向我提问。"记录患者回答正确答案的数量和需要提示的数量,也可以记录完成的时间。不能书写的患者可通过问答的形式来完成(表5-3-6~表5-3-8)。

表5-3-6　时间定向训练示例一

时间定向答题卡
请写出今天的日期　　　　＿＿年＿＿月＿＿日
请问今天是星期几?　　　　星期＿＿＿
现在的时间是?　　　　＿＿＿
现在是什么季节?　　　　＿＿＿
你生病多久了?　　　　＿＿＿

表5-3-7　时间定向训练示例二

节日(连线配对题)	
除夕夜	农历九月初九
中秋节	公历十月一日
重阳节	公历一月一日
端午节	大年三十
国庆节	农历五月初五
元旦	农历八月十五

表5-3-8　时间定向训练示例三

节日列举答题卡(请按照月份列举出节日)						
月份	1月	2月	3月	4月	5月	6月　………
节日						

2. 举例二　空间定向能力。

（1）训练物品：准备写有与地点相关问题的答题纸和笔。

（2）训练要求：告知患者指导语"请仔细阅读以下问题，并在空白的位置上填上答案。如有任何疑问可以问我。"记录患者回答正确答案的数量和需要提示的数量，也可以记录完成的时间。不能书写的患者可通过问答的形式来完成（表 5-3-9）。

表 5-3-9　地点定向训练示例

地点定向答题卡	
您现在所在的城市是哪里？	＿＿＿＿＿＿
您现在所在的场所是哪里？	＿＿＿＿＿＿
您现在所在的楼层是哪一层？	＿＿＿＿＿＿
您家的地址是什么？	＿＿＿＿＿市＿＿＿＿＿区＿＿＿＿＿街道
	＿＿＿＿＿小区＿＿＿＿＿单元＿＿＿＿＿楼

3. 举例三　人物定向能力。

（1）训练物品：准备好与家人相关问题的答题纸和笔。

（2）训练要求：告知患者，指导语："请仔细阅读以下问题，并在空白的位置上填上答案。如有任何疑问可以问我"。记录患者回答正确答案的数量和需要提示的数量，也可以记录完成的时间。不能书写的患者可通过问答的形式来完成（表 5-3-10）。

表 5-3-10　人物定向训练示例

家人认知答题卡
您的丈夫/妻子的名字是＿＿＿＿＿
您有个兄弟姐妹，他们的名字分别是＿＿＿＿＿
您有个孩子，他们的名字分别是＿＿＿＿＿

（二）策略性途径

训练患者学习主动寻找环境中的外在线索，以减少其定向力混淆。例如训练对时间定向力不佳的患者，在不知道相关的时间讯息时，能主动在环境中寻找时钟、手机提示或日历等线索帮助自己知道时间。又如，当患者因对地点的定向力不佳而找不到自己的房间时，治疗师可提供引导方向的箭头等外在线索，训练患者主动寻找这些线索来找到自己的房间。当患者开始使用任何外在线索时，治疗师必须立即给予正向的回馈，以增强其正确的行为表现。治疗师需随患者的进步情况，逐渐减少外在的线索提供，并且要在不同的环境下训练患者使用这些寻找外在线索的策略，才能进一步促进其能力的泛化。

（三）适应性途径

主要通过由活动或环境的调整来提升患者的功能表现。活动的调整原则为将患者每天例行活动的进行时间加以固定，让患者每天重复同样的时间表可以降低其混淆的情况。而在环境调整方面的主要原则为提供明显的外在线索，而不需协助。例如使用闹钟自动提醒患者有关时间的信息；或是在患者房间内放置色彩鲜明的时钟和日历，让其很容易就能看到这些线索，了解时间相关的信息。此外，环境中的物品摆放或房间的配置也需尽量固定。而相同的原则也需要教育主要照顾者，以提升患者在家中的独立功能。

六、执行功能障碍的作业治疗技术

执行功能障碍的患者常表现为不能做出计划、不能进行创新性的工作、不能根据规则进行自我调整、不能对多件事进行统筹安排等,尤其影响患者的日常生活、学习工作中的表现。作业治疗师可以通过以下三种介入途径进行训练,帮助患者提高对解决问题技能的自我意识,学习如何监控这些技能的有效性,并在必要时自我纠正。

（一）矫治性途径

由于在非结构化的活动中特别需要各种执行功能的要素,包括起始计划、组织、决策、问题解决、推理、排序和分类能力,因此治疗师可设计各种非结构化的活动来训练执行功能障碍患者。非结构化的活动包括各种工具性日常活动,例如计划旅行、购物、寄信等;或是休闲活动,例如拼图、扑克牌游戏等。但在训练过程中,治疗师仍需结合下文介绍的各种策略训练,才能有效地促进患者的执行功能。以下以几个示例说明。

1. 举例一　模拟超市购物。

（1）训练物品:购物清单,模拟超市,笔,计算器和秒表。

（2）训练要求:训练开始前给患者购物清单,告知要求:"这张清单上是你需要采买的物品,请你将清单内的物品根据类别分类购买,并且需要计算总金额。当购买完毕后,将物品放在柜子或冰箱中,如果你没有问题,现在准备,开始!"。模拟超市购物清单见表5-3-11。

可以通过改变清单中物品数量或者限定总金额来进行活动的分级。

表 5-3-11　模拟超市购物训练示例

模拟超市购物清单
猕猴桃 2 个　苹果 2 个　香蕉 5 根　上海青 5 棵　苦瓜 2 根 　　　菠萝 2 个　洗涤剂 1 瓶　洗碗布 1 块　汤匙 2 把　筷子 2 双
总金额:

2. 举例二　日常计划练习。

（1）训练物品:测试纸、笔。

（2）训练要求:要求患者根据适应情况的活动安排日程顺序,告知患者指令后即可开始练习:"这里是你某天所需做的事情,请你安排好并写下你做每件事的先后顺序。"事件的复杂度可作为活动分级（表 5-3-12）。

表 5-3-12　日常计划训练示例

日常计划
今天你很忙,你要去医院复诊,要去商场买装饰材料布置今晚的生日聚会,去加油站加油,去邮局寄一份包裹,去银行取钱支付复诊费用,你又要去订一个生日蛋糕,带医生的药方到药房配药,还约了朋友吃午饭。 　　　活动安排: 　　　原因:

（二）策略性途径

针对患者某些薄弱的执行功能,也可以通过以下策略训练帮助患者改善其作业活动表现。

1. 自我暗示或口头调解策略 此为要求患者在进行活动前或活动过程中,口头说出自己对此活动的执行计划和步骤的策略。其目的在于提高患者的自我调节能力,强化其计划与问题解决能力。患者说话的音量可由起初的大声而逐渐变小,进而内化成以默念的方式进行。

2. 目标管理训练 此策略训练的主要目标为增强患者维持目标导向行为的能力。治疗师首先要求患者暂停手边的所有活动,先确认自己目前的情况,接着让患者确认目前应该执行的活动是什么,选择主要的活动目标和次要目标,并列出执行步骤再去实践,直到完成活动后再检验效果。治疗师在此期间给予适当提示信息。

3. 问题解决训练策略 训练问题解决能力的策略主要包括教导患者将复杂的活动区分为数个较小且容易处理的步骤,然后再逐一执行,以及训练患者依照一般问题解决的历程来处理所面临的问题。治疗师需教导患者先确认问题所在,再明确地分析和定义问题是什么,接着找出所有可能的解决方案,详细考虑决定最佳的方案,然后实际去执行,最后再评估问题解决的成效。治疗师可设计与问题解决相关的问题作为线索,训练患者在需要问题解决的活动中,以这些问题提醒自己如何去解决问题。自我提问的问题可以是:我现在必须做什么? 我需要更多信息吗? 我接下来要做什么? 我是否已经确认了所有重要步骤? 我了解问题所在吗? 有哪些解决方法? 我是否选择了最正确的解决方法等。

（三）适应性途径

对于执行功能不佳的患者,适应性途径主要从活动或环境的调整着手。其目的在于降低活动或环境所需的各种执行功能要素,让患者可以顺利地完成日常活动。治疗师需仔细评估患者的生活环境,才能有效地进行相关的调整。其主要原则如下:

1. 环境整齐和结构化 尽量减少干扰刺激的数量可将患者进行活动所需的物品事先准备好,或依照使用顺序排列,让执行功能不佳的患者可以较容易地完成活动。

2. 简化活动 可事先对患者需执行的活动内容进行组织和规划,将复杂的活动分成数个步骤来完成。或简化活动的步骤,且一次只给一个步骤的指示,都可减少患者需要计划或是组织的机会。

3. 提供外在线索 可在适当的地方放置手写的便利贴或清单,提示患者活动执行的步骤或解决问题的方法。若针对起始能力不佳的患者,可提供闹铃或播放录音内容,提醒患者开始去执行特定的活动和正确的步骤。

在开展认知功能障碍的作业治疗时,需要在训练的前期提供一个能够避免因肢体不便、情绪激动所致受伤的安全治疗环境;刚开始训练时环境应尽可能安静,随着治疗的进展逐渐增加干扰因素以使患者适应正常的生活环境状态;同样,在训练的过程中,应主要以治疗性活动来改善患者的定向力、注意力、问题解决能力、自我纠错力、指令执行力、记忆力、计算力、组织排列能力及分类能力。当患者的各项认知能力有所提高时,应给予更为综合的日常执行训练任务来提高患者的认知功能运用能力;除此之外,治疗师需要为患者制定个体化的训练任务,注意训练过程中的引导语也要根据患者的功能程度和进展情况由易到难、由多到少,使患者能够对外界产生合理的回应直到能够处理和应对外界复杂的环境。

（蔡素芳）

参 考 文 献

［1］董强,郭起浩,罗本燕,等.卒中后认知障碍管理专家共识［J］.中国卒中杂志,2017,12(6):519-531.

［2］Cicerone KD,Langenbahn DM,Braden C,et al. Evidence-based cognitive rehabilitation:updated review of literature from 2003 through 2008［J］. Arch Phys Med Rehabil,2011,92:519-530.

［3］Peterson R C,Lopez O,Armstrong MJ,et al. Practice guideline update summary:Mild cognitive impairment［J］. Neurology,2018,90(3):1-11.

［4］Edmans J. Occupational therapy and stroke［M］. Hoboken:Wiley-Blackwell,2010.

［5］Fang Y,Tao Q,Zhou X,et al. Patient and family member factors influencing outcomes of post-stroke inpatient rehabilitation［J］. Arch Phys Med Rehabil,2016:249-255.

［6］张善纲,范建中,陈平雁,等.洛文斯顿作业疗法认知评定中文量表信度和内在效度的初步研究［J］.中华物理医学与康复杂志,2004,26(9):530-534.

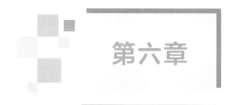

第六章

手功能障碍的作业治疗技术

第一节 概　　述

一、概念及分类

手是人体最重要的结构之一,除了完成许多粗大功能外,还参与日常生活中的各种精细活动。通过手的触摸可以获得物品的材质、质感等信息;通过手部动作可以表达安抚或鼓励等情感以及交流思想(如:同意、否定、告别、赞扬等)。用手指的屈伸、对指和抓握等功能可以完成取物和操作活动。手功能障碍会严重影响患者的日常生活、交流、工作、学习和休闲等活动。手功能障碍的作业治疗是指依据患者上肢和手的不同功能状态,在全面、系统评估的基础上实施作业治疗。根据应用角度、实施方式或依托媒介的不同,可大致分为常规作业治疗方法,如体位摆放、主被动运动、压力治疗、贴扎技术、感觉重塑训练等;依托物品或工具的方法,如计算机辅助技术、矫形器应用、康复机器人等,从关注个人功能到环境功能的环境改造方法等。

二、手功能障碍的原因与表现

这里主要侧重描述手功能障碍的原因及在日常生活中的表现。根据损伤情况及来源的不同,手功能障碍的原因可大致分为周围神经损伤(如桡神经损伤、正中神经损伤、尺神经损伤等),中枢神经损伤(如脑卒中、脑瘫、脑外伤后手功能障碍),以及其他原因(如乳腺癌术后手功能障碍)。

上肢和手的功能占据全身整体功能的很大比例,在日常生活活动能力评分中有多项评分与上肢和手功能直接相关,对患者日常生活活动能力具有深远影响。不同原因的手功能障碍具有不同的日常活动表现,不同功能障碍如感觉或运动功能又对患者产生不同影响。

周围神经损伤所致手功能障碍常具有典型的表现,如桡神经损伤的"垂腕征"、尺神经损伤的"爪形手"、正中神经损伤的"猿手"等因典型的肌肉功能下降而导致某些特定功能动作完成效果下降或不能完成,影响如握杯喝水、旋转瓶盖、扭转钥匙、提物品等日常生活动作,另外还由于神经损伤导致相应支配皮区感觉障碍,出现感觉下降、感觉缺失等,从而容易造成日常活动中手部二次损伤。

中枢神经损伤所致手功能障碍则可能具有软瘫、硬瘫等不同肌张力情况或者处在不同功能分期的状态。较为经典的方法可将手功能障碍情况划分为实用手、辅助手以及失用手三大表现,分别对应其在日常生活活动中患手的功能体现。实用手指患者在日常生活中能较好使用并发挥双手的功能,达到较高的能力要求,满足基本的生活需要;辅助手指患手不能发挥功能,但能辅助健手实现整体功能;失用手则指患手已经缺失单独使用或辅助健手的功能,无法实现功能的手,该情况将较大程度地影响患者的日常生活。

其他原因,如乳腺癌术后手功能障碍则不同于周围神经损伤或中枢神经损伤的情况,它可能带来疼痛、关节粘连、麻木、肿胀等多种症状或体征,这些表现也直接影响着患者的日常生活。如疼痛影响了患者的睡眠质量,关节粘连影响患者功能动作的有效实现,麻木影响患者的感受甚至情绪与精神状态,而肿胀则严重影响患者的功能活动及美观等。

(贾　杰)

第二节　手和上肢功能评定

手和上肢的功能评估可以帮助治疗师了解损伤的情况、功能障碍的严重程度以及损伤后可能对患者造成的影响,同时可以帮助康复治疗人员进行疗效和预后评估。评估时治疗师应查阅病史及手术记录、影像资料、询问受伤过程、患病情况及就诊情况等,然后进行系统、详细的评定,确定患手损伤的情况、功能障碍特点及严重程度。

手功能的发挥依赖于整个上肢及腕部的稳定支持、手的稳定和精确调控能力,评定时应了解整个上肢的功能。进行手和上肢功能评定的目的主要包括:①确定患侧上肢及手结构与功能损伤的程度;②确定有无畸形或关节挛缩;③确定患者活动能力受限的程度,如能否独立完成日常生活活动,完成情况,怎样完成,是否依赖他人及依赖程度;④确定患者社交、参与能力的受限程度;⑤制定功能康复方案,评估康复进度及疗效;⑥评估职业能力用以工伤鉴定。手和上肢功能评定流程见图6-2-1。

手和上肢功能评定的主要内容包括:需求评定、外观检查、利手评定、感觉评定、疼痛评定、手的基本运动功能评定、耐力评定、精细和协调能力评定、ADL以及职业能力评定等(表6-2-1)。

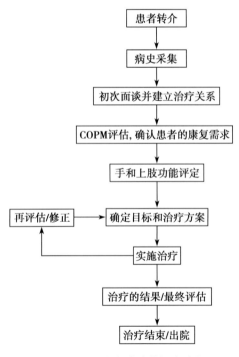

图 6-2-1　手和上肢功能评定流程

表 6-2-1 手和上肢功能评定项目汇总表

项目	评定内容	工具、方法
需求评估	患者需求	COPM
利手评定	利手	中国人利手调查表
神经评估	自主神经功能检查	碘淀粉试验、茚三酮试验、O'Rian 温水浸泡起皱实验
	神经损伤部位及再生情况	Tinel 征
	臂丛神经	三角肌反射、肱二头肌反射、桡骨膜反射、肱三头肌反射,肌力评定
	正中神经	Phalen 试验
	尺神经	Froment 试验、Wartenberg 试验
外观检查	外观及皮肤状态:皮肤颜色、瘢痕、皮温、有无萎缩	温哥华总医院疤痕评估法
	畸形或残缺	
感觉	浅感觉	触觉、温度觉、痛觉等
	深感觉	关节位置觉、运动觉、振动觉等
	复合感觉	实体觉、两点辨别觉、图形觉
疼痛	主观疼痛体验	VAS 评分
关节活动度评估	肩、肘、腕关节及手指关节活动度	角度尺测量、仪器测量
肌力	肩关节、肘关节及腕关节肌力	徒手肌力测试(MMT) 等速肌力测试仪
	握力	握力器
	捏力	捏力器
肌肉萎缩	肢体围度	皮尺测量
	体积	排水法
精细和协调	手部及上肢粗大活动的协调与灵活性	Jebsen 手功能测试(Jebsen hand function test)、普度钉板测验(the Purdue pegboard test)、明尼苏达协调性动作测试(Minnesota rate of manipulation test)
ADL	自我照顾能力	改良 Barthel 指数
	社区活动和外出活动能力	诺顿器具性日常生活活动能力量表(Lawton IADL scale)
职业能力	职业技能	Valpar 职业能力评估系统
休闲娱乐	兴趣爱好	兴趣调查量表
心理评估	心理状态	抑郁自评量表 焦虑状态-特质问卷

一、采集病史

采集病史包括查阅病历,询问受伤或患病的时间和具体情况,受伤的范围、程度和接受治疗的情况,目前主要症状,有无疼痛、麻木和活动受限,个人的生活习惯、兴趣爱好、工作和职业特点等。常用加拿大作业表现量表(Canadian occupational performance measure,COPM)

(表 6-2-2)了解患者的康复需求,确定 3~5 个患者认为最重要或期待做的生活事件,并对其个人表现和满意度进行评分,以确定治疗目标和主要治疗内容。

表 6-2-2　加拿大作业表现量表

本测量表是为作业治疗师而设计的,用于测量随着时间的推移,个体对自己作业表现方面问题自我评价的变化。

姓名:　　　　　　年龄:　　　　　性别:　　　　　　陈述者(如非本人):

检查日期:　　　　　　　　　治疗师:

预约复查日期:

复查日期:　　　　　　　　　治疗师:

步骤一:确定作业表现方面的问题	步骤二:重要程度
与评估对象见面,鼓励其想象日常生活中有代表性的一天,询问关于自理、生产和休闲活动方面的问题。让顾客确定想做、需要做或期望去做的活动。然后要求他们确定哪些活动的完成情况难以令其满意,并把这些活动方面的问题记录在步骤 1A,1B 或 1C 中。	用评分标准,让顾客对每一个活动的重要性进行打分,分数从 1 到 10,并把得分填在相应步骤 1A,1B 或 1C 的空格里。
步骤 1A:自理	**重要性**
个人自理 (例如:穿衣、洗澡、进食、个人卫生)	
功能性行走 (例如:转移、室内外行走)	
社区生活 (例如:交通工具使用、购物、理财)	
步骤 1B:生产活动	
有薪/无薪工作 (例如:找工作/维持工作,义工)	
家务活动 (例如:清洁、洗衣、烹饪)	
玩耍/上学 (例如:玩耍技巧,家庭作业)	

续表

步骤1C:休闲活动	
静态娱乐 (例如:爱好、手工艺、 阅读) _____ _____ _____	_____ _____ _____
动态娱乐 (例如:体育活动、郊 游、旅行) _____ _____ _____	_____ _____ _____
社交活动 (例如:探亲访友、电 话联络、聚会、通信) _____ _____ _____	_____ _____ _____

步骤三和四:评分——初次评估和再评估

　　让顾客确定5个重要的有问题的活动并记录在下面的表格中,用评分标准让顾客就每个问题对自己的表现和满意度进行打分,然后计算总分。总分的计算是把所有问题的表现分或满意度分累加然后除以问题的总数。再评估的分数以同样的方法计算,同时计算两次评估的分数差值。

初次评估: 作业表现的问题	表现1	满意度1	再评估: 	表现2	满意度2
1. _____	____	____		____	____
2. _____	____	____		____	____
3. _____	____	____		____	____
4. _____	____	____		____	____
5. _____	____	____		____	____
评分: 总分=表现或满意度总分/问题数	表现 总分1 ____	满意度 总分1 ____		表现 总分2 ____	满意度 总分2 ____

表现总分差值=表现总分2 _____ -表现总分1 _____ = _____

满意度总分差值=满意度总分2 _____ -满意度总分1 _____ = _____

附加记录和背景资料:

初次评估:

再次评估:

二、外观检查

通过视诊、触诊及观察患手的动作，评定手的总体功能，具体内容包括患手的皮肤外观及状态（如皮肤颜色、瘢痕、皮温、有无萎缩等）；观察肌肉的形态并与健侧对比来确定是否有肌肉萎缩；观察皮纹、横纹是否正常对称，大小鱼际形态、轮廓是否正常，指甲的形状和颜色是否有变化，有无凹陷或裂痕等；观察上肢和手的完整性，有无瘢痕、挛缩和畸形等，并将结果记录在手部外观检查记录到表上（表6-2-3）。必要时可以借助 X 线、CT、MRI 等影像学资料了解骨骼、软组织等的情况。

表 6-2-3　手部外观检查记录表

	时间 1：_____			时间 2：_____			时间 3：_____		
	左手	右手	备注	左手	右手	备注	左手	右手	备注
皮肤颜色									
有无萎缩									
皮温									
围度									
有无畸形									

（一）围度

常用皮尺测量肢体的围度。通过测量了解被测肢体有无肌肉萎缩、肥大或肿胀。上肢和手的围度测量常用的部位包括上臂、前臂、腕横纹、掌横纹和各手指的围度。测量时皮尺应与肢体的纵轴垂直，测量点应放在肌肉最粗的部位（图6-2-2）。同时要注意测量健侧肢体同一部位的围度，以进行两侧对比，将结果记录在肌肉围度测量记录表内（表6-2-4），并对照肌肉萎缩评定量表来评价肌肉萎缩情况（表6-2-5）。

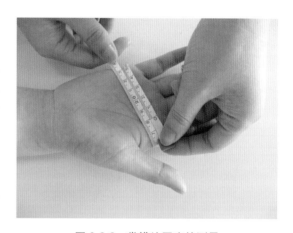

图 6-2-2　掌横纹围度的测量

表 6-2-4　肌肉围度测量记录表

部位	时间 1	时间 2	时间 3

表 6-2-5　肌肉萎缩评定标准

评定	标准
−	正常
+	肌肉轻度萎缩,肌力无明显改变或略差(M4~M5)
++	肌肉萎缩比较明显,只为健侧的 1/2 肌力减退,但仍有功能(M3)
+++	肌肉萎缩超过健侧的 1/2,肌力仅 M1~M2 级,不能完成基本动作
++++	肌肉萎缩严重,皮包骨,功能完全丧失

（二）肿胀

常用容积测量计来评定手部肿胀情况,具体方法为:①逐渐将 500ml 水倒入塑料容积测量计内至出口平面,然后将量筒倒空并彻底干燥;②手心朝前慢慢浸入水中,中环指间隙轻轻搁置在杯内木钉上,并不对指蹼产生压力;③手一直保持到没有水继续漏进量筒;④将手取出量筒,待水面静止后,水平读数并记录。

在一天中的不同时间段测量手容积可以了解静息状态与活动对肿胀的影响;使用热疗或矫形器前后评定肿胀情况,可帮助判定治疗效果;还可用于判定肌肉萎缩程度。单个手指或关节肿胀时可用标准周径尺测量周径(图 6-2-3)。

（三）手的"功能位"和"休息位"

手的活动有 51 块肌肉参与,并靠肌肉的一定张力来维持手的正常休息姿势。

1. 手的"休息位"　指在自然放松状态下不用任何力量时,手的屈伸肌腱处于相对平衡状态,长时间维持这种姿势也不会发生疲劳。手的"休息位"表现为腕关节背伸 10°~15°,并有轻度尺偏,拇指轻度外展,指腹接近或触及示指远侧指间关节(distal interphalangeal joint,DIP)的桡侧缘,其他手指的掌指关节(metacarpophalangeal joints,MP)及近端指间关节(proximal interphalangeal joint,PIP)关节呈半屈曲,从示指到小指越向尺侧屈曲越多,各指尖端指向舟骨结节,指腹接近示指远端指间关节(DIP)桡侧,如手"握笔"姿势(图 6-2-4)。这种姿势可因腕关节的屈伸程度不同而增大或减小各指的屈曲程度。肌腱断裂会出现手休息位的姿势改变,如屈腱断裂表现为手指伸直角度加大,而伸肌腱断裂则表现屈曲角度加大。

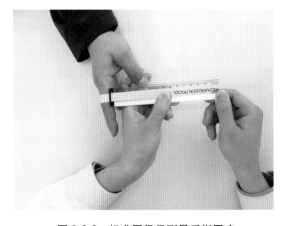

图 6-2-3　标准周径尺测量手指围度

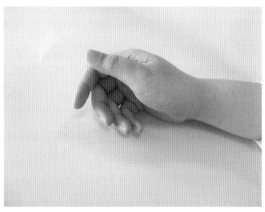

图 6-2-4　手的休息位

2. 手的功能位　指手处于能最大限度发挥其功能的姿势,是手做各种动作前的准备姿势。手的功能位要求侧副韧带尽量伸展,维持对指,避免短缩而限制关节活动,表现为前臂呈半旋前位,腕背伸 20°~30°,尺侧偏斜约 10°;拇指充分向掌侧外展,掌指关节和指间关节微屈,处于对掌位;其他手指分开,MP 及 PIP 半屈曲,掌指关节屈 30°~45°,近端指间关节屈60°~80°,远端指间关节微屈曲 10°~15°,如手中"握球"姿势。手的功能位有利于手迅速地发挥其多种功能,如握拳、捏持、张开和抓握等(图 6-2-5)。

（四）畸形（deformation）

手部损伤后不仅在外观上造成形态的改变,也会造成肌肉瘫痪或出现某种畸形,常见的手部畸形有猿手、爪形手和垂腕。

1. 猿手　正中神经损伤主要表现为正中神经分支所支配的 3 块鱼际肌瘫痪萎缩,使掌弓平坦,虎口变深,拇指运动障碍,在拇收肌(受尺神经支配)的牵拉下,拇指靠近示指,形成所谓的"猿手"畸形(图 6-2-6)。

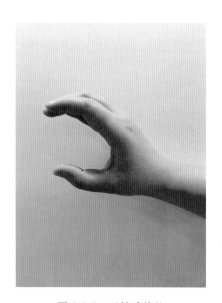

图 6-2-5　手的功能位

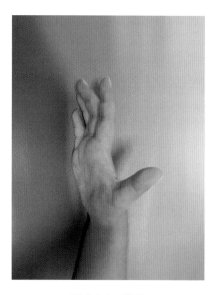

图 6-2-6　猿手

2. 爪形手　尺神经深支损伤时除 3 块鱼际肌外的所有手内在肌瘫痪萎缩,小鱼际平坦,环指、小指运动障碍;骨间肌、蚓状肌瘫痪萎缩,手掌变薄,掌间隙加深;环指、小指掌指关节过伸,指间关节屈曲,手指不能内收外展;拇指内收功能障碍,即"爪形手"(图 6-2-7)。

3. 垂腕　桡神经损伤主要表现该神经支配的前臂伸肌瘫痪,导致无法抬腕而形成为"垂腕"畸形(图 6-2-8)。

（五）瘢痕

对瘢痕的评估可以通过询问患者是否存在瘙痒、触痛、刺痛、灼痛、起泡、破溃、感觉过敏、紧缩感和活动受限等问题,观察瘢痕面积、边界、数目、颜色、质地和有无畸形。常利用温哥华总医院疤痕评分方法进行标准化的评估来判定瘢痕增生的情况,同时可通过拍照、色度仪、超声以及多普勒血流测定仪等方法来观察疗效。温哥华总医院疤痕评分法包括色素沉着、血液循环、柔顺性、高度四方面内容(表 6-2-6)。

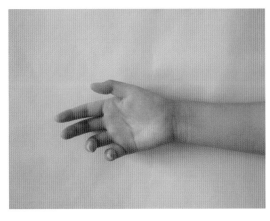

图 6-2-7　爪形手

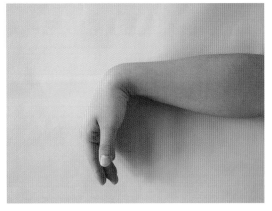

图 6-2-8　垂腕

表 6-2-6　温哥华总医院疤痕评分法

方法		评分标准
色素沉着	用一块硬透明塑料板,按压在所要评估的疤痕的表面,使其变苍白,以消除血供对色素沉着情况的影响,然后将变苍白的疤痕与邻近的正常皮肤进行对比,与正常皮肤不同的色泽意味着有色素改变	0 分:正常 1 分:色泽较淡,与正常皮肤相比只有轻微的色素沉着 2 分:混合色泽 3 分:色素沉着
血液循环	通过观察安静状态下的疤痕的颜色来评分。可以用一块硬透明塑料板按压所要评估的疤痕,使其变苍白,然后撤去透明塑料板,观察疤痕区血液再充盈的量与速度。颜色回复得越深、速度越快,得分越高。已经发生血管阻塞,或不能使其完全变白者,划归为紫色类别	0 分:正常。血液再充盈的速度和疤痕色泽与正常皮肤接近 1 分:粉红 2 分:红色 3 分:紫色
柔顺性	将所要评估的疤痕置于最小的张力位置上,评估者用拇指、示指触摸疤痕,判断其在外力下变形的难易情况	0 分:正常。柔顺情况与正常皮肤接近 1 分:柔软。在很小的外力下即变形 2 分:较软。在中等外力下变形,但疤痕不是呈块状移动 3 分:坚硬。在外力下不变形,或呈块状移动 4 分:带状。外观呈绳索样,伸展疤痕时组织变形,但不影响关节活动 5 分:挛缩。疤痕永久性缩短,关节活动受限
高度	通过评估者的视觉,对疤痕高出于正常皮肤表面的最大垂直距离作出判断	0 分:正常。疤痕扁平,与正常皮肤贴合成一片 1 分:四分之一以上面积的疤痕≤1mm 2 分:四分之一以上面积的疤痕厚度>1mm,但≤2mm 3 分:四分之一以上面积的疤痕厚度>2mm,但≤4mm 4 分:四分之一以上面积的疤痕厚度>4mm
总分		

三、利手评定

确定利手可以帮助治疗师判断是否需要进行利手转换训练以及第一时间介入转换治疗,帮助患者尽快恢复自理功能。利手的评定通常用利手评定量表(表 6-2-7)进行,该评定量表共包含 12 项日常活动,评估时让患者根据日常生活中的实际情况选择用哪只手来完成。

表 6-2-7　利手评定

姓名：_____ 性别：_____ 年龄：_____ 科室：_____ 床号：_____ 住院号：_____

主诉：_____

诊断：_____　检查日期：_____

	左	右
1. 写字		
2. 拿筷		
3. 剪纸		
4. 切菜		
5. 刷牙		
6. 提物		
7. 穿针		
8. 洗脸		
9. 划火柴		
10. 扫地		
11. 炒菜		
12. 持钉锤		

如果 12 项目全部或前 7 项都习用右手（或左手），而后 5 项中任何 1 至 5 项用另一只手，为右（或左）手利；前 7 项中有 1 至 6 项为一只手，其余 6 至 1 项用另一手，为混合利

结果：1. 左利手　2. 右利手　3. 混合利手

四、周围神经功能评估

多数周围神经为混合神经，包含感觉纤维、运动纤维及自主神经纤维。周围神经损伤后主要病理变化是损伤远端神经纤维发生瓦勒变性（Wallerian degeneration），临床表现为肌张力低下，肌肉萎缩，感觉减退或消失、感觉过敏或感觉异常，有时会有自发疼痛，腱反射减弱或消失，神经营养性改变等，神经干叩击试验（Tinel 征）阳性。上肢周围神经损伤主要包括臂丛神经损伤、桡神经损伤、正中神经损伤和尺神经损伤。周围神经损伤后的评定除了感觉、运动功能，还包括自主神经功能检查、神经干叩击试验和电生理检查。

1. 自主神经功能检查　常用发汗试验。神经损伤后出汗丧失部位与皮肤麻木部位相同，能客观评定自主神经功能恢复的情况。无汗表示神经损伤，从无汗到有汗则表示神经功能恢复，而且恢复早期为多汗。具体方法有：

（1）碘淀粉试验：在患侧检查部位涂抹 2.5% 的碘酒，待其干燥后再敷以淀粉，若出汗则局部变为蓝色。

（2）茚三酮试验：将手指指腹压在涂有茚三酮的试纸上，因汗里含有微量氨基酸，若有出汗则可使茚三酮逐渐变色并印出指纹形态，表示有出汗功能。

（3）O'Rian 温水浸泡起皱试验：将手指浸入温水 5~10min，手指皮肤即起皱纹。失神经支配时无皱纹出现，神经再支配后皱纹再现。

2. 神经干叩击试验 即 Tinel 征。手部神经的轴索以每天 1mm 或每月 2.5cm 的速率再生。叩击试验可判断神经损伤部位,亦可检查再生神经纤维的生长情况。检查时,叩击神经从远端开始逐渐向近端移动,出现其支配皮区的放电样麻痛感或蚁走感,代表神经再生的水平或神经损害的部位,记录每次叩击引起刺痛点与损伤部位间距离。随着时间的推移,Tinel征向指尖移动并消失。

3. 周围神经电生理评定 包括直流感应电测定、强度-时间曲线、肌电图检查、神经传导速度测定和体感诱发电位等,其中肌电图检查对周围神经病损具有重要的评定价值,可判断失神经的范围和程度以及神经再生的情况(图 6-2-9)。

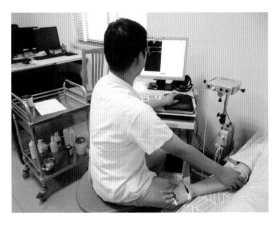

图 6-2-9 尺神经传导速度测定

4. 臂丛神经检查 臂丛神经由 C5～C8 和 T1 神经前支组成。神经根自椎间孔发出后,在前斜角肌外侧缘组成神经干,C5～C6 组成上干,C7 单独为中干,C8～T1组成下干。在相当于锁骨中段水平处,每一干又分成前、后两股。上干与中干前股组成外侧束,下干前股组成内侧束,三干后股组成后束。各束在喙突平面分出神经支,外侧束分出肌皮神经与正中神经外侧头,后束分为腋神经与桡神经,内侧束分出尺神经与正中神经内侧头。臂丛神经检查包括神经反射(表 6-2-8)、腋神经功能检查(表 6-2-9)、肌皮神经功能检查(表 6-2-10)和臂丛神经功能检查(表 6-2-11)。

表 6-2-8 臂丛神经反射检查

反射	传入神经	中枢	传出神经
三角肌反射	腋神经	C5～C6	腋神经肌支
肱二头肌反射	肌皮神经	C5～C6	肌皮神经
桡骨膜反射	桡神经	C5～C8	正中神经、桡神经
肱三头肌反射	桡神经	C5～C8	桡神经

表 6-2-9 腋神经功能检查

分数 项目	4	3	2	1	得分
肩外展	>90°	60°～90°	30°～60°	<30°	
肌力	≥M4	≥M3	≥M2	<M2	

表 6-2-10 肌皮神经功能检查

分数 项目	4	3	2	1	得分
肘屈曲	>90°	60°～90°	30°～60°	<30°	
肌力	≥M4	≥M3	≥M2	<M2	

表 6-2-11　臂丛神经功能检查

关节	运动	肌力
肩关节	肩外展	
	肩外旋	
肘关节	屈曲	
	伸直	
	前臂旋转	
腕关节	背伸	
	屈腕	
手功能	拇对掌	
	手指活动度	
	感觉	

5. 桡神经检查　桡神经损伤表现为"垂腕"畸形。当肱骨中段或中、下 1/3 交界处骨折时容易合并桡神经损伤,主要运动障碍为前臂伸肌瘫痪,表现为抬前臂时呈"垂腕"状态。感觉障碍以第 1 掌骨、第 2 掌骨间隙背面"虎口区"皮肤最为明显。桡骨颈骨折时也可损伤桡神经深支,其主要症状是伸腕能力弱和不能伸指。桡神经功能检查见表6-2-12。

表 6-2-12　桡神经功能检查

分数 项目	4	3	2	1	得分
伸腕	>45°	≥30°	<30°	不能	
肌力	>M3	M3	M2	<M2	
伸拇	TAM 优	TAM 良	TAM 可	TAM 差	
伸指	TAM 优	TAM 良	TAM 可	TAM 差	

6. 正中神经　正中神经损伤后拇指不能外展,不能对掌及对指,呈现"猿手"。正中神经干若在臂部损伤,运动障碍表现为前臂不能旋前,即旋前肌综合征;屈腕能力减弱,拇指、示指不能屈曲,即腕管综合征;拇指不能对掌,由于鱼际肌萎缩,手掌显平坦,称为"猿手"。感觉障碍以拇指、示指和中指的远节最为显著。正中神经功能检查见表6-2-13。

7. 尺神经评定　尺神经干损伤后的临床表现为腕屈能力减弱,环指和小指的远节指骨不能屈曲。小鱼际肌萎缩变平,拇指不能内收,骨间肌萎缩,各指不能互相靠拢,各掌指关节过伸,第 4、5 指的指间关节弯曲,出现"爪形手"。感觉丧失区域以手内侧缘为主。尺神经功能检查内容见表6-2-14,常用的有:

表 6-2-13　正中神经功能检查

分数\n项目	4	3	2	1	得分
屈腕肌力	>M3	M3	M2	<M2	
屈指	TAM 优	TAM 良	TAM 可	TAM 差	
拇对掌	正常	能对环指	能对示中指	不能	
感觉	S4	S3	S2	S0~1	

表 6-2-14　尺神经功能检查

分数\n项目	4	3	2	1	得分
外形	无爪形畸形	轻度爪形畸形（不伴肌萎缩）	中度爪形畸形（伴肌萎缩）	重度爪形畸形（肌萎缩明显）	
屈指	TAM 优	TAM 良	TAM 可	TAM 差	
感觉	S4	S3	S2	S0~1	

（1）Froment 试验：拇指、示指用力相捏时，不能做成圆圈，而是方形，及拇指的指间关节过、掌指关节屈曲、示指远端指间关节过伸畸形，提示尺神经损伤。

（2）Wartenberg 试验：小指不能内收为阳性，提示尺神经损伤。由于小指收肌（即骨间掌侧肌）麻痹及小指伸肌无对抗的外展活动，所以小指在掌指关节处稍呈外展位。

五、感觉评定

皮肤感觉在神经完全断裂时全部丧失；在不完全神经损伤时各种感觉丧失的程度不一。同样，在神经再生的过程中，各种感觉的恢复程度也不一致。感觉评定主要包括痛觉、触觉、两点分辨觉、单丝触觉、振动觉和实体觉等，其中两点分辨觉可以作为神经修复和手术成功的指征，也可作为区别 S3 与 S4 的界线。

六、运动功能评估

（一）关节活动范围评定

1. 关节活动范围　是关节被动及主动活动时的可动范围。关节活动范围测定的目的：①找出关节活动障碍的原因；②判断障碍程度；③为制定治疗方案提供依据；④评定治疗效果。一般评定关节被动活动范围，但为明确和分析关节障碍的原因也需要对关节进行主动活动范围评定。评定关节活动范围常用的工具有角度计、直尺和皮尺。角度计种类很多，进行手指关节活动范围测量常用圆形角度计；腕关节活动范围测量常用全圆形角度计（图 6-2-10）。在测腕关节背伸范围时全圆形角度计应放在桡侧。另外，必须根据关节大小选择角度计。

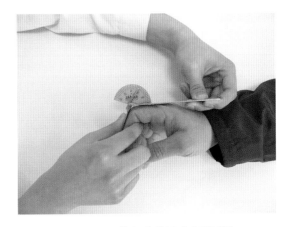

图 6-2-10　指间关节活动度的测量

2. 手指关节总活动范围　是手指 3 个关节（拇指为 2 个关节）的总屈曲度数减去伸展不足的总度数。被动活动测出的总度数用 TPM（total passive measurement）表示；主动活动测出的总度数用 TAM（total activity measurement）表示。主动、被动屈伸角度都应在全指屈、伸状态下进行。手指的总屈曲活动度，除了用角度表示外，还可用指腹和远端掌横纹的距离表示，即手指最大程度屈曲时指腹前端触及手掌的远侧掌横纹和中掌横纹之间的距离。这种距离测定法是粗略了解活动范围的简便方法。当手部肿胀用角度计不便测量时，可用距离表示。当手指长短有个体差异时不能用绝对值来进行比较。总主动活动度分级及评分见表 6-2-15。

总主动活动度 = 各关节屈曲度之和 - 各关节伸直受限度之和：

$$TAM = (MP + PIP + DIP) - (MP + PIP + DIP)$$

表 6-2-15　总主动活动度分级及评分

分级	评分	内容
优	4	活动范围正常
良	3	TAM>健侧的 75%
可	2	TAM>健侧的 50%
差	1	TAM<健侧的 50%

（二）肌力及耐力评定

损伤或手术早期不宜进行肌力检查。手损伤愈合后，通常用 Lovetter 的 6 级分类法定量评定上肢功能。除此之外还可以利用专门的设备，如等速肌力测试仪、英国 E-link 评估与训练系统等对腕关节屈伸及手指的抓握和捏力进行肌力和耐力测试。常用上肢肌力评定记录表进行记录（表 6-2-16）。

表 6-2-16　上肢肌力评价记录

姓名：			性别：		年龄：		住院号：		
诊断：			发病日期：			入院日期：			
病历摘要：									
左			部位	运动	主要肌群/神经支配		右		
月　日	月　日	月　日					月　日	月　日	月　日
			肩胛骨	外展	前锯肌 胸长神经 C5～C7				
				上举	斜方肌上部、肩胛提肌 副神经 C3～C4				
				下掣	斜方肌下部 副神经 C3～C4				
				内收	斜方肌和菱形肌 副神经 C3～C4、肩胛背神经 C5				

续表

左			部位	运动	主要肌群/神经支配	右		
月　日	月　日	月　日				月　日	月　日	月　日
			肩关节	前屈	三角肌前部肌纤维、喙肱肌腋神经 C5～C6、肌皮神经 C7			
				后伸	背阔肌、大圆肌胸背神经 C6～C8、肩胛下神经 C5～C6、腋神经 C5～C6			
				外展	三角肌中部肌纤维、冈上肌腋神经 C5～C6、肩胛上神经 C4～T1			
				内收	肩胛下肌、胸大肌、背阔肌、冈下肌、小圆肌、大圆肌和喙肱肌			
				水平外展	三角肌后部肌纤维腋神经 C5～C6			
				水平内收	胸大肌胸前神经 C5～T1			
				外旋	冈下肌肩胛下神经 C5～C6			
				内旋	肩胛下肌、胸大肌、背阔肌、肩胛下肌和大圆肌 C5～T1			
			肘	屈曲	肱肌、肱二头肌、肱桡肌肌皮神经 C5～C6、桡神经 C5～C6			
				伸展	肱三头肌桡神经 C7～C8			
			前臂	旋前	旋前圆肌、旋前方肌和肱桡肌正中神经 C6～C7、C8～T1			
				旋后	肱二头肌、旋后肌肌皮神经 C5～C6、桡神经 C6			
			腕	掌屈	桡侧腕屈肌、尺侧腕屈肌正中神经 C6、尺神经 C6～T1			
				背屈	桡侧腕长/短伸肌、尺侧腕伸肌桡神经 C6～C7、C6～C8			

续表

左			部位	运动	主要肌群/ 神经支配	右		
月　日	月　日	月　日				月　日	月　日	月　日
			四指	MP 屈曲	指浅屈肌和指深屈肌 正中神经 C7～T1、尺神经 C8～T1			
				MP 伸展	指伸肌和示指伸肌、小指伸肌 桡神经、桡神经 C7～C8、桡神经 C7			
				IP 屈曲	蚓状肌、骨间掌、背侧肌/正中神经 C6～C7、尺神经 C8尺神经、C8～T1			
				外展	骨间背侧肌、小指外展肌 尺神经 C8～T1、尺神经 C8			
				内收	骨间掌侧肌 尺神经 C8～T1			
			拇指	屈曲	拇短、长屈肌/正中神经 C6～C7、正中神经、尺神经 C8～T1			
				伸展	拇短、长伸肌 桡神经 C6～C7、桡神经 C6～C8			
				内收	拇收肌 尺神经 C8～T1			
				外展	拇短、长展肌 正中神经 C6～C7、尺神经 C8～T1			
				对掌	拇指、小指对掌肌 正中神经 C6～C7、尺神经 C8～T1			

（三）握力

1. 握力　主要反映手指屈肌的肌力,正常值约为体重的 50%。握力正常值一般用握力指数来表示。正常握力指数应>50。测试时受试者坐位或站立,肩内收,肘屈 90°,前臂中立位,连续 3 次用力握测力计,应双手交替进行,健侧患侧对比(图 6-2-11)。

$$握力指数 = 健手握力(N)/体重(kg) \times 100\%$$

2. 捏力评定　主要反映拇指的对指肌力,约为握力的 30%。掌捏(拇指尖对示指尖),约为51.94N(5.3kgf);侧捏或钥匙捏(拇指指腹对示指中节侧面),约为 73.5N(7.5kgf);三点捏(拇指尖对示、中指指尖),约为 77.42N(7.9kgf)。分别测试 3 次,并双侧比较(图 6-2-12,表 6-2-17)。

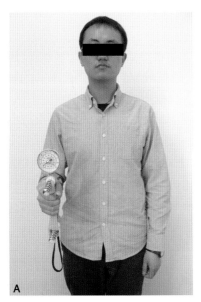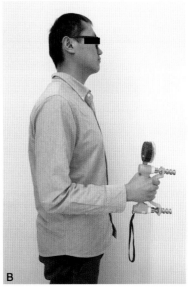

图 6-2-11 握力评定

A. 正面;B. 侧面

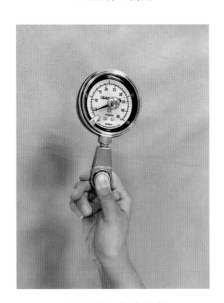

图 6-2-12 捏力评定

表 6-2-17 握力及捏力评定

时间 项目	T1		T2		T3	
	左	右	左	右	左	右
握力						
掌捏						
侧捏						
三指捏						

七、手精细和协调功能评定

手精细和协调功能评定的目的主要是了解手的精细活动和协调能力,包括精细抓握、力性抓握和固定于伸展位的非抓握(如托举、击打、触摸等)等基本功能,同时作业治疗师还应观察患手在日常生活中的使用情况。

1. 九孔插板试验   将 9 根插棒一次 1 根地插入木板孔洞中,然后每次拔出一根,计算共需的时间,测定时先利手后非利手。

2. Jebsen 手功能评估系统   Jebsen 手功能评估系统简单易操作且用时较少,结果以单项测试的计时以及完成全部测试的时间总和表示。主要用于评估手部日常生活活动能力,由 7 个部分组成:①书写短句;②翻转 7.6cm×12.6cm 卡片;③拾起小物品放入容器内;④堆积棋子;⑤模仿进食;⑥移动轻而大的罐头筒;⑦移动重而大的罐头筒。

3. Carroll 手功能评定测试   由 6 个部分构成:①分别抓住和举起 4 个体积逐渐减小的木块以评定抓握能力;②抓住和举起 2 块体积逐渐增大的柱状木块,以测试抓握圆柱的能力;③抓住和放置一个球,测试球形抓握能力;④拾起和放置 4 块大小逐渐增加的大理石,测试指尖抓或捏的能力;⑤在钉子上放置一个小垫圈和将一铁块放置到书架上,测试放置能力;⑥将大水罐里的水倒入玻璃杯和从玻璃杯倒入玻璃杯;手放在头顶、头后和嘴里及书写名字,评定旋前、旋后及上抬臂的能力。测试工具简单、便宜及容易获得。评分标准为:

0 分:全部不能完成,包括将物体推出其原来位置、推出板外、推到桌外,或能拿起笔,但写不出可以辨认的字。

1 分:只能完成一部分,能拿起物品,但不能放到指定的位置。

2 分:能完成,但动作缓慢或笨拙。

3 分:能正常完成。

上述各项评定分数相加得出总分,按以下标准评定功能(表 6-2-18)。

4. 明尼苏达手灵巧度测验(Minnesota manual dexterity test,MMDT)   该评定方法主要评定患者手部及上肢粗大活动的协调与灵活性和从不同的距离移动小物体的能力,因此该评定方法对移动物体和距离均有严格规定。有 5 个独立的测试部分:①放置测试;②翻转测试;③置换测试;④单手翻转和放置测试;⑤双手翻转和置放测试(图 6-2-13、表 6-2-19)。

表 6-2-18   Carroll 手功能评定评分标准

功能级	分值/分
微弱	0~25
很差	26~50
差	51~75
功能不完全	76~89
完全有功能	90~98
功能达最大	99(利手)、96(非利手)

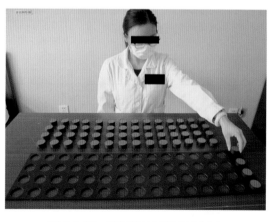

图 6-2-13   明尼苏达手灵巧度测验

表 6-2-19　明尼苏达手灵巧度测验记录表

测试	年　月　日		年　月　日		年　月　日		年　月　日	
	左	右	左	右	左	右	左	右
1. 放置测试								
2. 翻转测试								
3. 置换测试								
4. 单手翻转和放置测试								
5. 双手翻转和置放测试								

5. 普渡钉板测验(the purdue pegboard test)　是普渡大学的 Joseph Tiffin 博士 1948 年率先研制出来的,当时主要是为用人单位挑选员工提供参考数据,现在也可以帮助患者或其他劳动者寻找适合自己的工作。目前被临床广泛用于评估手部精细活动及灵活性(图 6-2-14)。普渡钉板测验共有五个测试,分别是:①利手(30s);②非利手(30s);③双手(30s);④右手+左手+双手;⑤组装(60s)。

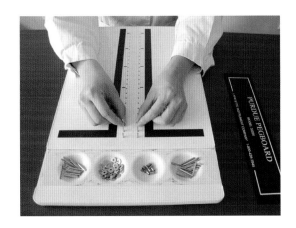

图 6-2-14　普渡钉板测验

6. Moberg 拾物试验(Moberg pick up test)　在桌上放一个约 12cm×15cm 的纸盒,在纸盒旁放上螺母、回形针、硬币、别针、尖头螺丝、钥匙、铁垫圈、约 5cm×2.5cm 的双层绒布块、直径 2.5cm 左右的绒布制棋子或绒布包裹的圆钮等 9 种物体,让患者尽快将桌上的物体拾到纸盒内,每次一件,并记录完成时间。先用患手在睁眼情况下拾一次,再在闭眼情况下拾一次;然后健手按同样顺序进行。记录每次拾完所需的时间,并观察患者拾物的方式。正常睁眼下拾完 9 种物品利手约需 10s,非利手需 8~11s;在闭眼情况下,利手需 13~17s,非利手需 14~18s。

八、ADL 评定

包括基本的日常生活活动(BADL)和工具性的日常生活活动(IADL)两方面,常用的评定方法包括改良 Barthel 指数、Katz 指数、功能活动问卷(FAQ)和诺顿器具性日常生活活动评估量表等。20 世纪 80 年代,瑞典人 Sollerman 提出了一种试验方法,主要测定手完成 20 种日常生活活动功能的能力,相应的操作见下列试验项目。

1. 将钥匙插入锁。
2. 拾起硬币并放入钱包。
3. 从钱包中拿出硬币。
4. 开、闭拉锁。
5. 拿起方木。

6. 拿起电熨斗。

7. 用螺丝刀上丝。

8. 在螺栓上套进螺母。

9. 在水平放的广口瓶上取下瓶盖。

10. 扣上 4 颗扣子。

11. 切模拟的肉卷。

12. 戴上手套。

13. 用笔写字。

14. 折叠信纸并放入信封。

15. 夹上纸夹子。

16. 拿起话筒。

17. 旋转门把手。

18. 将无柄罐内水倒入杯中。

19. 将有柄罐内水倒入杯中。

20. 将杯中水倒回罐内。

评定指标是观察患者完成 20 项试验所需的时间。左、右手分别测试,将治疗前、后结果相比较即可了解疗效及进步情况。

九、心理评估

手功能障碍的患者常会出现不同程度的心理问题,特别是受伤早期,常表现为情感脆弱、焦虑、抑郁等。常用抑郁自评量表和焦虑状态-特质问卷进行评估,并通过健康宣教、心理疏导和作业治疗来改善患者的心理状态。

十、职业评估

职业评估是评估患者是否能够达到以往的工作要求,尤其是手工体力劳动者,以避免再次受伤,同时也可以帮助治疗师判断患者的职业技能,寻求患者新的就业方向。常用的评估方法包括:模拟工作设备(图 6-2-15)、Valpar 职业模拟和训练系统;模拟工作岗位,如专门为患者设计的不同工作场所。例如,金工、木工、水电工等。应尽可能在实际工作环境或模拟情境中对患者进行职业的评估和训练,可以更好地准确地找出患者的工作障碍给予更有针对性的训练,以达到最大限度地发挥患肢的工作潜能及能力,来适应工作要求。

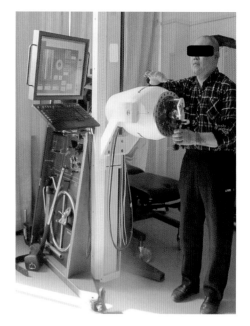

图 6-2-15　工作模拟评估

（卞　立）

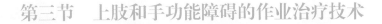

第三节　上肢和手功能障碍的作业治疗技术

　　上肢和手的作业治疗是指针对患者的功能障碍,以患者的需求为导向,在日常生活活动、休闲娱乐和工作技能三方面中选择一些对患者有意义或是其关注的作业活动,来改善患手的关节活动度、增加肌力、提高患手的精细功能和灵巧性,同时预防肌肉萎缩、关节僵硬和畸形等,最大限度地发挥患手残余功能。作业治疗的介入方式包括宣教、咨询、教育和使用有目的的作业活动等。

　　作业治疗的途径包括:①功能恢复或重建,通过结构和功能的层面介入达到功能的改善;②调适性介入,通过调整活动本身、改变做事的方式、改造环境和使用辅助器具和矫形器等达到功能的补偿或替代。进行上肢和手的作业治疗的目标为帮助组织愈合,减轻疼痛,避免关节损害或损伤,感觉重塑,提高运动功能,预防和减轻水肿,预防畸形,预防肌肉误用、废用和过度使用,尽可能地恢复上肢和手相关的日常生活活动能力和职业能力。

一、感觉训练

　　感觉训练是帮助患者对异常感觉进行正确整合的方法。大量研究表明,神经中枢具有一定的可塑性,可以通过再学习而发生功能重组。如经常使用的手指,其对应的大脑皮质感觉区的范围可以渐渐变大。

　　对于保护性感觉严重障碍和有保护性感觉而辨别觉缺乏的患者,应进行感觉再训练,目的是提高患者手的触辨觉即触觉感悟,其过程涉及对多种物体大小、形状、质地、重量和材料的鉴别等训练。感觉训练包括感觉减退的训练和感觉过敏的脱敏训练(详见第三章感觉障碍的作业治疗)。

二、改善关节活动度的作业训练

　　各种原因需要手关节制动致使关节囊和韧带挛缩,关节活动范围受限。关节挛缩是关节活动范围受限的主要原因。一般来说,受伤关节制动2周即可出现关节活动度受限,在3周内其变化是可逆的,40天以上恢复缓慢,60天以上则不可逆。改善关节活动范围的训练方法包括被动运动、主动助力运动、主动运动、抗阻运动及挛缩关节的牵伸运动等。当患者去除外固定后应尽早开始关节全范围的被动活动,随着主动活动范围的增加逐渐变被动为助力活动,随后减少助力直至完全主动活动。手部关节活动度训练包括不同肌腱的滑动和复合的握拳运动等。患者可以主动进行一些等长收缩来防止肌肉萎缩和肌腱粘连。此外,牵伸后的主动活动能促进粘连肌腱的活动。

　　1. 被动运动　在治疗师的帮助下及患者健侧手的辅助下完成所需关节活动范围的训练。随着组织弹性和顺应性进一步恢复,在不引起疼痛、肿胀或疲劳的情况下增加练习重复次数。上肢和手的持续被动运动(continues passive motion,CPM)(图6-3-1)可以提供关节活动范围和运动速度恒定、持续时间较长的关节被动活动。常用于各种原因引起手部急慢性僵硬、骨折并发手部功能障碍、手肌腱损伤修复术后及肌腱转移术后的手功能障碍等,还可以用于手部神经损伤后手部肌肉萎缩和畸形的预防,类风湿关节炎、骨关节炎病情稳定期的手部功能训练,中枢神经损伤后手及上肢ADL训练等。早期运动速度宜慢,以后可根据患

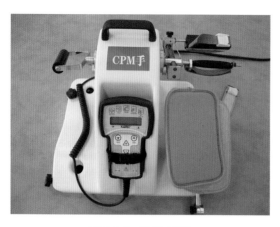

图 6-3-1　手部 CPM

者耐受情况和反应逐步增加,但不宜过快。

2. 主动运动　查阅手术记录等临床资料,了解肌腱、韧带、修复关节囊的损伤情况及骨折整复、固定等的稳定情况,了解所要达到的活动范围及保护修复结构所需要的活动范围,在安全活动范围内进行主动运动。后期当肌肉肌腱恢复较好时,可以进行抗阻训练来扩大关节活动范围。

（1）伸腕和屈腕训练:前臂旋前位放置于桌边,将小球、钉板、跳棋、木牌等放置于桌沿下,高度以患者需最大程度伸腕才能捡到物品为准,然后将捡到的物品放入另一盒中,此训练过程患者前臂不应离开桌面。随着功能改善可逐渐增加训练难度,如可由桌沿下捡起小物件利用腕背伸将其放在桌面上。屈腕训练时方向相反,患者前臂旋后,将钢钉、跳棋等放入邻近盒中。

（2）掌指关节屈曲和对指练习:利用手指抓握杯子、玻璃球、钢钉板、多米诺牌等进行转移训练,可提高腕关节灵活性、掌指关节屈曲和对指能力。记录每次训练时间及可以观察到的腕部及手部协调性及手指灵活性的改善情况。

（3）诱发前臂旋后训练:进行前臂旋后相关的活动,如握住一把长尺子的一端,做前臂旋后的动作使尺子的另一端尽量接触桌面;患手旋后位握成杯状,健手把瓜子等东西倒入患手中;前臂旋后打鼓、玩游戏机或者手背指节作画等。

3. 关节功能牵引　纤维组织的延展性是关节活动范围改善的基础,但其中只有一小部分是在外固定去除后仍能维持的持久性塑性延长。纤维组织在牵伸力量较大、持续时间较长以及组织温度较高时做牵伸可获得较大的塑性延长。故无论用主动、被动还是助力运动进行关节活动范围练习,均需要用一定的力量、持续较长时间且多次反复进行才可获得较好效果;在热疗后或温水浴中进行也可获得较好效果。牵引力的大小以引起关节紧张或酸胀感,不引起明显疼痛及肌痉挛为宜。当用力过大时引起明显疼痛则提示有组织损伤,可能引起修复反应,增加瘢痕形成;同时疼痛引起保护性肌痉挛,以保护纤维组织免受牵伸,治疗反而不能奏效。

4. 关节松动术　关节松动术是一种由治疗师实施的被动运动,主要起到改善关节活动范围和缓解疼痛的作用;同时关节松动术可为中枢神经系统提供有关姿势动作的感觉信息,如关节的运动方向、运动速度及其变化等,因此也可增加本体感觉反馈。其运动方式可以是被动的生理性运动,也可是被动的附属运动。"凸凹定律"是关节松动技巧决定施力方向的根据,在实施关节松动术前一定要明确活动受限关节的关节类型,确定关节松动术力的作用方向。

关节松动术手法分级多采用澳大利亚麦特兰德的关节松动 4 级分法。①Ⅰ级:治疗师在关节活动的起始端,小范围、节律性地来回推动关节;②Ⅱ级:治疗师在关节活动允许范围内,大范围、节律性地来回推动关节,但不接触关节活动的起始端和终末端;③Ⅲ级:治疗师在关节活动允许范围内,大范围、节律性地来回推动关节,每次均接触到关节活动的终末端,并能感觉到关节周围软组织的紧张;④Ⅳ级:治疗师在关节活动的终末端,小范围、节律性地来回推动关节,每次均接触到关节活动的终末端,并能感觉到关节周围软组织的紧张。在上述4级手法中,Ⅰ、Ⅱ级用于治疗因疼痛引起的关节活动受限;Ⅲ级用于治疗关节疼痛并伴有僵硬;Ⅳ级用于治疗关节因周围组织粘连、挛缩而引起的关节活动受限。手法分级范围随着关节可动范围的大小而变化,当关节活动范围减少时分级范围相应减小;当治疗后关节活动范围改善时分级范围也相应增大。

（1）腕掌关节:主要做长轴牵引,可起到一般松动和缓解疼痛的作用。方法:患者取坐位,前臂旋前放在治疗桌面上,腕部伸出桌面取中立位;治疗师一手固定近侧腕骨,另一手握住相对应的掌骨向远端牵伸(图6-3-2)。

（2）掌骨间关节:常用的是前后位或后前位的滑动手法,其作用是增加相邻掌骨间的活动度。方法:患者取坐位,在前臂旋后位进行前后位滑动训练;在前臂旋前位进行后前位滑动训练。实施时治疗师面对患者,双手拇指放在相邻掌骨的远端,前后位活动时,拇指在掌侧,其余手指在背侧;后前位活动时,拇指在背侧,四指在掌侧。松动时,治疗师一手固定,另一手将相邻的掌骨由背侧(后前位)向前推动(图6-3-3)。

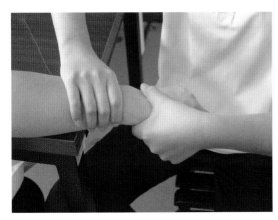

图 6-3-2　腕关节松动术

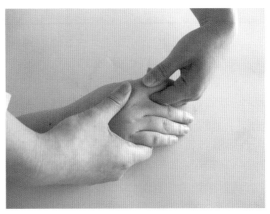

图 6-3-3　掌骨间关节松动术

（3）掌指关节

1）牵拉挤压:其作用是一般松动、增加掌指关节屈曲活动范围。方法:患者取坐位,前臂中立位置放于桌面上,腕中立位。治疗师一手固定掌骨远端,另一手将指骨轻柔缓慢地向远端牵拉,然后放松,挤压掌指关节。

2）前后位或后前位滑动:通过前后位滑动增加掌指关节屈曲;后前位滑动增加掌指关节伸展范围。方法:患者取坐位,前臂旋前或中立位放在桌面上。治疗师一手握住掌骨远端固定,另一手握住指骨近端将近端指骨向背侧(前后位)或向掌侧(后前位)推动。

3）侧方滑动:其作用是增加掌指关节内收、外展活动范围。方法:患者取坐位,前臂旋前或中立位置于桌面上,治疗师一手握住掌骨远端固定,另一手握住近节指骨的内外侧,将指骨向桡侧或尺侧推动。

4）旋前旋后:作用是一般松动、增加掌指关节活动范围。方法:患者取坐位,前臂旋前置于桌面上,治疗师一手固定掌骨远端,另一手握住指骨近端,将指骨稍作牵拉,同时向掌侧或背侧旋转。

（4）拇指腕掌关节

1）纵轴牵引：其作用是一般松动、缓解疼痛。方法：患者取坐位，前臂中立位置于桌面上。治疗师一手握住远侧腕骨的大多角骨固定，另一手握住拇指近节指骨，并向远端牵拉。

2）前后位滑动：其作用是增加拇腕关节的屈曲活动范围。方法：患者取坐位，前臂旋后位置于桌面。治疗师一手握住前臂远端及远侧腕骨固定，另一手握住第一掌骨，向掌侧推动。

3）尺侧滑动：其作用是增加拇指对掌活动范围。方法：患者取坐位，前臂旋后位。治疗师一手握住手腕背，手指放在舟骨、大多角骨及掌骨近端，另一手放在第一掌骨处，将第一掌骨向尺侧推动。

4）桡侧滑动：其作用是增加拇指对掌活动范围。方法：患者取坐位，前臂旋后位。治疗师一手握住手腕背，手指放在舟骨、大多角骨及掌骨近端，另一手放在第一掌骨处，将第二掌骨向桡侧推动。

（5）指间关节：包括近端及远端指间关节，松动手法相同。方法：①牵拉/挤压；②前后位/后前位滑动；③桡侧/尺侧滑动；④旋前/旋后滑动。上述手法基本与掌指关节松动手法相同。

腕部损伤或固定时间过长会造成手和腕关节僵硬、疼痛及功能障碍，因此腕骨间松动亦很重要。一般以头状骨为轴心做腕骨间松动。

5. 矫形器的使用　手部矫形器主要用来制动、支持和纠正受损或变形的上肢及手部的结构，并能够维持和促进关节活动，防止关节挛缩，预防或矫正畸形以及补偿失去的肌力，辅助手部的运动等，从而达到减少残疾程度、增进功能的目的。手部矫形器按其功能可分为静态矫形器和动态矫形器两类。静态矫形器主要用于固定手于功能位，限制异常运动，故常用于治疗手部骨折脱位、关节炎、术后暂时性制动等。动态矫形器允许肢体有一定程度的活动，从而达到治疗目的。常用的上肢矫形器有以下几种：

（1）肩矫形器：肩外展固定性矫形器一般应将肩关节保持在外展70°～90°，前屈15°～30°，肘关节屈90°。肩关节骨折及术后、臂丛神经损伤、腋神经麻痹和急性肩周炎可使用肩矫形器（图6-3-4）。

（2）腕手矫形器：用于治疗腕关节损伤、手腕骨骨折、周围神经损伤（常见尺神经损伤、桡神经损伤和正中神经损伤）、腕部烧伤以及脑损伤等所致手部功能障碍。如周围神经损伤、手部创伤性的肌腱损伤和手部烧伤等。常用的有手功能位腕手矫形器以及脑卒中后使用的手腕部抗痉挛矫形器等（图6-3-5）。

（3）手部矫形器：用于手部的损伤、炎症和畸形等。如防止虎口挛缩的对掌矫形器（图6-3-6）；手指肌腱损伤后使用手指固定性矫形器（图6-3-7）。

（4）桡神经损伤动力矫形器：桡神经损伤后常造成前臂伸肌瘫痪，表现为抬前臂时呈"垂

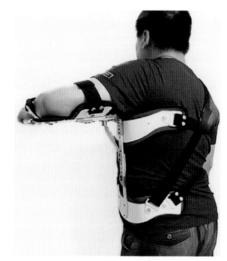

图6-3-4　肩矫形器

腕"状态,伸腕能力弱和不能伸指。使用腕背伸矫形器可以保持腕关节背伸位,防止屈肌腱挛缩(图6-3-8)。

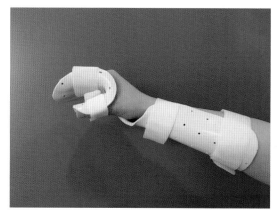

图6-3-5　手功能位矫形器

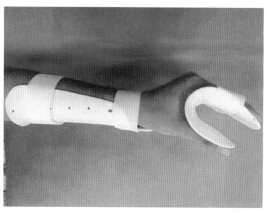

图6-3-6　对掌矫形器

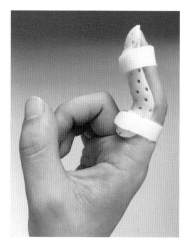

图6-3-7　手指固定矫形器

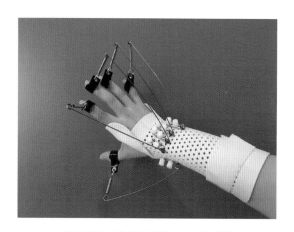

图6-3-8　桡神经损伤动力矫形器

三、增强肌力的作业训练

神经损伤或肌肉直接创伤以及制动等都会引起废用性肌肉萎缩,一般为可逆的。长期严重的肌萎缩可引起肌肉变性、肌纤维化无法逆转。失神经支配后1个月肌肉萎缩最快,故应尽早开始各种刺激,以防发生肌纤维化,并对肌力下降的肌肉积极进行肌力训练,包括等张收缩和等长收缩或利用专门器械进行的等速肌力练习。

1. 肌肉萎缩的预防　积极消除关节症状,减少关节源性肌萎缩。利用超量恢复的原则进行肌力训练可以使肌肉的形态和功能得到逐步发展。当肌力为0~1级时,可用低频电刺激、中频及生物电反馈及被动运动来延缓肌萎缩,当出现肌肉收缩时就应鼓励患者尽早进行主动活动。在被动活动时治疗师可同时让患者观察有无肌肉收缩及关节运动,进行运动想象治疗;肌力在2级时进行助力训练;肌力在3级及以上时进行抗重力训练及抗阻运动。

2. 等张肌力 练习肌肉收缩时肌肉的起止点相互靠近或远离,肌肉的长度发生改变但张力基本恒定,产生关节活动,称为等张收缩,又称动力性练习,此时肌张力取决于所受外加阻力的大小。大阻力的练习可提高肌肉的张力和运动单位的募集,起到增强肌力及增加肌肉体积的效果。可以利用肌力训练网、重锤式手指肌力训练台、夹子、握力器、捏力器等器具和现代化的训练设备等进行等张肌力练习(图 6-3-9)。

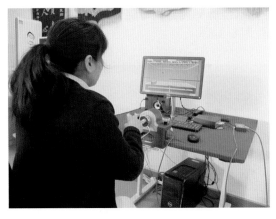

图 6-3-9 利用设备进行等张肌力练习

3. 等长肌力练习 当肢体被固定、关节活动范围严重受限或存在关节伤病不宜进行关节运动时可进行的肌力训练。由于等长收缩不引起明显的关节运动,故等长肌力练习也称为静力性练习。常使用 Tens 法则,即主动收缩 10s,休息 10s,重复 10 次为一组练习,每次做 10 组练习。同时使用多点等长练习,即在现有关节可动范围内每隔 20°~30° 做一组等长练习,以全面增强肌力。

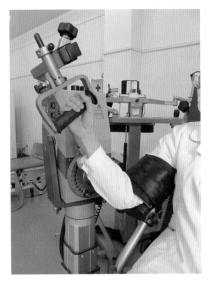

图 6-3-10 利用等速训练仪进行等长肌力练习

4. 等速肌力练习 利用等速肌力训练设备预先设定运动的角度,当肢体运动达到设定速度后运动以相等的速度进行,故称为等速运动。训练过程中阻力会随着肌力的变化而变化,即当肌肉疲劳致肌力下降时,阻力也随之下降,肌肉停止收缩时阻力即消失。等速肌力练习不易引起肌肉过度疲劳或拉伤,故较为安全。但需要借助等速肌力训练设备才能完成(图 6-3-10)。

5. 增强肌力和耐力的训练 通常,增加阻力可提高肌力,而逐渐增加练习的重复次数可提高耐力。通过逐渐延长患者在日常生活活动中或具体功能活动中的活动时间,可起到同时增加阻力和耐力的作用。进行肌力和耐力训练应注意训练时不能引起疼痛和过度使用。在日常生活和训练中可以利用橡皮泥及弹力带或橡皮筋等进行增强肌力和耐力的训练,如利用软硬度可调节的橡皮泥和弹力强度不等的弹力带或橡皮筋进行肌力和耐力的训练(图 6-3-11、图 6-3-12)。

四、提高灵活性的作业训练

常利用套环、串珠子、多米诺骨牌或插钉板、拼拼图、玩纸牌、翻书、追踪圆圈或图形的轨迹,拾起不同大小物体并放在容器内,打结,捡豆子,捡硬币,开合回形针,使用打字机等需要手指精细功能的作业活动为媒介训练患者上肢和手的灵活性。这些训练可以单人进行,也可以双人或多人进行。单人进行训练时每次记录完成的时间及训练的情况并及时反馈给患者;也可以组织双人或多人以游戏或竞赛的形式进行,增加活动的趣味性和主动性,此时需

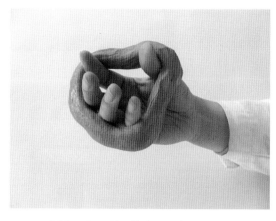

图 6-3-11　利用橡皮泥手部肌力训练

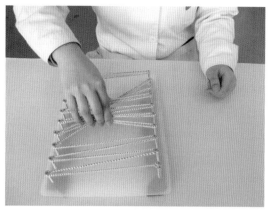

图 6-3-12　利用弹力带手部肌力训练

要分别记录每人完成动作需要的时间及完成情况。可以通过对训练道具进行调整,如增加木钉的长度或重量、调节作业平台的高度或方向及遮挡视线、减少操作时间等方式来调节活动的难易度(图 6-3-13)。

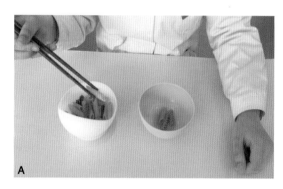

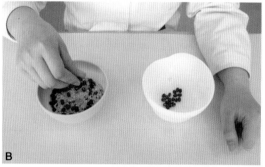

图 6-3-13　手部灵活性训练

五、日常生活活动训练

应尽早进行手功能相关的日常生活活动训练。如穿衣、吃饭、叠衣服、整理床铺、扫地、擦桌子等,也可让患者练习手拿杯子、从壶中倒水、叠毛巾、开各种不同类型的瓶盖、使用电脑等。进行双手操作的活动,如一手拿报纸一手翻页、数钱、双手去拿取橱柜里不同重量的盒子等。也可以练习如手拿盛东西的托盘行走、上下楼梯、站起和坐下等日常生活活动。

六、职业能力训练

职业能力的训练是指通过以生产性活动为主要内容的治疗,让患者参与实际的或模拟工作的训练,达到训练职业技能、帮助患者选择合适的工种、增加就业机会的目的。如木工、黏土、编织、缝纫等。

1. 工作模拟　利用组装式的多种工具配件来模拟大部分实际工作中所需要的上肢基本动作,所需工具配件可因不同阻力训练变化。

2. 模拟工作系统   如 Valpar component work sample(VCWS)系统可以用于判断个人职业技能,还可用于入职培训和职业锻炼,增强就业者力量、耐力、反应力及灵敏度,提高职业技能;也可作为能力评测和保险判伤的工具。VCWS 主要适用于职业康复的技巧训练和评估、工作能力的评估和训练、就业潜能的开发和刺激和保险判伤的标准化评估测试等。Valpar 训练系统通过模拟真实的工作情形,给予被测者完成情况的即时反馈,增强被测者的兴趣,减少混乱和挫折感,使评测者对测验的结果更具信心。

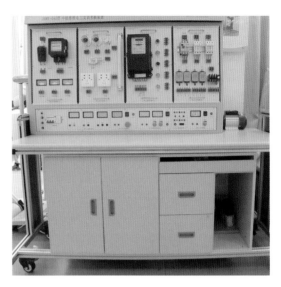

图 6-3-14   模拟维修电工操作系统

3. 模拟工作岗位   专门为患者设计的不同工作场所。例如,金工、木工、水电工、办公室等。从实际情况来评定,训练患者的工作潜能及能力,以适应一般工作的要求(图 6-3-14)。

七、休闲、娱乐活动

通过设计一些患者感兴趣的休闲、娱乐活动,可以帮助患者改善心理状态,减轻上肢和手功能障碍后的抑郁、悲观、恐惧等心理问题,帮助患者重塑信心。如音乐欣赏、编织、下棋、书法、绘画、编织、插花、陶艺等。完成的一些作品也可作为正反馈,强化患者的康复欲望(图 6-3-15)。

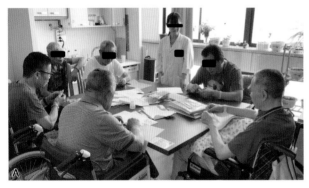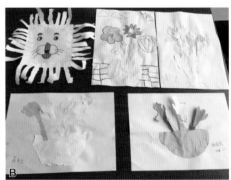

图 6-3-15   手撕画制作

八、肿胀和瘢痕增生的处理

早期患者常存在肿胀和瘢痕形成等问题,有效控制肿胀和抑制瘢痕增生是早期作业治疗的重要目标之一,也是早期康复宣教的重要内容。治疗师通过宣教使患者了解肿胀和瘢痕增生的影响因素,并掌握自我训练的方法。除了常规的气压治疗、中频电治疗及超声治疗等物理因子疗法以外,还经常使用冷热水交替的水浴和冷疗等。作业治疗的宣教内容还应包括教会患者及护理人员处理肿胀和瘢痕增生的正确方法,如抬高患肢、向心性按摩以及正确使用压力手套或自粘绷带进行压力治疗等。

九、上肢和手功能障碍作业治疗的注意事项

进行上肢和手功能障碍的作业治疗时需要注意:

1. 训练时要遵守安全原则,养成安全操作的习惯。

2. 在体能训练和工作训练中应密切观察患者的反应,若出现疼痛,应检查疼痛部位和类型,教育患者学会防止疼痛的技巧,学会在工作过程中的松弛技术和正确的操作方法。

3. 建立随访制度,若发生问题,应及时处理。

4. 注重瘢痕的处理,特别是关节处瘢痕的控制和瘢痕的松解。

5. 关注患者的手部美观及情绪,尽最大努力满足患者的心理需求。

(卞 立)

参 考 文 献

[1] 陈小梅. 临床作业疗法学[M]. 北京:华夏出版社,2012.

[2] 胡军. 作业治疗学[M]. 北京:人民卫生出版社 2012.

[3] 窦祖林. 作业治疗学[M]. 北京:人民卫生出版社,2015.

[4] 闵水平,孙晓莉. 作业治疗技术[M]. 北京:人民卫生出版社. 2014.

[5] 陶泉. 手部损伤的康复[M]. 上海:上海交通大学出版社,2005.

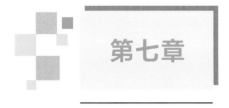

第七章

日常生活活动能力训练技术

第一节 概　述

一、日常生活活动训练的概念及分类

（一）日常生活活动训练的概念

日常生活活动（activities of daily living，ADL）是指人们为维持日常生活而每天所必须反复进行的、最基本的一系列身体动作，即衣、食、住、行、个人卫生等日常生活的基本活动。这种活动能力对每个人都是非常重要的，是每个人从事学习、生产劳动或娱乐活动的基础。对正常人来说，这种能力极为普通简单，但对于患者来说，则需要经过反复甚至艰苦的训练才有可能获得。以训练或恢复日常生活活动能力为目的的有针对性的训练，称为日常生活活动训练，即 ADL 训练。

（二）日常生活活动训练的分类

日常生活活动训练主要可分为躯体的 ADL（physical ADL，PADL）或基本的 ADL（basic ADL，BADL）和复杂的或工具性 ADL（instrumental ADL，IADL）两个方面。BADL 训练的内容包括床上活动、进食、清洁整容、穿脱衣服、如厕、入浴、室内移动等最基本的自理活动。IADL 训练的内容主要与日常生活环境相关联的适应性活动。如家务劳动（做饭、洗涤、清扫、缝纫、育儿等）、外出活动（购物、打电话、使用交通工具、出入公共建筑）、阅读书报、使用娱乐设施及休闲活动等。

（三）ADL 障碍的国际分类

1. 国际残疾分类　1980 年，WHO 按照残疾性质、程度和影响把残疾分为病损、失能和残障三个类别。病损（impairment）又称结构功能缺陷，指身体结构和功能有一定的缺损，身体和精神与智力活动受到不同程度的限制，对独立生活或工作和学习有一定程度的影响，但个人生活仍能自理，其影响在组织器官水平上。失能（disability）又称个体能力障碍，指由于身体组织结构和功能缺损较严重，身体和精神与智力活动明显障碍，不能独立进行日常生活活动，其影响在个体水平上造成个体活动能力障碍。残障（handicap）又称社会能力障碍，是指由于形态功能缺损和个体能力障碍严重，不但个人生活不能自理，甚至影响到生活、学习和工作。

2. 国际残疾分类的修订 世界卫生组织曾先后提出过两种不同的有关残疾发生与影响因素的模型,并利用这两种模型来说明残疾发生的过程与影响因素。

(1) 线性模型:1980 年,WHO 发布的《国际病损、失能和残障分类》(international classification of impairment,disabilities and handicaps,ICIDH)。该分类系统作为 WHO 众多分类系统的重要组成部分,在康复及残疾人事务中得到了广泛应用。在此分类系统中,WHO 提出了说明残疾发生机制的线性模型(图 7-1-1)。

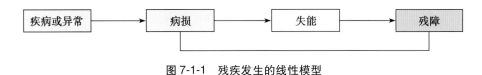

图 7-1-1 残疾发生的线性模型

(2) 多因素模型:WHO 从 1993 年起建立新的有关残疾的分类标准,这个新标准命名为《国际病损、活动和参与分类》(international classification of impairment,activities and participation),为保持与原版本名称的一致,简称为 ICIDH-2。该系统提出了一种多因素的综合性残疾发生及其相关因素模型(图 7-1-2),为从生物学、心理学和社会学角度认识病损所造成的影响提供了一种理论模式,为从身体健康状态、个体活动和个体的社会功能上考察残疾的发生提供了一种理论框架。

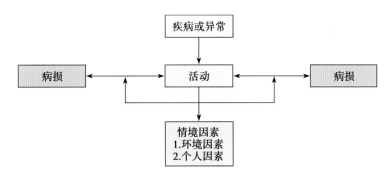

图 7-1-2 残疾发生的多因素模型

3. ICF 的概念 根据残疾人事业发展的需要,WHO 将 ICIDH-2 进行了进一步的修改,删除了其中对残疾人可能有歧视性的术语,扩大了应用范围,在 2001 年 5 月第 54 届世界卫生大会上,将《国际病损、活动和参与分类》正式改名为《功能、残疾和健康国际分类》(international classification of functioning、disability and health,ICF)。

二、日常生活活动障碍的原因与表现

日常生活活动障碍由多种原因引起,如营养不良(蛋白质严重缺乏、维生素 A 及维生素 D 缺乏等)、发育缺陷、疾病(传染病、慢性病、老年病及妊娠期疾病等)、外伤、意外事故及其他。ADL 障碍分为临时性和永久性两种。如轻度脚扭伤导致短时间的步行障碍和完全性脊髓损伤导致的永久性步行障碍。

与日常生活有关的 ADL 障碍常见表现:①起居方面,不能翻身、不能在床上进行移动、不能坐起等;②进食方面,不能拿筷子或勺子、不能将饭菜送入口中、吞咽困难、不能在坐位下自行进餐等；③排泄方面，不能进入厕所、不能站在适当的位置进行小便、不能蹲下解大便、不能坐到便器上、不能擦净会阴部、大小便失禁等；④洗漱方面，不能打开水龙头、不能拿毛巾、牙刷、梳子，男士不能拿刮胡刀、不能使用指甲剪修剪指甲、女士不能化妆等；⑤更衣方面，不能完成穿脱衣服的动作；⑥洗澡方面，不能进出浴室、手不能摸到淋浴头、不能擦洗身体的某些部位；⑦交流方面，不能进行言语表达、不能与他人进行交流；⑧家务方面，不能进行家务活动，如擦地、清洗衣物、烹饪等；⑨健康管理方面，不能按时吃药、不能按医嘱服药；⑩外出方面，不能离开家进行满足基本生活需要购物、不能进行社会性和娱乐性外出、不能上下公共汽车等；⑪时间管理方面，不能正常管理自己的作息时间；⑫公共设施的利用方面，不能乘坐公共汽车、火车、地铁、轮船、飞机等，不能到医院、邮局、银行、商场、公园等。

（张裴景）

第二节　日常生活活动能力评定

一、概述

为了解和确定患者日常生活障碍的程度，为制定康复目标和康复治疗计划提供依据，为观察疗效、评估医疗质量、判断预后及为制定环境改造方案提供参考，需要为患者进行日常生活活动能力评定。日常生活活动能力评定的内容主要包括两大类：BADL 和 IADL。BADL 分为个人自理类和身体活动类两部分，IADL 分为户外和室内两部分。实施日常生活活动能力评定的主要方法有提问法、观察法和量表检查法等。

二、评定步骤

日常生活活动能力评定的步骤分为：收集资料、交谈及量表评定。

1. **收集资料**　通过查阅病历、参加查房等了解患者的性别、年龄、职业、诊断、所处环境及在社会中所承担的角色、功能障碍前的身体功能、残余的功能及潜在的能力、是否使用辅助器、支具及其使用情况，或潜在的能力、其他一般情况（如疾病处于急性期还是慢性期，是否有关节肿胀、畸形、关节活动情况、感觉功能情况）及其他功能障碍情况等。

2. **交谈**　交谈时可尽量鼓励患者家属参与，当患者言语表达障碍时可由家属提供交谈内容。通过与患者交谈，可以确认收集资料的正确性，了解患者的心理状况、文化修养和价值观念以及与自理有关的习俗等，也可参考 COPM 问卷模式。

3. **量表评定**　经过谈话后，如患者精神状态良好，配合程度高，未表现出疲劳和焦虑，即可开始量表评定。

三、评定方法

实施的主要方法包括：提问法（通过口头提问和问卷的方法进行评定，可以用较少的时间比较全面地了解患者的日常生活活动完成情况，该法适用于对患者的残疾状况进行筛查）、直接观察法（通过直接观察患者日常生活活动实际的完成情况来进行评定）和标准化量表检查法（通过采用经过标准化设计、具有统一内容、统一评价标准的检查表评价 ADL，是临床及科研中观察治疗前后的康复进展、研究新疗法、判断疗效等常用的手段）等。在评定过程中,通常是以上三种方法结合起来应用。

（一）PADL 评定

常用的 PADL 标准化量表有 Barthel 指数（Barthel index,BI）与改良 Barthel 指数（modified Barthel index,MBI）、功能独立性评定（functional independence measur,FIM）、Katz 指数（Katz index of independent in activities of dailyliving）、修订的 Kenny 自理评定（the Kenny self-care evaluation）、PULSES 评定量表、Klein 日常活动量表（Klein-Bell activities of daily living scale）和 A-ONE 量表（Arnadottir OT-ADL neurobehavioral evaluation）等。这里详细介绍 Barthel 指数、改良 Barthel 指数与功能独立性评定的方法。

1. Barthel 指数与改良 Barthel 指数

（1）Barthel 指数:1965 年由美国学者 Barthel 和 Mahoney 设计并应用于临床。由于该方法评定简单,可信度高,灵敏度高,还可用于预后判断,是目前临床使用最广泛、研究最多的评估 PADL 的方法。Barthel 指数评定（表 7-2-1）包括 10 项内容,根据是否需要帮助及其程度分为 0 分、5 分、10 分、15 分共 4 个功能等级,总分为 100 分。60 分是能否独立的分界点;大于 60 分为轻度残疾,但基本自理;40~60 分为中度残疾;20~40 分为重度残疾;低于 20 分为完全残疾。

表 7-2-1　Barthel 指数评定

项目		评分标准
大便	0 分	失禁或昏迷
	5 分	偶尔失禁（每周≤1 次）,或需在帮助下使用灌肠剂或栓剂,或需器具帮助
	10 分	能控制,如果需要可以使用灌肠剂或栓剂
小便	0 分	失禁、昏迷或需他人导尿
	5 分	偶尔失禁（每 24h≤1 次,每周>1 次）,或需要器具帮助
	10 分	能控制;如需要能使用集尿器或其他用具,并清洗;如无须帮助,可自行导尿并清洗导尿管,视为可控制
修饰	0 分	需帮助或依赖
	5 分	在提供器具的情况下,可独立洗脸、梳头、刷牙、剃须（如需用电则会用插头）
如厕	0 分	依赖
	5 分	需部分帮助:在穿脱衣裤、使用卫生纸擦净会阴、保持平衡或便后清洁时需帮助
	10 分	自理:能独立进出厕所,使用厕所或便盆,并能穿脱衣裤,使用卫生纸,擦洗会阴和冲洗排泄物或倒掉并清洗便盆
进食	0 分	依赖
	5 分	需帮助:能吃任何正常食物,但在切割、搅拌食物或夹菜、盛饭时需要帮助或需较长时间完成
	10 分	自理:能使用任何必要的装置,在适当的时间内独立完成包括夹菜、盛饭等进食的过程
转移	0 分	依赖:不能坐起,需两人以上帮助,或使用升降机
	5 分	需大量帮助:能坐,需两人或一个强壮且动作娴熟的人帮助
	10 分	需少量帮助:为保安全,需一人搀扶或语言指导、监督
	15 分	自理:能独立从床上转移到椅子及轮椅并返回,包括床上坐起、刹住轮椅、抬起脚踏板等

续表

项目		评分标准
平地 步行	0 分	依赖:不能步行
	5 分	需大量帮助:如果不能行走,能向各个方向操作轮椅移动,并可前进 45 米
	10 分	需小量帮助:需一人帮助(体力或言语指导、监督)下步行 45 米。如坐轮椅,必须是无帮助,能独立使用轮椅行走 45 米,并能拐弯。任何帮助都应由未经特殊训练者提供
	15 分	自理:可以使用辅助装置在家中或病房周围水平路面上独自行走 45 米以上,但不包括带轮的助行器
穿衣	0 分	依赖:不能穿衣
	5 分	需要帮助:在适当的时间内至少完成一半的动作
	10 分	自理:在无人指导下可独立完成各类衣裤的穿脱,包括系解纽扣、内衣扣、开关拉链、系解鞋带、穿脱矫形器和各类护具
上下 楼梯	0 分	依赖:不能上下楼梯
	5 分	需要帮助:在需要体力或言语指导、监督下进行上下楼梯
	10 分	自理:能独立上下一层楼,可以使用扶手或手杖、腋杖等辅助用具
洗澡	0 分	依赖:需要帮助
	5 分	自理:无需指导和帮助能安全进出浴池,并完成洗澡全过程

(2)改良 Barthel 指数:1993 年由国外学者提出一种改良的 BI,称为改良 Barthel 指数(modified Barthel index,MBI),将 BI 的评分更加细化,也可以用于预测预后。这里介绍的是由香港理工大学康复科学系翻译的 MBI 中文繁体版,并在转化为简体中文版时做了适当的文字方面的修改,以使其更适合内地的语言习惯(表 7-2-2)。MBI 满分为 100 分;≥60 分为生活基本自理;41~59 分为中度功能障碍,生活需要帮助;21~40 分为重度功能障碍,生活明显依赖;≤20 分为生活完全依赖。

表 7-2-2　改良 Barthel 指数评定量表(MBI)

姓名:　　性别:　　年龄:　　诊断:　　床号:　　住院号:

ADL 项目	完全依赖 1 级	最大帮助 2 级	中等帮助 3 级	最小帮助 4 级	完全独立 5 级
修饰	0	1	3	4	5
洗澡	0	1	3	4	5
进食	0	2	5	8	10
用厕	0	2	5	8	10
穿衣	0	2	5	8	10
大便控制	0	2	5	8	10
小便控制	0	2	5	8	10
上下楼梯	0	2	5	8	10
床椅转移	0	3	8	12	15
平地行走	0	3	8	12	15
坐轮椅*	0	1	3	4	5

注:* 表示仅在不能行走时才评定此项

改良 Barthel 指数评分标准为:每个活动的评级分为 5 级(5 分),不同的级别代表了不同程度的独立能力,最低的是 1 级,最高是 5 级,级数越高代表独立能力越强。①完全依赖他人完成整项活动;②某种程度上能参与,但在整个活动过程需要他人提供协助才能完成(注:"整个活动过程"是指有超过一半的活动过程);③能参与大部分的活动,但在某些过程中仍需他人提供协助才能完成整项活动(注:"某些过程"是指一半或以下的工作);④除了在准备或收拾时需要协助,可以独立完成整项活动;或进行活动时需要他人从旁监督或提示,以保证安全(注:"准备或收拾"是指一些可在测试前后去处理的非紧急活动过程);⑤可以独立完成整项活动而不需他人在旁监督、提示或协助。每一项活动的具体评分标准如下:

1) 进食:是指使用合适的餐具将食物由容器送到口中,整个过程包括咀嚼及吞咽。前提条件为患者有合适的座椅或有靠背支撑,食物准备好后要放置于其伸手可及之处。评级标准:

0 分:患者完全依赖他人协助进食:仅能咀嚼和吞咽,其余过程均需依赖他人协助;或经胃管进食者需最大帮助,包括插入、取出以及清洁胃管。

2 分:某种程度上能使用餐具,通常是勺子或筷子。但在进食的整个过程中需要他人提供协助。

5 分:能使用餐具,通常是勺子或筷子。但在进食的某些过程仍需要他人提供协助。

8 分:除了在准备或收拾时需要协助(如食物的改良)可以自行进食;或进食过程中需有人从旁监督或提示,以保证安全;或进食的时间超出可接受的范围;或使用辅助器具时需他人协助戴上或取下;或可以自主将食物送入口中,但有吞咽困难或呛咳。

10 分:可自行进食,而无需他人在场监督、提示或协助;或胃管进食者能自主完成全过程。

2) 洗澡:是指使用适当的方法清洁、冲洗及擦干由颈至脚的部位,以及在浴室内体位转移或步行,但不包括洗头、携带衣物和应用物品进出浴室及洗澡前后穿脱衣物。洗澡的方法包括盆浴、淋浴、擦身、用桶或盆、冲凉椅或浴床。前提条件:在洗澡的地方进行测试,所有用具都须放于洗浴的范围内。评级标准:

0 分:完全依赖他人帮助洗澡。

1 分:某种程度上能参与部分活动,但在整个活动的过程中需要他人提供协助才能完成。

3 分:能参与大部分的活动,但在某些过程中仍需要他人提供协助才能完成整项活动。

4 分:除了在准备或收拾时需要协助(如在洗澡前后准备或更换清水,开启或关闭热水器),可以自行洗澡;或过程中需他人从旁监督或提示,以保证安全;或洗澡的时间超出可接受范围;或使用辅助器具时需他人协助戴上或取下。

5 分:可用任何适当的方法自行洗澡,而无需他人在场监督、提示或协助。

3) 个人卫生:是指在床边、洗漱盆旁或洗手间内进行洗脸、洗手、梳头、保持口腔清洁(包括假牙齿)、剃须(适用于男性)及化妆(适用于有需要的女性)。前提条件:在设备齐全的环境下进行测试,所有用具都须伸手可及,如电动剃须刀已通电,并插好刀片。评级标准:

0 分:完全依赖他人处理个人卫生。

1 分:某种程度上能参与部分活动,但在整个活动的过程中需要他人提供协助才能完成。

3 分:能参与大部分活动,但在某些过程中仍需他人提供协助才能完成整项活动。

4 分:除了在准备或收拾时需要协助(如事先将一盆水放在床边或过程中更换清水、事先用轮椅将患者推到洗漱盆旁边、准备或清理洗漱的地方),可以自行处理个人卫生;或过程中需他人从旁监督或提示,以保证安全;或使用辅助器具时需他人协助戴上或取下。

5分:可自行处理个人卫生,不需他人在场监督、提示或协助。男性可自行剃须,而女性可自行化妆或整理头发,但不包括设计发型及编结发辫。

4)穿衣:指包括穿上、脱下及扣好衣扣,有需要时也包括佩戴腰围、假肢及矫形器。衣物的种类包括衣、胸罩、裤、鞋、袜,可接受改良过的衣服,如鞋带换上魔术贴。前提条件:所有衣物必须放在伸手可及的范围内。评级标准:

0分:完全依赖他人帮助穿衣;帮助过程中出现以下情况也属于同一级别,如患者不能维持平衡;或需借助外物维持平衡;或仅能参与极少量活动,如只能穿一侧衣袖。

2分:某种程度上能参与部分活动,但在整个活动的过程中需要他人提供协助才能完成。

5分:能参与大部分的活动,但在某些过程中仍需要他人提供协助才能完成整项活动。

8分:除了在准备或收拾时需要协助(如穿衣后将纽扣扣上或拉上拉链、穿鞋后把鞋带系好)可以自行穿衣;或过程中需有人从旁监督或提示,以保证安全;或穿衣的时间超出可接受范围;或使用辅助器具时需他人协助戴上或取下。

10分:自行穿衣而无需他人监督、提示或协助。

5)肛门控制(大便控制):指能完全控制肛门或有意识地防止大便失禁。评级标准:

0分:完全大便失禁。

2分:在摆放适当旳姿势和诱发大肠活动的技巧方面需要协助,并经常出现大便失禁。

5分:能采取适当的姿势,但不能运用诱发大肠活动的技巧;或在清洁身体及更换纸尿片方面需要协助,并间中出现大便失禁。

8分:偶尔出现大便失禁,在使用栓剂或灌肠器时需要监督;或需要定时有人从旁提示,以防失禁。

10分:没有大便失禁,在需要时可自行使用栓剂或灌肠器。

其他方法:肛门造瘘口或使用纸尿片。

考虑因素:"经常大便失禁"是指每个月中有超过一半的时间出现失禁,"间中大便失禁"是指每个月中有一半或以下的时间出现失禁,"偶尔大便失禁"是指每月有不多于一次的大便失禁。评级包括保持身体清洁及有需要时能使用栓剂或灌肠器,把衣服和周围环境弄脏不纳入评级考虑之列,若长期便秘而需要他人定时帮助排便,其情况应视作大便失禁。如能自行处理造瘘口或使用纸尿片,应视作完全没有大便失禁。若造瘘口或尿片发出异味而患者未能及时替换,其表现应被降级。

6)膀胱控制(小便控制):指能完全地控制膀胱或有意识地防止小便失禁。评级标准:

0分:完全小便失禁。

2分:经常小便失禁。

5分:通常在日间能保持干爽但晚上小便失禁,并在使用内用或外用辅助器具时需要协助。

8分:通常能整天保持干爽但间中出现(同上)失禁;或在使用内用或外用辅助器具时需要监督;或需要定时有人从旁提示,以防失禁。

10分:没有小便失禁或在需要时可自行使用内用或外用辅助工具。

其他方法:内置尿管、尿套或使用纸尿片。

7)如厕:指采用合适的如厕设备完成转移或行走、脱下及穿上裤子、使用厕纸、清洁会

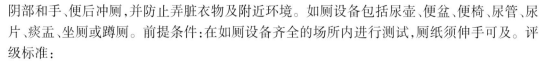

阴部和手、便后冲厕,并防止弄脏衣物及附近环境。如厕设备包括尿壶、便盆、便椅、尿管、尿片、痰盂、坐厕或蹲厕。前提条件:在如厕设备齐全的场所内进行测试,厕纸须伸手可及。评级标准:

0分:完全依赖他人帮助如厕。

2分:某种程度上能参与部分活动,但在整个活动的过程中需要他人提供协助才能完成。

5分:能参与大部分的活动,但在某些过程中仍需要他人提供协助才能完成整项活动。

8分:在除了准备或收拾时需要协助(如,如厕前后准备、清理或清洗如厕设备),可以自行如厕;或过程中需有人从旁监督或提示,以保证安全;或使用辅助器具时需他人协助戴上或取下。

10分:可用任何适当的方法自行如厕,而无需他人在场监督、提示或协助。如有需要亦可在夜间使用便盆、便椅或尿壶,但需包括将排泄物倒出并把器皿清洗干净。如厕过程中可接受使用助行器及扶手。

8)床椅转移:是指将轮椅移至床边,刹车并拉起脚踏板,然后将身体转移到床上并躺下,再坐回床边,并将身体转移坐回轮椅上。有需要时还包括轮椅及转移板的位置摆放。包括椅椅转移、便椅到床的转移等。评级标准:

0分:完全依赖或需要两人从旁协助或要使用机械装置来帮助转移。

3分:某种程度上能参与部分活动,但在整个活动的过程中需要他人提供协助才能完成。

8分:能参与大部分活动,但在某些过程中仍需要他人提供协助才能完成整项活动。

12分:除了在准备或收拾时需要协助(如轮椅及转移板的位置摆放、刹车及脚踏板的拉起和放下),可以自行转移;或过程中需有人从旁监督或提示,以保证安全;或转移的时间超出可接受范围。

15分:自行转移来回于床椅之间(改为:自行完成床椅之间的转移),并无须他人从旁监督、提示或协助。转移过程中可接受使用特殊座椅、扶手及床栏。

9)行走:指从站立开始在平地步行50米。可接受戴着矫形器或假肢及使用合适的助行器。评级标准:

0分:完全不能步行;或试图行走时,需要两人从旁协助。

3分:某种程度上能参与部分活动,但在整个活动的过程中需要他人提供协助才能完成。

8分:能参与大部分的活动,但在某些过程中仍需要他人提供协助才能完成整项活动。使用助行器时需要他人协助拿取和/或操作助行器。

12分:可自行步行一段距离,但不能完成50米;过程中需有人从旁监督或提示,以保证安全;或步行的时间超出可接受范围。

15分:可自行步行50米,并无需其他人从旁监督、提示或协助。

10)轮椅操作(代替步行):轮椅操控包括在平地上推动轮椅、转弯及操控轮椅至桌边、床边或洗手间等。患者需操控轮椅并移动至少50米。前提条件:此项目只适用于在行走中被评"完全不能步行"者,而此类患者必须曾接受轮椅操控训练。评级标准:

0分:完全不能操控轮椅。

1分:可在平地上自行推动轮椅并移动短距离,但在整个活动的过程中需要他人提供协助才能完成。

3分:能参与大部分的轮椅活动,但在某些过程中仍需要他人提供协助才能完成整项活动。

4 分:可驱动轮椅前进、后退、转弯及移至桌边、床边或洗手间等,但在准备及收拾时仍需协助,如在狭窄的转角处移走障碍物;或过程中需有人从旁监督或提示,以保证安全。

5 分:可完全自行操控轮椅并移动至少 50 米,并无需其他人从旁监督、提示或协助。

11) 上下楼梯:指可安全地在两段分别有 8 级的楼梯来回上下。评级标准:

0 分:完全依赖他人帮助上下楼梯。

2 分:某种程度上能参与部分活动,但在整个活动的过程中需要他人提供协助才能完成。

5 分:能参与大部分的活动,但在某些过程中仍需要他人提供协助才能完成整项活动。

8 分:基本上不需要他人协助,但在准备及收拾时仍需协助;或过程中需有人从旁监督或提示,以保证安全。

10 分:可在没有监督、提示或协助下,安全地在两段楼梯上下。有需要时,可使用扶手和/或助行器。

先决条件:患者可步行。

准备或收拾活动:例如,将助行器摆放在适当的位置。

考虑因素:可接受使用扶手和助行器而无须被降级。

2. 功能独立性量表　功能独立性量表(functional independence measurement,FIM)1987年由美国纽约州功能评估研究中心的研究人员提出并列入美国医学康复统一资料系统(uniform data system for medical rehabilitation,UDSMR)。FIM 包含认知功能和社会功能,应用范围广泛,可用于各种疾病或创伤者的日常生活能力的评定。

FIM 评定内容包括六个方面,共 18 项内容(表 7-2-3),其中自理活动 6 项、括约肌控制 2 项、转移 3 项、行走 2 项、交流 2 项、社会认知 3 项。评分标准采用 7 分制(表 7-2-4),每一项最高分为 7 分,最低分为 1 分。得分的高低是根据患者独立的程度、是否需要他人帮助及对于使用辅助具或辅助设备的依赖程度来决定,总积分最高分为 126 分;最低分为 18 分。得分越高独立水平越高,反之越差。功能独立分级为 126 分为完全独立;108~125 分为基本独立;90~107 分为极轻度依赖;72~89 分为轻度依赖;54~71 分为中度依赖;36~53 分为重度依赖;19~35 分为极重度依赖;18 分为完全依赖。

FIM 在描述残疾水平和功能独立程度上比 Barthel 指数评定方法更敏感、更精确,且适用于所有功能障碍者,近年来已被许多康复机构采用。

表 7-2-3　FIM 评定内容

项目	得分					
	____月____日		____月____日		____月____日	
自理活动　(1) 进食						
(2) 梳洗修饰						
(3) 洗澡						
(4) 穿脱上装						
(5) 穿脱下装						
(6) 上厕所						
括约肌控制　(7) 膀胱控制						
(8) 直肠控制						

续表

项目		得分					
		_____月_____日		_____月_____日		_____月_____日	
转移	（9）床、椅、轮椅间转移						
	（10）转移至厕所						
	（11）至浴盆或淋浴室						
行走	（12）步行/轮椅						
	（13）上下楼梯						
交流	（14）理解						
	（15）表达						
社会认知	（16）社会交往						
	（17）解决问题						
	（18）记忆						
总计							

表 7-2-4　FIM 评定的得分标准

项目		得分	标准
功能独立 独立完成所有活动		7 分：完全独立	能独立完成所有活动，完成规范、无需矫正，不需要使用辅助用具和帮助，不需要考虑安全问题并在合理的时间内完成
		6 分：有条件的独立	能独立完成所有活动，但活动中需要使用辅助用具（假肢、支具、辅助具），或需考虑安全问题，或超过合理的时间
功能依赖：需要有人监护或身体方面的帮助，或不能活动	部分依赖：患者可以完成≥50%的活动，需要不同程度的帮助	5 分：监护、准备或示范	可以在没有身体接触性的帮助下完成活动，但因认知功能、平衡能力障碍，需要监护、言语提示或引导；或需他人准备或传递必要的支具、衣物等
		4 分：最小帮助	需要最少的身体接触性辅助完成活动，其主动参与程度≥75%（帮助<25%）
		3 分：中等帮助	需要中等的身体接触性辅助完成活动，其主动参与程度 50% ~ 74%（帮助达 25%~49%）
	完全依赖：患者完成<50%的活动，需要最大或全部帮助	2 分：大量帮助	需要大量的身体接触完成活动，其主动参与程度 25%~49%（帮助达 50%~74%）
		1 分：完全依赖	完成活动中主动参与程度<25%，不能做任何活动

（二）IADL 评定

IADL 对体力、智力要求较高,与环境条件、文化背景关系密切。IADL 评定多在社区老人和残疾人中应用,常用于调查,其评定内容主要包括:①清洁卫生方面:收拾床铺、打扫房间、使用吸尘器、擦窗户等;②洗衣方面:包括洗衣的全过程,用洗衣设备洗衣服、操作洗衣机、衣服分类、放进和取出、晾干、折叠、整理衣服等;③烹调方面:食材的准备、料理、烹调、摆放餐桌,饭后擦桌,洗碗等;④户外活动方面:如去购物中心、车站等;⑤购物方面:如进出商场、挑选商品、付款、将物品带回家;⑥使用交通工具方面:包括往返车站,上下车船,车船内的转移、买票和找座位等;⑦理财方面:到银行存取款,计划开支,支付账目等;⑧房屋保养方面:维修房屋、整理庭院、修整花园等;⑨安全防范方面:使用紧急救护装置,避免损伤和维护环境安全等。常用 IADL 评定量表有功能活动问卷、Frenchay 活动指数评定、工具性日常生活活动能力量表、快速残疾评定量表、功能状态指数等。

1. 功能活动调查表(the functional activities questionnaire,FAQ)　是 Pfeffer 于 1982 年提出的,于 1984 年进行了修订(表 7-2-5)。此表原用于研究社区老年人的独立性和轻症老年性痴呆,分数越高障碍越重,正常标准分<5 分,≥5 分为异常,在目前 ADL 评定表中效度最高,而且 FAQ 项目全为 IADL 内容,因此在评定 IADL 时应首先选用。

表 7-2-5　功能活动调查表(FAQ)(问患者家属)

项目	正常或从未做过,但能做(0 分)	困难,但可单独完成或从未做(1 分)	需要帮助(2 分)	完全依赖他人(3 分)
1. 每月平衡收支能力,算账能力				
2. 患者的工作能力				
3. 能否到商店买衣服、杂货和家庭用品				
4. 有无爱好、会不会下棋、打扑克				
5. 会不会做简单的家务事,如点火炉、泡茶等				
6. 会不会准备饭菜				
7. 能否了解最近发生的事件(时事)				
8. 能否参加讨论,了解电视、书或杂志内容				
9. 能否记住约会时间、家庭节目和吃药				
10. 能否拜访邻居,自己乘公共汽车				

2. Frenchay 活动指数评定法　评定内容有 6 大类,各类均有各自的评分标准(表 7-2-6),最低为 0 分,最高为 45 分。根据评分结果将社会生活能力进行分级:45 分为完全正常;30~44 分为接近正常;15~29 分为中度障碍;1~14 分为重度障碍;0 分为完全丧失。

四、注意事项

1. 评定时注重观察患者的实际操作能力,而不能仅依赖其口述或治疗师估计患者可能或应达到什么程度。

表 7-2-6　Frenchay 活动指数表

	评定内容	评分标准
	最近 3 个月	
I	1. 做饭	0 分:不能
	2. 梳理	1 分:<1 次/周
	3. 洗衣	2 分:1~2 次/周
	4. 轻度家务活	3 分:几乎每天
II	5. 重度家务活	0 分:不能
	6. 当地商场购物	1 分:1~2 次/3 个月内
	7. 偶尔的社交活动	2 分:3~12 次/3 个月内
	8. 外出散步>15min	3 分:至少每周 1 次
	9. 进行喜爱的活动	
	10. 开车或坐车旅行	
	最近 6 个月	
III	11. 旅游/开车或骑车	0 分:不能
		1 分:1~2 次/6 个月内
		2 分:3~12 次/6 个月内
		3 分:至少每周 1 次
IV	12. 整理花园	0 分:不能
	13. 家庭/汽车卫生	1 分:轻度
		2 分:中度
		3 分:全部
V	14. 读书	0 分:不能
		1 分:6 个月/次
		2 分:每 2 周低于 1 次
		3 分:每 2 周至少 1 次
VI	15. 上班	0 分:不能
		1 分:每周 10h
		2 分:每周 10~30h
		3 分:每周>30h

2. 评定应尽量在实际生活环境中进行,如在早上起床时到病房观察患者穿衣、洗漱、剃须或化妆等各种自理活动,以了解其真实表现;或利用 ADL 专用评定设施,以尽量接近实际生活环境。

3. 在评定中,除非评定表中有说明,患者使用辅助器、支具或采取替代的方法均为独立完成活动,但应注明。若需要辅助器、支具才可以提供,不可依赖或滥用。

4. 在评定过程中,对于有语言理解障碍或认知功能障碍者,治疗师应采取动作示范或动作图示的方法帮助患者理解所要做的动作,以避免因不理解动作指令而导致失败。

5. 评定中如患者在帮助下才能完成某种活动时,要对帮助方法与帮助量予以详细记录。

6. 在评定时应尊重患者个人的生活方式、习惯和隐私,如不愿意让他人看到或触摸自己的身体,应给予尊重。

7. 对于因体力不支可能导致评定结果不准确者,必要时可分几次完成。

8. 评定中要考虑由于国家、地区、民族、文化差异可能导致的评定结果的差异。

9. 对于不能独立完成的项目,需进一步评测影响这些活动完成的因素,如关节活动范围、肌力、平衡、协调性、感觉以及认知功能等。

10. 应注意生活习惯、文化素养、工作性质、所处的社会环境及评定时的心理状态和配合程度,评定者的专业水平也会对评定结果有影响。

(张裴景)

第三节　日常生活活动训练

日常生活活动训练是以改善或恢复这些活动能力为目的而进行的一系列有针对性的训练,是作业治疗中非常重要的内容之一。功能障碍者要重新生活就要从简单的、基本的日常生活活动训练开始。进行日常生活活动训练需运用活动分析方法,将每一项 ADL 活动分解成若干个动作成分,进行有针对性的训练,然后再组合成一个完整的动作,并在生活实践中加以应用。在进行 ADL 训练前作业治疗师应通过评定了解患者的期望及功能障碍等,制定相应的个体化训练方案。本节以右侧偏瘫为例介绍应用活动分析的 ADL 训练方法。

一、PADL 训练

PADL 训练是康复治疗的重要内容之一,也是一个人回归家庭、重返社会的重要过程。PADL 训练包括转移、进食、穿衣、修饰、如厕、洗澡等。

1. 床上翻身　床上翻身训练是最基本的早期训练内容。基于功能及安全的考虑,训练从桥式运动开始,逐步过渡到侧方移动,为从卧位到坐位的活动做准备。

(1) 活动步骤:以向右侧翻身为例,包括:①摆好患侧上肢和手;②健腿屈膝;③向患侧转动头和颈;④健侧上肢和手伸向患侧;⑤旋转躯干、腰部、骨盆并把健腿跨到患侧。

(2) 动作分析:①仰卧于床上,双上肢放于身体两侧,双下肢伸直;②治疗师指导患者将患侧肩关节外展外旋(注意不要拉伤肩关节);或者双手手指交叉握住向上伸展上肢;③先把头和颈转向患侧;④健侧腿屈膝联合健侧上肢及躯干同时转向患侧(图 7-3-1)。向健侧翻身时用健足勾起患腿使患侧的髋、膝屈曲,必要时治疗师将双手分别置于患侧臀部和膝部,用适当的力量帮助患者翻身(图 7-3-2)。

(3) 注意事项:①翻身时应先转头和颈,肩、骨盆对线在同一平面,整个躯干作为一个整体翻身;②确认床边留有足够的空间以确保安全和舒适;③向健侧翻身时避免把患侧上肢落在身后,向患侧翻身时避免把患侧上肢压在身体下方;④为了增加患侧的感觉,向健侧翻身时尽量促进患侧的参与,必要时治疗师在其肩胛带和髋关节处辅助用力。

2. 床椅转移　是指在床与椅子/轮椅之间的转移。

(1) 活动步骤:以用斜角法从床转移到轮椅为例。其活动步骤包括:①轮椅与床成 45°放置;②用健手抓住轮椅的扶手以提供支撑;③身体改变为半站立位;④转动身体坐进轮椅。

(2) 动作分析:①轮椅放在患者的健侧,与床成 45°左右放置;②移开轮椅的脚踏板,并刹住车闸;③健手置于轮椅的远侧扶手;④向前微倾身体,健手用力支撑抬起臀部;⑤以健腿为轴转动身体从床边移进轮椅;⑥调整在轮椅里的坐姿(图 7-3-3)。

从轮椅转移到床时:①患者健侧的轮椅靠近床边,与床成 45°左右放置;②移开轮椅的脚踏板,并刹住车闸;③向前微倾身体,用健手置于同侧的轮椅扶手并用力支撑抬起臀部;④把健手放置在床上,以健腿为轴转动身体从轮椅移到床边;⑤调整在床边的坐姿。

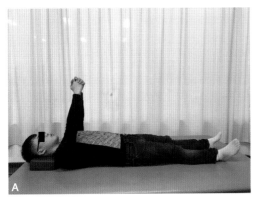
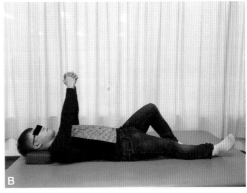
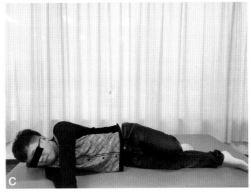

图 7-3-1　床上翻身，翻向患侧

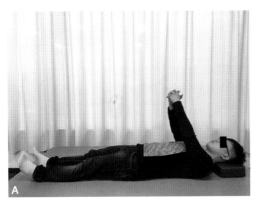
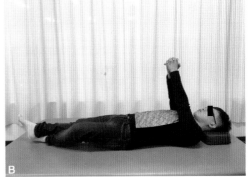
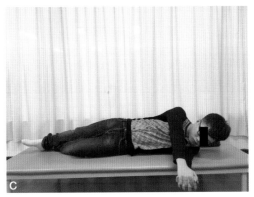

图 7-3-2　床上翻身，翻向健侧

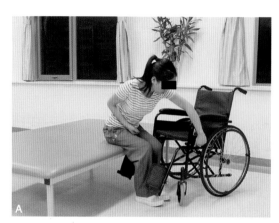
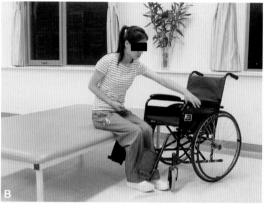
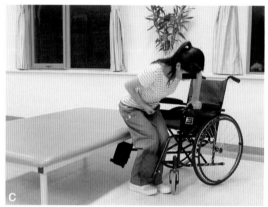
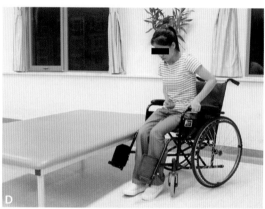
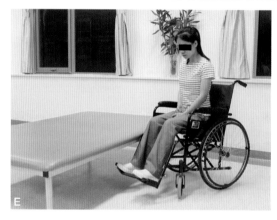

图 7-3-3 床椅转移

（3）注意事项：①转移时不宜太快,确保安全；②如果需要帮助转移,帮助者可抓住患者的裤带或控制其骨盆；③帮助转移时避免牵拉患侧上肢；④治疗师可通过用自己的膝部顶住患者的患膝来帮助其稳定身体。

3. 卧坐转移　部分患者由于卧床时间较长或体质差,在开始坐起训练前,可先将床头逐步抬高以避免发生体位性低血压。卧坐转移常与坐位平衡训练同时进行。对于偏瘫患者卧坐转移包括：

（1）从健侧卧位坐起：这种活动方法比较容易且安全,但容易引起患侧肢体的“协同运动”,也不利于患侧肢体的使用及忽略的恢复。

1）活动步骤：从健侧卧位坐起主要活动步骤包括：①转向健侧卧位；②用健腿帮助患腿置于床外；③通过外展和伸直健侧上肢从卧位撑起；④移动躯干到直立坐位；⑤在直立坐位下保持平衡。

2）动作分析：①用"床上翻身"方法从仰卧位转为健侧卧位；②用健侧足背勾住患侧足跟带动患腿至床外后放开；③抬头并侧屈躯干，然后通过外展和伸直健侧上肢把身体从卧位撑起；④坐起到直立位（图7-3-4）。必要时治疗师将一手放在患者健侧肩部，另一手放于其髋部进行帮助（图7-3-5）。

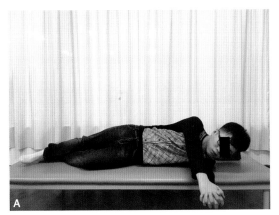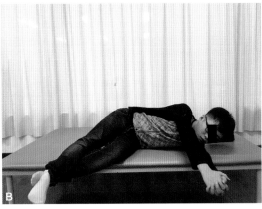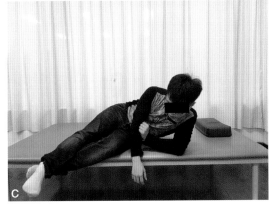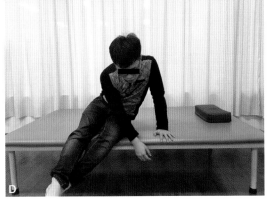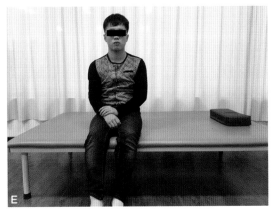

图 7-3-4 从健侧卧位坐起

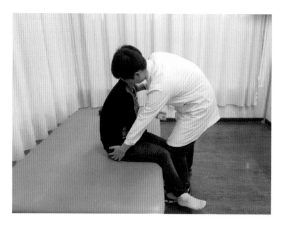

图7-3-5 从健侧卧位坐起-治疗师辅助

（2）从患侧卧位坐起：该方法可增加患侧的感觉输入，促进患肢的使用，但需要有较好平衡和患侧肢体的控制能力。

1）活动步骤：从患侧卧位坐起主要活动步骤包括，①转向患侧；②健腿帮助患腿将双小腿放于床外；③用健侧上肢支撑坐起；④移动直立坐位并保持。

2）动作分析：①从仰卧位转移到患侧卧位；②用健侧足背勾住患侧足跟带动患腿至床外后放开；③用健手撑住患肩下的床面，通过伸直健侧上肢撑起身体；功能许可时可在治疗师保护肩胛带的情况下，患者用患侧前臂负重；④健侧的上肢逐渐靠近身体直到坐直。必要时治疗师一手放在其患侧肩部，另一手放于其髋部进行帮助（图7-3-6）。

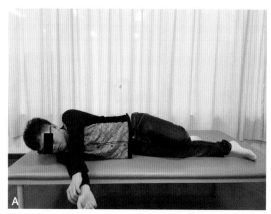
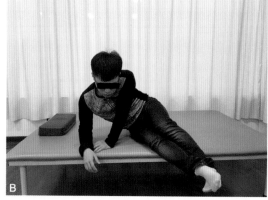
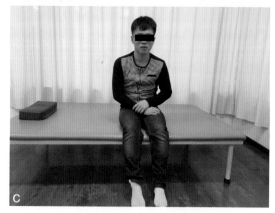

图7-3-6 从患侧卧位坐起

4. 坐站转移 当患者下肢有一定负重能力时，应尽早进行从坐位站起的练习。

（1）活动步骤：①坐于床边；②躯干前倾；③重心前移；④站起。

（2）动作分析：①患者坐于床边，双足分开与肩同宽，双足垂直平放于地上；②双手交叉握手，躯干前倾；③双足向后滑，使膝关节屈曲超过90°，双膝前移超过足尖，臀部抬离床面，患侧下肢充分负重；④双腿用力，伸髋、伸膝，躯干慢慢挺直站起（图7-3-7）。需要辅助时，治疗师可站于患者患侧，用自己的双膝顶住患者的膝部及足部，用手抓住患者的腰带帮助站起。在站起过程中可以让患者用上肢搂住治疗师的颈部以维持平衡（图7-3-8）。

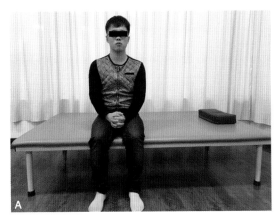
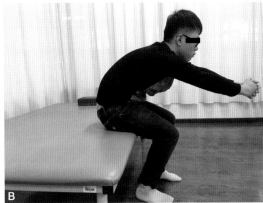
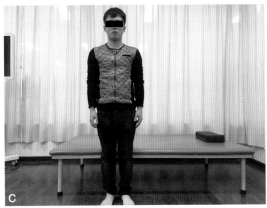

图 7-3-7　坐站转移

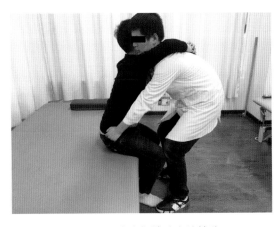

图 7-3-8　治疗师辅助坐站转移

5. 进食

（1）进食的基本要求

1）由于对称的直立坐姿有助于吞咽，所以最好在稳定的坐位并且头和颈有良好支持的体位下完成进食。

2）如果患侧上肢具有运动功能，在进食训练期间应尽量促进使用。如，训练右侧偏瘫者用右手使用合适的刀叉或调羹；或者在吃饭、饮水时至少用右手稳定碗或杯子。患侧手为利手且有一定的握力时，可以进行抓握加粗把的勺子等训练进食。如患手的精细动作较好，可让其尝试性地使用筷子，必要时对筷子进行改良。

3）如果利手为患侧手且功能很差时可考虑改变利手。如，在进食或饮水的过程中训练右侧偏瘫者用左手使用勺子或叉子或筷子进食，而患手在桌面上支撑。

4）提供必要的进食辅助设备，包括防滑垫、万能袖套、合适的刀叉、弯角调羹、防洒盘、有把手的杯子等。

5）要注意吃饭或饮水过程中呛咳的情况，最好在经口进食训练前做详细的吞咽评估。

（2）饮水

1）活动步骤：①杯中倒入适量的温水，放于适当的位置；②从杯子里饮水；③吞咽。

2）动作分析：①用防滑垫或患手稳定饮水杯；②从热水瓶里往水杯里盛水，最好使用电热水瓶，水出口处直接注入杯子中，为防止水外流建议只盛半杯水；③用健手或双手（如果可能）握住杯直接饮水或用吸管饮水；④在吞咽期间任何漏水或呛咳均提示有吞咽问题，需要更全面的评估和特别处理。

（3）吃固体/半固体食物

1）活动步骤：①从容器里拿起食物；②把食物放进嘴里；③吞咽。

2）动作分析：①在桌边坐稳，注意食物及餐具；②伸手拿起餐具（筷子、匙）；③把餐具放入有食物处的碗或碟中，夹住食物；④将食物运送到口部，张嘴将食物送入口中，然后合上嘴进行咀嚼和吞咽；⑤放下食具。

（4）注意事项：①在进食时如不能坐在桌边应帮助患者从床上坐起或坐在床边；必要时在患者背部和患侧分别放置一个枕头支撑；患侧上肢放在餐桌上或给予一定辅助支撑，防止患侧肩胛带后撤；②用防滑垫或患手稳定碗或盘子等容器，把患侧上肢放在桌上可较好地稳定肘部，从而有助于患手握住碗，或借助身体使碗更加稳定；③即使患侧上肢和手没有功能，在进食时也应放在餐桌上，靠近碗或盘子，防止异常模式；④进食训练时应让患者放松，避免在进食期间呛咳。

6. 穿衣

（1）穿脱上衣

1）基本要求：①在穿衣训练前，治疗师应分析与评估患者的动态坐位平衡和认知功能；要有充分的坐位平衡以确保在穿脱上衣时的稳定性和安全性；患者坐在有靠背的椅子或坐在床边，双足平放于地上，靠自身的平衡能力完成坐位下穿上衣；②穿衣训练应遵循的一个基本原则是先穿患侧，后穿健侧；脱衣时先脱健侧，再脱患侧；③对平衡能力较差者进行指导和辅助时，辅助者应在其患侧。

2）活动步骤：①放好上衣；②把患侧上肢和手穿进/脱出正确袖管；③把衣领拉到/脱到健肩；④穿上/脱下健侧上肢；⑤系上/解开纽扣。

3）动作分析：穿脱开襟上衣与穿脱套头衫动作成分不同，分别进行叙述。

穿开襟上衣（图7-3-9）：①将衣服准备好，衣服内侧面朝上，领口在远端，患侧袖子放置

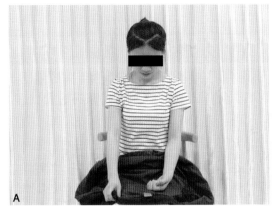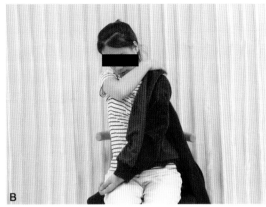
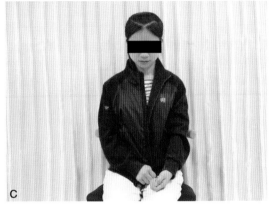

图 7-3-9 穿开襟上衣

于双膝之间;②用健手帮助露出里面的袖口;③把患手穿进相应的袖口;④将上衣沿患侧上肢拉上并跨到健侧肩和颈部;用健手把衣领从患侧拉到健侧时也可用牙齿咬住衣领的另一端;⑤把健侧手和上肢穿进衣袖;⑥用健手抓住上衣的后襟将其拉开展平;⑦整理上衣使其对称并使纽扣对准相应的扣眼;⑧稳定纽扣边缘,用健侧拇指撑开扣眼套上纽扣。

脱开襟上衣的动作与上述步骤基本相反:①解开纽扣;②将患侧上衣脱到患肩下;③将健侧脱到健肩下,将健侧上肢和手脱出衣袖;④将患侧的衣袖脱下。

穿套头衫:①解开套头衫的纽扣;②将套头衫的背面向上衣领向下放于膝上;③用健手将套头衫的后襟拉到一起直到里面的袖口露出;④拉起患侧上肢并将其穿入相应的袖口;⑤拉上衣袖直到穿到患肘以上;⑥将健侧上肢穿入相应袖口,并穿到肘部以上;⑦将套头衫从衣领到衣襟拉在一起,低头套过头;⑧后拉衣襟整理好套头衫。

脱套头衫的动作与上述步骤基本相反:①从腰到上背将套头衫拉在一起;②抓住套头衫的后襟低头将其从头上脱出;③用健手先将患侧上肢脱出衣袖;④摆动健侧上肢将衣袖脱出。

4)注意事项:①训练前先让患者自己尝试穿衣,如能够运用自己独特的习惯穿衣,则只需提醒穿衣过程中的注意事项,如防止患侧肩膀过度牵拉等;②如果上衣太紧,建议选择宽松的开襟衫或套头衫;③应鼓励患者尽可能地利用患肢主动穿衣;④因为用一只手难以操作,故尽量不穿带拉链的衣服;⑤如果不能用一只手系纽扣,可用魔术贴替代;⑥用穿衣钩和扣钩可帮助穿衣和系纽扣,但要试着尽可能地不用辅助设备;⑦患者的后背和椅背之间要留有一定空间,否则会令穿衣后整理困难。

（2）穿脱裤子

1）体位：穿脱裤子可在三种体位下完成。①卧位：是一种安全的方法，适合腰背控制力差者；②坐位：适合绝大多数患者；③站立位：由于需要有很好的动态平衡能力，一般不推荐采用。有时可采用组合体位穿脱裤子，如坐-卧位方法适合站位平衡差的患者；坐-站位方法适合于有一定站立位平衡功能者。以下介绍在坐-卧位下穿脱裤子的活动分析及训练方法。

2）活动步骤：①把患腿放在健手能够到其踝部的位置；②将裤子拉到双腿的大腿部；③将裤子拉上骨盆。

3）动作分析：见图7-3-10。①把裤子放在身旁健手容易够到的地方；②抓住患侧小腿

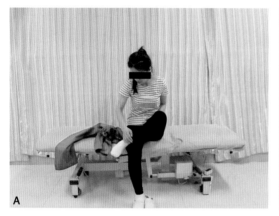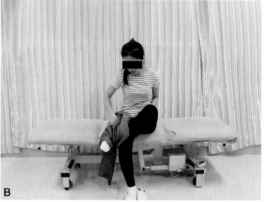
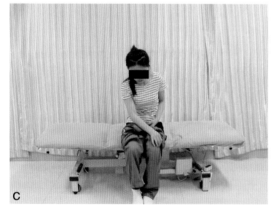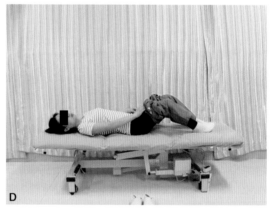
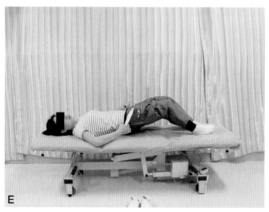

图 7-3-10　穿裤子

使其交叉放置于健侧大腿上;为了防止患腿从健腿上滑下,可选择用一个防滑垫垫在健侧腿上;③将患侧裤腿穿到患腿脚踝;如果可能,应尽量拉到膝上防止其滑下;④将交叉的患腿再次放到地板上;⑤把健腿裤子穿上并尽可能拉上到臀部附近;⑥躺到床上,通过桥式运动或转身将臀部离开床面,把裤子拉过臀部直到腰。

脱裤子与穿裤子的步骤基本相反:①坐在椅边或躺在床上,解开裤带;②通过倾斜身体或将躯干从一侧向另一侧旋转将裤子脱到臀部以下;③将裤子从腿上脱下。可先脱健裤腿侧然后用健足踢患侧裤子,或者用健足踩住患侧的裤脚,健手拉起患腿先脱掉患侧裤腿,然后再脱掉健侧。

（3）穿脱鞋

1）基本要求:①可坐在扶手椅上或床边完成此动作,取决于患者动态坐位平衡能力;②鞋应放在容易拿到的地方,如果有必要可采用长柄穿衣钩将鞋从地上捡起。

2）活动步骤:①将一条腿放在另一条腿的大腿上;②健手摸到足;③将足放入要穿的鞋内;④穿鞋。脱鞋时与穿鞋要求相同。

3）动作分析:①把患脚的鞋从地上拿起,鞋面向下放在床上或身体旁边的椅子上;②将健腿放在身体的正中线,像前面所描述的一样将患腿提起交叉放于健腿上;③拉开鞋面部分;④脚趾先穿进鞋里(要特别注意小趾),然后穿脚掌,将患脚"穿进"鞋中;再用健侧手指勾上鞋跟;⑤用健手系上鞋带或贴上魔术贴;⑥最后放下患腿,见图7-3-11。

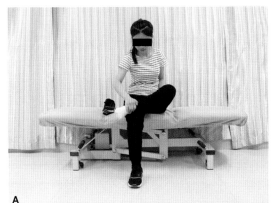
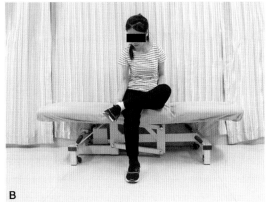
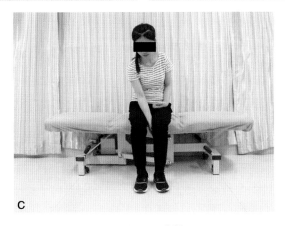

图 7-3-11　穿鞋

脱患脚的鞋跟上面的连续步骤基本相反:①解开鞋带(或拉开魔术贴);②用健手帮助将患腿交叉于健腿上脱掉患脚上的鞋,或用健足蹬掉患足鞋跟再用健手脱下鞋。

4)注意事项:①如果有必要,建议用松紧鞋代替普通的系带鞋;②鞋不宜太重或太硬,选用平底鞋;③建议穿用魔术贴扣住的运动鞋。

7. 修饰　一般包括梳头、洗脸和口腔卫生(刷牙、漱口)。像脑卒中等偏瘫患者仅用一只手或一边身体就可完成个人卫生和修饰,如果可行,鼓励尽量使用双手或用患侧手完成。对于有吞咽困难者应高度关注漱口动作,避免呛咳。

(1)基本要求:①具备修饰活动所需的基本运动能力,如上肢的正常关节活动范围、肌力、协调性、手指抓握能力等;②保持稳定的坐位和站立位姿势的能力;③修饰所必需的工具应放在容易拿取的地方;④用一只手拿一条毛巾或一小块海绵会比较容易完成;⑤对生活环境进行适当改造,如将洗手池调整到适合的高度;⑥早期患者可加粗把柄或用万能袖套帮助抓握,当功能逐渐增强时可逐渐调细手柄。

(2)梳头

1)活动步骤:①手持梳子;②单手或双手从前到后、左右交替梳头。

2)动作分析:①坐在椅子上或站立于梳妆台前;②对着面前的镜子,拿起放在台上的梳子;③如果使用患侧手来梳头,必要时建议加粗或加长梳柄;④从前到后、左右交替梳头。

(3)洗脸:进行独立用单手洗脸时建议患者靠近洗脸池。如果需要可提供合适的椅子坐着进行。

1)活动步骤:①打开和关上水龙头;②冲洗毛巾;③拧干毛巾;④擦脸。

2)动作分析:①靠近脸盆;②将一个小毛巾放进脸盆,打开水龙头冲洗毛巾;③用一只手攥紧小毛巾或用一只手将其缠在水龙头上拧干毛巾;④把毛巾平拿在手掌上擦脸;⑤重复②~④步几次,直到认为脸已洗净。

3)注意事项:如果患侧上肢出现了共同运动(屈曲),可以在抑制肌张力的同时,练习用患手洗脸。

(4)刷牙、漱口:方法与洗脸相同,即靠近脸盆坐下来,用单手完成这一活动。

1)活动步骤:①牙杯里装满水;②将牙膏挤在牙刷上;③刷牙;④喝水漱口。

2)动作分析:①打开水龙头,将牙杯充满水后关上水龙头,将牙杯放在脸盆里或脸盆旁;②拿起并握住牙刷,将牙刷稳定于水池台面上;③用健手拧开牙膏盖,然后将牙膏挤到牙刷上;④放下牙膏并拿起牙刷刷牙;⑤放下牙刷并拿起漱口杯漱口。

3)注意事项:如患手有少许辅助功能,可利用患手把持牙刷,或者利用自助具固定牙刷,用健手挤牙膏。

8. 如厕　包括使用小便器或便盆进行排便活动以及便前和便后整理衣物,并做好清洁。

(1)基本要求:①根据患者的需要、平衡能力、下肢力量、环境以及安全因素等考虑,选择在仰卧、坐位或站立的姿势进行;②在站位或坐位进行时需要维持动态平衡,具有维持稳定站立姿势的能力;如需要提供支持,可以在厕所里面安装扶手。

(2)活动步骤:①转移到厕所或在床上桥式运动抬起臀部;②褪下裤子坐到坐便器上或完成桥式动作后将裤子拉到臀部之下;③便完后清理后上提裤子;④冲洗马桶。

(3)动作分析

1)仰卧位使用便盆:①平躺于床上,屈髋屈膝做桥式动作;②将裤子拉到臀部以下,将便盆放置于臀部下方排便;③完成清理后提上裤子。

2）使用坐便器：①使用助行器或独立转移到厕所；②站立位脱下裤子到大腿处，坐在马桶上方，可以借助助行器或扶手来帮助维持姿势；③用健手撕下厕纸进行清理；④将裤子拉到臀部上，转身够到冲水装置；⑤从坐便器站起，整理好裤子。

（4）注意事项：①厕所地面要保持平坦、干燥；②厕所门的开关、空间大小、便器的高度、扶手的位置等因素都应予以考虑；③卫生纸放在容易取到的地方。

9. 洗澡 是使用香皂或沐浴液、洗发用品对身体和头发进行清洗、冲洗干净和擦干的过程。由于浴室里湿滑的环境将大大降低稳定性，因此即使是拥有很好的动态平衡者也建议在坐位下洗澡。

（1）基本要求：①浴缸里放置洗澡板或在洗澡间放置洗澡椅来满足患者坐位洗澡；必要时安装扶手提供保护支持；地面铺防滑垫用来防滑和防摔倒；②具备动态坐位平衡条件下，头颈保持中立或轻微前屈的姿势下完成洗澡、洗头活动。

（2）活动步骤：①脱掉衣服；②打开花洒；③冲洗身体和头发；④擦干身体和头发；⑤穿上衣服。

（3）动作分析：①按以前所学方法独立脱下衣服，脱衣服时最好坐在浴椅或浴缸的木板上完成；②打开花洒；③患者应尽其所能地洗到身体每一部分，可用长柄刷、带圈毛巾和沐浴球等完成擦身。擦身前可将沐浴液先涂在手、毛巾或海绵上，也可将香皂擦在健侧上肢和手上，再将健侧上肢和手上的香皂依次擦到身上；④沐浴液擦完身体后冲洗身体；⑤患者用干毛巾擦干身体；⑥按以前所学的方法穿上衣服。

二、IADL 训练

1. 家务 家务是指家庭中的日常事务，范围非常广泛。每个家庭的家务内容不尽相同，即使是相同的家务活动，不同家庭、不同家庭成员的操作方式也可能不同。一般来说，家务的内容可以分为三个层次。第一是为了满足生理需求的家务，如与进食、睡眠、排泄等基本生理需求相关的家务活动；第二是为了生活舒适而进行的环境整理等家务活动，如扫地、布置家具、给阳台上的花浇水等；第三是家族内部、与邻居或社区居民的各种关系的处理等。

（1）基本要求：做家务活动需具备多个方面的能力，如基本的智力、认知能力、移动能力、上肢能在一定范围内活动的能力、手的精细动作能力、足够的体力、交流能力等。以烹饪为例：烹饪活动需要有基本的智力、注意力、记忆力、组织排序、问题处理或执行功能；做准备工作需要在厨房内或厨房和储藏室之间来回移动，反复拿起放下各种物品，完成这些动作需要有移动能力以及上肢和双手的配合能力；做菜过程中放调味品需要手的精准配合；烹饪过程需要一定的时间，需要有足够的体力支持；烹饪者要做出符合要求的饭菜，需与服务对象交流。另外，心理、环境、社会等因素也会影响患者参与家务活动，如低视力、环境限制、缺少家庭支持等。

（2）训练原则与方法：制定训练目标和计划要通过 COPM 评估可用来确定重要的家务活动，综合考虑身体状况、家庭的期望和心理社会反应等，确定采用改善功能的策略或代偿性的策略，制定个体化训练方案。在家务活动训练中作业治疗师常常采用的训练方法有：①把所需的材料和用品列出清单（如烹饪中需要使用的案板、盆、工具等）；②根据患者的认知、躯体功能、心理等具体情况确定其参与活动的程度，把一系列任务分成若干步骤，在指导下分步骤完成；③通过语言提示和躯体帮助来调整活动难度；在提升任务的难度时要考虑其独立性、满意度和成功的可能性;④必要时设定定时器予以提醒;如洗衣机旁安置定时器等;⑤通过环境改变可以提高患者的作业表现,如对于知觉受损、图形-背景功能障碍、视空间定向障碍、单侧忽略等造成的完成家务活动困难或存在安全性方面问题者可以采取增加照明和对比度、把所需物品放在健侧等方法。

另外,还可以帮助患者选择合适的家务器具并指导辅助方法:①对于单侧肢体功能障碍者选用的带固定钉的菜板来方便剥皮和切菜(蔬菜、水果、肉);使用拐角边缘带突起的菜板便于给面包片涂果酱;②安装防滑垫固定瓶底等;③厨房用具选用符合人体工效学和患者功能的炊具、刀具,如加粗把手的锅;用旋转式的长柄把手水龙头(而非圆球形),并把方向设为往外开,有利于省力;④使用必要的电动设备可以省力,如搅拌器。

2. 外出　外出的意义有三个方面,即社会性的外出(如上班、上学等)、娱乐性的外出(如旅行、体育活动)、为满足基本生活需要的外出(如购物)。外出活动受限还会造成情绪低落、抑郁等心理问题。

外出可通过多种方式实现,如步行、自驾、骑自行车、自己操作轮椅、使用手杖辅助以及利用公共交通工具等。下肢运动功能障碍者在外出活动过程中可能遇到很多困难或安全问题,如上下楼梯、越过障碍物、行人多发生碰撞、路面状况复杂、上下公交车、横穿马路等。

外出训练需要在治疗师的指导和专人保护下进行。训练方法:①环境适应性训练先从室外或小区内开始,逐渐延长步行距离并过渡到更复杂的环境;②当能够安全地进行路面移动后练习过马路;对认知功能轻微障碍者,在外出训练前先强化交通规则及障碍物的识别;过马路训练时治疗师应保护患者安全,必要时持交通指示牌,以提醒过往车辆和行人避让并注意严格遵守交通规则,确保安全;③距离较远需乘坐公共交通工具时,应练习上下公交车,如脑卒中偏瘫患者在上车时健腿先上,下车时患腿先下;乘坐出租车或者家用小轿车时的动作要领是:健侧接近轿车厢,转身坐在座位上之后将双下肢移入车内;对于有驾驶车辆需求者,要先进行评估,确认视觉、判断力、识别标志、运动等方面能够胜任操作要求后再进行训练,以避免发生危险。

3. 购物　外出购物需要具有一定的移乘能力,可先在模拟环境(如模拟超市)中进行训练,确认安全后再转移到实际购物环境进行。交通方便时可通过增加购物次数,减少单次购物的负担。可以邀请朋友一起购物,不仅可以满足社交需求,必要时还可以获得朋友的帮助。购物训练包括:

(1) 制定购物计划:如提前列好购物清单,尽量选择非高峰期等。

(2) 利用电梯训练:在配有直升电梯的商场、超市,推荐使用安全性更高的直升电梯。初次练习上下扶梯时应选择速度较慢的扶梯,并有专人保护。使用手杖上下自动扶梯时应先将手杖固定好。

(3) 选择和取放物品训练:先训练按照超市指示牌找寻物品,有认知功能或视空间障碍者需学会有规律的扫视以寻找所需物品;在货架处选取物品时,需要较大幅度的上肢及躯体移动,应确保患者在取放物品时有足够的动态平衡能力,必要时可借助长柄取物器;使用轮椅者可以把购物车放在通道里,先用小袋子拿好所需的物品,再放到购物车内。

(4) 拎物品回家:用塑料袋或布袋比纸袋更好携带;可用几个小袋子分装物品;避免一次购买过多或过重的物品。

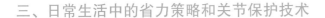

三、日常生活中的省力策略和关节保护技术

（一）省力策略

省力策略是指利用生物力学的原则,结合自身的功能状态,学习用新的方式完成日常生活活动,以减少体能消耗完成功能性活动的技术和方法。在临床中有各种功能障碍及能力障碍者均需要使用省力策略,尤其是慢性阻塞性肺疾病等心肺功能差者。

1. 省力策略的应用原则

（1）活动中配合呼吸技巧:①控制呼吸节律,缓慢从鼻子吸气,用嘴巴呼气,呼气时间是吸气时间的 2 倍;②在一个动作过程中少用力的阶段或动作远离身体的时候吸气,在一个动作过程中需要多用力的阶段或动作靠近身体的时候呼气;③调整身体姿势,吸气时做扩胸活动,呼气时活动相反。

（2）采用正确的姿势:①坐位休息时身体轻微前倾,双手放在大腿上,脚舒适地平放于地面,这种姿势更利于诱发横膈呼吸;②避免长时间的手高举过头,可把工作桌面提高;③提举重物时,保持手臂伸直,让物品尽量靠近身体;④完成一项任务时,尽量把手肘部固定在桌面,以减少耗能;⑤尽量用滑动代替举起。

（3）合理安排每日日程及活动次序:①规划每日日程:重体力活动与轻体力活动交替进行,如果可能减少不必要的活动步骤;②活动开始前把所有的用具准备好;③完成一项任务时给自己充分的休息时间,再进行新的活动。

（4）使用合适的工具简化活动:①使用现代化的家用器具或电器节省体能,如电动开罐头器、微波炉等;②使用辅助器具,如用长柄拾物器减少下蹲或弯腰从地板拾物;③使用小推车辅助推拉重物。

（5）合适的工作节奏:①给活动预留充足的时间,保持慢速及平稳的节奏,避免匆忙;②注意自己的身体信号,在感到疲乏前休息。

（6）避免影响呼吸的不良姿势:①尽可能坐位下完成活动,避免长时间站立、下蹲及跪位的工作;②避免高举过肩水平的活动。

2. 省力策略在日常生活中的应用

（1）进食:①应采取良好的姿势,避免弯腰或半卧位;②双肘应该承托在桌子上,碗碟尽量靠近自己;③少吃多餐以减少呼吸困难及保证用餐愉快。

（2）洗漱:①尽量采取坐位;②吸气把手臂放松地放在洗漱台上;③缩唇深呼气,分开两到三次刮胡子/梳头/洗脸;④不要把毛巾覆盖整个脸,一部分一部分地洗脸;⑤深呼吸,在拧毛巾的同时呼气;⑥移动头部而不是手臂,如刮胡子的时候,固定手臂,移动下颌部;⑦尽可能使用电动牙刷、剃须刀及长柄梳子,以减少上肢的活动。

（3）穿衣服:①坐在床边穿衣;②先穿裤子和鞋,因为穿裤子和穿鞋需要消耗更多的体能;③把腿抬起穿裤子及穿鞋而不是弯腰,尽量使用魔术贴的鞋,使用长柄取物棒和长柄鞋拔;④避免穿套头衫,因为穿套头衫的过程更耗能;⑤由于使用裤吊带不限制腹部,故比皮腰带更舒服;⑥避免穿紧身及纽扣在衣服后面的衣物。

（4）如厕:①使用坐厕,调整坐便椅高度或者安装加高坐厕设备以便于排便;②在厕所安装排气扇,保证良好的空气对流;③规律食用水果及蔬菜以保证大便畅通;④养成良好的排便习惯,大便时可分几次用力,保持均匀的呼吸,以免过度换气或憋气。

（5）洗澡:①选择身体状况及精神状态最好的时候洗澡;②根据评估结果,如需要在使用支气管扩张剂和家庭氧疗后洗澡;③提前准备好所需要的洗漱用品;④尽量在坐位下洗澡,需用水盆洗头者可将水盆放高,避免弯腰或蹲下;⑤保持浴室通风,可使用抽气扇或打开窗;⑥避免过多水蒸气,在打开热水前先开冷水以减少水蒸气;⑦清洁背部时可用长柄海绵刷或长毛巾,洗澡时配合呼吸节律进行擦洗;⑧若洗澡过程中需要休息和保暖,使用大毛巾裹住身体保暖,先清洗上身,毛巾围着上身后再清洗下身;⑨洗澡完毕,用大毛巾包裹身体,擦干水分,使用正确的呼吸方式并休息,然后穿衣服。

(6) 做饭:①在厨房装设排气扇及抽油烟机以保证烹饪时空气流通;②烹饪过程中,避免多重任务同时进行,以避免紧张;③因为烟熏容易引起呼吸困难,尽量少用煎炸的烹饪方式;④在厨房准备椅子以备中途休息,在坐位下进行准备工作,如坐下切菜、削皮及腌制食物等。

(7) 洗衣:①尽量使用洗衣机及烘干机;②尽可能坐位下洗、熨及整理衣服;③如衣物太多太重,可分多次放入洗衣机;④晾晒衣服时先坐下,把衣物逐件放在衣架上,再慢慢配合呼吸,将衣物晾起。

(8) 清洁及打扫:①重家务活动时,寻求帮助;②编排好每周甚至每日的家务分工以避免体力过度消耗,如周一洗衣、周二打扫、周三擦地等;③如室内多灰尘,可使用吸尘器并戴上口罩;④使用辅助器具,如利用长柄拾物器从地上拾起物件,以减少弯腰、伸腰的机会;⑤用小推车装重物。

(9) 购物:①计划购物路线及购物流程,避免消耗体能;②使用购物推车或把购物袋挎在肩膀上,避免手提袋;③大件物品尽量使用送货服务或找家人或朋友帮忙购买,必须自己买则分开买。

(10) 收拾房间:①整理床单时在床的两侧边进行,整理完一侧再整理对侧;②床不要靠墙摆放;③叠床单时动作要轻缓及配合呼吸。

(11) 长途旅行:①随身携带充足的药物以备应急使用;②在旅行过程中规划间歇性休息以避免过度疲劳;③随身携带病历记录本及药物清单以备应急使用;④使用小推车推送行李及让亲属帮忙。

(二) 关节保护技术

关节保护技术主要应用于类风湿关节炎、骨性关节炎、全髋关节置换术等患者的生活活动中。目的是应用生物力学的原则,通过改良的活动方式减少现在或未来发生关节畸形的风险,减少疼痛,提高功能及提高生活的独立性。关节保护技术的原则如下。

1. 关注疼痛信号

(1) 在出现疼痛或不适前停止活动。

(2) 限制和减少在停止活动后疼痛持续超过 1h 的活动。

2. 平衡活动与休息时间

(1) 在出现疲劳前休息。

(2) 在需要长时间活动或难度大的活动前休息。

(3) 活动过程中安排休息。

3. 避免从事不能中途停止的活动

(1) 开始感觉关节疼痛即停止活动会减少延迟的过度疼痛及疲劳。

(2) 困难活动优先原则,即活动开始前考虑活动性质、时间长度及难易程度,在精力比较好的时候进行困难的活动。

4. 使用大关节及更强的关节进行活动,如果可能可将重量分散在不受累或更强的关节(图 7-3-12～图 7-3-17)。

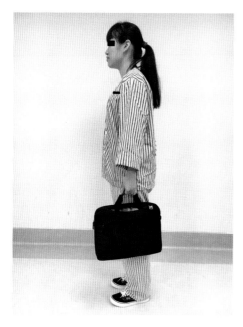

图 7-3-12 错误：使用弱的手指提起包的重量

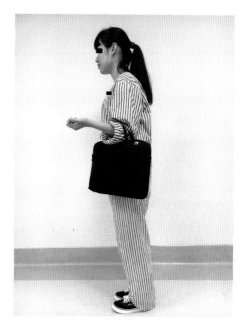

图 7-3-13 正确：用更强的肘关节提起包的重量

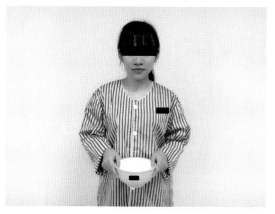

图 7-3-14 错误：用手指侧捏拿碗

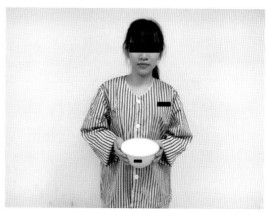

图 7-3-15 正确：用手掌根部捧起碗

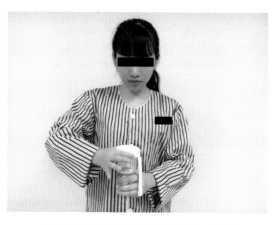

图 7-3-16 错误：用手指力量拧开瓶盖

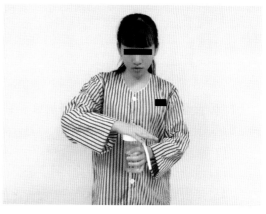

图 7-3-17 正确：用掌根部开拧开瓶盖

5. 避免长时间保持在同一个体位

（1）计划休息时段。

（2）改变位置。

（3）牵伸及放松关节。

6. 姿势正确，使用关节时保持良好的对线，见图 7-3-18、图 7-3-19。

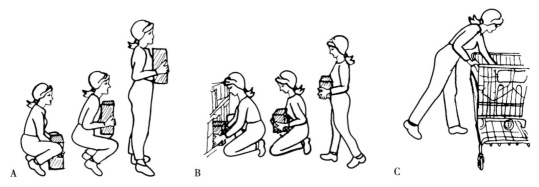

图 7-3-18　正确：拿取物品的正确姿势，膝盖弯曲而非弯腰

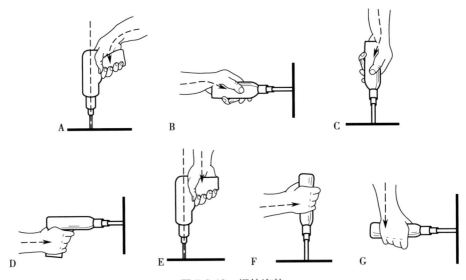

图 7-3-19　握持姿势

A. 不良姿势：手枪柄，水平面，肘平面；B. 不良姿势：横手柄，垂直面，肘平面；C. 不良姿势：横手柄，水平面，肘平面以下；D. 良好姿势：手枪柄，垂直面，肘平面；E. 良好姿势：手枪柄，水平面，腕水平以下；F. 良好姿势：横手柄，水平面，肘关节水平；G. 良好姿势：横手柄，垂直面，腕水平以下

7. 体重适当　额外的体重会增加负重关节（如髋关节、膝关节、足部、背部）的负荷。

8. 关于手部的保护

（1）避免用力抓握（图 7-3-20～图 7-3-21）。

（2）避免指关节背部的压力（图 7-3-22～图 7-3-23）。

（3）尽可能使用双手完成活动（图 7-3-24～图 7-3-25）。

（4）避免重复的手部活动，注意休息，改变活动。

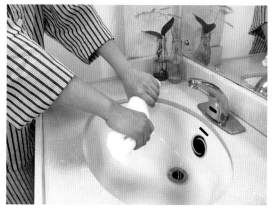

图 7-3-20　错误:手部强力抓握拧毛巾

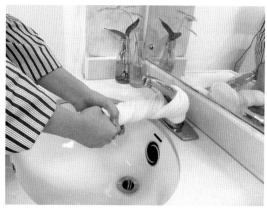

图 7-3-21　正确:借用水龙头拧毛巾,分散部分力量

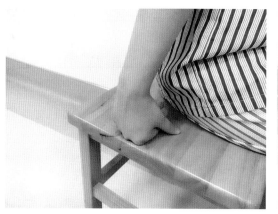

图 7-3-22　错误:指关节背部用力

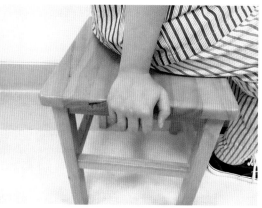

图 7-3-23　正确:掌根撑起用力

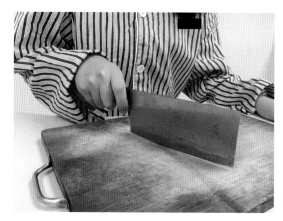

图 7-3-24　错误:单手切菜,桡偏及尺偏的力量过大

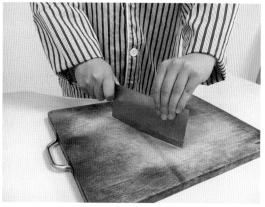

图 7-3-25　正确:双手切菜

（5）避免拇指指尖的压力（图 7-3-26~图 7-3-27）。

9. 使用符合人体工效学的辅助器具见图 7-3-28。

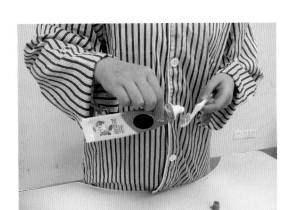

图 7-3-26　错误:指尖用力

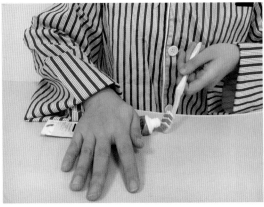

图 7-3-27　正确:掌根用力

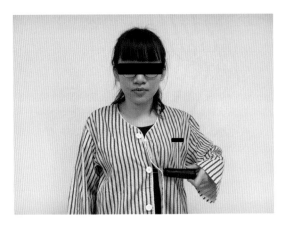

图 7-3-28　使用系纽扣器穿衣

（王丛笑　李娴）

参 考 文 献

[1] 刘璇.日常生活技能与环境改造[M].7 版.北京:华夏出版社,2013.

[2] 窦祖林.作业治疗学[M].2 版.北京:人民卫生出版社,2008.

[3] 何成奇.作业治疗技能操作手册[M].北京:人民卫生出版社,2017.

[4] 窦祖林.作业治疗学[M].北京:人民卫生出版社,2008.

[5] Early MB. Physical dysfuntion practice skill for the occupational therapy assistant[M]. 3rd ed. New York:Mosby,2013.

[6] 恽晓平.康复疗法评定学[M].北京:华夏出版社,2009.

[7] 窦祖林.作业治疗学[M].3 版.北京:人民卫生出版社,2018.

[8] 胡军.作业治疗学[M].北京:中国中医药出版社,2017.

[9] Pendleton HM,Schultz-Krohn W. Pedretti's occupational therapy-e-book:practice skills for physical dysfunction[M]. 7th ed. New York:Elsevier,2017.

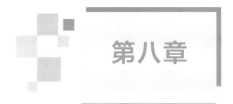

第八章

辅助器具的选择和使用技术

第一节 概 述

一、概念及分类

（一）概念

辅助器具是指能够有效地预防、补偿、减轻或抵消因残疾造成的身体功能减弱或丧失的产品、机械、设备或技术系统（GB/T16432—2004《残疾人辅助器具分类和术语》）。2001年世界卫生大会上对辅助产品技术的定义为："为改善残疾人功能状况而采用适配的或专门设计的任何产品、器具、设备或技术"。

（二）分类

1. 按辅助器具的使用功能分类 目前,残疾人辅助器具分类的最新国际标准为 ISO 颁布的 Assistive products for persons with disability-classification and terminology（ISO 9999：2011）。我国已采用该标准作为国家标准,即《康复辅助器具 分类和术语》（GB/T16432—2016）,该标准对残疾人辅助器具产品类别划分和术语定义进行了统一,将 794 个种类的辅助器具分为 12 个主类、130 个次类和 781 个支类。其中 12 个主类具体如下：

（1）个人医疗辅助器具:含 18 个次类和 64 个支类。

（2）技能训练辅助器具:含 10 个次类和 49 个支类。

（3）假肢矫形器:含 9 个次类和 101 个支类。

（4）生活自理和防护辅助器具:含 18 个次类和 128 个支类。

（5）个人移动辅助器具:含 16 个次类和 103 个支类。

（6）家务管理辅助器具:含 5 个次类和 46 个支类。

（7）家庭和其他场所使用的家具辅助器具及其适配件:含 12 个次类和 72 个支类。

（8）信息沟通辅助器具:含 13 个次类和 91 个支类。

（9）物品和器具操控辅助器具:含 8 个次类和 38 个支类。

（10）环境改善和评估辅助器具:含 2 个次类和 17 个支类。

（11）就业和职业训练辅助器具：含 9 个次类和 44 个支类。

（12）休闲娱乐辅助器具：含 10 个次类和 28 个支类。

该分类方法的优点是每一类辅助器具都有自己的 6 位数字代码（前两位是主类，中间两位是次类，后两位是支类），具有唯一性，并且通过代码能反映出各类辅助器具在功能上的联系和区别，有利于统计和管理。但是，对于使用者来说，该分类方法在选用时不太方便，故国内尚未广泛应用。

2. 按辅助器具的使用环境分类　不同的辅助器具用于不同的环境，《国际功能、残疾和健康分类》（International classification of functioning，disability and health，ICF）按照辅助器具的使用环境可分为以下几类：

（1）日常生活用辅助器具。

（2）移动和运输用辅助器具。

（3）交流用辅助器具。

（4）教育用辅助器具。

（5）就业用辅助器具。

（6）文体及娱乐用辅助器具。

（7）宗教和精神活动实践用辅助器具。

（8）私人和公共建筑物用辅助器具。

该分类方法的优点是使用方便、针对性强、对康复医生书写辅助器具建议时很实用；缺点是该分类方法比较笼统，不能反映这些辅助器具的本质区别，例如有些辅助器具可在多个环境下使用，所以不是唯一使用环境。

3. 按辅助器具的使用人群分类　根据《中华人民共和国残疾人保障法》，我国有六类残疾人，加上部分有需要的老年人分别需要不同的辅助器具。

（1）视力残疾辅助器具：如助视器、盲杖、盲人智能阅读机、导盲器等。

（2）听力残疾辅助器具：如助听器、电脑沟通板、文字语音转换器、遥控闪光门铃、振荡"闹枕"及视觉呼叫器等。

（3）言语残疾辅助器具：语言训练器具、会话交流用具等。

（4）智力残疾辅助器具：认知图片、认知玩具、启智用具等。

（5）精神残疾辅助器具：如手工作业辅助器具、感觉统合辅助器具、卫星定位监护系统等。

（6）肢体残疾辅助器具：如假肢、矫形器、轮椅等。

（7）多重残疾辅助器具：根据残疾情况，可能需要上述多种辅助器具。

（8）老年人辅助器具：如老花镜、手杖、轮椅等。

这种分类方法使用方便，有利于使用者，但是该分类不能反映出这些辅助器具的本质区别。许多康复训练器材属于通用辅助器具，并不局限于上述人群使用。

本章节主要讲述生活辅助器具的选择及使用技术，主要是常见的日常生活用辅助器具，即涉及个人生活自理及家居生活的常见辅助器具。

二、辅助器具的作用及意义

（一）功能替代作用

辅助器具对功能障碍或功能丧失起到替代作用，如轮椅替代下肢功能障碍者的行走能

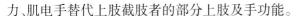

力、肌电手替代上肢截肢者的部分上肢及手功能。

（二）功能补偿作用

有许多功能障碍者存在不同程度的功能下降，辅助器具可补偿这些下降的功能，如助听器可帮助听力下降者补偿听力。

（三）支撑和稳定作用

辅助器具可帮助坐站行走失稳者提供支撑和稳定作用，如坐姿椅可为坐位平衡障碍者提供支撑和稳定，使其保持良好的坐姿和安全性；助行架可辅助站立支撑和稳定行走。

（四）保护和支持作用

如矫形器可用于骨折、肌腱神经断裂的早期固定和保护。

（五）预防和矫正畸形作用

辅助器具针对肢体缺失、身体畸形、功能退化变形等，有假肢安装、畸形矫正和预防变形等作用。如肩托可预防和矫正肩关节脱位、踝足托可预防及改善足下垂等。

（六）提高运动功能，减少并发症

轮椅、助行器、假肢等可提高行动和站立能力，减少长期卧床造成的全身功能衰退、压疮和骨质疏松等并发症。

（七）提高学习和交流能力

助听器、交流版、电脑等可提高学习和交流能力。

（八）节省体能

使用助行器具可以减少步行时的体能消耗。

（九）节约资源

缩短住院时间，减少人、财、物力浪费。

（十）增加就业机会、减轻社会负担

截瘫患者借助轮椅和其他辅助器具可以胜任一定的工作。

（十一）提高生活自理能力及生活质量

通过使用辅助器具，可使功能障碍者提高生活自理能力、工作能力及娱乐休闲能力，从而增强自信心，重返有价值有意义的生活，提高生活质量。

（罗　伦　黄秋月）

第二节　辅助器具的选择

在选择辅助器具时要以实用、可靠、经济为原则，最好是市场有售的用具，易清洗、易保存、易维修、安全可靠。如无市场售品可由作业治疗师或假肢矫形师制作，或在市售品的基础上进行修改。选择的辅助器具要符合使用者的功能需要，简单易操作、易调节，美观、安全、耐用，使用的材料易清洗，轻便舒适，易获取，好存储，价格适中。

在帮助功能障碍者选择辅助器具前，治疗师应对其进行全面的评估，包括运动功能、感觉功能、认知功能、心理功能、情绪行为、日常生活活动能力、环境等。根据使用者的功能及预后情况，结合其生活环境和经济条件等因素，帮助其选择或为其设计最为方便及实用的辅助器具（以下简称辅具）。

一、视觉、听觉辅具的选择

(一)视觉辅具

1. 代偿性视觉辅具　指能够改善或提高低视力患者视觉能力的任何一种装置或设备。低视力是指那些严重程度足以妨碍日常工作,但仍保留部分有效视觉识别能力的视力缺失。低视力不能通过普通眼镜或隐形眼镜来纠正。代偿性视觉辅具可分为光学与非光学两类。光学视觉辅具包括凸透镜(如手持放大镜,见图 8-2-1)、棱镜、平面镜、望远镜等;非光学视觉辅具包括大字印刷品、计算器、电视电脑类、电子放大器(图 8-2-2)等。代偿性视觉辅具的作用原理是将低视力患者原本无法看清的内容放大到可识别范围。

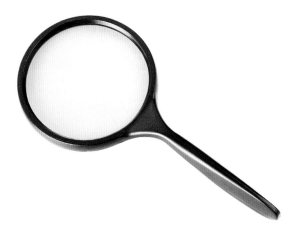

图 8-2-1　手持式放大镜

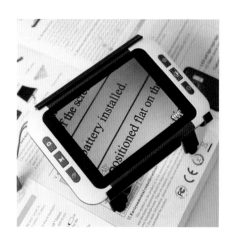

图 8-2-2　电子放大器

2. 替代性视觉辅具　适用于患有严重视力损害者或盲人,是利用其他感觉来替代视觉。非视觉性视障辅具则是利用视觉外功能,如听觉、触觉等弥补视觉功能缺陷的装置或设备,如盲杖(图 8-2-3、图 8-2-4)、读屏软件(图 8-2-5)、盲用手表、视障-言语阅读机、语音手机(图 8-2-6)、盲文标识(图 8-2-7)等。

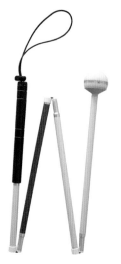

图 8-2-3　折叠的盲杖

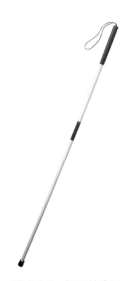

图 8-2-4　打开的盲杖

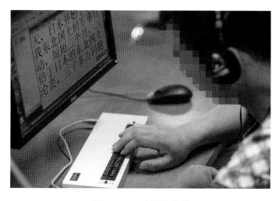

图 8-2-5　读屏软件

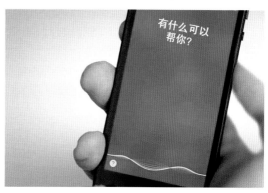

图 8-2-6　语音手机

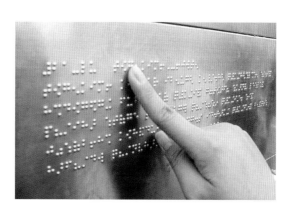

图 8-2-7　盲文标识

（二）听觉辅具

听觉辅具包括两类，一类是助听器类听觉辅具，另一类是非助听器类听觉辅具。

1. 助听器类听觉辅具　助听器是指有助于听力障碍者改善听觉，提高与他人对话交流的工具、设备、装置和仪器等，包括气导助听器和骨导助听器（图 8-2-8），人工耳蜗（图 8-2-9）。

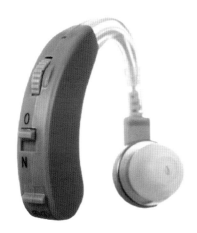

图 8-2-8　助听器

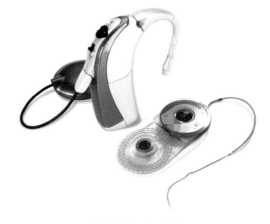

图 8-2-9　人工耳蜗

2. 非助听器类听觉辅具 非助听器类听觉辅具是指通过文字、声光、震动等媒介向听障者传递信息的辅具。如警示闹钟、电话接听扩音器(图8-2-10)、闪光门铃等。

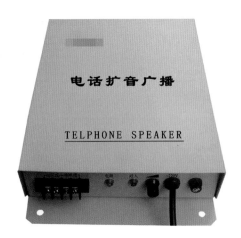

图 8-2-10 电话接听扩音器

二、自理辅具的选择

(一)穿衣辅具

1. 穿衣杆 帮助穿脱衣服,它有一个大凸角来帮助固定和牵拉衣服。同时可用于够取高处的衣架和开关等。用于手粗大功能尚可而关节活动度受限者、坐位平衡较差且不能弯腰者、肢体协调障碍者等(图8-2-11)。

2. 系扣器 因手指屈曲受限导致灵巧性和精细功能障碍者出现系纽扣困难时可以采用系扣器(图8-2-12)。系扣器的手柄粗大圆钝,方便手持抓握。对于手指屈曲受限或握力不足者可以将手柄加粗;上肢活动受限者可以将手柄加长。系扣器前端的弧形环状套圈便于系纽扣,适用于手精细功能欠佳者,如颈段脊髓损伤患者。

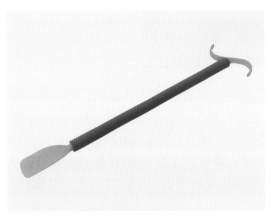

图 8-2-11 穿衣杆

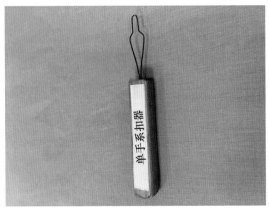

图 8-2-12 系扣器

3. 裤夹 用于辅助穿裤子。在腰带上夹上两个大夹子,通过拽连在夹子上的布条将裤子穿上,适用于坐位平衡障碍或不能弯腰者(图8-2-13)。

4. 魔术贴 用于替代纽扣、拉链、鞋带等,可简化穿戴过程。适用于手精细功能欠佳者(图8-2-14)。

5. 穿袜器 由塑料板和两条细带组成。塑料板放入袜中,使袜口张开撑大,方便脚放入,穿入后把塑料板拿出,细带用于提拉。穿袜器(图8-2-15)适用于不能弯腰者、手精细功能不佳者、肢体协调障碍者。

6. 鞋拔 可辅助穿鞋,不必解开鞋带或用手提鞋,也不会把鞋子后面踩坏。适用于平衡功能较差或躯干及下肢关节活动范围受限的残疾人或老年人使用(图8-2-16)。

7. 弹性鞋带 使用者或陪护预先将鞋带穿好调节至合适的松紧度。以后穿鞋不用系鞋带,直接穿即可。适用于手精细功能障碍者(图8-2-17)。

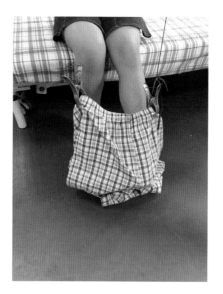

图 8-2-13　裤夹

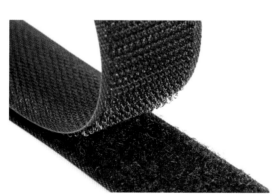

图 8-2-14　魔术贴

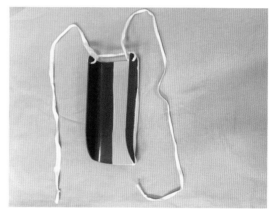

图 8-2-15　穿袜器

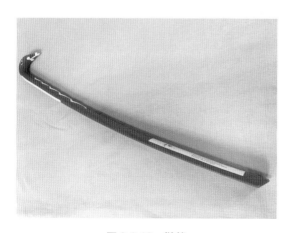

图 8-2-16　鞋拔

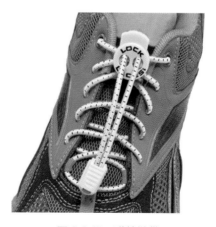

图 8-2-17　弹性鞋带

（二）进食辅具

1. 筷子、刀、叉、勺子类餐具

（1）弹簧筷子：适用于仅能完成抓握而不能主动伸指/伸指力弱或手精细功能差者。即在普通筷子的基础上增加一个弹力夹，手屈曲握住筷子后，弹力夹可自动伸展打开（图8-2-18）。

（2）加粗手柄餐具：包括刀、叉、勺子等进食类餐具，将叉、勺的手柄加粗，易于握持，适用于抓握功能不佳或手指屈曲受限者（图8-2-19）。

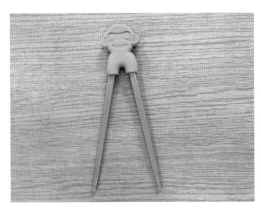

图8-2-18　弹簧筷子

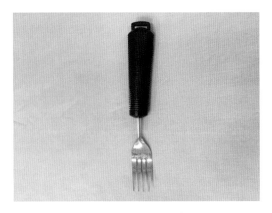

图8-2-19　加粗手柄餐具

（3）加长手柄勺：适用于肩、肘关节活动受限者（图8-2-20）。

（4）弯柄勺、成角勺（图8-2-21）：适用于手关节僵直、变形，前臂和腕关节活动受限，取食或送食困难者。为方便手屈曲痉挛、手指变形或不能抓握者，也可搭配万能袖套或腕支具使用。使用时将叉、勺加装万能袖带，用于手屈曲痉挛、或进食困难者；掌持式叉、勺适用于手屈曲痉挛、手指变形、握力丧失者；异形柄叉、勺适用于手关节僵直、变形者使用；腕支具式叉、勺适用于前臂功能障碍或垂腕者使用。脑瘫患儿可以使用边缘平浅、粗柄易握持的叉、勺。

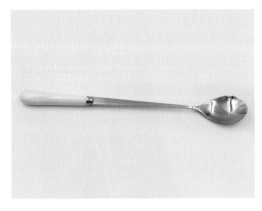

图8-2-20　加长手柄勺

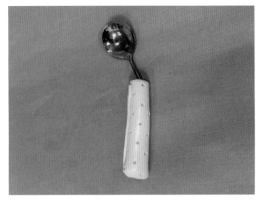

图8-2-21　成角勺

2. 杯、碗和碟类餐具

（1）带吸管孔及吸管的杯子：适用于上肢协调能力较差者（图8-2-22）。

（2）C形握把杯：对于握力不足、单手的稳定性和协调性较差者，可在杯的一侧或双侧安装握把（双耳杯），以便于单手或双手使用（图8-2-23）。

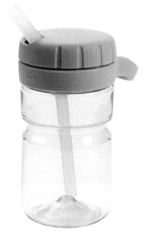

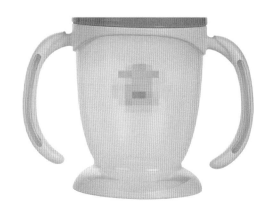

图 8-2-22　带吸管孔及吸管的杯子　　　　　　图 8-2-23　C 形握把杯

（3）防洒碗：其设计是将碗的一个边沿加高，形成高低两个边缘，勺子在碗内盛饭菜时不容易洒落外溢。碗底设有防滑吸盘，防止单手用力时碗滑动。适合偏瘫、单手功能障碍、手精细活动困难者（图 8-2-24）。

（4）带碟挡的碟：是在普通盘子或碗上加一个套圈，盘边设有吸盘和挂钩，起固定和助力作用，方便单手用餐，可防止用餐过程中饭菜洒落溢出，适合偏瘫或手精细活动困难者（图8-2-25）。

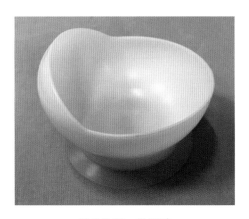

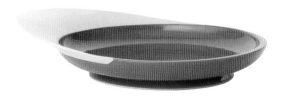

图 8-2-24　防洒碗　　　　　　　　　　图 8-2-25　带碟挡的碟

（5）带豁口的水杯：对于头部或上肢活动受限者，可以选用带豁口的水杯，以减少臂、肘或头部的活动（图 8-2-26）。

（6）带坡底的盘子：适用于肩部、肘部或腕部活动受限者，方便舀取食物，防止食物溢出。

（7）特制杯：对于手抓握功能障碍，或手部畸形者，可根据其手的形态定制特殊形状的杯子，方便其抓握，如插手杯。

（8）有盖和大把手的杯子：对于抓握能力差者，可以直接把手套入大环内使用，盖子可以防止水洒出。

3. 自动喂食机　对于双上肢及双手活动功能障碍，借助其他用餐辅具仍不能进食者，

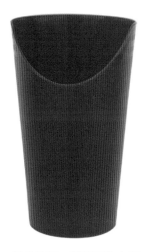

图 8-2-26 带豁口的水杯

可以选用自动喂食机进食(图 8-2-27)。

4. 万能袖带 是为无抓握能力或抓握力差者设计的一种简单的夹持器具。包括一个夹持物品(牙刷、餐具等)的口袋和用于将其固定在手上的弹性布条(图 8-2-28)。

5. 防滑垫 只能用单手进餐或控制能力较差者,在用餐时可以在碗、盘等下面放置防滑垫,以防止碗盘被推倒(图 8-2-29)。

6. "U"或"C"形夹 可以根据使用者的需要选择"U"或"C"形夹(图 8-2-30)来夹持餐具、剃须刀、刷子、电话听筒等。适用于抓握力差者。

(三)个人卫生辅具

1. 剪指甲辅具 可以增加指甲剪的稳定性和安全性,易于操作。适用于手功能障碍者,如截瘫、偏瘫、截肢、手外伤等患者使用(图 8-2-31~图 8-2-32)。

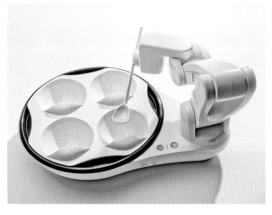

图 8-2-27 自动喂食机

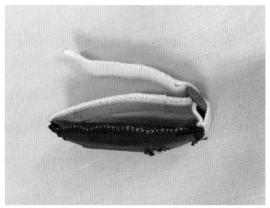

图 8-2-28 万能袖带

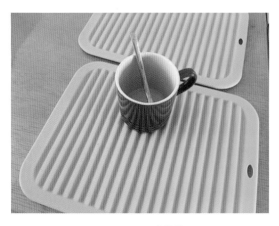

图 8-2-29 防滑垫

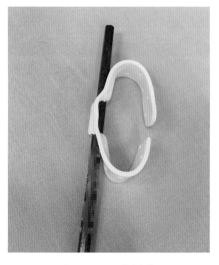

图 8-2-30 C 形夹

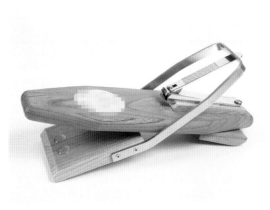

图 8-2-31　加宽指甲剪

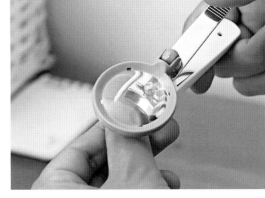

图 8-2-32　带放大镜的指甲剪

2. 手柄加长或成角的梳子　适用于手抓握功能不佳者,肩、肘、腕关节活动受限者(图 8-2-33)。

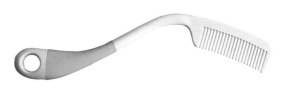

图 8-2-33　加长手柄的成角梳

3. 手柄加粗或成角的牙刷　手柄加粗牙刷适用于手抓握功能不佳者,必要时也可搭配万能袖带;手柄成角牙刷适用于肩、肘、腕关节活动受限者。

4. 搭配万能袖带的剃须刀　适用于手屈曲痉挛、手指变形或抓握功能不佳者。

5. 牙膏挤压器、牙膏固定座　适用于手精细功能障碍者或偏瘫患者(图 8-2-34~图 8-2-35)。

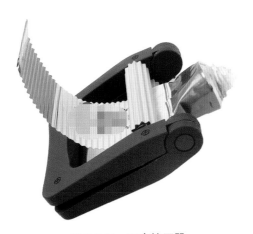

图 8-2-34　牙膏挤压器

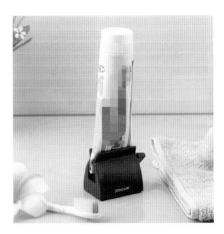

图 8-2-35　牙膏固定座

（四）洗澡辅具

1. 洗澡椅　椅面有孔,适用于体力低下者、下肢无力或关节活动受限者以及平衡功能不佳者(图 8-2-36)。

2. 长柄刷　适用于单手使用者(如偏瘫或上肢截肢者)或双手协调障碍者以及体力低下者(图 8-2-37)。

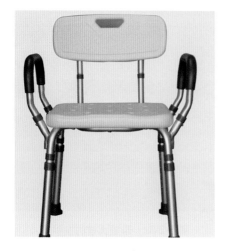

图 8-2-36　洗澡椅

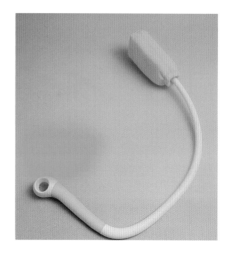

图 8-2-37　长柄刷

3. 双环毛巾　适用于上肢关节活动受限者或手灵活性欠佳者(图 8-2-38)。

4. 洗澡手套　适用于手功能障碍,不能抓握毛巾或涂抹沐浴露者等(图 8-2-39)。

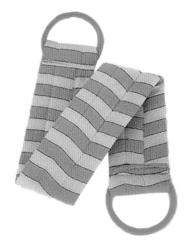

图 8-2-38　双环毛巾

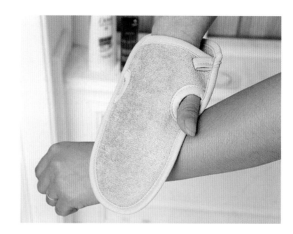

图 8-2-39　洗澡手套

5. 防滑垫　有各种尺寸和颜色,背面有吸盘,可以吸附在地砖上,防滑垫上面有柱状颗粒,踏在上面不易滑倒。置于洗脸间、卫生间和淋浴间的地面,适用于平衡功能不佳者(图 8-2-40)。

6. 浴缸板　防滑防水,规格多样,可以按照家庭浴缸的大小定制。防滑板上有漏水孔,一些浴缸板一侧还设有扶手,方便使用者坐下及起身时借力。适用于体力欠佳,进出浴缸困难者或平衡功能不佳者(图 8-2-41)。

7. 浴缸扶手　固定于浴缸边缘,方便进出浴缸。适用于体力欠佳者、进出浴缸困难者或平衡功能不佳者(图 8-2-42)。

（五）如厕辅具

1. 轮椅式坐便椅　适用于体力低下、下肢无力者及平衡功能不佳者,可作为轮椅、坐便椅两用(图 8-2-43)。

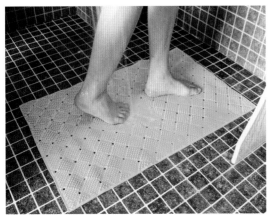

图 8-2-40 防滑垫

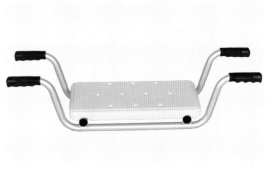

图 8-2-41 浴缸板

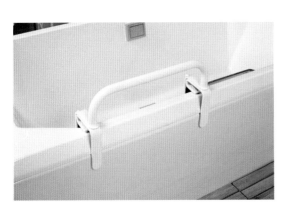

图 8-2-42 浴缸扶手

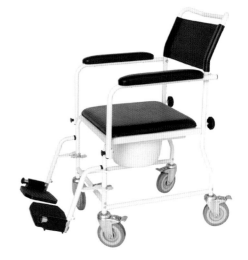

图 8-2-43 轮椅式坐便椅

2. 坐便器 适用于体力低下者、下肢无力或关节活动受限者以及平衡功能不佳者(图 8-2-44)。

3. 加高马桶座垫 可直接安装在坐便器上,使其和轮椅高度相近,方便坐轮椅者转移,或使下肢关节活动受限者易于坐下和站起(图 8-2-45)。

4. 扶手 适用于平衡功能不佳者和下肢乏力者(图 8-2-46)。

5. 厕纸夹 辅助患者取厕纸完成如厕后清洁卫生。

6. 个人卫生检查镜 方便使用者自己查看身体的清洁卫生及预防和监测压疮(图 8-2-47)。

7. 导尿管辅具 辅助自我导尿者完成插入或拔出导尿管。

三、转移辅具的选择

(一)转移车

1. 水平转移车适用于转移困难者的搬运,如重症患者。

2. 垂直转移车适用于进行上下转移,如将患者移至浴缸或水疗池等。

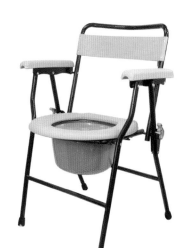

图 8-2-44　坐便器

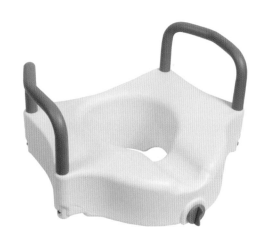

图 8-2-45　加高马桶座垫

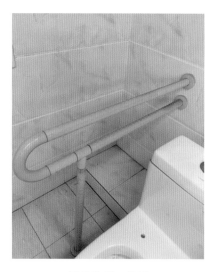

图 8-2-46　扶手

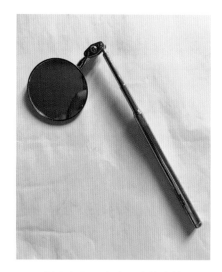

图 8-2-47　个人卫生检查镜

（二）转移板

适用于双下肢功能障碍,存在部分上肢功能而支撑力不足者进行转移（图 8-2-48）。

（三）撑起辅助器

辅助患者用手将身体撑起悬空,方便转移或减压（图 8-2-49）。

（四）床上起身器（monkey pull）

为患者在床上改变姿势或转移时提供支持与辅助（图 8-2-50）。

（五）床沿扶手/床边护栏

帮助使用者在床上改变姿势和转移、提供支撑以及防止摔下（图 8-2-51）。

（六）绳梯

固定在床架上,帮助患者安全地在床上坐起或躺下（图 8-2-52）。

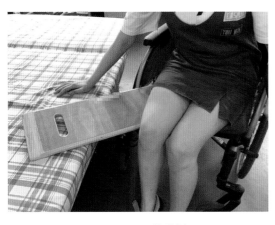

图 8-2-48　转移板

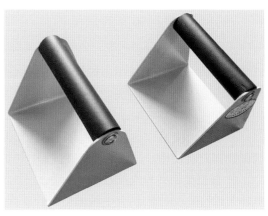

图 8-2-49　撑起辅助器

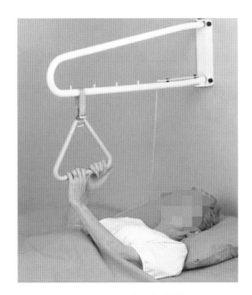

图 8-2-50　床上起身器

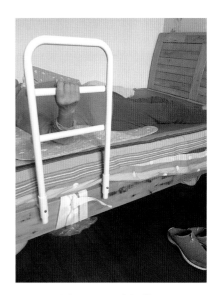

图 8-2-51　床沿扶手

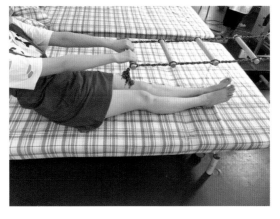

图 8-2-52　绳梯

四、居家生活辅具的选择

（一）生活管理辅具

1. 改装柄钥匙　适用于手抓握功能障碍者（图 8-2-53）。

2. 钥匙把　其特点为加长加宽加大体积，将钥匙放在钥匙把上，轻松转动即可开锁，适用于手功能障碍及精细动作差者。

3. 加大门把手　通过增加门把手的长度和弯曲度，方便手持抓握，适合手功能障碍及精细动作差者使用。

4. 长把插销夹和微弹力手钳　通过加长加大把手使手持抓握方便，即可握住夹子手柄，将电源头轻松插入插座，适合手精细动作较差或蹲下动作困难者使用。微弹力手钳的中间设有小弹簧，有自动张开功能，抓握后轻松展开，适合偏瘫、精细动作较差或手力量不足者使用。

5. 长柄拾物器　用于拿取稍远处物品。长柄拾物器具有长把手柄，曲度适合抓握，夹子可以夹住报纸、毛巾等轻盈物品，适合偏瘫或单手功能障碍或不能弯腰拾物者（图 8-2-54）。

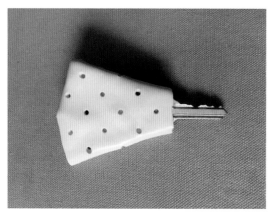

图 8-2-53　加宽钥匙柄

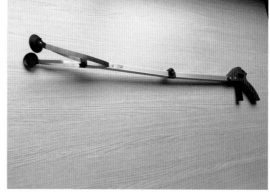

图 8-2-54　长柄拾物器

（二）家务活动辅具

1. 备餐做饭

（1）带固定器砧板：可以固定食物，适用于单手操作患者（图 8-2-55）。

（2）手指卫兵和分切针：手指卫兵是一种不锈钢材质的指套，可以套在中指、示指和无名指上，保护手指在切菜时的安全。分切针也是不锈钢材质，用来固定食物，帮助均匀切割，防止切割时手指受伤。手指卫兵（图 8-2-56）和分切针（图 8-2-57）适合手精细功能障碍和双手协调性较差者使用。

（3）垂直手柄型刀铲：垂直手柄型刀铲具有粗大的塑胶垂直把手，把手加宽加长，向上 90°弯曲，特殊设计利用了垂直用力法，借助腕部或上肢的力量完成切铲等活动，适合手部力量不足、手功能障碍者使用（图 8-2-58）。

（4）加长手柄铲勺：是在普通铲勺的基础上加长把手。特殊的设计加长了曲度和长度，方便手持把握，避免热气、油渍烫伤（图 8-2-59）。

（5）开瓶器：开瓶器的瓶盖槽内有圆锥形的、用来增大摩擦力的内芯，瓶盖槽上面有加长的把手，转动开启瓶盖时轻松省力（图 8-2-60）。

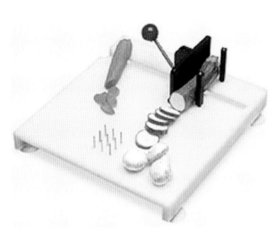

图 8-2-55 带固定器改装砧板

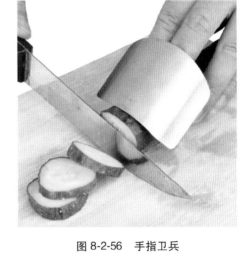

图 8-2-56 手指卫兵

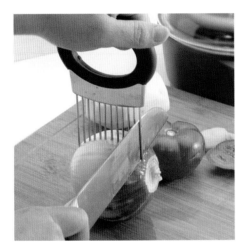

图 8-2-57 分切针

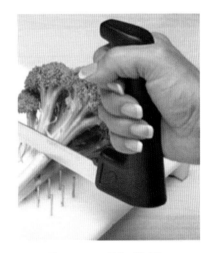

图 8-2-58 垂直手柄型刀

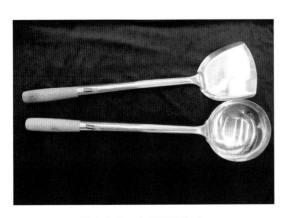

图 8-2-59 加长手柄铲勺

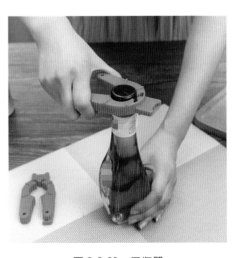

图 8-2-60 开瓶器

（6）开罐器：安装在柜子的顶部，利用墙体的力量辅助开瓶。使用时把开罐器放入内径10~99mm的瓶子或罐头，单手旋转瓶盖即可轻松打开，适合手力量不足或单手功能障碍者使用（图8-2-61）。

（7）迷你削皮器：刀片隐蔽在器具内，操作中不触及刀片，使用安全，体积小巧，手持方便（图8-2-62）。

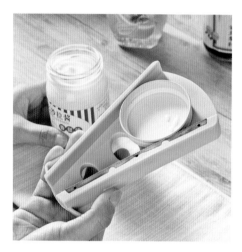

图 8-2-61　开罐器

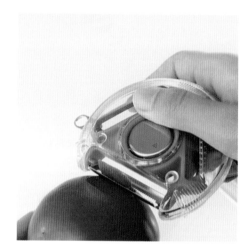

图 8-2-62　迷你削皮器

（8）压碎器和脱粒器：压碎器是在方形小巧的夹板盒上面有不锈钢金属网，将块状食物放入方盒内，单手按压即可将食品压碎，还有一些压碎器是通过压紧手柄来压碎食物（图8-2-63）。脱粒器（图8-2-64）为中空的圆形，使用时将带粒的物体放入中间，按压器具，即可脱粒。压碎器和脱粒器适合偏瘫或手功能障碍、精细动作较差者使用。

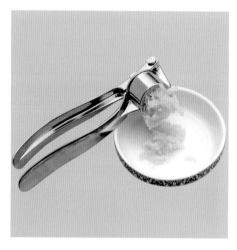

图 8-2-63　压碎器

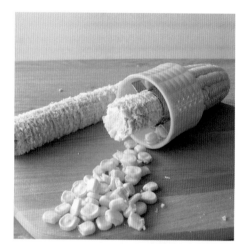

图 8-2-64　脱粒器

（9）刮丝器和切碎剪：刮丝器（图8-2-65）呈中空的长圆形，将长圆形食材放进器具，轻松转动食材即可成丝。切碎剪（图8-2-66）的前段有粗大锯齿，可以将食材分切成碎段。适合偏瘫或手功能障碍者使用。

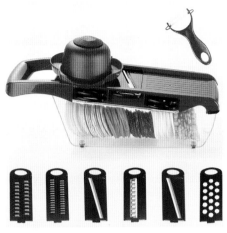

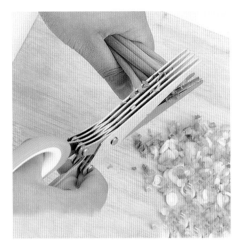

图 8-2-65　刮丝及切片器　　　　　　　　　　　　图 8-2-66　切碎剪

（10）水壶架：水壶架一般为金属材料，架子曲线按水壶倾斜方向设计。水壶架上有不同倾斜层次，水壶后端有一个松紧带，控制水壶稳定。水壶架适合偏瘫或单手功能障碍者使用。

（11）开关辅助器：开关辅助器的头部有数十个有伸缩功能的小柱，将大小不同形态的旋钮嵌入小柱内即可自动变形，抓握旋钮可轻松转动，适用于煤气灶、抽油烟机、烤箱、洗碗机、洗衣机等各种器具上的小型旋钮的开关，适合偏瘫、单手功能障碍及精细动作较差者使用。

（12）开罐器：为圆锥形橡胶盖，将其盖在瓶盖上，可增大摩擦力，省力地旋开瓶盖。适合手部力量较弱者或手指关节炎患者。

（13）杆状把手水龙头：水龙头上方带有长杆，开关水龙头时，只需移动长杆；加长的手杆易于在坐位触及。适合手精细功能障碍者或需坐位用水者（图 8-2-67）。

2. 清洁卫生辅具

（1）红外线感应桶：桶内装有红外传感器，当人体靠近垃圾桶时，桶盖自动开启，一定时间后自动关闭，不需要人体直接接触。桶内设有内桶，桶上有把手，拿取倾倒垃圾和清洗均十分方便（图 8-2-68）。

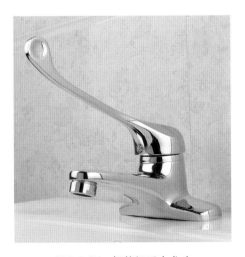

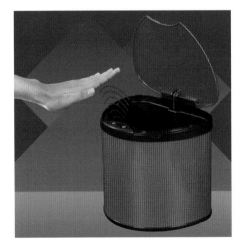

图 8-2-67　杆状把手水龙头　　　　　　　　　　图 8-2-68　红外线感应桶

（2）电动清扫器:设有自动操作系统,使用时按动按钮可自动激活操作系统,自行清除地面残渣碎片等。适合肢体功能障碍、视力功能障碍者使用(图8-2-69)。

（3）地面清理机器人:内有自动操作系统,通过遥控器掌握位置,体积小巧,方便进入床、柜等下面,可清洁地板、瓷砖和地面。将清扫时间、房间面积、清扫模式等设置好以后,机器人可沿墙边、角落自动清洁。适合躯体功能障碍、视力障碍者使用(图8-2-70)。

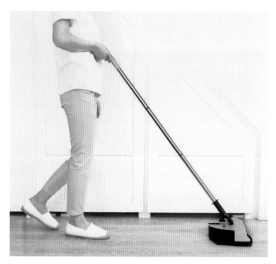

图 8-2-69　电动清扫器

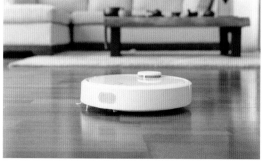

图 8-2-70　地面清理机器人

（4）通用熨衣板:一般安装在柜体或墙体上,打开衣板可以平放在轮椅座位的高度,还可上下调节 10cm,也能左旋或右旋,板子边上安装工作灯或衣架等,烫衣板通过弹簧控制衣板的折叠,可以随时打开或收起,不占用室内空间,适合下肢功能障碍或长期使用轮椅者(图8-2-71)。

（三）服药辅具

如分时药盒(图8-2-72),有 2 天、3 天、7 天等不同型号,可分别把每日的口服药按早中晚时间段放入盒内,以防止忘记服药。分时药盒小巧,便于外出旅游携带,适合长期服药者使用。

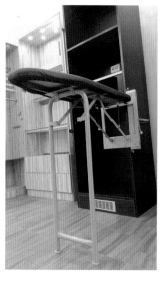

图 8-2-71　通用熨衣板

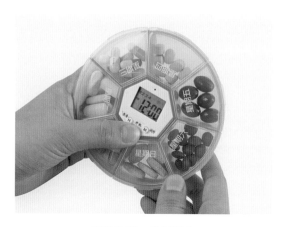

图 8-2-72　分时药盒

（四）环境控制系统

常用于四肢瘫痪或其他重度残疾的患者,如声控开关、电话语音拨号等。

五、选择辅助器具的注意事项

要使辅具充分发挥其作用,提供辅具的专业人员要确保辅具选择过程是有据可依的,且要使用结构化和系统化的服务程序,采取以辅具使用者(以下简称使用者)为中心的方案,其首要条件是团队合作,包括使用者、照顾者、治疗师和机构;另外关于辅具选择的多学科评估和记录可确保辅具服务过程的质量。

辅具服务过程由几个不同的步骤组成,包括:发现需求、需求评估、选择辅助解决方案、选择辅具、获得使用者的认可、执行、管理和随访。在进行需求评估时,治疗师要听取使用者关于受限活动的特定需求,并对使用者的功能和环境进行评估,以制定干预策略。选择最恰当的辅具除了考虑使用者自身的功能外,还需对其社会心理因素、辅具使用的情境和物理环境等进行综合考虑。在辅具服务过程中使用辅具服务的记录很重要,这将有利于进行后续的随访。而且辅具的随访服务也是整个服务过程中不可缺失的一环。若使用者未接受随访,将可能导致辅具的弃用。但随访也需个体化,随访的内容根据使用者的不同需求而有所变化。

辅具的满意度评估也很重要,使用者满意标志着其与治疗师就辅具的选择达成共识,且辅具满足了他们的期望。一些负面的影响,如获得辅具时间花费过长,辅具未能满足使用者的期望等将降低使用者对辅具服务及辅具的满意度。使用者认为较好的辅具服务标准包括以下几点:

1. 辅具、个人照护和环境之间完美契合。

2. 获得足够的资金支持,以获得高质量和耐用的辅具。

3. 资金可满足生活各领域的辅具需求。

4. 对需求进行整体评估,使所有辅具运行良好,不会干扰其他支持设备。

5. 根据整个生命周期的需求变化考虑辅具的需求。

6. 在整个获取辅具的过程中获得支持,包括辅具试用、培训和维护。

7. 有需要时可获得相关资源。

8. 积极参与辅具选择过程。

9. 考虑个人偏好和身份,以便选择适应个人生活方式和活动参与的辅具。

通过以上标准,可以看出辅具使用者不仅需要恰当的辅具,还需要关于辅具的一些资源、资金、培训和维护等方面的信息和服务。在获得辅具前,对使用者或其亲友进行辅具获得知识的教育,可促使其成功获得恰当的辅具及相关服务。因社会、文化、经济等的不同,辅具服务也会在不同的方面受到影响,一些政策限制如年龄或资格限制是造成影响的因素之一。很多国家,辅具的费用并未全部涵盖在医保范围之中,这对于对辅具的获得造成阻碍。而辅具的花费不仅包含其本身的费用,还包括一些隐藏的费用,如维护和修理费用,这些费用问题也和患者满意度密切相关,因此治疗师在提供辅具时也需充分考虑辅具的维护和维修等问题。

在选择辅具时需遵循以下原则:

1. 符合功能　需要选用的辅具与使用者功能情况相匹配,能真正地帮助其提高生活自理能力。

2. 简单易操作、易调节　辅具应操作简单并可调节,可根据患者体型、功能及需求的变

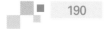

化而随时调节。

3. 美观、安全、耐用　由于多数使用者需要长期使用,外形美观可提高使用者的积极性,而安全性可以防止二次伤害,坚固耐用可以减少使用者的使用成本。

4. 使用的材料易清洗　辅具的材料易清洗可保持辅具的清洁卫生。

5. 轻便舒适　因多数使用者存在运动功能障碍,通过使用轻便舒适的辅具可以节省体能。例如有的轮椅在具有良好功能性、稳定性、舒适性的同时,重量几乎只有普通轮椅的一半。

6. 价格适中　可以为更多的使用者所接受,易于购买,维修方便。

（罗　伦　黄秋月）

第三节　生活辅助器具的使用技术

生活辅助器具选配必须经专业人员严格评估、使用前后训练、必要的环境调适、安全指导和随访。不适当的辅具或辅具使用不当不仅造成资金的浪费,还可能导致残疾加重,甚至带来严重的安全问题。所以生活辅助器具选配需进行严格管理,规范使用流程,以便最大限度地发挥辅具的功能和减少浪费。

一、视觉、听觉辅具的应用技术

（一）视觉辅具

1. 手持式放大镜　将手持式放大镜放于需要放大的位置即可看得更清楚。

2. 电子放大器　通过扫描需阅读内容,再经放大转换器放大于屏幕显示。

3. 电脑屏幕放大软件　通过手触屏能够将电脑屏幕上的文字、画面、各种软件菜单等放大。

4. 盲杖　通过手臂延伸盲杖的碰触感,判断是否有障碍物或台阶,以代替视觉感觉。盲杖高度以胸骨剑突下为宜;使用时盲杖向前探出一米,左右摆动,帮助盲人行走。盲杖在不使用时可以折叠,方便携带。

5. 读屏软件　是为视力障碍者设计的屏幕朗读软件,通过数字键盘及功能键等的切换操作,就可以轻松查找和处理文件,屏幕字体可调节放大数倍,方便对网页进行导航浏览、编辑和收发电子邮件。

6. 配备语音合成器和软件的电脑能够将电脑屏幕上的文章、软件菜单和其他文字转化成语音输出。

7. 有声电子书　把书通过录音制作成音频文件后播放。可调节播放速度,随时暂停或启动,以方便"阅读"。

8. 语音手机　带有语音软件,能实现人机对话,而且能通过语音控制手机操作。

9. 盲文　专为盲人设计,依靠触觉感知文字,由电子板、点字机、点字打印机等在纸张上制作出不同组合的凸点组成,一般每一个方块的点字是由六点组成。

（二）听觉辅具

1. 助听器　助听器有多种种类,可放大所有声音,方便在日常生活中随时随身佩戴,适用于有残余听力者。

2. 电话接听扩音器　可放大电话声音,以方便听力下降者接听电话。

3. 闪光与振动提示装置 利用视觉与触觉代替听觉。如用闪动的灯光来提示电话铃响或门铃响,用振动来提示手机有来电等。

4. 人工耳蜗植入 由体外言语处理器将声音转换为一定编码形成的电信号,通过植入体内的电极系统直接兴奋听神经来恢复、提高及重建聋人的听觉功能。

5. FM 调频声音发生接收装置 包含一个手持式发射机和小巧耳挂式接收器。将接收器连接在助听器上,通过 FM 调频技术,打开发射机并指向想要通话的人,系统可聚焦到想听到的声源方向并放大。此装置能有效抑制环境中无关的噪声,较单一使用助听器更方便使用者有效聆听。

二、自理辅具的应用技术

(一)穿衣辅具

1. 穿衣杆 偏瘫患者在使用时用健侧手持穿衣杆,先将衣服袖口穿入患侧手臂,拉起至肩部,衣钩寻找后身的衣服,勾起、牵拉、支撑、穿入,辅助单手穿衣。另外,穿衣棒的另一端还可设计为鞋拔,帮助穿、脱鞋等。

2. 系扣器 偏瘫患者在使用时用健侧手握住手柄,将纽扣器放入衣服纽扣外侧,套圈细端从扣眼进入,套入纽扣底部,拉紧套圈从扣眼中穿过,将纽扣定位。

3. 裤夹 在使用时,先将两个夹子夹在裤腰上,再将裤子放到地上,两条腿分别穿进裤腿后,用手拉连在夹子上的布带,即可将裤腰往上拉。使用裤夹可以避免弯腰及坐位不稳。也可使用拾物器辅助夹起裤腿,完成穿脱裤子。

4. 魔术贴 一面是细小柔软的纤维圆毛,另一面是较硬带钩的刺毛,能够反复多次开合,广泛用于把各类物品固定于产品或物件上。魔术贴在市面上有多种规格供选择。

5. 穿袜器 穿袜器结构简单,可利用塑料文件夹、矿泉水瓶等自己制作。若自己制作穿袜器,须注意处理好塑料板的边缘,防止使用时将皮肤刮伤。

6. 鞋拔 使用时可以使穿脱鞋的动作省力。用鞋拔穿鞋子时,先将鞋拔放入鞋子后跟位置,然后再将脚的前部穿进鞋子,最后再将脚后跟顺着鞋拔往下滑进鞋子。用鞋拔脱鞋子时,先将鞋拔插到脚后跟与鞋帮后部之间,再将脚往外脱出,脱出过程中持鞋拔的手同时往下用力压住鞋子,使脚顺利脱出。

7. 弹性鞋带 方便鞋的穿脱,使患者在穿脱鞋子时可以不用解开鞋带或系上鞋带。

(二)进食辅具

1. 筷子、刀、叉、勺子类餐具

(1)弹簧筷子:手功能障碍患者可以用正常姿势拿住弹簧筷子,也可以用手握住弹簧筷子去夹取食物,当患者将手放松时,弹簧筷子因弹簧的回弹力即可自动松开食物。

(2)加粗手柄餐具:手的精细功能障碍或手部力量下降的患者通过使用加粗手柄餐具可以实现用患手进食的功能。注意当患者手部力量较差时,加粗的手柄不可过重,否则患者无法拿稳餐具完成进食活动。

(3)加长手柄勺:肩、肘关节活动受限患者通过加长手柄勺可实现用患侧上肢完成进食的功能。

(4)弯柄勺、成角勺:患者通过弯柄勺或成角勺可实现用患侧上肢或患侧手进食的功能,当患者的手部抓握功能受限时还可以将勺子放入万能袖带,以方便患手使用。

2. 杯、碗和碟类餐具

（1）带吸管孔及吸管的杯子：患者通过吸管从杯子里喝水，无需用手把杯子拿到嘴边将水倒进嘴里。

（2）C形握把杯：患者将手插入握把当中将杯子抬到嘴边，然后通过手腕桡偏即可将水倒入嘴里。

（3）防洒碗：使用时需将防洒碗加高的边沿置于患者舀取食物的相对方向，以防食物洒落。

（4）带碟挡的碟：使用时应确保碟挡位于食物容易洒落的位置。

（5）带豁口的水杯：使用时需将豁口对准嘴的方向，减少对肩肘腕关节活动范围的需求。

3. 自动喂食机　将食物摆放到自动喂食机器的相应位置，启动机器即可开始给患者自动喂食，但使用时需注意避免机器故障导致的意外伤害。

4. 万能袖带　将万能袖带套到患侧手掌上，然后再将需使用的工具装进万能袖带即可，注意装好工具后可能需要调节万能袖带的位置才能达到理想的使用效果。

5. 防滑垫　用餐时将防滑垫垫于餐具下面，以防餐具被推倒。

6. "U"形或"C"形夹　使用方法与万能袖带相同。

（三）个人卫生辅具

1. 剪指甲辅具　加宽的指甲剪适合手精细功能障碍者使用，加宽按压处可减少对剪指甲时捏力的要求；带放大镜的指甲剪适合视力下降者使用，可将手指甲放大，以防剪伤手指。

2. 手柄加长或成角的梳子　使用者肩肘关节活动度降低时，患侧上肢可使用手柄加长或成角的梳子完成梳头活动。

3. 牙膏挤压器、牙膏固定座　将牙膏放入牙膏挤压器或牙膏固定座中后，即可用单手来挤牙膏。

（四）洗澡辅具

1. 洗澡椅　使用时应先将洗澡椅固定在防滑的地面，再让患者坐在洗澡椅上洗澡，且应注意洗澡椅表面是否防滑，以防患者从洗澡椅上滑下。

2. 长柄刷　患者可使用长柄刷来清洁不易够得着的身体部位。

3. 双环毛巾　将双手分别放于两个圆环处，通过双手来回拉动毛巾产生摩擦来清洁身体。

4. 洗澡手套　将洗澡手套穿到患侧手上，即可让患侧手进行涂抹沐浴露或擦拭身体等活动。

5. 防滑垫　将防滑垫放于需要防滑的地面，防止患者在洗澡时因地面湿滑而滑倒，但需注意防滑垫的表面和边缘应平整，否则反而容易导致患者摔倒。

6. 浴缸板　将浴缸板固定在浴缸上之后，再让患者坐在上面进行淋浴，使用过程中需注意浴缸板的稳固性和防滑性。

7. 浴缸扶手　患者在进出浴缸时，通过手扶浴缸扶手来提供助力和保持平衡，使用过程中应注意浴缸扶手的稳固性和防滑性。

（五）如厕辅具

1. 轮椅式坐便椅　用于转移困难的患者,使用时注意脚轮刹车刹住。

2. 坐便器　使用前需将便池上方的盖板取下,使用完后再将盖板盖上,当将其当轮椅使用时需检查盖板是否盖好,以防发生意外。

3. 加高马桶坐垫　应根据患者的身体尺寸和马桶的尺寸选择合适的加高马桶坐垫,使用前需确保其稳固性。

4. 扶手　扶手有不同类型及不同功能,根据使用者的需求选择和安装合适的扶手。使用前需确保其稳固性和防滑性。

5. 个人卫生检查镜　将个人卫生检查镜对准需检查的身体部位处即可从镜中观察身体部位情况。

三、转移辅具的应用技术

1. 转移板　先将转移板置于两个需进行转移的平面之间,确保转移板稳固之后再让患者从一个平面转移到另一个平面上。

2. 撑起辅助器　患者用手握住撑起辅助器的手柄处,借助手腕和手肘的力量将身体撑起,方便转移或身体部位减压,注意手部用力方向应垂直往下,以防止撑起辅助器翻倒。

3. 床上起身器(monkey pull)　患者用双手抓住床上起身器,通过上肢的力量将上半身拉起。

4. 床沿扶手/床边护栏　将床沿扶手装于患者方便使用的位置,并确保其稳固性。也可将床边护栏装于患者易坠床的位置,并确保其稳固性。

5. 绳梯　将绳梯固定于床上患者放脚的一头,并将其延伸至患者的手边,患者通过手拉绳梯并逐步将手往前移动即可起身。

四、居家生活辅具的应用技术

（一）生活管理类辅具

1. 长柄拾物器　帮助从不易触及的区域夹取物品,包括从高处搁板、地板上等。将长柄拾物器的夹子对准需夹取的物品,手部将手柄握拢即可将物品夹起,注意只可取较轻及不易碎的物品。

2. 加宽钥匙柄　患者用手捏住或握住加宽的钥匙柄,用较小的力即可转动钥匙。

（二）家务活动

1. 备餐做饭类辅具

（1）带固定器改装砧板:将菜放在带固定器的改装砧板上,即可单手完成切菜,可根据需求自己对砧板进行改装。

（2）手指卫兵和分切针:将手指卫兵戴到固定菜的手上可避免固定菜的手指被切到。固定菜的手将分切针插入需固定的菜上可更好地固定菜且更便于对菜进行分切。

（3）垂直手柄型刀:手握住垂直手柄型刀的手柄,然后手部向下用力即可切割食物。

（4）加长手柄铲勺:通过使用加长手柄的铲勺可避免炒菜时被烫伤,使用时需确保铲勺的手柄牢固不会脱落。

（5）开瓶器:将开瓶器的圆形内芯套在瓶盖上之后,通过转动开瓶器的长柄即可将瓶盖拧开。

（6）开罐器：将罐子的瓶盖部分嵌入开罐器，单手旋转即可打开盖子。

（7）迷你削皮器：使用时一手固定需削皮的食物，另一手手持迷你削皮器进行削皮，使用过程中应避免削皮器的刀片碰到固定手。

（8）压碎器和脱粒器：将需压碎的食物放入压碎器的不锈钢金属网上，盖上盖子后单手按压即可将食物压碎。将需脱粒的食物放于脱粒器的中央，按压脱粒器即可脱粒。

（9）刮丝器和切碎剪：将食物放入刮丝器中，通过转动或滑动食物即可成丝。使用切碎剪时，一手固定食材，一手用切碎剪将食材剪碎，使用过程中应注意避免剪伤固定食材的手。

（10）杆状把手水龙头：通过用手搬动杆状把手水龙头可以轻松地开关水龙头。

2. 清洁卫生辅具

（1）红外线感应桶：通过靠近红外感应桶可让其打开，需清理垃圾时将内桶取出即可。

（2）电动清扫器：使用者手持电动清扫器，通过按动电动清扫器的按钮可以让其自动对地面进行清扫，但使用者需通过自身移动来使电动清扫器移到需要清扫的区域。

（3）地面清理机器人：通过遥控器来控制地面清理机器人的清扫时间、面积和模式等，使其自动对地面进行清扫。

（4）通用烫衣板：将通用熨衣板从靠墙的地方放下，使其与地面平行后即可将衣服放在上面进行熨烫。

（三）服药

分时药盒：根据需求选择所需分时药盒的类型，将每次所需服用的药物放于对应的小格子里，然后在相应时间取相应格子里的药物服用即可。

（四）环境控制系统

通过声音或智能遥控器来对灯、窗帘、空调等进行控制。

五、使用辅助器具的注意事项

为了使用者能良好地使用辅具，不仅要让辅具满足其需求，还要让他们接受辅具使用训练，并在有必要时提供适当的随访和维修服务。当使用者获得了恰当的辅具，并接受了辅具使用训练和随访，且社会和环境的障碍减少时，辅具将减轻病残对其造成的影响并提高其参与日常生活活动的独立性。值得注意的是，大量的辅具提供给使用者后被弃用，其中一个原因是使用者并未参与辅具的选择过程。有文献表明，使用者参与辅具服务过程及接受辅具使用训练可减少辅具的弃用，提高辅具满意度，改善生活质量及活动受限。要让使用者参与辅具服务过程的首要条件是要充分为其提供信息，如提供一些来自供应商或基金的可试用辅具。网络是最常用的媒介，但对一些患者来说较难掌握。除了网络和治疗师提供的信息外，辅具供应商、制造商、专业展览会、贸易会或患者亲属也可提供一些辅具相关信息。信息的缺乏，如书面信息或辅具介绍手册的缺乏，可导致辅具的弃用。

另外，训练和支持对辅具发挥作用也是必要的，接受辅具使用训练可提高使用者日常生活活动的参与度，为使用者提供与时俱进的辅具使用指导可提高其辅具使用程度，而缺乏辅具使用训练和专业的辅具支持也会导致辅具的弃用。辅具所辅助的活动及使用环境会影响辅具的训练和支持,如一些高科技的辅具需要一定的学习时间。而辅具的持续支持对使用者的辅具使用有促进作用,且被使用者所渴望和赞赏,但获取辅具的持续支持需要花费额外资金或路途较远时会影响使用者获取该资源。

对于老年人,成为辅具使用者的五个阶段包括:①评估需求;②确认需求;③将辅具与日常生活相融合;④使用辅具;⑤辅具未来的使用。在前四个阶段之间包含三个过渡阶段,每个过渡阶段包含从一个阶段过渡到下一阶段的必要因素。第一、二阶段间的过渡因素为:重要的活动受到限制;第二、三阶段间的过渡因素为:获得辅具;第三、四阶段间的过渡因素为:信赖辅具;第四、五阶段间无过渡阶段。下面就各阶段进行阐述:

1. 第一阶段 需求评估阶段。当辅具的潜在使用者,在较短或较长时间内进行日常活动遇到困难时,他们会开始权衡辅具使用的积极方面,例如独立性和参与度的提高,以及辅具可能对他们的自我形象和日常生活产生的潜在负面影响。为了评估他们的需求,他们从其他人那里收集信息,检查他们的主观健康状况,并将自己与使用辅具的其他人进行比较。需求评估阶段的特点是会有矛盾的情绪和态度,对使用者来说,主导这一过程非常重要。这个阶段受到家庭、朋友和社会人士态度的影响,因为使用者与家人和朋友谈论他们对自己需求的理解,并使用社会比较来确定他们的需要。使用者通过使用创造性解决方案或他人帮助等策略来度过这一阶段。

第一、二阶段间的过渡因素是:重要的活动受到限制。这似乎是一个决定性的点,潜在的辅具使用者必须决定是否要承认他们的需求或放弃进行这些重要的活动。

2. 第二阶段 确认需求。在这一阶段,潜在辅具使用者从审视状态过渡到确认需求状态。他们为自己、家人、朋友及其他人找到了自己需要辅具的原因,他们的态度似乎从矛盾变为相信辅具能使他们完成日常活动。在这一阶段,辅具代表着更少受限的日常生活。他们对于辅具改变重要活动的参与度抱有较高期望,也对辅具的预期作用有详细的期望。他们通过寻找辅具相关信息来渡过这一阶段,信息常常通过其社交网络中的其他辅具使用者或家人和朋友处获得。

第二、三阶段间的过渡因素是:获得辅具。使用者找到获得辅具的途径,常常在家人或朋友的帮助下由正规的服务者来提供,也有通过借用或自己购买的方式获得者。使用者对专业医疗人员和需求自我评估的信任是影响辅具获得的一个重要因素。

3. 第三阶段 将辅具与日常生活相融合。获得辅具后,使用者通过不同方式的试验,将辅具运用于日常生活中,通过积极的使用,将辅具与日常生活相结合,因日常活动习惯的调整是辅具融入日常生活的一部分,因此,在辅具使用过程中,他们会建立新的日常习惯,改良或放弃旧的习惯。这一阶段受使用者的物理和社会环境影响,家人和朋友的鼓励和阻碍都会影响这一过程。

第三、四阶段间的过渡因素是:信赖辅具。对辅具的信赖源于使用者清楚在不同情况和环境下辅具的状况,而辅具的不可预期性将导致使用者的不信赖。

4. 第四阶段 使用辅具。在这一阶段,使用者体验到辅具对他们的日常活动提供的帮助,以及辅具给生活带来的舒适感。一些使用者通过分享自己的经验或让别人试用自己的辅具,来帮助其他相似情况的使用者获得辅具。使用者也尝试在特定的活动或环境中减少辅具的使用。

5. 第五阶段　辅具未来的使用。大部分研究发现,当人们谈论将来时,都会表示希望能不再使用辅具或可以更换更少限制的辅具。因为更换掉辅具对使用者来说意味着进步,表示他们已经真正恢复,所以这一结果是诱人的。一些使用者预期自己将来日常活动的问题可能会增加,所以即使暂不用使用辅具,他们也会将辅具保留起来。辅具被他们视为一种预防和保险,拥有辅具表明他们为将来的日常生活做了充分的准备。

使用辅具的基本目的是改善使用者的日常生活活动能力及生产性活动能力,从而提高生活质量。在应用辅具时,应注意以下原则:

（一）通用设计原则

在有市售产品的情况下,首选市售的通用设计辅具。基本原则包括:

1. 公平原则　不受其他条件限制,公平对待每一个有需要者。

2. 简单实用原则　在保证功能的前提下,尽可能选择简单、易得、易用的辅具或服务。

3. 不伤害原则　所选辅具必须是安全的,即使使用过程中发生意外时,产品所致伤害或副作用也应该是最轻的。

4. 节省体能原则　辅具应有利于节省能量消耗,在不导致疲劳的情况下易于舒适地使用。

（二）个体化原则

应用辅具时还必须考虑使用者的个人情况,作为选择辅具时的参考。需要时对辅具进行修改,如修改也不能满足需要者需量身定制。

1. 功能导向原则　所选辅具应结合使用者的身体功能和认知心理功能,满足基本功能需要并有助于发挥功能潜力。

2. 合身原则　所选择的辅具尺寸符合使用者的需要。

3. 弹性使用原则　使用者可根据自己的需要和喜好选择辅具及服务。

（罗　伦　黄秋月）

参 考 文 献

［1］闵水平,孙晓莉. 作业治疗技术［M］. 2 版. 北京:人民卫生出版社,2014.

［2］张建忠. 作业治疗技术［M］. 武汉:华中科技大学出版社,2014.

［3］王文焕. 老年人辅助器具应用［M］. 北京:中国人民大学出版社,2016.

［4］窦祖林. 作业治疗学［M］. 2 版. 北京:人民卫生出版社,2013.

［5］Demers L,Mortenson WB,Fuhrer MJ,et al. Effect of a tailored assistive technology intervention on older adults and their family caregiver:a pragmatic study protocol［J］. Bmc Geriatrics,2016,16(1):1-11.

［6］Brown J,Wollersheim M. Exploring assistive technology use to support cognition in college students with histories of mild traumatic brain injury［J］. Disabil Rehabil Assist Technol,2019,14(3):255-266.

［7］Jette AM. The Promise of assistive technology to enhance work participation［J］. Physical Therapy,2017,97(7):691.

［8］Larsson Ranada Å,Lidström H. Satisfaction with assistive technology device in relation to the service delivery process-A systematic review［J］. Assist Technol,2019,31(2):82-97.

［9］Smith RO,Scherer MJ,Cooper R,et al. Assistive technology products:a position paper from the first global research,innovation,and education on assistive technology(GREAT)summit. [J]. Disabil Rehabil Assist Technol,2018,13(5):473-485.

[10] Steel EJ,Layton NA. Assistive Technology in Australia:Integrating theory and evidence into action[J]. Aust Occup Ther J,2016,63(6):381-390.

[11] Larsen SM,Mortensen RF,Kristensen HK,et al. Older adults' perspectives on the process of becoming users of assistive technology:a qualitative systematic review and meta-synthesis[J]. Disabil Rehabil Assist Technol,2019,14(2):182-193.

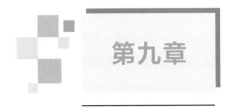

第九章

轮椅的选择和使用技术

第一节 概　　述

一、轮椅的概念及分类

（一）轮椅的基本概念

轮椅（wheel chair）是指为移动不便者提供轮式移动和身体支撑的装置，是步行或转移困难者的有效代步工具和参与社会活动的工具，在全面康复中发挥着十分重要的作用。

轮椅主要用于各种原因引起的步行功能减退或丧失者、禁止步行者、中枢神经疾患使独立步行有危险者、严重姿势不良不适合步行者、高龄老人。

（二）轮椅的分类

轮椅有多种分类方法，根据 2016 年发布的 GB/T16432—2016/ISO9999：2011《康复辅助器具　分类和术语》，轮椅包括：

1. 手动轮椅车　包括站立式手动轮椅车、斜躺式手动轮椅车、雪地轮椅车、沙滩轮椅车、泳池轮椅车等。

（1）双手轮驱动轮椅车：包括前轮驱动轮椅、后轮驱动轮椅车。

（2）摆杆驱动轮椅车。

（3）单手驱动轮椅车。

（4）动力辅助手动轮椅车。

（5）脚驱动轮椅车。

（6）护理者操控的手动轮椅车。

（7）护理者操控的动力辅助轮椅车。

2. 动力轮椅车　包括站立式动力轮椅车、斜躺式动力轮椅车、升降或后倾椅座的轮椅车、雪地轮椅车和沙滩轮椅车等。

（1）手动转向的电动轮椅车。

（2）动力转向的电动轮椅车。

（3）机动轮椅车：包括三轮机动轮椅车和四轮机动轮椅车。

（4）护理者操控的电动轮椅车。

（5）爬楼梯轮椅车：包括行星轮式爬楼梯轮椅车、履带式爬楼梯轮椅车等。

以上分类为国标中的分类，日常生活中也常用习惯性将轮椅分为：普通轮椅、高靠背轮椅、坐便轮椅、运动轮椅、电动轮椅、特殊轮椅（如升降轮椅、站立轮椅、爬楼梯轮椅）等。

（三）手动轮椅和电动轮椅的优势

虽然没有充分的证据和标准说明哪些人更适合使用手动或电动轮椅，特别是驱动能力好的情况下，但严重功能障碍不能自己驱动者显然只能使用电动轮椅。手动轮椅和电动轮椅各有优势，有条件者可同时配备手动和电动轮椅，近距离活动时使用手动轮椅而远距离活动时使用电动轮椅。

1. 手动轮椅优势

（1）重量轻：多数仅数公斤或 20 公斤以内。

（2）存放和运输方便：多数可折叠，占地小，出游时无须特殊交通工具运输。

（3）保养容易：可独立完成，且不易发生故障。

（4）利于功能锻炼：理论上主动用力有利于提高使用者的肢体功能。

（5）美观：呈现出较轻的残疾程度。

2. 电动轮椅优势

（1）省力：可长距离行驶而不会疲劳。

（2）速度快：行驶速度较快。

（3）适合复杂环境：适合在不平整的路面行驶。

（4）减少损害：保护手臂，避免反复推进造成重复性损伤；方便减压，预防压疮。

（5）方便完成复杂任务或工作：如可升降轮椅、爬楼梯轮椅等。

二、轮椅的结构和附件

（一）轮椅的基本结构

轮椅的基本结构为一般轮椅均具有的结构，如图 9-1-1 所示，普通轮椅的基本结构如下：

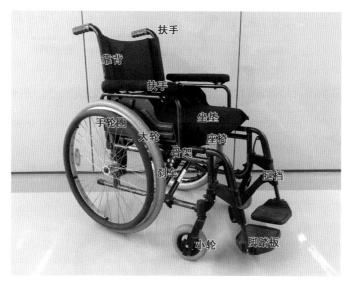

图 9-1-1　轮椅的基本结构

1. 骨架　指轮椅的框架结构,可由铁质、不锈钢、铝合金或其他轻金属制作。承受力以不锈钢为最强,重量以铁质为最重。较轻地轮椅推动较省力,且便于携带或运输。

2. 轮胎　有硬胎(实心胎)、充气胎及 PU 实心胎等三种轮胎。充气胎具有良好的避震功能,较适合在户外使用,但容易被尖锐物品刺破,有时需要经常充气;实心胎结实耐用,应用方便,不需充气,但避震效果差,主要适合在室内或平坦的路面使用。PU 实心胎介于两者之间,结实耐用又有一定的防震效果,目前使用较多。

3. 大轮　大轮常为轮椅的后轮,大小一般由直径 45~65cm 不等,一般手推轮椅常见的尺寸是 50cm 及 60cm,配有手推轮圈。手推轮圈是轮椅的驱动部分,应有适度摩擦力,不宜太光滑,以便于自行推动。大轮的轮辐有两种形式,一种是钢线轮辐,一种是玻璃纤维轮辐。前者重量较轻,但需经常检查及调整钢线的张力,且较容易受损;后者的优点是不需要维修及保养,但重量较重。

4. 小轮　小轮常为轮椅的前轮,大小由直径 10~20cm 不等,最常见的是 15cm 或 20cm。

5. 刹车系统　利用杠杆原理来锁住轮子运动的装置。为方便侧面转移方式的使用者,其刹车手柄高度不可超过椅面。上肢肌力不足的患者,则手柄可加长,或为长度可调整型。

6. 座椅　座椅系统可以粗分为坐垫与靠背两部分。由于轮椅的设计与使用目的不同,有多种不同的材质与设计。最简单的形式就是各以一片布料制成坐垫与靠背,但此种布料不足以支持适当的坐姿,且用久后容易变形;另也有以硬板为底上面加上其他材质(如海绵、气囊等)做成的坐垫或靠背,较能提供适当支撑,避免骨盆倾斜产生继发之脊椎侧弯。通常此类硬底式坐垫或靠背可设计从轮椅骨架上拆卸或安装以便于收折轮椅。

7. 扶手　有固定型及可移开型两类;后者又分"可拆卸"及"后掀式"两种,以方便使用者从侧面转移。扶手依长度的不同又可分为全长式、近桌式、可调高度式等型式。

8. 脚踏板　有固定式及可旋开取下式两种主要分类。可旋开取下式又有两种,一种可调升脚踏板的角度,便于配合背部可后倾轮椅;另一种则是单纯旋开取下式。可旋开取下式脚踏板可以使轮椅更接近转移目标,让患者较安全轻松地转移。

9. 防倾杆　主要用于防止轮椅向后翻覆,确保轮椅使用的安全。

（二）轮椅的附件

使用轮椅时通常需要配合部分附件使用,常用的附件有头托、固定带、坐垫、桌板等(图9-1-2)。

1. 头托　头部支托,用于头部控制不佳的使用者。

2. 固定带　所有轮椅使用者均需配备,常用的有躯干固定带、腿部固定带。

3. 坐垫　置于椅座上的垫子,用于分散臀部压力、预防压疮、增加舒适性,建议每一位轮椅使用者均配备轮椅坐垫。目前市面在售坐垫有多种,包括海绵垫、充气垫、水垫、高分子凝胶垫、混合材料垫等。其中高分子凝胶垫、充气垫防压疮效果较好。

4. 桌板　固定于扶手上面,可协助在轮椅上进行日常活动,如阅读、进食等,有多种不同设计。

5. 脚后跟环　附加在脚踏板后方,位置在双脚的位置,防止其后滑。

6. 防倾倒装置　添加在后轮贴近地面处,防止轮椅后翻。

7. 轮椅包、轮椅带　方便出行携带东西。

8. 轮椅手套　用于增加驱动轮椅摩擦力,保护手。

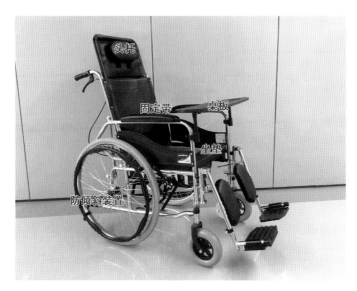

图 9-1-2　轮椅的常用附件

三、轮椅的功能

轮椅最基本的功能是提高行动能力,同时也具有其他功能,具体如下:

1. 改善行动能力　通过使用轮椅可提高病伤残者的行动能力,这是轮椅的基本功能。

2. 增强肌力、耐力　通过驱动轮椅,可增强使用者上肢的肌力及耐力,改善运动功能。

3. 改善呼吸,提高心肺耐力　通过使用轮椅进行适当活动,可改善心肺功能。

4. 改善膀胱控制能力　通过坐位下活动,促进膀胱排空,改善膀胱控制能力。

5. 预防压疮等并发症　轮椅活动减少卧床时间,有助于避免一些骨突部位长期受压,减少了压疮的发生机会。

6. 改善血管舒缩能力　适当的体位变换有助于改善血管舒缩能力,对治疗体位性低血压有一定的帮助。

7. 改善姿势,增强躯干控制能力　维持轮椅坐位需要躯干控制的参与,有助于提高躯干控制能力,此外,合适的轮椅有助于改善坐姿和畸形。

8. 改善心理状态　轮椅使重度伤残者摆脱了长期卧床的困境,并且可以平等地参与许多日常生活活动和社会活动,有助于改善使用者的心理功能。

9. 提高 ADL 能力　轮椅的使用使使用者可以完成多种转移及活动,部分使用者可借助轮椅生活完全自理。

10. 提高工作能力　轮椅的使用使病伤残者有机会进入到职场,增加就业或再就业的机会。

11. 促进参与社会活动　通过轮椅的使用,可促进使用者参与到社会活动中去,如集会、旅游、访友等。

12. 提高生活质量　通过轮椅的使用,可协助改变身体功能、心理状态,促进活动和参与,有助于提高生活质量。

四、轮椅的应用流程

根据 WHO 轮椅应用指南（2008），轮椅应用包括以下 8 个步骤：

1. 转介　可由医生、社工或其他相关人员转介需要进行轮椅相关服务的患者给治疗师，也可以是需要者自我转介，寻求相应服务。

2. 评估　对需要者进行功能评估，并考虑生活方式、职业、家庭环境等因素。

3. 轮椅处方　根据评估结果，结合使用者、照顾者及家庭成员的需求，制定的处方，其内容应包括轮椅类型、尺寸、附件和改造等。

4. 提供或订购轮椅　根据轮椅处方寻找合适的轮椅。

5. 轮椅准备　包括轮椅的组装、初步适配、改造等工作。

6. 适配　使用者试用轮椅，看轮椅是否符合使用者的功能需要，如需进行改造或姿势支持，需待这些工作完成后再次试用。

7. 使用训练　训练使用者或照顾者如何安全有效使用和保养轮椅。

8. 随访维护及维修　定期随访以检查轮椅，并为需要者提供进一步训练和支持。同时为有需要者进行轮椅保养及维修服务。如需更换轮椅，则重复以上步骤。

第二节　轮椅的评估与选择

一、轮椅相关评估

轮椅选配前需进行系统的功能评估，以确保能够配备合适的轮椅并安全应用轮椅。

（一）评估目的

1. 了解使用者的基本情况。

2. 了解使用者的功能情况。

3. 了解使用者的需要。

4. 帮助选择合适的轮椅。

5. 评估已有的轮椅是否适合使用。

6. 评估轮椅使用情况，决定是否需要进行训练。

7. 评估是否需要附件、是否需进行改造等。

（二）评估内容

1. 使用者的基本情况　性别、年龄、身高、体重、联系方式等。

2. 疾病情况　伤病原因、诊断、病程、干预情况、治疗效果等。

3. 功能情况　认知情况、肢体运动功能（重点为步行、平衡、躯干控制、上肢功能、体能、上下肢协调、转移等功能）、关节活动度情况（重点髋、膝、踝、肘等大关节活动情况及有无畸形）、二便情况、感觉、是否有压疮及体位性低血压等并发症。

4. 使用需求　轮椅需求情况、使用环境、使用时间、需进行的活动、特殊需求。

5. 辅助器具使用情况　进行活动时是否需要使用拐杖、助行器或需要他人帮助等。

6. 与轮椅使用相关数据测量　包括臀部宽度、大腿长度、小腿长度、胸腔下端及肩胛下角至座位的高度等。

7. 已有轮椅适合情况 尺寸是否适合、是否符合功能需要、是否有利于发挥潜能、是否存在安全隐患、是否需改造或更换、是否需要配件等。

8. 轮椅使用情况 是否掌握轮椅使用方法、是否安全、是否需进行使用训练等。

美国 Medicare 建议,在提供电动轮椅前需进行评估并记录(表 9-2-1)。

表 9-2-1 提供电动轮椅前推荐评估及记录的项目

- 症状
- 相关诊断
- 病史
  症状出现多久了?
  病情进展如何?
  干预措施和结果
  助行器、手动轮椅、踏板车、电动轮椅使用史和结果
- 体格检查
  体重
  肌力、关节活动度、感觉、上下肢协调性等损害情况
  是否有肌张力异常或手臂、腿及躯干畸形
  颈部、躯干及骨盆姿势和灵活性
  坐位平衡、站位平衡
- 功能评估
- 进行活动时是否需要使用拐杖、助行器或需要他人帮助等
  床/椅/轮椅转换
  家中步行情况(至浴室、厨房、起居室等):步行距离、速度、平衡等信息

二、轮椅处方

轮椅处方是康复医师、治疗师等根据残疾者的年龄、疾病及损伤的程度、健康状况、转移能力、生活方式等开具的轮椅选择方案。

1. 轮椅处方的内容 轮椅处方应包含一般情况、轮椅型号、尺寸、材料、驱动方式、轮胎、座位、靠背、扶手、脚踏、颜色、承重、其他配件等方面。

2. 轮椅的基本尺寸要求

(1) 座位宽度:根据 WHO 最新资料,建议轮椅座宽即为坐位时两臀间的宽度。如果座位太窄,上下轮椅比较困难,臀部及大腿组织受到压迫,舒适度也受影响;如座位太宽则操作不便,进出窄的门和通道困难,且坐位稳定性受影响。

(2) 座位长度:测量坐下时后臀部至腘窝之间的水平距离,将测量结果减 3~6cm,即为轮椅座位长度。如果两侧长度不等,按短的一侧长度进行计算。如座位太短,体重主要集中在坐骨上,局部易过度受压;座位太长会压迫腘窝部,影响局部血液循环,并易刺激该部皮肤。

(3) 座位高度:脚踏板高度为坐下时足跟(或鞋跟)至腘窝的距离,再减去坐垫的高度(通常为 5cm),脚踏板离地至少 5cm,因此轮椅座高应为腘窝至足跟(需经常穿鞋者为鞋跟)的距离减去坐垫高度再加 5cm,以上如无需坐垫,则不需减去坐垫高度。

(4) 扶手高度:WHO 建议在考虑安全及舒适性的前提下,扶手高度越低越好。

(5) 靠背高度:普通靠背的高度为肩胛下角至座位的高度再加坐垫的高度(通常为 5cm);低靠背的高度为胸腔下端至座位的高度再加坐垫的高度。WHO 建议在考虑安全及舒适性的前提下,靠背高度越低越好。

(6) 脚踏板高度:如上文所述,脚踏板高度为坐下时足跟(或鞋跟)至腘窝的距离再减

去坐垫的高度（通常为5cm）。另外，要求脚踏板离地至少5cm，以方便上下斜坡及过障碍。

三、轮椅的适配

选定轮椅后，要进行适配检测，以确保配备的轮椅符合要求，轮椅适配具体如下：

1. 座宽　轮椅直立坐姿下检测者双手放于臀部两侧，要求手指刚能通过，不紧不松。

2. 座深　轮椅直立坐姿，臀部及后背触及靠背情况下，腘窝与坐垫间应有 2~3 指距离（3~6cm）。

3. 脚踏高度　足部平放脚踏板上，检测者的手放于使用者大腿下方，要求手部"无压无缝"。脚踏离地面距离不少于5cm。如需脚驱动轮椅，需调整座位高度至足部刚好能平放于地面为合适。

4. 靠背高度　原则上越低越好，但需考虑使用者的平衡功能和躯干控制能力，同时应有良好的舒适度。

5. 后轮位置　要求手自然下垂时应在后轮轴心位置；手在大轮 12 点位置肘关节屈曲 90°。

6. 同时需考虑坐位平衡情况，在进行轮椅驱动时应可保持安全坐姿。

7. 轮椅各部件固定牢固，螺丝无松动滑脱，刹车安全有效。

8. 臀部压力测试　使用者轮椅独立坐姿下，WHO 推荐采用简易压力测试方法，见图9-2-1。分级标准见表9-2-2。

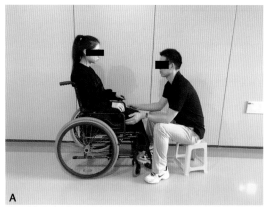 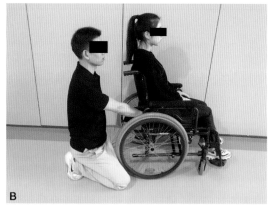

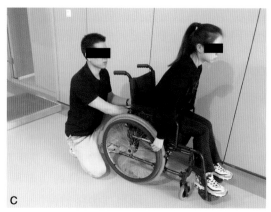

图 9-2-1　臀部压力测试图
A. 向使用者解释；B. 放置手指于坐骨结节下方；C. 活动手指并感受压力

表 9-2-2　简易臀部压力测试法分级

分级	等级	标准
1 级	安全	指尖可上下活动 5mm 或更多
2 级	注意	指尖不能活动,但能轻易滑出
3 级	危险	指尖被牢牢压紧,难以拿出

四、轮椅的选择

（一）轮椅选择的原则

轮椅选择遵循辅助器具选择的一般原则,包括通用设计原则和个体化原则。

1. 通用设计原则　在有市售产品的情况下,首选市售的通用设计轮椅。基本原则包括:

（1）公平原则:不受其他条件限制,公平对待每一个有需要者。

（2）简单实用原则:在保证功能的前提下,尽可能选择简单、易得、易用的轮椅。

（3）不伤害原则:所选轮椅必须是安全的,即使使用过程中发生意外,所致伤害或副作用也应该是最轻的。

（4）节省体能原则:轮椅的应用应有利于节省能量消耗,在不导致疲劳的情况下易于舒适地使用。

2. 个体化原则　进行轮椅选择时,必须考虑使用者的个人情况,以作为选择轮椅时参考。需要时对轮椅进行修改,修改也不能满足需要的需量身定制。

（1）功能导向原则:所选轮椅应结合使用者的身体功能和认知心理功能,满足基本功能需要并有助于发挥功能潜力。

（2）合身原则:所选择的轮椅尺寸符合使用者的需要。

（3）弹性使用原则:使用者可根据自己的需要和喜好选择轮椅。

（二）轮椅的基本要求

1. 安全　需考虑质量、刹车、边缘、防翻轮、保护带等内容。

2. 实用　适合使用者的功能、使用环境、转移及护理需要。

3. 使用方便　尺寸合适,方便转移和驱动,方便保养和维护。

4. 位置稳定　需考虑椅座、靠背、头托、坐姿维持、固定带等维持坐姿稳定的部件或因素。

5. 舒适　椅座、靠背、坐垫、扶手、脚踏、坐姿维持等应利于使用者舒适地应用轮椅。

6. 压力分布均匀　提供合适的椅座、坐垫、坐姿维持、脚踏,使使用者均匀地分布压力,特别是臀部压力分布均匀,降低压疮风险。

（三）轮椅选择的方法

1. 根据使用者驱动轮椅的能力选择

（1）完全不能操纵者只能选用他人推动的轮椅。如双侧上肢完全瘫痪以及有严重智力障碍者等。

（2）双侧上肢虽无驱动轮椅的力量,但有残余能力可推/拉动小手把或按动开关者可选用普通电动轮椅。

（3）极严重肢体功能障碍而不能通过手和上肢控制轮椅者,可选用颌控、气控、声控或是眼控电动轮椅。

（4）肩、肘部肌肉有驱动力量，但手的握力不够者可在手轮圈上包塑料海绵，或选用带有突起的手轮圈。如 C5 脊髓损伤者可利用肱二头肌的肌力操作水平推把；而肩手关节活动受限者可选用垂直推把；手指屈曲运动受限而不易握拳时选用加粗推把。

（5）只有一只手能驱动轮椅者，可选用单侧驱动轮椅或选用电动轮椅。

（6）偏瘫患者可以选用低靠背的普通轮椅，用健手驱动手轮圈，健足着地控制方向。

（7）双上肢肌力差者应安装延长杆以便于操作车闸。

（8）躯干控制较好，平衡佳者（如残疾运动员）可选运动轮椅进行竞技运动。

2. 根据使用者的姿势和体位选择

（1）髋关节强直者应选用可倾斜式靠背轮椅。

（2）膝关节强直者应选用可抬起的脚托支架。

（3）双下肢完全瘫痪者应选择带腿托的轮椅，在脚托上还应有脚跟环。

（4）有可能发生压疮者应加用轮椅坐垫。

（5）下肢截肢特别是双侧大腿截肢者，要把轮椅的车轴后移，安装后倾杆。

（6）不能维持坐位稳定者应加用安全带固定。

（7）躯干肌麻痹伴有严重麻痹性脊柱侧弯者宜选用手动式担架车。

（8）不能长时间维持坐位或不方便减压者可选用可站立式电动轮椅。

（9）由于工作或生活需要而需经常拿取高处物体者可使用可升降式电动轮椅。

3. 不同疾病、损伤与轮椅选择

（1）偏瘫：无认知障碍、有较好的理解能力和协调性者可选单侧驱动轮椅；病情严重者选用他人推动的轮椅。平衡功能好者可选用座高较低的标准轮椅，安装可拆卸式脚托和腿托，以使脚充分着地，用健侧的上下肢完成操作。需要帮助转移者最好选用可拆卸式扶手。

（2）截瘫：除高位胸髓损伤者需考虑躯干的平衡控制问题外对轮椅的要求基本相同。普通轮椅（标准轮椅）基本可满足日常生活的需要，扶手和脚踏板最好选用可拆卸式以方便转移。若需要从后方完成转移动作，可在靠背上安放上拉链或选择可倾倒式靠背的轮椅；踝部有痉挛或阵挛者需增加脚踝带、脚跟环。生活环境的路面状况较好时选用实心轮胎以提高速度，并配合较厚的坐垫防震。

（3）四肢瘫：C4 及以上损伤者可选择气控或颏控电动轮椅或由护理者操作的轮椅。C5 以下损伤者可通过上肢的屈曲操作水平把手，故可选择前臂控制高靠背电动轮椅，功能较好者可选用轻便的手动轮椅。有体位性低血压者应选用可倾斜式高靠背轮椅，安装头托，并配合选用膝部角度可调的开合可卸式脚托。车轴要尽可能靠后，安装倾倒杆，并选择较厚的坐垫。

（4）截肢：双下肢截肢者，轮椅坐位时身体重心后移，轮椅易向后方翻倒。解决办法：①把轮椅车轴后移以使人体重心落在车轴前方，防止向后方倾倒；②在脚踏板上加沙袋或其他重物以使轮椅重心前移；③加装防翻轮；④在早期可使用大车轮在前的轮椅，若有假肢时要安装腿托和脚托。此外，在截肢早期，轮椅上应配有帮助维持下肢良好体位的配件，如小腿截肢者轮椅坐位时在腿下加一长的腿托，以使膝关节保持在伸直位，避免膝关节屈曲挛缩而影响装配假肢后的步行功能。

（5）帕金森综合征：病情严重者可选多功能轮椅（高靠背轮椅）或护理者推动轮椅。

（6）脑瘫：多选择儿童轮椅并配坐姿保持系统。

（7）老年人：普通轮椅或护理者推动轮椅。

（8）下肢伤残及其他：下肢伤残者一般选用标准轮椅；年老、体弱、病情严重者一般选用他人推动轮椅。其他障碍要根据残疾或损伤的程度、关节活动情况、肌力以及体重、躯干平衡、生活环境等综合考虑。

第三节 轮椅的使用技术

一、轮椅的坐姿要求

在轮椅上保持良好的坐姿十分重要。良好的轮椅坐姿有助于：提高姿势控制能力；改善不正常的肌肉张力；预防肢体变形恶化；均匀分散坐姿压力；增进坐姿耐受力；使呼吸功能最佳化；充分发挥上肢功能，更独立地参与移位、行动、外出等日常生活功能。

轮椅坐姿的基本要求见图 9-3-1、表 9-3-1。

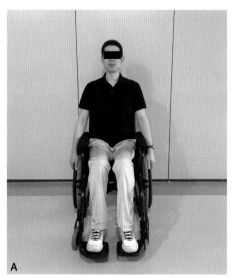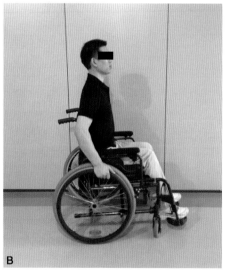

图 9-3-1 轮椅坐姿基本要求
A. 前面观；B. 侧面观

表 9-3-1 轮椅上的坐姿要求

从前面看并检查	从侧面看并检查
骨盆水平	骨盆直立
肩膀水平，放松而且手臂可以自由活动	躯干直立，背部呈三个自然弯曲
双腿稍稍分开（外展）	髋关节屈曲接近 90°
头部中立且在身体上方保持平衡	膝关节和踝关节屈曲接近 90°
	足跟在膝关节的正下方或稍前或稍后
	双脚平放在地面或脚踏板上

二、轮椅上减压技术

为减少臀部尤其是坐骨结节处过度受压,预防压疮的发生,轮椅坐位时应定时进行减压。一旦患者可坐轮椅就需学习如何减压,并应指导患者和家属养成定时减压的习惯,每半小时至少减压 10~20s,常用减压方式见图 9-3-2。

不同节段损伤因残留功能不同需使用不同的减压技术,具体做法参考如下:

1. C5 完全损伤者　用一侧肘部从后方绕过轮椅手把并勾住手把,利用屈肘的力量将身体拉向同侧并使躯干前屈,从而使对侧减压,然后进行另一侧。

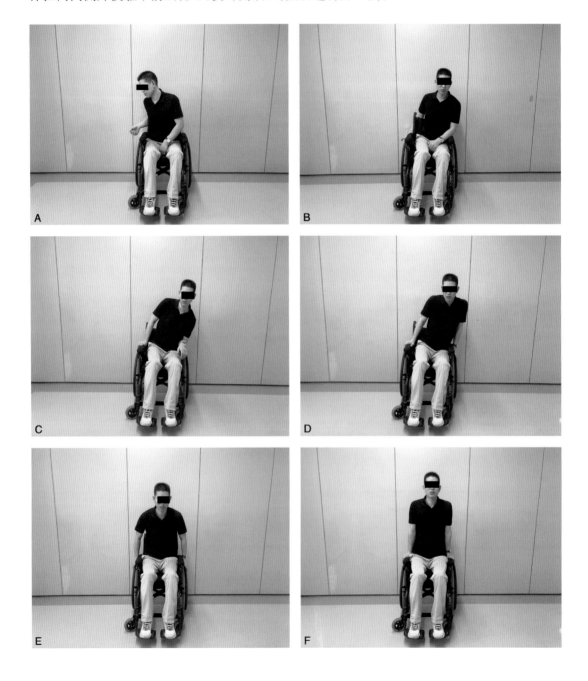

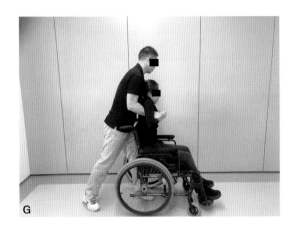

图 9-3-2 常用轮椅上减压方法
A. C5 完全性损伤者;B. C6 完全性损伤者;C. C7 完全性损伤者;D. C8 完全性损伤者;E. T1~T4完全性损伤者;F. T5 及以下完全性损伤者;G. 帮助下减压

2. C6 完全损伤者 无肱三头肌功能的患者可将一侧肘关节绕过手把,手支撑于大轮上,利用肘部的被动锁定支撑身体上抬,完成一侧减压,然后进行另一侧。

3. C7 完全损伤者 患者有一定的伸肘功能,可将手支撑于一侧扶手上,另一侧屈肘,前臂支撑于扶手上,用伸肘的力量将同侧躯干上抬进行减压,然后进行另一侧。

4. C8 完全性损伤者 可一手支撑于扶手上,另一手支撑于对侧大轮,双侧同时伸肘,使支撑于扶手侧充分减压,然后进行另一侧。

5. T1~T4 完全性损伤者 双上肢可同时支撑于两侧大轮上,使躯干上抬,但由于躯干上部力量及平衡的影响,还不能将手支撑于轮椅扶手上将躯干充分抬高。

6. T5 及以下完全损伤 患者双上肢肌力足够,上部躯干控制良好,可直接将手支撑于两侧扶手上充分抬高躯干进行减压。

7. 帮助下减压 部分患者由于损伤严重、体重过重、并发症等原因不能进行自我减压,需要照顾者帮助进行。方法为:①帮助者跨步站立于轮椅后面,患者双臂交叉放于胸前,帮助者双手从患者双腋下穿过,抓住患者的前臂;②帮助者双臂紧贴患者胸壁,伸直髋部,利用躯干和下肢的力量抬起患者,此时应注意不能将患者重量放在腋部以免造成肩部损伤;③抬高 20~30s 后慢慢放低。若帮助者力量或身高不足,不能完成上述动作,也可将患者轮椅后倾数秒,通过改变受力点位置来完成减压。

三、轮椅转移技术

轮椅转移技术包括轮椅与床、椅、厕座、浴缸、地面间的转移等,对不能独立转移者,还包括器械辅助转移、他人协助转移、一人搬运、二人搬运等。具体方法见 ADL 相关内容。

四、轮椅驱动技术

(一)手动轮椅使用技术

1. 平地驱动 操纵前先将刹车松开,身体向后坐下,眼看前方,双上肢后伸,稍屈肘,双手紧握轮环的后半部分。推动时,上身前倾,双上肢同时向前推并伸直肘关节,当肘完全伸直后放开轮环,如此重复进行。对一侧肢体功能正常,另一侧功能障碍的患者,如偏瘫、一侧上下肢骨折等,可以利用健侧上下肢同时操纵轮椅。方法如下:先将健侧脚踏板翻起,健足放在地上,健手握住轮椅。推动时,健足在地上向前踏步,与健手配合,将轮椅向前移动(图9-3-3)。

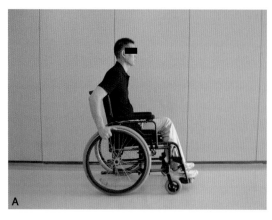
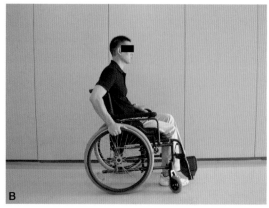

图 9-3-3　平地驱动轮椅
A. 双手驱动轮椅；B. 单手驱动轮椅

　　2. 上下斜坡　上斜坡时注意保持上身前倾，重心前移，其他方法同平地推轮椅。如果上坡时轮椅后倾，很容易发生轮椅后翻。如不能将重心足够前移，则可退行上斜坡。下斜坡时则反之：上身向后靠，重心后倾。轮椅在行驶过程中，尤其是下坡时严禁使用驻立刹车，以免翻车带来人身伤害（图 9-3-4）。

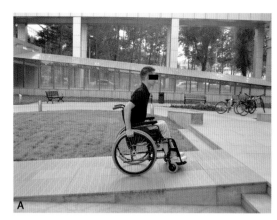
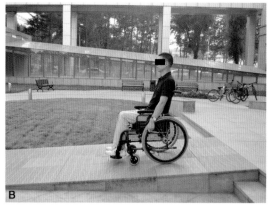

图 9-3-4　轮椅上下斜坡
A. 上斜坡；B. 下斜坡

　　3. 大轮平衡技术　是指在小轮悬空离地大轮支持的情况下，保持轮椅平衡而不致摔倒的一种技术。这种技巧对越过环境障碍帮助极大，如上下台阶或人行道。大轮平衡只适用于双手健全、手眼协调正常的患者。开始学习这种技术时，应在治疗人员的指导和保护下进行，以保证训练时安全。

　　具体技术为准备、起动、保持平衡 3 个步骤：①患者端坐于轮椅中，头稍后仰，上身挺直，双上肢后伸，肘稍屈，手紧握轮环，拇指放在轮胎上；②先将轮环向后拉，随后快速向前推，此时小轮便会离地；③根据轮椅倾斜方向，调整身体和轮环，如果轮椅前倾，则上身后仰同时向前推轮环；如果轮椅后倾，则需上身前倾同时向后拉轮环，见图 9-3-5。

　　4. 上下台阶　上一级台阶或过马路边石时，可先使用大轮平衡技术，抬起小轮，置于台阶上，放下的同时驱动后轮，利用惯性和上肢力量，配合躯干前倾，使大轮翻过台阶。或先采

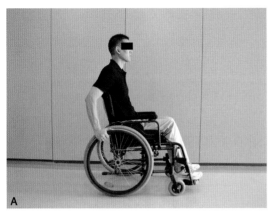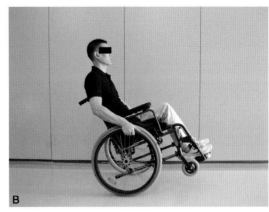

图 9-3-5 大轮平衡技术
A. 启动；B. 保持平衡

用大轮平衡技术抬起前轮，倒退至台阶边，利用上肢力量将轮椅拉上台阶，退至安全位置后放下小轮，此方法较前一方法费力但易于掌握。此外，上多级台阶时只能应用这一方法而无法应用前一方法。

下台阶时先用大轮平衡技术抬起前轮，面向台阶轻轻放下大轮，此时注意重心的控制，避免摔倒，大轮落至台阶下地面后放下小轮。下多级台阶方法相同（图 9-3-6）。

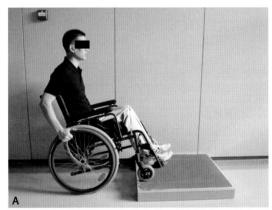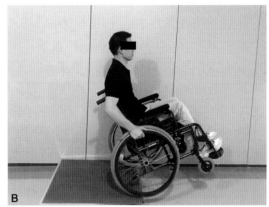

图 9-3-6 轮椅上下台阶
A. 上台阶；B. 下台阶

5. 复杂路面或过障碍 过草地、泥或砂路面时可使用大轮平衡技术，过小的障碍物时同样可应用大轮平衡技术或应用后退的方法。

6. 护理人员操作轮椅

（1）打开轮椅：①先把轮椅向外稍微打开；②手掌向下，双手平放在座位两侧；③上半身微微用力向下压，轮椅会向外打开（注意：切勿把手指伸到坐垫下或抓住坐垫两侧，否则会弄伤手指）（图 9-3-7）。

（2）折合轮椅：①折合前先打脚踏板收好；②站在轮椅旁边，将坐垫向上拉起；③把坐垫向上拉，直至轮椅完全折合。（图 9-3-8）

（3）前进或后退：见图 9-3-9。①四轮着地法：轮椅保持水平推或四轮着地；②二轮着地法：前车轮（方向轮）离地，后轮（大车轮）着地，轮椅后倾 30°，推或拉。

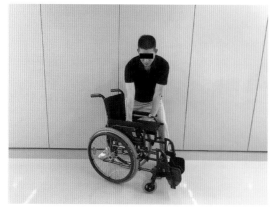

图 9-3-7 打开轮椅

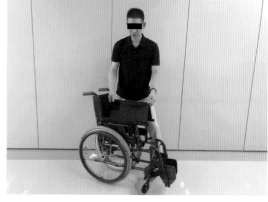

图 9-3-8 折合轮椅

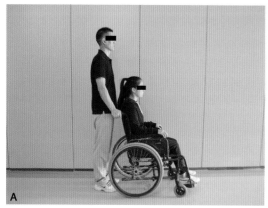

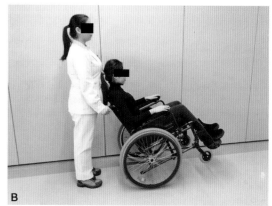

图 9-3-9 前进或后退

A.四轮着地法;B.二轮着地法

（4）上台阶的方法:①在台阶前稍微用力把轮椅向下压,使前轮离地(注意:切勿把轮椅过度后倾,否则有可能造成后翻,发生危险);②把前轮放在台阶上后,将轮椅向前推(图 9-3-10)。

（5）下台阶的方法:①背向前方;②把轮椅后轮稍微提起后向后拉;③将后轮轻放着地后,再慢慢向后拉(图 9-3-11)。

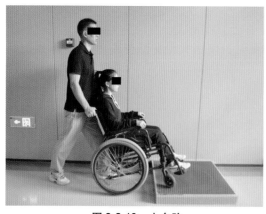

图 9-3-10 上台阶

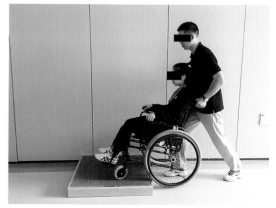

图 9-3-11 下台阶

（二）电动轮椅使用技术

1. 准备

（1）电源：要保证电动轮椅的总电源开关处于打开状态，控制器的电源开关处于关闭状态。电动轮椅长期不使用时需切断电源，以防止电子元件耗电损坏电池。

（2）离合：要保证电机上的离合器处于电动状态，双电机的电动轮椅需要保证两个离合器均处于电动状态。完成以上准备后，则可以将踏板翻起，坐进轮椅车，放下脚踏板，系好安全带，打开控制器电源开关启动电动轮椅。

2. 驱动 打开控制器上的电源开关后，向行驶方向缓慢推动控制器上的操纵杆，电动轮椅启动行驶。倒车时向后缓慢拉操纵杆，操纵杆可360°控制电动轮椅行驶的方向。带电子刹车功能的电动轮椅，若需在行驶中停止前进，只需松开操纵杆，使操纵杆复位即可平稳停车。控制器的控制面板上带有速度调节按钮，乘坐者可以根据自身的身体情况和路面情况，通过加速与减速按钮来调节行驶速度，在下坡时建议乘坐者将速度调节到最低挡。

3. 离开 离开电动轮椅时，乘坐者下电动轮椅时，请务必先关闭控制器的电源开关，以免下车时，不小心碰到控制器操纵杆，对乘坐者造成身体伤害；收起脚踏板，待乘坐者双脚踩稳地面后松开安全带，乘坐者手握扶手或护理人员搀扶离开电动轮椅。

除平地前进、后退、转弯外，还需训练绕行障碍物、过小障碍、上下斜坡、过复杂路面等（图9-3-12）。

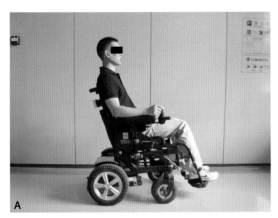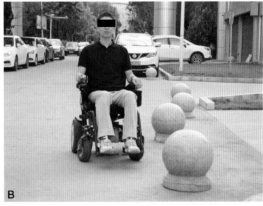
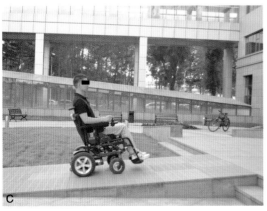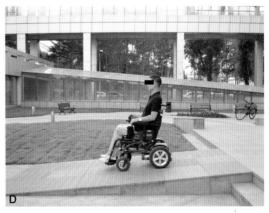

图 9-3-12 电动轮椅使用
A. 前进（后退）；B. 绕障碍；C. 上斜坡；D. 下斜坡

五、轮椅使用注意事项

1. 选用轮椅时需注意使用的安全性、患者的操作能力、轮椅的重量、使用的地点、舒适性、价格、外观等,应特别注意选用合适的轮椅坐垫以防压疮,对躯干不平衡和头颈控制不良的患者,可用头托或颈托。

2. 由他人推轮椅时,在推动轮椅前要注意患者的体位是否正确、有无倾斜与歪斜,帮助患者将双手放于扶手上,双足踩住脚踏板,必要时以固定带束紧。平衡功能障碍的患者,难以保持身体平衡,应采用腰带将其固定,这一点在下斜坡时尤其重要,行进速度缓慢,应随时注意周围环境和观察患者的情况,以免发生意外。

3. 患者自己操作轮椅时,要掌握轮椅操作要领,坐姿正确,保持平稳;随时注意周围环境,并对自己的体力要有充分发挥的估计,特别是上街和上坡时更应小心,上、下坡时要注意,保持相应的前倾或后仰的体位,防止身体被前抛或后翻,长期使用轮椅的患者,操作时要戴防护手套,以免手部损伤。

4. 长期乘坐轮椅者要注意防止压疮的产生,如每半个小时,通过撑起或挪动身体的方式改变姿势,以舒缓臀部的压力;也可通过坐垫(或防压疮垫),使用靠背可倾躺的轮椅进行减压。

5. 遇见石板路或不平路面,尽量降低速度、减少颠簸;上下坡道时,不可任意改变进行方向,以防轮椅翻倒。

6. 上下轮椅前应先刹好刹车,收起脚踏板,如影响转移时要将其移开,任何时候都不要站在脚踏板上。

六、轮椅的维护与保养

1. 每次使用轮椅前应检查前轮、后轮、刹车等各部位的螺丝及后轮辐条,如有松动及时锁紧;检查车胎充气是否正常,如有气不足,需及时充气。

2. 正常使用每3个月要进行一次全面检查,确保所有部件均良好,检查轮椅上各种螺母(特别是后轮轴的固定螺母),如发现松动需及时调整,紧固。

3. 经常检查活动、转动机构的灵活性,并涂润滑剂。

4. 轮椅车使用后,应用软干布将表面水汽、污物等擦干净,以防生锈;使用过程中如遇洒水或雨淋应及时擦干。

5. 轮椅应存放在干燥的场所,以免受潮生锈;坐垫、靠背应保持清洁,以防滋生细菌。

(李奎成 刘　岩)

参 考 文 献

[1] 陈启明,戴尅戎.骨关节医学与康复[M].北京:人民卫生出版社,2015.
[2] 胡军.作业治疗学[M].北京:人民卫生出版社,2011.
[3] 李奎成.作业疗法[M].广州:广东科技出版社,2009.
[4] Frontera WR. DeLisa 物理医学与康复医学理论与实践[M].励建安,黄晓琳,毕胜,主译.北京:人民卫生出版社,2013.

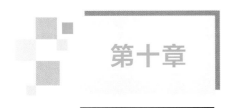

第十章

助行器具的选择和使用技术

第一节 概 述

为了提高下肢功能障碍患者的日常生活能力,需要使用助行器具辅助患者进行步行或转移。助行器具的使用是康复治疗中一个重要的手段。无论何种原因造成的下肢功能障碍,都会导致患者不能站立和步行,多数患者需要助行器具辅助站立和步行。不同类型的患者需要由作业治疗师分别选配合适的助行器具。

一、概念及分类

辅助人体支撑体重、减轻下肢负荷、保持平衡和辅助步行的器具称为助行器(walking aids),也可称为步行器、步行辅助器。

(一)根据助行器具的结构和功能分类

根据结构和功能的不同,将其分为动力式助行器、无动力式助行器和功能性电刺激助行器。

1. 动力式助行器 即由人体外部动力驱动的助行器,如外骨骼康复机器人(图10-1-1)。

2. 无动力助行器 即无人体外部力源,患者利用自身体能操作的助行器(图10-1-2)。

3. 功能性电刺激助行器 是通过电刺激使下肢功能丧失或部分丧失的患者站立和行走的助行器(图10-1-3)。

这三类助行器各具特点,均有特殊用途,其中动力型助行器使重症截瘫患者站立和行走成为可能;而无动力助行器比较常用,在治疗期间的患者都在使用以帮助他们行走和站立;功能性电刺激助行器运用电刺激的方式作用于患者瘫痪肌肉,使其产生收缩,在康复治疗上常被用作步行训练的器具。

(二)根据操作方式进行分类

我国目前所使用的国家标准采用了按照操作方式进行分类的方法。2016年,中华人民共和国国家质量监督检验检疫总局和中国国家标准化管理委员会发布的中华人民共和国国家标准 GB/T 16432—2016/ISO 999:2011《康复辅助器具 分类和术语》将助行器具归为个人移动辅助器具(assistive products for personal mobility)主类,包括单臂操作助行器(assistive

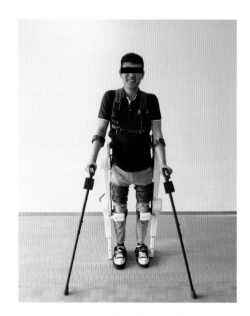

图 10-1-1　外骨骼康复机器人

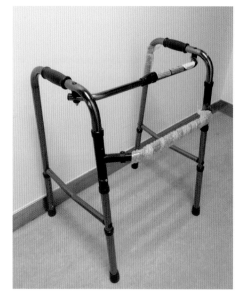

图 10-1-2　无动力助行器

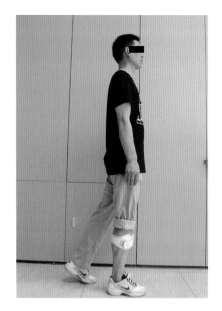

图 10-1-3　功能性电刺激助行器

products for walking, manipulated by one arm）和双臂操作助行器（assistive products for walking, manipulated by both arms）。

1. 单臂操作助行器　是指单手操作的单个或成对使用的助行器，通常称为杖类助行器，包括手杖、肘杖、前臂支撑拐、腋杖、带座手杖。

2. 双臂操作助行器　是指单个使用需要双手进行操作的助行器，通常称为步行架，包括框式助行架、轮式助行架、座式助行架和台式助行架。

二、助行器具的作用

助行器的作用包括保持身体平衡、增强肌力、缓解疼痛，改善步态、减轻下肢负荷，支撑体重、辅助步行等。

（一）保持身体平衡

对于有平衡障碍的患者，助行器可以增加其支撑面，起到保持身体平衡的作用。

（二）增强肌力

使用助行器对于上肢伸肌有增强肌力的作用，主要是为了减轻下肢的负重，上肢需要向地面用力支撑，可以间接对上肢的肌肉起到锻炼作用。

（三）缓解疼痛，改善步态

对于因为下肢疼痛而步态异常或不能步行者，助行器可以缓解疼痛，改善和纠正步态。

（四）减轻下肢负荷，支撑体重

下肢功能障碍者下肢肌力减弱，不能支撑体重或因为各种原因造成关节疼痛不能负重时,助行器可以减轻下肢负荷,支撑体重。

（五）辅助步行

利用拐杖或其他助行器具可以辅助患者行走。

第二节　助行器具的选择

一、杖类助行器的选择

杖类助行器是单个或成对使用的助行器具,优点是小巧、轻便,缺点是支撑面积小、稳定性差。常使用的有手杖、肘杖、前臂支撑拐、腋杖、带座手杖等。

（一）手杖

手杖(walking stick and cane)是有一个手柄、单杆、一个或多个支脚(包头),无前臂支撑托,在行走中提供支撑的装置。

1.种类　分为单足手杖、多足手杖和带座手杖。

（1）单足手杖:按照是否可以调节长度分为长度可调节式和长度不可调节式。按照其把手的形状分为折弯把型、鹅颈型、T型等多种类型(图 10-2-1),因单足手杖与地面只有一个支点,所以轻巧,适用范围广,上下楼梯也可以使用,由于支撑面小所以稳定性差。

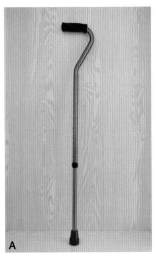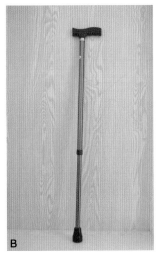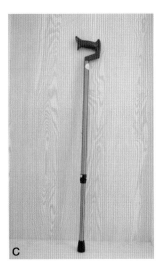

图 10-2-1　单足手杖
A.鹅颈型;B.T型;C.折弯把型

（2）多足手杖:分为三足手杖、四足手杖和框式手杖。三足手杖于地面有 3 个支撑点,可以提供比单足手杖好的支撑和稳定性(图 10-2-2A)。四足手杖因具有四个支撑点,支撑面积较大,可以提供较好的稳定性,但当行走在不平整的路面时,容易造成摇晃不稳的现象,因此最好在室内或室外平整的地面使用(图 10-2-2B)。三足或四足手杖一般多是在室内暂时性使用,当步态越来越稳后,进行室外步行时可以改用单足手杖。框式手杖因具有 4 个支点,支撑面积较大,但还需单手操作,称为框式手杖(图 10-2-2C)。

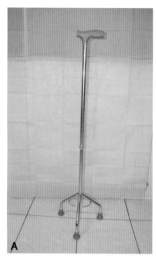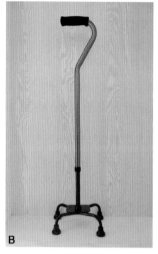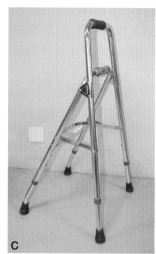

图 10-2-2   多足手杖
A. 三足手杖；B. 四足手杖；C. 框式手杖

（3）带座手杖：有一个手柄单杆，一个或多个支脚（包头）的腿，一个加装在手柄或杆上通常折叠的座位，无前臂支撑托，在行走中提供支撑的装置（图 10-2-3）。

2. 适用对象

（1）单足手杖：适用于握力好、上肢支撑力强的患者。

（2）三足手杖：适用平衡能力稍差、使用单足手杖不安全的患者。

（3）四足手杖：适用于平衡能力差、上肢力量弱、使用三足手杖不够安全的患者。

（4）带座手杖：适用于老年人。

3. 长度的测量

（1）单足手杖长度测量：为了合理用力并起到良好的支撑作用，手杖应有合适的长度。测量方法有两种：

1）无站立困难患者：患者穿着普通高度的鞋站立，目视前方、肩臂放松确认患者在前、后、左、右无倾斜的情况下，将不可调节的手杖套头去除，将把手置于地面（足朝上，把手着地），直立靠患者体侧，在与患

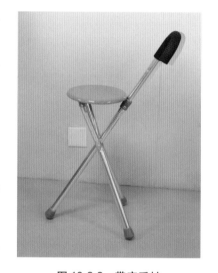

图 10-2-3   带座手杖

者前臂尺骨茎突水平处做上标记，然后将多余部分去除掉再把套头套好，如果是可调式手杖则直接按以上标准进行调节。

2）简易测量法：患者站立位与股骨大转子的高度相水平即为手杖扶手的高度（图 10-2-4）。

（2）三足、四足手杖和带座手杖的高度测量：与单足手杖的测量方法是相同的。

（二）肘杖

肘杖（elbow crutche）是带有一个半圆肘支撑托，一个水平手柄、单杆、一个支脚（包头），在行走中提供支撑的助行器，因为支撑架上部的肘托在肘部的后下方，故称为肘杖（图 10-2-5）。肘杖有前开口和侧开口两种，可以单独使用也可双侧使用，一般可以减少下 40%~50% 的负重。

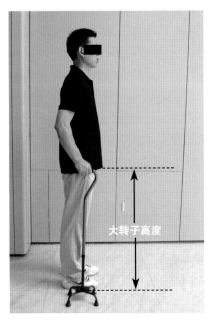

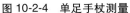

图 10-2-4　单足手杖测量

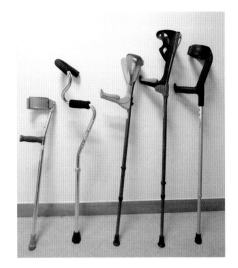

图 10-2-5　肘杖

1. 适用对象　肘杖可以支持和加强腕部力量,为下肢提供较大支持,因此当患者力量和平衡受累时导致步行不稳定,手杖无法提供足够的稳定性,这时应该选用肘杖辅助行走。双侧下肢无力或不协调:如脊髓损伤后或脊柱裂等;单侧下肢无力或不能负重:如下肢骨折或半月板切除术后等;双侧下肢无力或不协调或双侧上肢无足够力量使用手杖时:如进行性肌营养不良或脑外伤术后等。

2. 长度的测量

(1) 手柄到地面的长度测量:把手位置的确定同手杖。

(2) 手柄至前臂托的长度:腕背伸,手掌面至尺骨鹰嘴下 3~5cm 处的距离(图 10-2-6)。

（三）前臂支撑拐

前臂支撑拐(forearm support crutche)是一种带有一个特殊设计的一个半圆前臂支撑托、一个水平手柄、单杆、一个支脚(包头),在行走中提供支持的助行器(图 10-2-7)。前臂支撑拐是由杆的固定部分、杆的可调节部分、把手、位置调节钮、托槽、衬垫、臂的固定带以及套头 8 个部分组成。

1. 适用对象　适用于单侧或双侧下肢无力、步行不稳定、前臂肌力较弱、而腕、手又不能负重还不能用腋杖的患者,如类风湿关节炎,上下肢均损伤患者等。

(1) 优点:轻便、美观,而且使用前臂支撑拐时,手仍可以自由活动,比如用手去开关灯的时候,

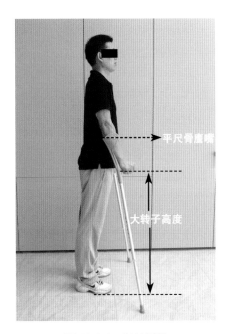

图 10-2-6　肘杖测量

手可以脱离手柄,而不用担心拐杖掉到地上,原因是拐杖通过臂套固定在前臂上面。

(2) 缺点:没有腋杖稳定性好,应急性不强,有突发情况时患者不能及时将手臂从拐杖中脱离出来。

2. 长度的测量

立位测量:患者站立位,体重平均分布于双下肢,目视前方,肩臂放松,尺骨鹰嘴到地面的距离即为前臂支撑拐的长度。前臂支撑拐测出的长度均与托槽垫的表面到套头之间的距离相当(图 10-2-8)。调节手柄时要使托槽前沿到手柄之间有足够的距离,以免使手腕,特别是尺骨茎突受压;同时要注意托槽不能太向后,以免压迫尺神经。

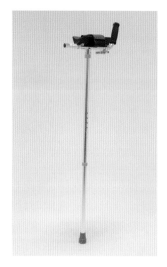

图 10-2-7　前臂支撑拐

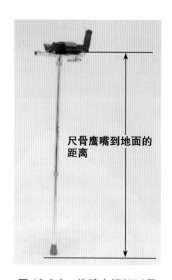

尺骨鹰嘴到地面的距离

图 10-2-8　前臂支撑拐测量

（四）腋杖

腋杖(auxiliary crutche)是由软衬垫腋窝水平支撑托、一个水平手柄、单杆或多个垂直杆在末端会合成一个支脚(包头)在行走中提供支撑的助行器(图 10-2-9)。腋杖可以减轻下肢80%的负重。对减轻下肢负荷和维持身体平衡具有较好的作用。

1. 种类　腋杖分长度固定式与长度可调式两种。固定式不能调节长度,一般为木制;可调式长度可调,多为铝合金制作,临床使用方便。

(1) 优点:可靠稳固,腋杖的腋垫靠着人体胸部起到固定肩部的作用。

(2) 缺点:有些大,使用起来不方便。

2. 适用对象　任何原因导致步行不稳定,且手杖和肘杖无法提供足够稳定性的情况下均可使用腋杖。

(1) 单侧下肢无力而不能部分或完全负重的情况下,如脊髓灰质炎后遗症、下肢骨折、软组织损伤等。

(2) 双下肢功能不全、不能用左、右腿交替迈步的情况,如截瘫、双髋用支具固定者或因其他损伤因素致双下肢功能障碍不能步行者。

3. 长度的测量　确定腋杖长度的方法很多,简单的方法有以下几种:

(1) 用身长减去 41cm 即为腋杖的长度。

(2) 站立时,从腋下 5cm 处量至小趾外 15cm,站立时股骨大转子的高度为把手的位置,

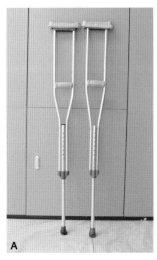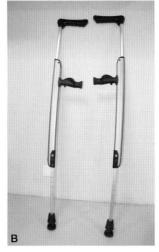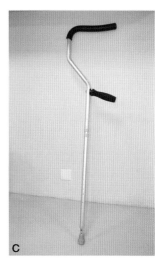

图 10-2-9　腋杖

A. 常规腋杖；B. 艾利特腋杖；C. 异型腋杖

也是手杖的长度及把手的位置，量时患者应穿常用的鞋站立（图 10-2-10）。测量时应注意腋垫顶部与腋窝之间应有 5cm 或三横指的距离，过高会有臂丛神经受压迫的危险；太低则不能抵住侧胸壁，难以稳定肩关节，容易致患者走路姿势不正。

二、助行类器具的选择

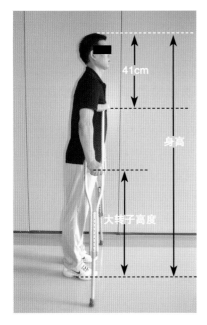

图 10-2-10　腋杖测量

助行架是一种由双臂操作的框架式助行器，包括框式助行架、轮式助行架、座式助行架、台式助行架等。

（一）框式助行架

框式助行架（walking frames）是双臂操作助行器中最简单的形式，又称讲坛架或 Zimmer 架，是一种没有轮子的三边形金属框架，依赖手柄和支脚提供支撑。有的带有铰链结构，可以左右侧交替推向前移动，故称为交互式助行器。当同时合并上肢无力时，患者使用交互式助行架时可不必提起整个架子，只需将助行架两侧交替推向前方（图 10-2-11）。

1. 适用对象

（1）单侧下肢损伤、无力及截肢患者，需要比杖类助行器更大支持，如下肢骨性关节炎、关节置换手术后或下肢骨折术后未愈合患者。

（2）全身或双下肢损伤、肌力差或协调性差的患者，但又需要进行站立、步行者，如双下肢骨折术后、偏瘫、不完全性脊髓损伤、多发性硬化症患者等。

（3）心肺疾病患者恢复期、老年人等以帮助活动和建立自信心。

2. 高度的测量　患者站立位与股骨大转子的高度相水平，即为框式助行架扶手的高度（图 10-2-12）。

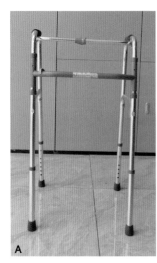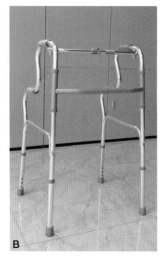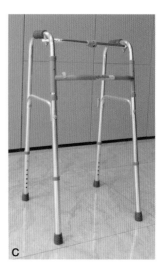

图 10-2-11　框式助行架
A. 固定式；B. 阶梯式；C. 交互式

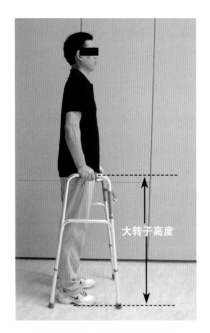

图 10-2-12　框式助行架测量

（二）轮式助行架

轮式助行架（rollators）是指带有轮子的双臂操作助行器，又称滚动助行器。这种助行架前方两足各有一个轮子。有几种不同的形状，有的带座，有的带有携物的篮子，有的只有带轮的三条腿，有的还带有手刹。其中又分为两轮式、三轮式、四轮式可具有座位、手刹制动、其他辅助支撑功能的多种形式。①两轮助行架较无轮助行架易于操作，由使用者推动，可以连续前行。前轮固定式轮子只向前或向后滚动，方向性好，但转弯不够灵活（图 10-2-13A）。②三轮助行架移动性与稳定性均较好，用于户外活动（图 10-2-13B）。③四轮助行架操作灵活，分为四轮均可转动和前轮转动、后轮固定位置两种形式（图 10-2-13C）。

1. 适用对象

（1）凡需用助行架而又不能用框式助行架者均可采用前轮轮式助行架。

（2）双下肢无力的患者、儿童、老年人等。

2. 高度测量　与框式助行架相同。

（三）座式助行架

座式助行架（walking chairs）是带一种有轮子和座椅或吊兜的轮式助行器（图 10-2-14）。

1. 适用对象　座式助行架适用于老年人。

2. 高度测量　与框式助行架相同。

（四）台式助行架

台式助行架（walking tables）是一种带有轮子、支脚、支撑台或前臂支撑托，由双臂向前

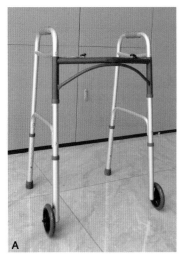
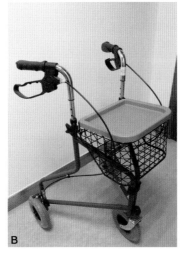
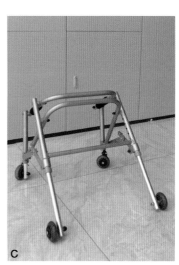

图 10-2-13　轮式助行架
A. 两轮式；B. 三轮式；C. 四轮式

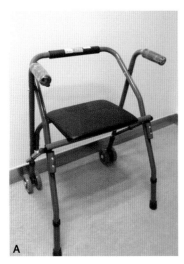
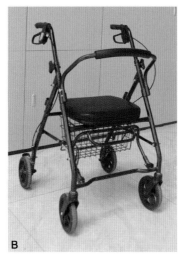
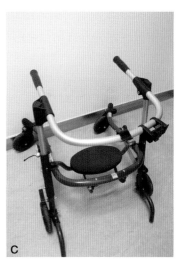

图 10-2-14　座式助行架
A. 二轮固定式；B. 四轮式；C. 儿童式

推，需要上身配合的助行装置，又称为前臂托助行器（图 10-2-15）。台式助行器是附有托槽的、齐胸高的助行器，前方有垫好的平台，行走时前臂可放在平台上。

1. 适用对象

（1）上、下肢均受伤，合并腕与手承重不能的患者。如脑外伤、四肢骨折恢复期、不完全性脊髓损伤等。

（2）下肢功能障碍，需要使用助行器或前臂支撑拐，但又合并上肢功能障碍或不协调的患者。

（3）前臂支撑拐不适用前臂明显畸形患者。

优点：对手部活动能力差的患者比较实用，前方的扶手可以让患者把握方向。

缺点：不灵活，比较大。

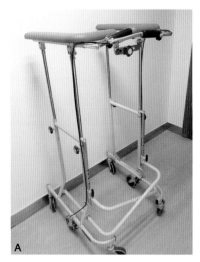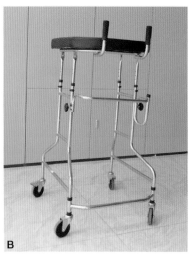

图 10-2-15　台式助行架
A. 刹车式；B. 无刹车式

2. 高度测量　患者站立位，体重平均分布双下肢，目视前方，肩臂放松，尺骨鹰嘴到地面的距离即为台式助行架的高度（图 10-2-16）。

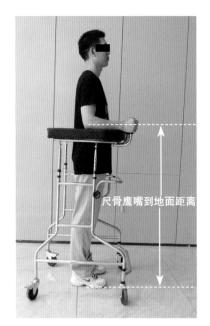

尺骨鹰嘴到地面距离

图 10-2-16　台式助行架测量

三、选择助行器的注意事项

1. 使用助行器前应对患者进行全面的功能评估，以了解患者的一般情况，如身高、体重、年龄和全身情况，以及疾病的诊断、病情程度和进展情况等；重点评估患者的平衡能力、下肢负重能力、下肢肌力、步态和步行功能、上肢肌力以及手的握力与抓握方式等方面；同时要了解患者生活环境、生活方式以及个人对助行器的要求，如助行器的款式、重量、颜色、价格等。

2. 患者需要具有一定的认知能力，具有学会正确使用助行器的能力，能够认知到使用助行器可能会存在的危险及遇到危险时能够做出及时的调节和应对，能够发现和注意助行器随时会出现的缺陷。

3. 确定使用助行器的目的环境，使用时要考虑室外、室内、是否需要座位、载物等要求，助行器应该符合患者所使用环境的要求，考虑患者的家庭居住面积、楼梯、是否有坡路、楼道及路面情况等。

4. 选择助行器时应该依据助行器的不同适用对象不同阶段来选择助行器。

5. 助行器有不同的测量方法，要根据患者不同体位下进行测量。

第三节 助行器具的使用技术

一、杖类助行器的使用技术

（一）手杖的使用方法

1. 手杖的使用方法 使用手杖一般分为二种方法：三点步行和二点步行。

（1）三点步行：先伸出手杖，再迈患侧足，最后迈健侧足的步行方式。此种步行方式因迈健侧足时有手杖和患足两点支撑，因此稳定性好，偏瘫患者大多采用此种步行方法。根据训练时健侧足迈步的大小，可将三点步行分为后型、并列型和前型。

1）后型：健侧足迈出的步幅较小，健侧足落地后足尖在患侧足尖的后面。步行稳定性好，恢复早期患者常用此种步行方式（图10-3-1A）。

2）并列型：健侧足落地后足尖于与患侧足尖并列在一条横线上（图10-3-1B）。

3）前型：健侧足迈出的步幅较大，健侧足落地后足尖超过患侧足尖，此种步行稳定性差但步幅大、速度快（图10-3-1C）。

一般初期训练的患者或平衡功能差的患者可按照后型、并列型和前型的顺序进行训练（左侧偏瘫）。

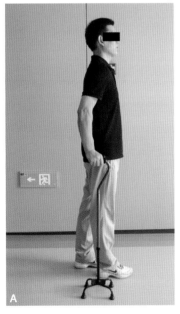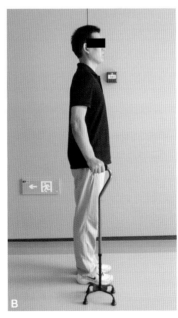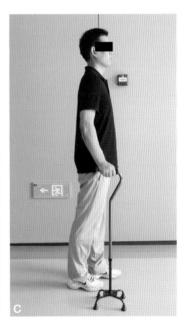

图10-3-1 三点步行
A. 后型；B. 并列型；C. 前型

（2）两点步行：是指迈步时同时将手杖和患足伸出并支撑体重，再迈出健侧足，手杖和患足作为一点，健侧足作为一点，交替支撑体重的步行方法（图10-3-2）。这种方法步行速度快，有较好的实用价值。当患者具有一定的平衡能力或较好地掌握了三点步行方式后，就可以进行两点步行的训练。偏瘫程度轻、平衡功能好的患者以及恢复后期的患者均可应用此种步行方式。

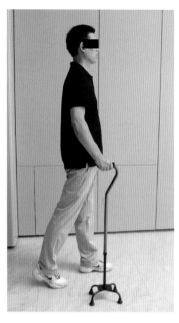

图 10-3-2 两点步行

2. 手杖上下台阶

（1）上台阶：（偏瘫患者）健腿→手杖→患腿，即先健腿上移，手杖上一级台阶，将患腿上移（图 10-3-3A）。

（2）下台阶：手杖→患腿→健腿。即手杖先向前下移，患腿下移，健腿再下移（图 10-3-3B）。

3. 站起和坐下　使用手杖站起时，（偏瘫患者）在站起前先将手杖移动至健侧足前，靠近椅子（床），用手杖和健侧下肢支撑体重，身体重心前移顺势站起。坐下时，身体尽量靠近椅子（床），利用手杖和健侧下肢支撑体重，身体重心前移缓慢坐下（图 10-3-4）。

（二）肘杖的使用方法

使用肘杖时，患者需要练习穿、脱和使用，患者上肢应有非常好的力量，使用肘杖时可以较好支撑体重。以下肢骨折患者为例：

1. 恢复早期使用肘杖步态模式（四点步行）　将一侧肘杖向前移，迈对侧下肢，移动对侧肘杖，迈另一侧下肢（与腋杖相同）（图 10-3-5）。

2. 恢复期使用肘杖步态模式（三点步行）　先将两侧肘杖同时伸出，双侧肘杖落地后，迈出患侧足，最后再将健侧足迈出（图 10-3-6）。

3. 恢复后期使用肘杖步态模式（两点步行）　一侧肘杖及其对侧下肢向前移动后，另一侧肘杖及其对侧下肢再向前移动（与腋杖相同）（图 10-3-7）。

4. 部分负重步行　（如踝关节扭伤患者）将肘杖与部分负重的下肢同时向前移动，健侧

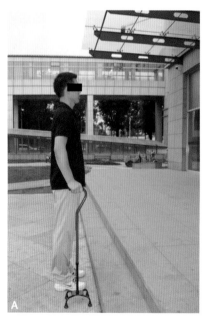
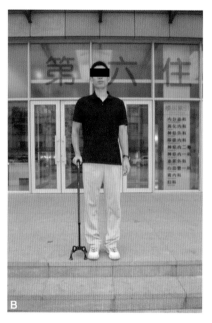

图 10-3-3 手杖上下台阶
A. 上台阶；B. 下台阶

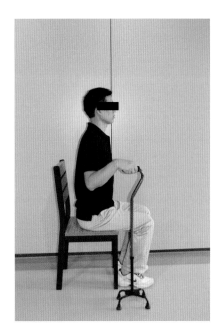

图 10-3-4　站起和坐下

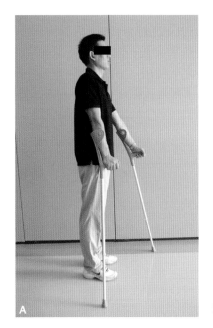

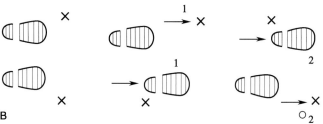

图 10-3-5　肘杖四点步行
A. 四点步行；B. 模式图

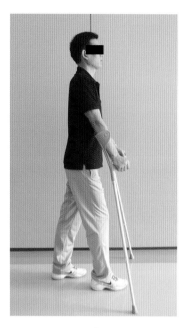

图 10-3-6　肘杖三点步行

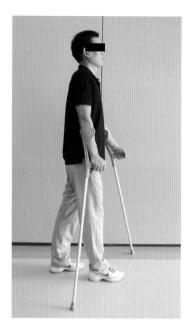

图 10-3-7　肘杖两点步行

下肢迈越患足的方法(图 10-3-8)。

（三）腋杖的使用方法

以持双腋杖步行为例,根据腋杖和足移动顺序不同,分为以下几种形式。

1. 摆至步　是开始步行时常用的方法,主要利用背阔肌来完成,步行稳定,具有实用性,但速度较慢,适用于训练初期、道路不平、人多、拥挤的场合下使用。方法如下:同时伸出两支腋杖,支撑并向前摆身体使双足同时拖地向前,到达腋杖落地点附近(图 10-3-9),如脊髓损伤患者。

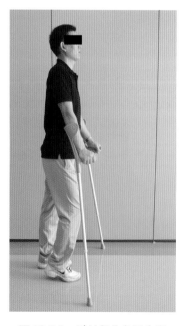

图 10-3-8　肘杖部分负重步行

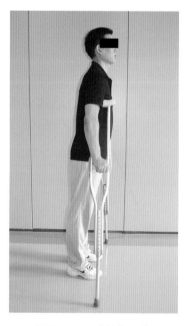

图 10-3-9　腋杖摆至步

2. 摆过步　常在摆至步成功后开始应用。步幅较大、速度快、姿势美观。适用于路面宽阔、行人较少的场合。方法如下：双侧腋杖同时向前方伸出，患者支撑把手，使身体重心前移，利用上肢支撑力使双足离地，下肢向前摆动，双足在拐杖着地点前方位置着地，再将双拐向前伸出取得平衡，故称摆过步（图 10-3-10）。开始训练时易出现屈膝、躯干前屈、跌倒，应加强保护。此种步行方式在拐杖步行中速度最快，一般在恢复后期使用，如脊髓损伤患者。

3. 四点步行　步行速度较慢，但稳定性好，步态与正常步行相近似，训练难度小，适用于恢复早期，是双下肢运动功能障碍患者经常采用的步行方式之一。方法：先伸出左侧腋杖，迈出右足，再伸出右侧腋杖，最后迈出左足。故称四点步行（图 10-3-11）。适用于骨盆上提肌肌力较好的双下肢运动功能障碍患者。

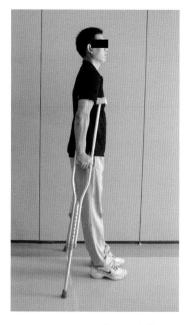

图 10-3-10　腋杖摆过步

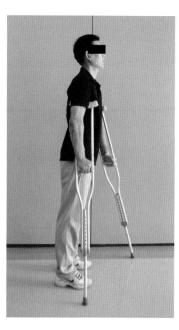

图 10-3-11　腋杖四点步行

4. 三点步行　步行速度快，稳定性良好，是常用的步行方式之一。适用于一侧下肢患病，且患侧不能负重的患者。如一侧下肢骨折，一侧下肢麻痹的小儿麻痹患者等。方法是先将两侧腋杖同时伸出，双侧腋杖先落地，后迈出患侧足或不能负重的足，最后再将对侧足（健侧足）迈出（图 10-3-12）。

5. 两点步行　常在掌握四点步行后训练，虽稳定性不如四点步行，但步行速度比四点步行快，步行环境与摆过步相同。方法是一侧腋杖和对侧足同时伸出，作为第一着地点，然后另一侧腋杖和另一侧足再向前伸出作为第二着地点，如此反复进行的步行方式称为两点步行（图 10-3-13）。

6. 部分负重步行　将腋杖与部分负重下肢同时向前移动，健侧下肢迈越腋杖的步行方法（图 10-3-14），如下肢骨折患者等。

7. 免负荷步行　行走时先将双侧腋杖向前，然后健侧下肢向前迈，使患腿免于负重的步行方法（图 10-3-15），如膝关节损伤等。

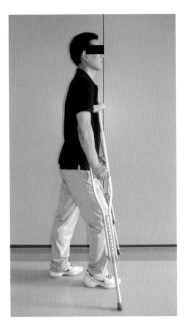

图 10-3-12　腋杖三点步行

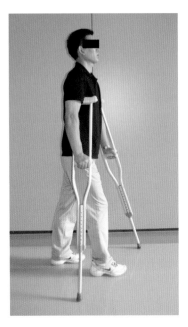

图 10-3-13　腋杖两点步行

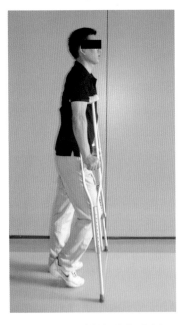

图 10-3-14　腋杖部分负重步行

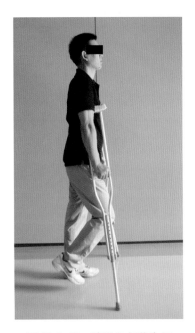

图 10-3-15　腋杖免负荷步行

8. 上下台阶

（1）上台阶：移动身体靠近最低层的一级台阶，双手各持一个腋杖，身体前倾将双腋杖同时移至上一级台阶，然后将健腿向前迈上一级台阶，身体重心前移将对侧腿迈上一级台阶，不断重复（图 10-3-16A）。

（2）下台阶：双手各持一个腋杖，同时支撑体重。移动身体重心前移，双侧腋杖同时移至下一级台阶，将健腿迈下一级台阶，然后再将对侧腿迈下同一级台阶，不断重复。（图

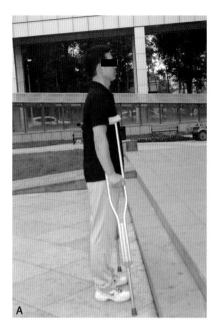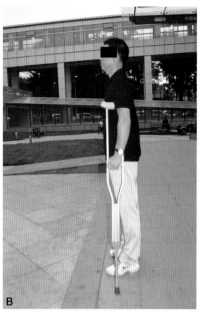

图 10-3-16　腋杖上下台阶

A.上台阶；B.下台阶

10-3-16B），如下肢骨折患者等。

9. 站起和坐下

（1）站起：在站起前，请先确定椅子或床是否稳定牢固，健腿支撑在地面上，身体向前移动到椅子或床的边缘，再将双拐并拢合在一起，用患腿一侧的手握住腋杖手柄，健侧的手扶住椅子扶手或床沿，两手一起支撑用力，同时健肢发力站起，保持站稳。

（2）坐下：坐下时身体向后慢慢退，直到健侧的腿碰到椅子或者床的边缘，保持体重在健腿上，将双拐拢合在一起，用患腿一侧的手握住腋杖手柄，健侧的手放到椅子或床沿上，然后弯曲健侧膝盖，慢慢坐下，始终保持双拐放在椅子旁边（图 10-3-17）。

（四）前臂支撑拐的使用方法

根据前臂支撑拐和足移动顺序不同，分为以下几种形式：

1. 四点步行　早期使用前臂支撑拐时步态模式多为四点步行。将一侧前臂支撑拐向前移动，迈对侧下肢，移动对侧前臂支撑拐，迈另一侧下肢。

2. 两点步行　常在掌握四点步行后训练，虽稳定性不如四点步行，但步行速度比四点步行快，方法是一侧前臂支撑拐和对侧足同时伸出，然后另一侧前臂支撑拐和对侧足再向前伸出，如此反复进行的方式称为两点步行。

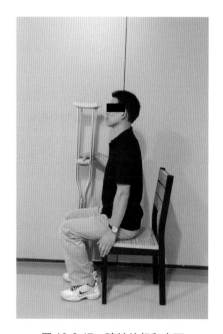

图 10-3-17　腋杖站起和坐下

注意:前臂支撑拐不能离身体太远,否则会影响患者站立平衡。尝试在无监护下行走之前要确认患者已经具有较好的平衡能力,因为前臂支撑在前臂支撑拐的托槽上,遇危险不能迅速扔掉,会妨碍手的保护性伸出。

二、助行架的使用技术

(一)框式助行架的使用方法

1. 框式助行架的基本步态　提起助行架放在身前,上肢伸出一臂长的地方。向前迈一步,落在助行架两足连线水平附近,如果一侧下肢较弱则先迈弱的一侧下肢,然后再迈另一侧的下肢(图 10-3-18)。

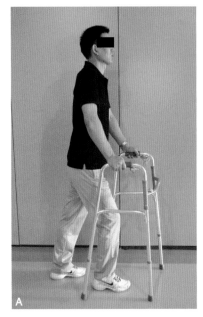
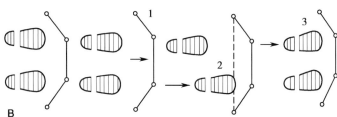

图 10-3-18　框式基本步态
A. 动作;B. 模式图

2. 框式助行架摆至步　先将助行架前移,然后双上肢支撑起体重,利用躯干摆动将双足同时迈至前移后的助行架双足连线处(图 10-3-19)。

3. 框式助行架免负荷步行　行走时先将助行架向前,然后负重下肢向前,注意迈步下肢的落脚点不能越过架子两后足的连线(图 10-3-20)。

4. 框式助行架站起/坐下(图 10-3-21)。

(二)轮式助行架的使用方法

轮式助行架的使用方法和框式助行架相同(图 10-3-22)。

(三)座式助行架的使用方法

座式助行架主要用于老年人,适合手部力量弱抬不起助行器、不能进行长时间户外活动、心肺功能较差的患者和老年人群。方法:将座式助行架置于患者的前方,将助行架固定,患者站立后双手握住两侧支撑架,向前推行(当患者不能站立推行时,可以坐在座式助行架内用下肢滑行)(图 10-3-23)。

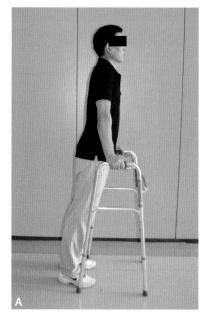

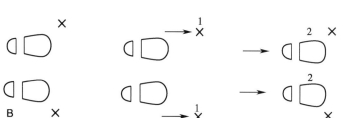

图 10-3-19　框式摆至步
A. 动作；B. 模式

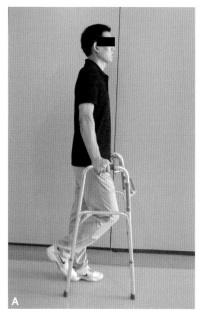

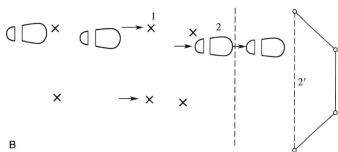

图 10-3-20　框式免负荷步行
A. 动作；B. 模式图

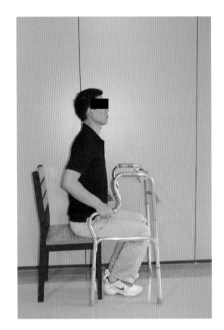

图 10-3-21　框式助行架站起/坐下

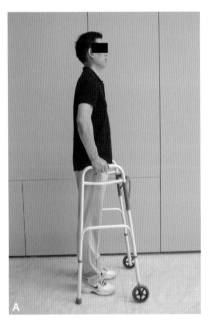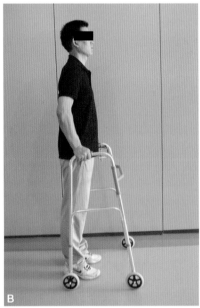

图 10-3-22　轮式助行架使用
A. 二轮式;B. 四轮式

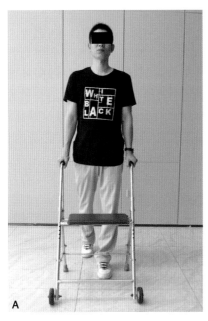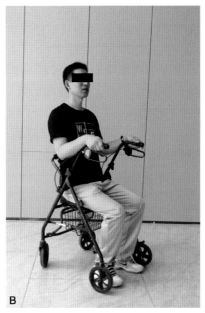

图 10-3-23 座式助行架使用
A. 站立推行;B. 坐位滑行

(四)台式助行架的使用方法

台式助行架主要适用于老年人与颅脑外伤所致四肢障碍患者等。方法:将台式助行架置于患者前方,将台式助行架的前缘贴近患者前胸,双手握住把手,向前步行(图 10-3-24)。

三、助行器具的使用注意事项

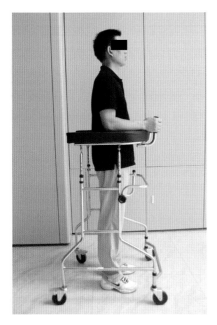

图 10-3-24 台式助行架使用

1. 使用助行器之前,要检查助行器是否有损坏,折叠的关节、调节钮、脚端橡胶帽和脚轮是否牢固,以保证安全。

2. 定期对助行器及其配件进行检查,及时发现问题,及时更新,以免发生危险。

3. 在使用手杖的过程中,手杖应用健侧手使用,肘关节微屈,双肩保持水平;患者的腕和手必须能支撑体重才能使用手杖,否则应选用前臂支撑拐;行走时应目视前方,要鼓励其使用正常步态;为避免患者利用四足手杖负重时靠在手杖上维持平衡,走路时手杖不能靠患者太近,同时也不能太远;避免手杖负重时向内倾斜,以防摔倒。

4. 肘杖使用时相对笨拙,患者需要练习穿脱,走路时要反复练习使用;患者上肢应有良好的力量,以便使用肘杖时可较好支撑体重;肘杖前臂套应松紧适宜,过紧会使肘杖难于移动,太松则容易脱落;前臂套应保持在肘与腕之间中点稍上方,过低会导致支撑力不足,太高则可影响肘关节活动,甚至损伤尺神经,引起相应症状。

5. 使用腋杖时上肢和躯干要有一定的肌力,为固定上肢来支撑体重,需要背阔肌、斜方肌、胸大肌、肱三头肌等用力;为使腋杖前后摆出,需要三角肌用力;为牢固握住把手,需要前臂屈肌和伸肌及手部屈肌用力。上臂应夹紧,控制身体的重心,避免身体向外倾倒;腰部应保持直立或略向前挺出姿势,而不能向后弯。腋杖的着地点应在脚掌的前外侧处,肘关节维持微屈,有利于手臂的施力,手腕保持向上翘。腋垫应抵在侧胸壁上,通过加强肩和上肢的力量得到更多的支持,正常腋杖与躯干侧面应成 15°的角度。使用腋杖时着力点是在手柄处,而不是靠腋窝支撑,以避免压迫臂丛神经。

6. 使用前臂支撑拐时患者将手从托槽上方穿过,握住把手,前臂水平支撑在托槽上,承重点应在前臂;托槽前沿到手柄之间要有足够的距离,避免尺骨茎突受压;注意托槽不能太向后,以免长期使用压迫尺神经;站立及行走时不能将前臂支撑拐放在离身体前方太远处,否则会导致站立不稳。使用前臂支撑拐时,由于前臂部分的影响,遇到危险时不能迅速扔掉,会妨碍手的保护性伸出导致平衡失调,因此尝试在无监护下行走之前要确认患者已具有充分的平衡和协调能力。

7. 使用助行架时患者迈步腿不要迈得太靠近助行架,否则会导致向后倾倒;如果患者不能注意到这一点,训练时可在靠近患者侧助行架两足上与患者膝关节同高处系一条有颜色的带子或者橡皮条以提醒患者;注意不要系得过低,以避免视力不好或迈步过高的患者被绊倒。助行架应放在患者前方合适位置,如助行架离患者太远,会使四足不能牢固地放在地面上承重,助行架易倾倒,扰乱患者平衡。交互式助行架的应用虽然不及标准式助行架普及,但当患者需要一种坚实、能靠自己独立使用辅助器以运用交互式步态时,这种助行架是很重要的。尤其患者上肢无力时,这种助行架可以使患者不用提起整个助行架,只需将助行架一侧向前推再推另外一侧即可进行步行。

8. 轮式助行架应用简单,但大多数轮式助行架在有限的空间内难以操作,因此运用时应选较大的空间;患者应学会使用手闸并具有控制手闸的能力以免下斜坡时发生危险;因路面常不平整,户外应用时应特别小心。

9. 座式助行架支撑面积较大,稳定性能好、易于推动。使用时,将双手握住座式助行架扶手向前推行即可。若老人行走过程中,劳累时可以坐在座上休息,出现危险时可以使用手刹。

10. 使用时助行台,将前臂平放于支撑架上,利用助行台带动身体前移。由于助行台比较笨重,在有限的空间内和户外操作时比较困难,因此需反复训练以达到熟练运用的程度。

(刘　岩)

参 考 文 献

[1] 缪鸿石.康复医学理论与实践[M]上海:上海科学技术出版社,2000.

[2] 闵水平.作业治疗技术[M]北京:人民卫生出版社,2010.

[3] 闵水平,孙晓莉.作业治疗技术[M].北京:人民卫生出版社,2016.

[4] 舒彬.临床康复工程学[M].2 版.北京:人民卫生出版社,2018.

[5] 窦祖林.作业治疗学[M].3 版.北京:人民卫生出版社,2018.

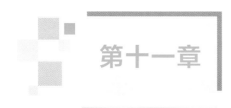

第十一章

矫形器制作与应用

第一节 概 述

矫形器是作业治疗中最常用的辅助器具之一，在康复过程中发挥重要作用。作业治疗中最常用的是低温热塑材料矫形器，具有制作和使用方便、可根据病情变化灵活调整等特点，本章将进行重点介绍。

一、矫形器的概念

矫形器（orthosis）是用于人体四肢、躯干等部位，通过力的作用以保护、稳定肢体，预防、矫正畸形，治疗骨骼、关节、肌肉和神经疾患及功能代偿的体外装置。

矫形器也被称为夹板或支具，中国台湾地区称之为"副木"，作业治疗用矫形器英文通常为 splint（支具），但根据国际标准化组织及中国国家标准，规范术语统称为矫形器。

二、矫形器的分类

临床上根据分类方式的不同，矫形器有多种分类方法，包括以治疗部位、目的、材料、有无动力进行分类，国际及国内残疾人辅助器具分类标准均是以使用部位进行分类。

（一）按治疗部位分类

根据最新国家标准《康复辅助器具 分类和术语》（GB/T16432—2016/ISO9999：2011），矫形器分为脊柱和颅部矫形器、腹部矫形器、上肢矫形器、下肢矫形四大类，每一大类又包括若干小类：

1. 脊柱和颅部矫形器 包括骶髂矫形器、腰部矫形器、腰骶矫形器、胸部矫形器、胸腰矫形器、胸腰骶矫形器、颈部矫形器、颈胸矫形器、颈胸腰骶矫形器、颅矫形器、悬雍垂矫形器。

2. 腹部矫形器 包括腹肌托、腹疝托。

3. 上肢矫形器 包括指矫形器、手矫形器、手-指矫形器、腕手矫形器、腕手手指矫形器、肘矫形器、肘腕手矫形器、前臂矫形器、肩矫形器、肩肘矫形器、手臂矫形器、肩肘腕手矫形器。

4. 下肢矫形器　包括足矫形器、踝足矫形器、膝矫形器、膝踝足矫形器、小腿矫形器、髋矫形器、髋膝矫形器、大腿矫形器、髋膝踝足矫形器、胸腰(腰)骶髋膝踝足矫形器。

（二）按作用性质分类

根据矫形器能否活动,分为静态矫形器和动态矫形器两大类。

1. 静态矫形器(static splints)　矫形器穿戴后不能活动,常用来固定或保护肢体,又分为一般静态矫形器、序列性静态矫形器、渐进性静态矫形器。

（1）一般静态矫形器(static splints):一般制作合适后不需要再调整,起固定或保护作用(图 11-1-1)。

（2）序列性静态矫形器(serial static splints):制作后需根据病情或功能恢复情况需进行调整,如为纠正腕关节掌侧烧伤时腕关节屈曲挛缩,开始时将腕关节固定于最大伸展位,伸展活动度增大后对矫形器进行调整,重新固定于新的最大伸展位(图 11-1-2)。

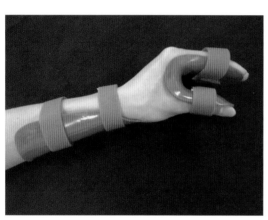

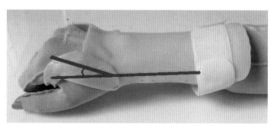

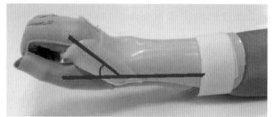

图 11-1-1　一般静态矫形器　　　　　图 11-1-2　序列性静态矫形器

（3）渐进性静态矫形器(Static progressive splints):矫形器制作时预留不同的位置,便于不同情况下使用,如为增加掌指关节屈曲角度,在牵拉手指的弹力带上预留不同档位,刚开始牵伸时用可用较松的档位,放松后调至较紧的挡位(图 11-1-3)。

2. 动态矫形器　带有关节或弹力部件,矫形器穿戴后可以进行关节活动。

（1）限制关节活动的动态矫形器:如前臂尺桡骨骨折后的肘腕手矫形器,允许肘关节屈伸活动,但限制前臂的旋转(图 11-1-4)。

（2）代偿肌肉功能的动态矫形器:如尺神经、桡神经、正中神经损伤后的矫形器(图11-1-5)。

（3）矫正畸形的动态矫形器:如指间关节伸展动态矫形器(图 11-1-6)。

（三）按治疗目的分类

按治疗目的分为固定矫形器、保护矫形器、抗痉挛矫形器、预防及纠正畸形矫形器、牵伸矫形器、免荷矫形器等。

（四）按动力来源分类

包括自身力源和外部力源的矫形器。

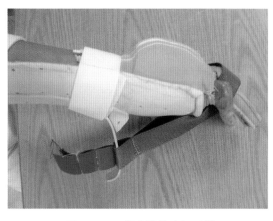

图 11-1-3 渐进性静态矫形器

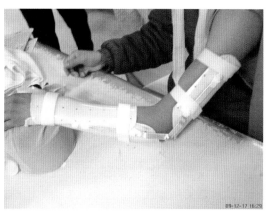

图 11-1-4 限制关节活动的动态矫形器

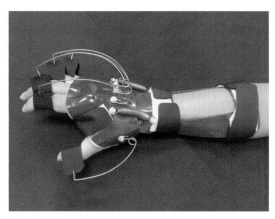

图 11-1-5 代偿肌肉功能的动态矫形器

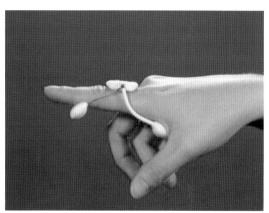

图 11-1-6 矫正畸形的动态矫形器

（五）按治疗阶段分类

分为临时用矫形器、治疗用矫形器及功能代偿矫形器。

（六）按使用材料分类

按制作的主要材料,分为金属矫形器、皮革矫形器、木质矫形器、布类矫形器、塑料矫形器等。

三、矫形器的作用

矫形器有着广泛的应用,其治疗作用也十分广泛,概括起来,矫形器的主要作用包括以下方面:

1. 稳定与支持 通过限制异常运动,维持骨、关节、脊柱的稳定性,并且有利于早期功能训练及下肢承重能力的重建,如足下垂使用的踝足矫形器。

2. 固定和保护 通过对损伤或病变肢体的固定和保护,保持关节的正常对线关系;防止肢体再次受损;促进炎症、水肿吸收,促进组织愈合,减轻疼痛。如掌骨骨折固定矫形器等。

3. 预防和矫正畸形 矫形器具有预防、矫正肢体畸形或防止畸形加重的作用。主要通过三点力作用原理矫正肢体已出现的畸形,也可通过矫形器的限制,预防潜在畸形的发生和发展,如长期制动导致肘关节伸直位挛缩时所使用的屈肘矫形器。

4. 代偿功能 通过某些装置(橡皮筋、弹簧等)来代偿失去的肌肉功能,使麻痹的肢体产生运动,以促进神经恢复,代偿活动功能,如桡神经损伤后动态伸腕伸指矫形器。

5. 免负荷作用　通过矫形器的压力传导和支撑,能部分或全部免除肢体或躯干的承重,促进组织修复,促使病变愈合,如胫骨骨折后早期使用的髌韧带承重矫形器。

6. 抑制痉挛　通过控制关节运动、持续牵伸,抑制肌肉痉挛,如脑卒中后上肢抗痉挛矫形器。

7. 功能训练　通过矫形器达到功能训练的效果,如拇指截指后所做的临时性假手指协助进行抓握与对捏练习,也可利用矫形器的阻力进行肌力训练。

四、矫形器的应用原理

矫形器的主要作用原理包括:三点力学原理、杠杆原理、软组织液压原理、作用力与反作用力等。在矫形器制作过程中,需全面考虑并合理应用这些原理以达到最佳效果。

1. 三点力学原理　为矫形器的最主要作用原理,通过同一平面上的三点力(其中一点力与另外两点作用方向相反)的作用(图 11-1-7),达到平衡,起到固定及矫正作用。

2. 杠杆原理　如图 11-1-8,部分矫形器,如背侧腕背伸矫形器、背侧抗痉挛矫形器等,通过使用杠杆原理达到矫正的目的。

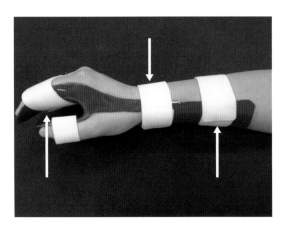

图 11-1-7　三点力学原理

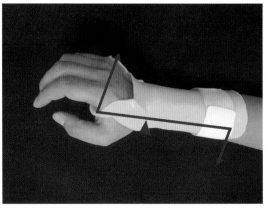

图 11-1-8　杠杆原理

3. 软组织液压原理　如图 11-1-9 所示,为了达到更好的固定效果,利用软组织液压原理,通过对周围软组织的均匀施压,达到更好的固定效果,如肱骨骨折套筒状矫形器(图 11-1-10)及舟骨骨折固定矫形器的应用(图 11-1-11)。

五、矫形器的应用流程

矫形器应用流程包括确定应用对象、矫形器处方、制作前准备、矫形器制作、训练和使用、随访等过程。

1. 确定应用对象　患者常由医生转介或门诊而来,有时治疗师在评估或治疗过程中也可以根据患者情况向医生和患者建议应用矫形器。在确定应用对象时需考虑:

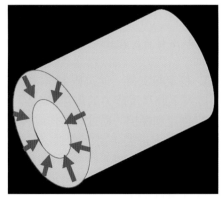

图 11-1-9　软组织液压原理

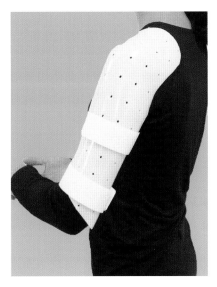
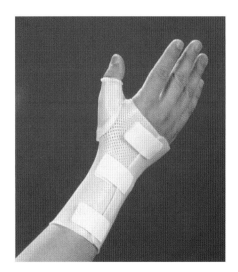

图 11-1-10　上臂骨折套筒状矫形器　　　　图 11-1-11　舟骨骨折固定矫形器

（1）了解转介目的和患者需要：初步判断是否需应用矫形器，应用矫形器的意义和预期效果。

（2）进行功能评估：评估内容包括患者的一般情况、病史、手术及治疗情况、体格检查、关节活动范围、肌力、目前使用矫形器的情况等。根据患者各方面的情况拟定矫形器应用方案。

2. 矫形器处方　处方要求明确，切实可行，内容需包括应用目的、要求、种类、材料、固定范围、体位、作用力的分布、使用时间等。

3. 制作前准备

（1）工具和材料的准备：提前准备好合适的工具和材料，制作低温热塑材料矫形器时需提前加热水箱。

（2）患者的准备：包括制作前的解释说明，让患者明白矫形器的类型、作用、穿戴时间、价格等，取得患者的配合。

（3）制作前治疗：主要用以增强肌力、缓解痉挛、改善关节活动范围和协调功能，消除水肿，为制作和使用矫形器创造较好的条件。如制作扩大关节活动度的矫形器时，需提前进行热疗、主动活动、自我牵伸、手法治疗等使关节活动度达到最大范围，并在这一基础上制作矫形器，提高治疗效果。

4. 矫形器制作　包括设计、测量、绘图、取模、制造、装配等程序。不同材料矫形器制作方法不同。如临床上常用的低温和高温材料矫形器制作方法上存在较大的不同，低温材料矫形器制作包括画图、裁剪、加热、塑形、修边、加装固定带及附件等步骤；而高温材料矫形器制作包括石膏取型、制作阴模、制作阳模、修型、加热、塑形（抽真空）、裁剪及打磨、加装固定带及附件等步骤。

5. 训练和使用

（1）试穿（初检）：了解矫形器是否达到处方要求，舒适性及对线是否正确，动力装置是否可靠，必要时进行调整。

（2）矫形器使用训练：包括教会患者穿脱矫形器、穿上矫形器进行一些功能活动，根据不同种类进行适当的训练，如用屈指铰链矫形器进行抓握各种不同大小和形状的物体练习，熟练掌握外部动力矫形器的操纵。

（3）终检：检查矫形器的装配是否符合生物力学原理，是否达到预期的目的和效果，了解患者使用矫形器后的感觉和反应。矫形器合格后方可交付患者使用。

6. 随访　制作后通常于第2天、两周、1个月、3个月进行随访，对需长期使用矫形器的患者，应至少每3个月或半年随访一次，以了解矫形器使用效果及病情变化，必要时对矫形器进行修改或调整。

六、矫形器的临床应用

（一）神经系统疾病与损伤

1. 用于脑损伤　包括脑卒中、脑外伤、脑部肿瘤术后功能障碍等。

（1）急性期：一般用于协助肢体摆放，预防并发症，如踝足矫形器、手功能位矫形器等的应用。

（2）恢复期：软瘫期用于肢体的保护，如手功能位矫形器、踝足矫形器等；痉挛期用于缓解痉挛，如抗痉挛矫形器；也可用于站立和步行时踝足部的保护、纠正步态、预防扭伤及畸形。

（3）后遗症期：主要用于矫正畸形、缓解痉挛和保护肢体，如矫正畸形的矫形器、抗痉挛矫形器、踝足矫形器等。

2. 用于脊髓损伤　包括外伤、脊髓炎、占位病变等导致的脊髓损伤后功能障碍。

（1）急性期及亚急性期：矫形器主要用于脊柱固定（如颈椎矫形器、胸腰骶椎矫形器）、肢体保护（如手功能位矫形器）和协助体位摆放（如踝足矫形器）。

（2）恢复期：矫形器主要用于保护手功能（如腕背伸矫形器、手功能位矫形器）、代偿肌肉功能（如腕驱动屈指矫形器）、辅助站立及步行（如踝足矫形器、膝踝足矫形器、髋膝踝足矫形器、往复式截瘫步行器等）。

（3）后遗症期：主要用于矫正畸形、保护肢体和辅助站立和步行。

3. 用于周围神经系统损伤　包括臂丛及其分支损伤、腰骶丛损伤等。矫形器早期主要用于神经的保护，限制关节活动；恢复期通常用于预防及矫正畸形（如尺神经损伤静态矫形器），代偿肌肉功能（桡神经损伤动态矫形器），协助功能性活动（如正中神经损伤后对掌矫形器），协助站立和步行等（如踝足矫形器）；后遗症期主要用于矫正畸形或代偿功能。

（二）骨关节系统疾病与损伤

包括骨折、关节炎、关节损伤、关节置换术后、截肢（指）、断指再植术后等。

1. 急性期（早期）　矫形器可用于固定和保护、预防并发症、减轻疼痛及水肿等症状。

2. 恢复期（中期）　矫形器可用于固定和保护、预防和纠正畸形、改善功能。

3. 后遗症期（后期）　矫形器主要用于矫正畸形，代偿功能。

（三）皮肤、肌肉、肌腱损伤

包括皮肤外伤、烧伤、肌肉损伤、肌腱损伤等疾病和损伤等。

1. 急性期（早期）　矫形器可用于保护皮肤和植皮组织、促进创面愈合（皮肤损伤、烧伤），制动（肌肉、肌腱损伤），协助体位摆放（烧伤），预防并发症、减轻疼痛及水肿等症状。

2. 恢复期（中期）　矫形器可用于保护（肌肉、肌腱损伤），预防和纠正瘢痕挛缩及畸形（烧伤、皮肤损伤），预防及松解粘连（肌腱损伤），改善功能。

3. 后遗症期（后期）　矫形器主要用于矫正畸形，代偿功能。

（四）儿童疾病与损伤

包括小儿脑瘫、烧伤、书写障碍、先天畸形等。矫形器主要用于预防和矫正畸形,缓解痉挛,协助抓握,协助站立和步行,改善步态等。

第二节　低温热塑矫形器制作

一、低温热塑矫形器的特点

1. 低温热塑性材料及成分　低温热塑性材料指温度在100℃以内就能软化的热塑材料,用于矫形器制作的低温热塑性材料主要有聚己内酯(PCL)和反式聚异戊二烯(TPI),这两种材料在55~80℃环境中2~3min可激活,软化后可以在肢体上直接塑型,但塑型时温度应控制在75℃以下,避免烫伤。

2. 低温热塑性材料的特点　低温热塑性材料一般具有较好的塑形性、记忆性、延展性、黏附性、透气性、可自行降解等特点。

3. 低温热塑矫形器的特点　应用低温热塑性材料制作的矫形器称为低温热塑矫形器,具有制作方便、易于调节、轻便、透气、美观等特点,在临床上得到广泛的应用,特别是上肢矫形器,绝大多数为低温热塑矫形器。低温热塑矫形器与石膏、高温热塑矫形器的比较见表11-2-1。

表 11-2-1　石膏及热塑材料矫形器性能及特点

	石膏	低温热塑材料矫形器	高温热塑材料矫形器
强度	高	中、低	高
记忆性	差,不可重复利用	好,可反复塑形	差,不能重复利用
塑形性	好,可直接在身体塑形	好,可直接在身体塑形	好,但不可直接在身体塑形
透气性	差	好	差
X线穿透性	差	好,100%穿透	好,100%穿透
制作温度	常温	60~70℃	120℃以上
制作过程	简单、快捷,10~20min甚至更短时间内即完成	简单、较快捷,30min~3h可完成	复杂,时间长,最快需2天以上,一般需1~2周
可调整性	几乎不能调整	可方便调整	仅能进行很小调整
穿戴	牢固,但不方便,多需持续全日穿戴	方便,较牢固,可随时根据需要穿脱	方便,牢固,可随时根据需要穿脱
舒适性	欠佳	好	好
美观度	欠佳	高	高
功能	简单,不能加动力、配件等,主要起固定和保护作用	较广,可加配件及外部动力,除保护和固定外,还有矫正、代偿肌肉、功能训练等功能	较广,可加配件及外部动力,主要有保护、固定、矫正、免荷、辅助步行等功能
使用时间	超早期、早期,外伤或术后可立即应用	超早期、早期、中期、后期,需较强固定的常在使用石膏2天至1周后使用	早、中、后期,多用于中后期

与以往常用的石膏相比,低温热塑矫形器更加易清洁、容易调整,方便穿戴,美观、舒适、透气性好,X 线 100% 穿透等特点,易观察伤口,便于早期进行康复介入。但一般强度不如石膏。

与高温热塑矫形器相比,低温热塑矫形器制作更加方便快捷,可在肢体直接塑形,耗时短,容易调整,并可反复修改使用,透气性更好,更轻便,但强度不如高温热塑矫形器,故需强大支撑的部位使用的矫形器(如下肢矫形器)多用高温热塑材料制作。

由于低温热塑材料的上述特点,低温热塑矫形器主要用于躯干和上肢,下肢应用相对较少,也可选用较厚的材料(3.2mm 或 4.0mm)进行制作,也能满足体重不太大、痉挛不严重的下肢功能障碍者的需要。

二、低温热塑矫形器应用原则

(一)基本原则

1. 团队合作   重视康复团队成员间的合作,充分与医生及其他专业人员沟通,设计制作最为合适的矫形器。

2. 评估先行   制作前需全面了解功能情况,如了解患者的病情、功能情况、活动情况及需要,必要时需查阅影像学资料、手术记录等。

3. 解释说明   制作前详细向患者解释矫形器的作用、种类、穿戴要求、穿戴时间、价格等情况,并最好提供样品供患者参考。

4. 跟踪随访   交付使用后应定期跟踪随访,并在需要时进行必要的调整。

(二)设计原则

1. 通用设计原则   大多数矫形器均有规律可循,有固定的设计方案可遵循和参考。

2. 个体化原则   具体到单个患者使用时,需根据患者的具体情况进行针对性设计。

3. 力求简单   在保证功能和安全的前提下矫形器尽可能简单。

4. 符合人体特点   矫形器设计应遵循人体解剖和生物力学特点。

5. 使用方便   方便穿戴及查看创面情况。

6. 美观   外形尽可能美观。

(三)制作原则

1. 选择适当的工具和制作材料,在合适的温度下操作。

2. 制作时注意保护皮肤和创面,如烧伤早期存在创面的情况下,需先在创面覆盖无菌敷料,外加衬套然后才进行塑形。

3. 注意清洁及卫生,加热后板材要擦干水分,避免创面感染。

4. 充分考虑矫形器的力学作用,提高机械效率。如制作腕手矫形器时通常矫形器的长度达到前臂 2/3 以保证足够的力臂(图 11-2-1);需要牵拉时力的方向垂直等(图 11-2-2)。

5. 制作时需考虑肌肉形态会随肢体的运动而变化。

6. 若为扩大关节活动度或降低肌张力,制作前应先对挛缩的关节和痉挛的肌群进行牵伸,以达到最大效果。

7. 保护重要部位及易受压部位,如掌弓、骨突、神经表浅部位等。

三、低温热塑矫形器的制作流程

低温矫形器应用流程同本章第一节,包括确定应用对象、矫形器处方、制作前准备、矫形

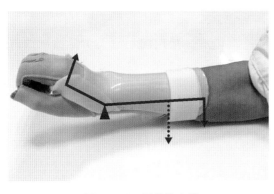

图 11-2-1　足够的力臂

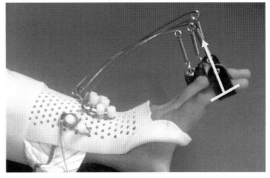

图 11-2-2　动力方向

器制作、训练和使用、随访等过程,本节主要介绍低温矫形器的制作过程。

1. 画纸样　在决定了要制作具体的矫形器后,第一步工作是画纸样,需要根据患者肢体形状绘出轮廓图,以轮廓图为依据,绘制出符合要求的矫形器纸样。具体步骤如下(ER11-2-1):①沿肢体绘制轮廓图;②标记重要标志点,如腕横纹、掌横纹、虎口顶点等;③画出所需纸样:以肢体轮廓线为基础,根据矫形器使用部位和样式,适当放大轮廓的尺寸,画出矫形器图样;④剪纸样:沿纸样图剪下纸样。

画纸样注意事项:①患者体位合适;②不能达到所需体位者可选择健侧肢体,如肌腱损伤早期,手部不允许平放而用另一只手画纸样;③笔应垂直向下,不得向内或外偏斜;④根据肢体的粗细选择放大的尺寸,必要时需测量肢体周径。

2. 试样　将剪好的纸样放在肢体上查看是否符合所需要的尺寸,不合适的调整至合适为止(ER11-2-2)。

3. 取材　将纸样放于板材上,在板材上画出纸样轮廓并剪下(ER11-2-3)。

ER11-2-1　画纸样

ER11-2-2　试样

ER11-2-3　取材

4. 加热及塑形　①将裁剪好的板材放入 60~70℃ 水温的恒温水箱中;②准备好患者所需体位,并于肢体上套上内衬套以免影响伤口或烫伤皮肤;③待材料充分软化后取出,平整地放于桌面上,用毛巾吸干水分;④操作者试温,不烫手后方可置于患者肢体进行塑型;⑤保持所需的形状至材料硬化成型(ER11-2-4)。

加热及塑形过程的注意事项:①加热应均匀,水温应根据材料厚度和性质选择合适,如较薄较粘的材料温度最好低于65℃;②拿材料出水箱时要受力均匀,需双手提材料两侧,禁止提一边出水,因容易导致材料变形,较大材料应用托盘转移;③塑形前一定吸干水分,避免烫伤并利于材料均匀硬化;④利用材料的重力塑形,避免用力抓紧材料于肢体上,因容易变形和在矫形器上留下手印,如需较好固定可选用弹性绷带轻轻缠绕;⑤需注意关键部位的把控,如关节角度、掌弓等。

5. 修整、边缘处理　观察初步塑形好的矫形器有无偏斜和旋转,关节角度是否达到要求,关节是否保持正常对线和其他治疗需要。如有差异,需在局部加温软化后进行调整,甚至重新塑形。当矫形器的基本形态完成后,戴在肢体上,画出需剪除部分轮廓,并将多余的边缘剪去,并对边缘进行处理以使其光滑,通常稍加热后用拇指或大鱼际抹平即可(ER11-2-4)。

6. 加装固定带及附件   将处理好的矫形器在肢体上试戴,无明显问题后加装固定带及所需的附件(如弹簧、金属配件、橡皮筋等)(ER11-2-5)。

7. 试穿   将做好的矫形器佩戴于患者肢体上,观察是否影响不需固定的关节的活动,约 10~15min 后取下检查,检查有无不适及压迫点并进行调整(ER11-2-6)。

ER11-2-4   塑形及修边

ER11-2-5   安装固定带

ER11-2-6   试穿及调整

第三节   常用的上肢矫形器

一、肩部矫形器

(一)肩外展矫形器

1. 适应证   主要用于肩部骨折、肩关节脱位、肩袖损伤、腋部及周围烧伤等肩关节的固定和保护。

2. 结构   由躯干部分和上肢部分组成(图 11-3-1)。

3. 体位   肩关节外展 70°~90°,稍水平内收(15°~30°)位,肘关节屈曲 90°,腕关节背伸 10°~30°。

4. 应用要点   矫形器从髂前上棘向上延伸至肘部或腕关节,至少达肘部;矫形器可在日间及夜间睡眠时穿戴,但需每日取下数次进行主动或被动肩关节活动;应考虑到上肢的重力作用影响,减少骨盆上方的压力。

(二)可调式肩外展矫形器

1. 适应证   主要用于臂丛损伤、腋神经损伤、肩关节脱位的固定和保护,或烧伤等导致的肩关节外展受限的矫正。

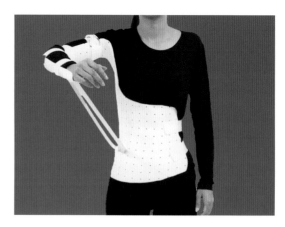
图 11-3-1   肩外展矫形器

2. 结构   由上肢部分及躯干部分低温板材通过金属条连接而成(图 11-3-2)。

3. 体位   可锁定在肩关节需要的外展角度,肘关节角度亦可调整,腕关节背伸 10°~30°。

4. 应用要点   可选择成品矫形器,根据需要将肩关节及肘关节固定于需要的角度,确保关节角度固定牢固。同肩外展矫形器。

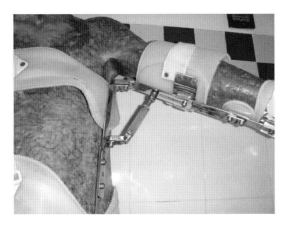

图 11-3-2　可调式肩外展矫形器

二、上臂矫形器

常用的上臂矫形器为上臂固定矫形器,具体如下:

1. 适应证　主要用于稳定性的肱骨干骨折的固定。

2. 结构　由前后两片 U 形材料构成的管状结构(图 11-1-10)。

3. 体位　不影响肩关节及肘关节的活动。

4. 应用要点　采用套桶原理,利用软组织的液压作用牢固固定。如不稳定骨折或接近肩或肘关节,应固定相邻关节。注意腋下部分的材料长度应稍短,不影响肩部活动和上肢自然下垂。

三、肘部矫形器

(一)肘关节屈曲静态矫形器

1. 适应证　适用于肘关节术后、软组织损伤、肘部伸侧及周围烧伤、肘部骨折及肘关节不稳患者。

2. 结构　由固定于肘关节伸侧开口向屈侧的 U 形材料构成(图 11-3-3)。

3. 体位　一般固定于肘关节功能位,即肘关节屈曲 90°位。

4. 应用要点　为保证良好的固定作用,上臂及前臂部分应超过相应长度的 2/3;固定用矫形器全日穿戴,功能训练需要时取下;注意避免压迫桡神经沟和尺骨鹰嘴等部位。

(二)肘关节伸展静态矫形器

1. 适应证　用于肘关节屈侧及周围烧伤屈曲挛缩的预防和治疗、肘屈曲肌群肌痉挛、肘关节术后须伸直的患者。

2. 结构　矫形器分为屈侧及伸侧两片,屈侧较长而伸侧短(图 11-3-4)。

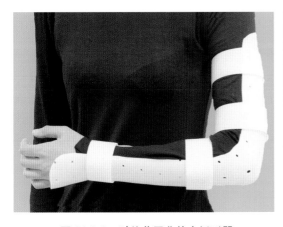

图 11-3-3　肘关节屈曲静态矫形器

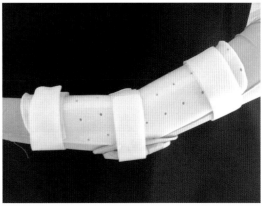

图 11-3-4　肘关节伸展静态矫形器

3. 体位   肘关节伸直位。

4. 应用要点   用于预防和治疗肘关节屈曲挛缩及缓解肌痉挛时,主要在夜间使用,日间需注意进行肘部屈曲活动;其他固定也应定期在保护下活动,避免肘关节伸直挛缩;注意肘伸侧片加软垫以免尺骨鹰嘴处受压。

（三）渐进式肘关节屈伸矫形器

1. 适应证   用于肘关节屈伸活动范围均受限的患者,如上肢烧伤等。

2. 结构   包括上臂部分、前臂部分、关节（铆钉或绞链）、支托架及牵拉带组成（图11-3-5）。

3. 体位   肘关节屈或伸至最大角度。

4. 应用要点   肘关节伸侧应有足够的空间保证伸肘时矫形器的上臂和前臂部分不相互影响;注意肘关节处铆钉或绞链两侧平衡,活动轴为肘关节轴心;肘关节屈伸活动均受限时,应屈伸侧牵拉交替进行;单纯肘关节屈或伸受限可只应用其中屈或伸的一部分;每次牵拉时间最好达半小时,如采用低负荷可应用更长时间。

（四）肘关节屈伸动态矫形器

1. 适应证   适用于肘关节损伤、肘关节术后训练、关节不稳、尺桡骨骨折、肌力低下等。

2. 结构   由上臂部分、前臂部分、肘关节绞链三部分组成,如需限制前臂旋转时,需固定腕关节,而实际上为肘腕手矫形器（图11-3-6）。

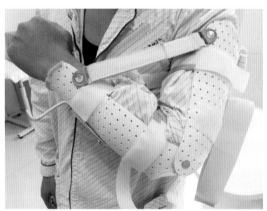 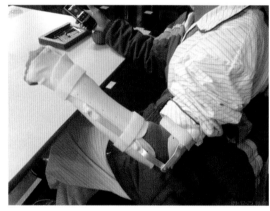

图 11-3-5   渐进式肘关节屈伸矫形器   图 11-3-6   肘关节屈伸动态矫形器

3. 体位   肘关节屈伸角度可限定范围、可不受限制。

4. 应用要点   注意肘关节处绞链两侧平衡,活动轴为肘关节轴心;如应用于尺桡骨骨折,需延长前臂部分,同时固定腕关节,以允许肘关节屈伸但限制前臂旋转;需要时可增加弹簧或动力装置。

四、肘腕手矫形器

（一）前臂固定矫形器

由于前臂与上臂等其他部位不太相同,存在旋前、旋后活动,因而前臂固定时多需进行跨肘关节和腕关节固定。

1. 适应证   主要适用于尺桡骨骨折等需固定前臂并限制前臂旋转时使用。

2. 结构　由跨越上臂远端、肘关节、前臂、腕关节的 U 形材料组成(图 11-3-7)。

3. 体位　多为肘关节屈曲 90°位。

4. 应用要点　注意前臂部分长度不应过短以保证肘关节固定效果,注意避免压迫尺骨鹰嘴及尺神经沟等部位,根据骨折的类型、移位情况选择前臂的位置。

（二）前臂旋转矫形器

1. 适应证　主要适用于烧伤、骨折、软组织损伤等原因导致前臂旋转受限者。

2. 结构　由肘关节、上臂远端、前臂部分,前臂远端和腕关节部分,以及两者之间的固定架和弹力带组成(图 11-3-8)。

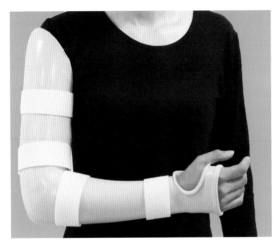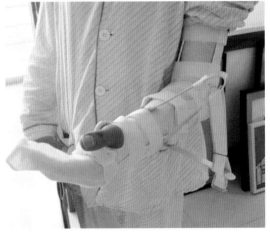

图 11-3-7　前臂固定矫形器　　　　　图 11-3-8　前臂旋转矫形器

3. 体位　肘关节屈曲 90°,腕关节中立位。

4. 应用要点　注意前臂部分长度不应过短以保证足够的力臂;固定架需根据前臂旋转受限的角度进行调整;由于固定架较长,边缘需进行处理以防止碰伤肢体皮肤;注意避免压迫尺骨鹰嘴及尺神经沟等部位。

五、腕手矫形器

（一）腕固定矫形器

1. 适应证　适用于伸腕肌麻痹、腕关节损伤、桡骨茎突炎、腕管综合征等。

2. 结构　由掌侧(掌侧腕背伸/屈曲矫形器)或背侧(背侧腕背伸矫形器)U 形托加固定带构成(图 11-3-9)。

3. 体位　根据病情需要,多选功能位(腕背伸 30°)或休息位(腕背伸 20°)。

4. 应用要点　为发挥良好杠杆作用,前臂部分长度应达前臂 2/3;手部不应超过掌横纹以免影响掌指关节活动;注意掌弓的保护;避免压迫尺骨茎突。

（二）手功能位/休息位/安全位矫形器

1. 适应证　适用于腕手中枢性瘫痪、周围神经损伤、腕关节骨折、腕关节失稳、腕关节挛缩、腕手部烧伤等。

2. 结构　由固定于手部掌侧及前臂屈侧的手托组成(图 11-3-10)。

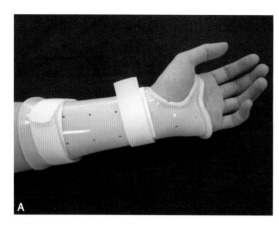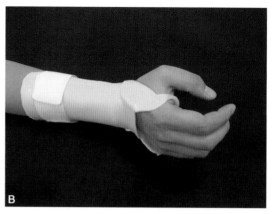

图 11-3-9　腕固定矫形器
A. 掌侧腕固定矫形器;B. 背侧腕固定矫形器

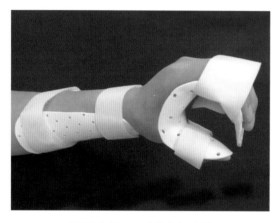

图 11-3-10　手功能位矫形器

3. 体位　手功能位矫形器腕关节背伸 30°,掌指关节屈曲 45°,近指关节屈曲 45°,远指间关节屈曲 10°~15°,拇指对掌位;手休息位矫形器腕关节背伸 10°~15°,轻度尺偏,拇指稍内收,接近示指掌指关节,各指微曲;安全位或称保护位矫形器,腕关节背伸 30°,掌指关节屈曲 70°,指间关节伸直,拇指对掌。

4. 应用要点　手部烧伤和需较长时间固定的多选择安全位矫形器,避免侧副韧带挛缩;神经损伤可选功能位;注意掌弓的保护和避免压迫尺骨茎突;制作过程中容易出现板材的拇指部分与其他部分粘在一起,注意避免。

（三）手部抗痉挛矫形器

1. 适应证　适用于中枢神经损伤后腕手屈肌痉挛者。

2. 结构　包括前臂部分、腕手部分、手指部分的一体化材料,具体形状根据应用方式的不同而有所不同,如图 11-3-11。

3. 体位　腕关节背伸 20°~30°,掌指关节伸展至最大伸展位,指间关节伸直。

4. 应用要点　根据需要选择抗痉挛矫形器类型:手部出现严重的痉挛,可利用直立圆锥(cone)抗痉挛矫形器(图 11-3-11A)将手指与手掌分隔开,以防指甲抓伤手掌皮肤或形成压疮;痉挛不太严重者可选择掌侧抗痉挛矫形器(图 11-3-11B)、背侧抗痉挛矫形器(图 11-3-11C)或分指矫形器(图 11-3-11D);制作过程中注意掌弓的保护;若痉挛严重,无法直接在患者手上操作时可先在大小接近的他人手上制作,然后穿戴在患者手上进行修改;矫形器可全日穿戴,治疗时取下。

（四）桡神经损伤腕手矫形器

1. 适应证　适用于桡神经损伤,出现垂腕、垂指表现者。

2. 结构　腕伸展动态伸指矫形器由背侧腕背伸矫形器及固定于其上的弹簧钢丝组成

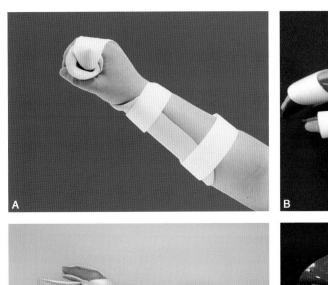
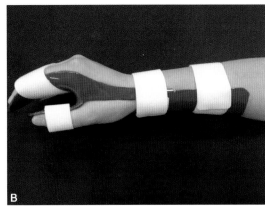
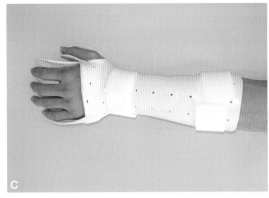
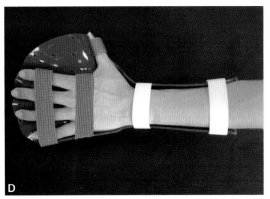

图 11-3-11　手部抗痉挛矫形器
A. 直立圆锥抗痉挛矫形器；B. 掌侧抗痉挛矫形器；C. 背侧抗痉挛矫形器；D. 分指矫形器

（图 11-3-12A）；也可以设计为伸指部分可拆卸（图 11-3-12B），白天功能活动时使用，夜间拆除伸指部分，只保留掌侧腕背伸矫形器维持腕关节背伸位；腕指伸展动态矫形器则由前臂部分、手掌部分低温材料通过弹簧于腕部连接，再加上手背侧的弹簧钢丝组成（图 11-3-12C）。

3. 体位　腕关节固定于背伸 30°位或腕关节动态背伸（放松时腕关节背伸 30°位），放松时各指伸直位。

4. 应用要点　制作过程注意安全，避免弹簧伤人；矫形器钢丝力度大小合适，放松时刚好可使腕关节伸展约 30°位（腕关节动态时）、掌指关节处于伸直位而不过伸；手指拉力方向应垂直于手指纵轴；如为分支后骨间后神经损伤，仅出现垂指情况则只需手掌和手指弹簧部分，不需要前臂及腕关节部分（图 11-3-12D）；矫形器日间活动时穿戴。

（五）屈肌腱损伤腕手矫形器

1. 适应证　指屈肌腱损伤吻合术后早期（0~4 周）。

2. 结构　固定式由置于前臂及手部背侧的低温材料制作而成（图 11-3-13A）；早期被动活动式则于手指加橡皮筋为动力，同时掌心加固定通道（图 11-3-13B）；早期主动式活动矫形器在固定矫形器的基础上加上了限制手指过屈曲范围的挡板（图 11-3-13C）。

3. 体位　腕关节屈曲 30°，掌指关节屈曲 70°，指间关节伸直。

4. 应用要点　视损伤及手术情况选择早期全固定、早期被动运动或是早期主动运动方式（详见第十七章）；制作过程确保腕关节及掌指关节始终处于屈曲位；被动活动式橡皮筋拉力大小合适，放松时刚好可将手指拉到全范围屈曲而伸展时阻力不大；被动或主动活动式每小时均应进行活动，固定式要定时在保护下进行活动，以预防粘连。

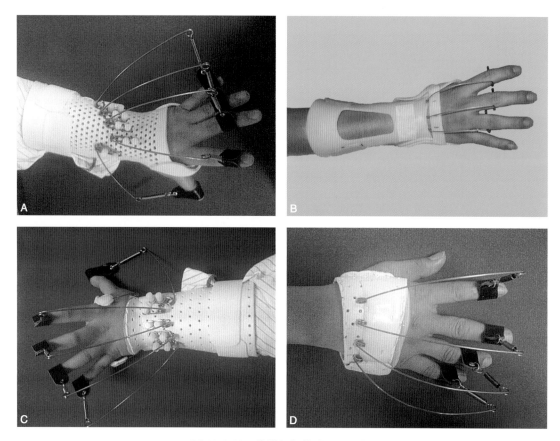

图 11-3-12　桡神经损伤腕手矫形器
A. 腕伸展动态伸指矫形器;B. 可拆式腕伸展动态矫形器;C. 腕指伸展动态矫形器;D. 指伸展动态矫形器

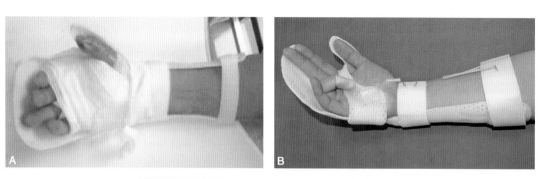
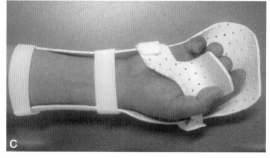

图 11-3-13　屈肌腱损伤腕手矫形器
A. 固定式;B. 早期被动活动式;C. 早期主动式

（六）伸肌腱损伤腕手矫形器

1. 适应证 四指Ⅳ～Ⅶ区指伸肌腱损伤、拇指伸肌腱损伤吻合术后早期（0～4周）。

2. 结构 固定式类似抗痉挛矫形器（图11-3-14A）；早期被动活动式由腕背伸矫形器加橡皮筋组成（图11-3-14B）；早期主动活动式由腕背伸，掌指关节屈曲矫形器组成（图11-3-14C）。

3. 体位 固定式腕背伸30°～40°，掌指关节及指间关节伸直；早期被动活动式腕背伸30°～40°，手指放松时被动拉直位；主动活动式腕背伸40°～45°，掌指关节屈曲20°。

4. 应用要点 视损伤、手术方式及患者情况选择早期全固定、早期被动运动或是早期主动运动方式；制作过程确保腕关节始终处于背伸位；被动活动式橡皮筋拉力大小合适，放松时刚好可将手指拉到伸直而不过伸位，而屈曲时阻力不大；被动或主动活动式每小时均应进行活动，固定式要定时在保护下进行活动，以预防粘连。

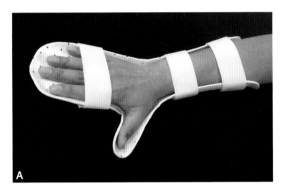
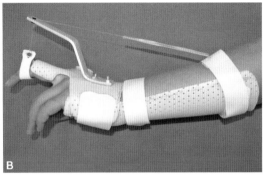
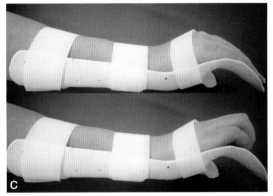

图11-3-14 伸肌腱损伤腕手矫形器
A. 固定式；B. 早期被动活动式；C. 早期主动活动式

（七）渐进式掌指关节屈曲矫形器

1. 适应证 适用于各种原因导致的掌指关节挛缩，或瘢痕挛缩、增生导致的掌指关节屈曲受限的矫正。

2. 结构 由掌侧腕背伸矫形器加固定支架（或挂钩）及橡筋带组成（图11-3-15）。

3. 体位 腕关节背伸20°～30°位，达不到这一角度时取最大背伸位，掌指关节屈曲。

4. 应用要点 橡筋牵拉方向与手指长轴垂直；根据关节活动情况可选择使用橡皮筋（图11-3-15A）或橡皮带（图11-3-15B）来进行牵拉；为防止牵拉后矫形器下滑，可采用拇指处开孔的做法，同时穿内衬套，增加摩擦；矫形器日间穿戴，每日数次，每次大约30min。

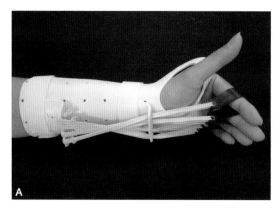
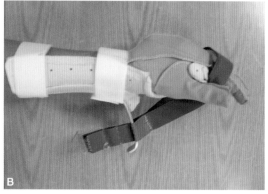

图 11-3-15　渐进式掌指关节屈曲矫形器
A. 橡皮筋固定；B. 橡皮带固定

六、手部矫形器

（一）拇指对掌矫形器

1. 适应证　用于正中神经损伤、烧伤、手部骨折等导致的拇指对掌受限者。

2. 结构　固定式静态对掌矫形器由套于拇指近节的环形材料连接掌部固定部分组成（短掌矫形器，图 11-3-16A）；渐进式静态对掌矫形器由掌部支托架加橡皮筋组成，需较大拉力时需同时固定腕关节（长对掌矫形器，图 11-3-16B）；动态对掌矫形器由薄的背侧材料加掌侧橡皮筋组成，适用于正中神经损伤（图 11-3-16C）。

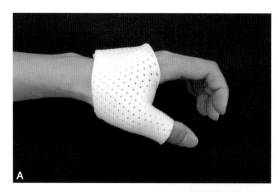
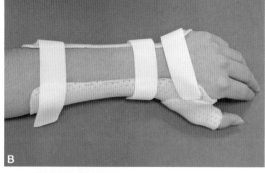
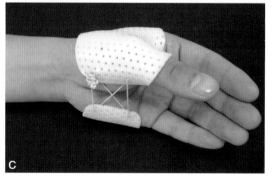

图 11-3-16　拇指对掌矫形器
A. 短掌矫形器；B. 长对掌矫形器；C. 动态对掌矫形器

3. 体位 拇指对掌位。

4. 应用要点 根据患者功能表现选择不同方式;牵拉方向与拇指长轴垂直,静态可全日穿戴,渐进静态每日数次,每次 30min 左右,日间动态穿戴,特别是进行功能活动时。

（二）拇指外展矫形器

1. 适应证 用于烧伤、手外伤后虎口挛缩的预防和治疗。

2. 结构 固定于虎口处的材料,至少固定拇指近节和示指掌指关节(图 11-3-17)。

3. 体位 拇指固定于掌侧外展与桡侧外展中间(约 45°)最大外展位。

4. 应用要点 制作前需进行牵伸使虎口处于最大外展位以提高治疗效果;制作时注意外展的力加于拇指近节指骨及腕掌关节,而不是加于远节指骨(拇指外展效果不明显且易导致指间关节过伸);固定带避免腕部过紧以免影响手部的血液回流;主要夜间穿戴,建议白天进行功能活动,当然白天也可穿戴。

（三）掌指关节固定矫形器

1. 适应证 主要用于掌骨骨折、近节指骨骨折、掌指关节骨折或掌指关节损伤等。

2. 结构 手指固定托加掌部固定片构成(图 11-3-18)。

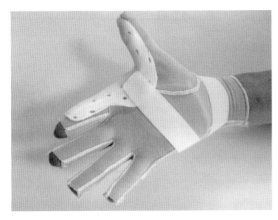

图 11-3-17 拇指外展矫形器

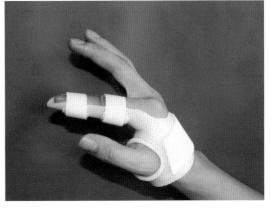

图 11-3-18 掌指关节固定矫形器

3. 体位 掌指关节屈曲 70°,指间关节伸直。

4. 应用要点 视骨折或关节稳定情况,需较强固定时需固定一个邻近手指;注意指根部处理,避免影响邻指活动;不能影响不需固定指的活动。

（四）尺神经损伤矫形器

1. 适应证 尺神经麻痹致第 4、5 掌指关节过度伸展,主要针对尺神经损伤引起的爪状指畸形。

2. 结构 由固定 4~5 指的环固定于手掌部构成(图 11-3-19A),动态矫形器在掌指关节处加弹簧(图 11-3-19B)。

3. 体位 4、5 掌指关节屈曲约 60°~70°。

4. 应用要点 注意不应影响 2、3 指的活动以及 4、5 指指间关节活动;动态矫形器弹簧圈力度大小合适,不宜产生明显不适感;矫形器全天穿戴。

（五）手指固定矫形器

1. 适应证 指关节炎、指骨骨折、指关节损伤、手指畸形、指伸肌腱损伤术后、屈指肌腱

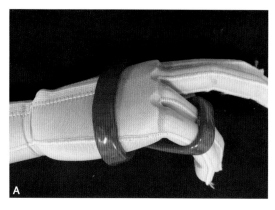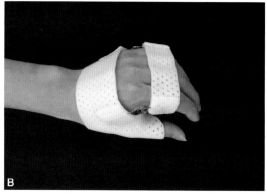

图 11-3-19 尺神经损伤矫形器
A. 静态;B. 动态

挛缩、手指屈侧烧伤等。

2. 结构 固定于手指掌侧的 U 形托组成(图 11-3-20)。

3. 体位 根据不同损伤及功能情况选择合适的角度,一般多选指间关节伸直位(图 11-3-20A),手部伸肌腱 I、II 区损伤远指关节固定于过伸位,近指关节屈曲位(0~2 周)(图 11-3-20B),2 周后只需固定远指关节于过伸位(图 11-3-20C)。

4. 应用要点 根据功能及损伤情况选择固定角度,不影响其他手指活动,矫形器全天穿戴。

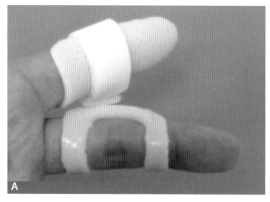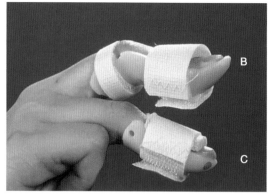

图 11-3-20 手指固定矫形器
A. 普通固定;B. 长锤状指固定矫形器;C. 短锤状指固定矫形器

第四节 矫形器应用与保养

一、矫形器的选择

矫形器应用得当,会发挥不可替代的作用,能够促进组织愈合、预防和矫正畸形、代偿功能、促进早期功能活动等。但如果选择不当可能达不到预期治疗效果,甚至适得其反。因此矫形器的选择十分重要。

1. 开始使用矫形器的时间　视病情和需要确定开始使用矫形器的时间,一般建议尽早使用,固定和保护类矫形器第一周可使用,甚至当天可应用。如肌腱损伤术后 2~3 天即可使用矫形器;粘连松解手术当天可使用矫形器;烧伤第 1 周内可使用手安全位矫形器或牵引矫形器;脊髓损伤可早期使用功能位矫形器;而抗痉挛矫形器则是出现痉挛后才使用。

2. 选择石膏固定还是矫形器固定　一般需绝对制动和强大固定时才使用石膏,多数情况下,1~2 天石膏均可换成矫形器,以方便伤口护理和功能训练;石膏多为临时固定时使用,需长期固定或保护时建议使用矫形器;需纠正畸形、挛缩时一般使用矫形器;需进行活动时通常选矫形器(动态矫形器)。

3. 选择低温材料矫形器还是高温材料矫形器　一般需较强大固定时选用高温材料矫形器,如下肢负重、严重痉挛或挛缩。通常上肢矫形器选用低温材料制作,方便快捷,强度也能达到要求。部分下肢矫形器可使用低温材料,如儿童、体重较轻者、功能较好者。体重大、痉挛严重、关节不稳定等情况下,下肢多选高温材料矫形器。脊柱固定矫形器可使用低温或高温,但脊柱矫正(如脊柱侧弯)常需高温材料矫形器。

4. 选择静态还是动态矫形器　一般保护或固定使用静态矫形器,扩大关节活动度通常用渐进静态矫形器,代偿肌肉功能用动态矫形器。很多情况下常需配备多个矫形器,白天使用渐进静态或动态矫形器以扩大关节活动范围、减轻粘连或挛缩、改善功能性活动,晚上用静态矫形器维持治疗效果。

5. 固定范围的选择　在安全的前提下尽可能缩小固定范围,如骨折的骨科固定原则虽为跨关节固定,但如果是稳定的中段骨折可不跨关节固定,如掌骨中段稳定性骨折只需固定掌骨,腕关节、掌指关节均可自由活动。

6. 白天应用型还是晚间应用型矫形器　一般为促进功能活动选配日用矫形器,用于固定或保护晚间使用,需制动者需全天使用。动态矫形器、渐进静态矫形器均为日间使用。

7. 关节多轴向活动受限如何选择矫形器　通常制作一个或多个矫形器交替使用,另一个原则是白天首选功能性活动方向,如肘关节屈伸活动均受限,可制作两个矫形器,白天使用渐进静态矫形器,重点在屈肘方面,尽量进行功能性活动,晚上应用静态矫形器,重点为伸直;下肢白天则重点在伸直,完成站立和步行。

8. 低温材料规格如何选择　一般手指选择 1.6mm 厚材料,手部选 1.6mm、2.0mm 或 2.4mm 厚材料,腕手部选 2.4mm 或 3.2mm 厚材料,肩肘部选 3.2mm 厚材料,躯干及下肢选 3.2mm 或 4.0mm 厚材料;套筒式矫形器可增加强度,需要时材料厚度可适当降低;网眼方面,腕肘以上(较厚材料)选网眼较稀疏的,手部可选网眼稍密的,用于面部的则需使用无孔的,避免网眼在面部留下"麻子";如操作者为新手建议选经济型(K 板)材料,塑形时间长且不容易留下指纹和压痕,需要反复修改的矫形器建议使用经典型(P 板),记忆性好,不影响反复使用。

以上只是矫形器选用的一般原则,具体应用时要视患者情况谨慎选择。

二、佩戴矫形器的不良反应及处理

1. 矫形器造成压痕甚至创面

(1) 主要原因:矫形器合身性不足或骨突起部处理不到位。

（2）预防方法：①交付患者使用前，先至少穿戴10~15min观察有无压痕，如有压痕，则需调整；需夜间睡眠时持续使用的，嘱患者或家属在睡前穿戴30min观察有无压痕和不适，如有，则暂停使用。或在交付患者使用前，先让患者试戴30min，观察无不良反应后才能交付。②使用柔软的衬垫于易受压部位。③塑形前，在骨突处预先用海绵垫将骨突部位垫高，以便塑形时板材相应位置腾空突起。④于肢体上先套上柔软的内衬套再戴矫形器，以减少压迫可能。

2. 导致血液回流障碍或水肿

（1）主要原因：可能是矫形器过紧或固定带位置不合适。

（2）预防方法：①矫形器松紧适宜；②嘱患者固定带不宜固定过紧；③渐进静态矫形器使用时间不能过长，一般每次30min左右即可，休息一段时间后再继续穿戴；④使用矫形器过程中注意适当抬高肢体、进行等长收缩及肌肉泵活动。

3. 制动造成粘连或挛缩关节

（1）主要原因：在任何位置长时间的制动均会造成肌肉纤维及其他软组织胶原纤维缩短，引起关节主动和被动活动范围不足，外伤或术后由于制动，缺少肌腱的滑动易造成粘连。

（2）预防方法：①避免过长时间制动；②在穿戴矫形器期间，每日在安全情况下取下矫形器，在治疗师帮助或监护下进行2~3次可允许的全范围活动（被动或主动）或手法治疗；③除非特别需要，应尽量避免矫形器对邻近关节活动的影响，以防邻近关节因制动而出现挛缩。

4. 制动引发的废用性肌萎缩与肌无力

（1）主要原因：制动限制了肌肉活动，引起肌力、肌耐力与肌容积进行性下降。

（2）预防方法：①安全情况下，适当减少制动时间；②在矫形器固定情况下进行肌肉等长收缩练习；③在保持关节及肢体稳定的基础上，每日进行1~2次肌肉牵伸训练；④在矫形器保护下，应用电刺激预防肌肉萎缩。

5. 造成心理依赖性

（1）主要原因：个别患者在使用矫形器并取得满意疗效后，会对矫形器产生依赖性，在功能情况不需要使用矫形器时依然使用，不利于组织的功能恢复及发挥。

（2）预防方法：①做好解释工作，使患者认识到矫形器是暂时性工具，一旦功能恢复、症状改善，就应及早放弃矫形器；②使用矫形器一段时间后，需及时评估患侧功能，根据功能情况决定是否继续矫形器治疗；③对于对矫形器存在依赖心理的患者，除做好解释工作外，可对其进行试验性地解除矫形器使用以消除患者顾虑。

三、矫形器的维护与保养

做好矫形器的维护与保养是保证矫形器治疗效果、延长矫形器使用寿命的重要措施，应在交付使用前告知患者，并最好连同使用时间、方法等内容一起提供给患者书面性的材料（如小册子等）。

1. 穿脱　正确按治疗师所教的程序和方法穿脱矫形器。

2. 保持干燥清洁　保持矫形器干燥、清洁，防潮防锈。

3. 正确清洗　使用清水或肥皂水清洗，避免使用高浓度洗涤剂，避免接触化学物品，防止变性及老化。

4. 定期润滑　在金属关节部位经常涂抹润滑油,保持关节良好的润滑性。

5. 回避高温　一般超过50℃即会导致低温材料矫形器变形,因此不要把矫形器在高温下暴晒或烘烤,避免将矫形器置于发热的电器周围。

6. 防压防摔　暂不使用矫形器时,应放在安全的地方,防止重物的挤压及掉于地上,另外需避免矫形器接触到锐器。

7. 定期检查　经常检查矫形器有无松脱、固定带是否牢固、配件是否稳定。

8. 及时送修　若发现松动、破损等问题,应及时找治疗师修整。

四、矫形器应用注意事项

(一)设计及制作注意事项

1. 使用前应充分进行评定,开具矫形器处方,明确使用目的、方法、方式、材料、使用时间、注意事项等内容。

2. 设计矫形器时,应慎重考虑生物力学的要求,避免过大压力导致皮肤及肌肉组织受损。

3. 设计抗挛缩矫形器时,应考虑长时间低拉力的矫形器,而不是高拉力的矫形器。

4. 矫形器制作过程应特别注意,避免伤及创面或新愈合的组织。

5. 矫形器边缘一定要进行处理,如常用的加热后用拇指指腹或虎口向外翻并抹平边缘,如有必要,也可加软垫以防止压迫局部皮肤。

6. 定期随访并根据患者功能恢复情况及时对矫形器进行调整。

(二)穿戴及注意事项

1. 使用前指导　教会患者及家属掌握正确的穿脱方法,特别要求每次穿戴必须到达合适位置,固定带松紧适宜。

2. 明确使用时间　根据治疗需要确定穿戴矫形器的时间,并明确告知患者是白天穿戴还是夜间穿戴,每次穿戴时间多久,需要穿戴的总时长等。

3. 穿戴稳定　矫形器穿在肢体上要稳定,避免松脱而影响治疗效果甚至造成磨损,矫形器的辅助部件如螺丝、弹簧、弹力带要牢靠。

4. 紧密观察　矫形器的压力过大会影响肢体血液循环,要随时观察肢体有无肿胀、皮肤颜色有无异常,有无压痕,特别是在初装的前几天需特别注意。另外,每次穿戴前后检查皮肤情况。

5. 随诊　嘱咐患者在出现不适、矫形器松脱、功能变化明显时及时随诊,避免自行调整矫形器。

6. 矫形器需配合功能锻炼使用。

(李奎成)

参 考 文 献

[1] 赵正全. 低温垫塑矫形器实用技术[M]. 北京:人民卫生出版社,2017.

[2] 吴军,唐丹,李曾慧平. 烧伤康复治疗学[M]. 北京:人民卫生出版社,2015.

[3] 胡军. 作业治疗学[M]. 北京:人民卫生出版社,2013.

[4] 李奎成,闫彦宁. 作业治疗[M]. 北京:电子工业出版社,2019.

［5］武继祥.假肢与矫形器的临床应用［M］.北京:人民卫生出版社,2012.

［6］陈启明,戴尅戎.骨关节医学与康复［M］.北京:人民卫生出版社,2015.

［7］李奎成.作业疗法［M］.广州:广东科技出版社,2009.

［8］赵正全.假肢矫形器技术与临床应用［M］.北京:电子工业出版社,2020.

［9］张瑞昆.副木装具义肢学［M］.台北:禾枫书局有限公司,2019.

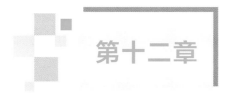

第十二章

压力治疗与压力衣制作技术

第一节 概　　述

压力治疗(compression therapy)又称加压疗法,是指通过对体表施加适当的压力,以预防或抑制皮肤瘢痕增生,防治肢体肿胀的治疗方法。压力治疗是作业治疗常用的重要技术之一,国内最早于20世纪80年代开始应用压力治疗抑制烧伤后的瘢痕增生,并取得显著疗效。经证实,压力治疗是防治增生性瘢痕最为有效的方法之一。

压力治疗作为增生性瘢痕与肢体肿胀最有效、最常用的作业治疗技术,其临床应用非常广泛,常用的压力治疗技术可分为弹力绷带、压力衣、压力垫、压力支具及其他相关辅助附件加压法等。

一、压力治疗技术分类

临床上最常用的压力治疗技术包括绷带加压法、压力衣加压法与压力附件加压法,具体如下。

(一)绷带加压法

绷带加压法是指通过使用绷带对身体表面进行加压的方法,其通常在使用压力衣加压前进行绷带加压治疗。根据所使用材料和方法的不同,绷带加压法包括弹力绷带加压法、自粘绷带加压法、筒状绷带加压法及硅酮弹力绷带加压法。

1. 弹力绷带加压法　弹力绷带为含有橡筋的纤维织物,可用于早期因存在部分创面而不宜使用压力衣加压的人群,用以控制水肿、促进静脉及淋巴回流,为新愈合的创面与移植的皮肤提供保护。弹力绷带价格低廉、清洗方便、易于使用,但其压力大小难以准确控制,可能因压力过大而导致水肿、影响血液循环、引起疼痛和神经变性,也可能因压力不足达不到治疗的效果。

(1) 使用方法:对肢体进行弹力绷带包扎时,应由远端向近端缠绕,均匀地做螺旋形或"8"字形包扎,近端压力不应超过远端压力,每圈之间相互重叠1/3~1/2,避免环状缠绕致使压力过大。缠绕方法如图12-1-1所示。缠绕的松紧度以绷带下刚好能放入两指为宜。据报道缠绕在四肢的每层弹力绷带所产生的压力在10~15mmHg之间,而缠绕在胸部的弹力绷

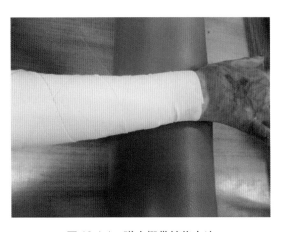

图 12-1-1　弹力绷带缠绕方法

带只能达到 2~5mmHg 的压力。

（2）注意事项：使用弹力绷带时，应根据其松紧情况和肢体运动情况大约每 4~6h 需更换一次。前几次使用弹力绷带时压力不宜过大，待患者使用一段时间适应后再逐渐增加压力，直至患者可耐受的最大限度。治疗初愈创面时，绷带的内层需敷 1~2 层薄纱布，以减少对新鲜皮肤组织的损伤。

2. 自粘绷带加压法　自粘绷带是一种由纯棉或弹性无纺布喷涂天然橡胶复合而成的一种弹性绷带，主要供临床外固定及包扎时使用。自粘绷带加压法可用于皮肤表面不能耐受较大压力的脆弱组织，在开放性伤口上加压需要垫一层薄纱布，常用于手部、足部和四肢早期伤口愈合过程中的预防性加压。该方法能够有效控制水肿、提供血管支持和抑制瘢痕增生。对于 2 岁以下的儿童的手部和脚部，自粘绷带加压法能够提供安全有效的压力。

（1）使用方法　与弹力绷带加压法基本相同，以手为例，由指尖方向至指根缠绕，然后再缠手掌部及腕部，每圈之间相互重叠 1/3~1/2，中间不能留裸区以免造成局部肿胀（图 12-1-2）。指（趾）尖部应露出，以便观察血运情况。

（2）注意事项　使用自粘绷带时，每 4~6h 需更换一次。缠绕时注意力度，避免用力牵拉绷带导致压力过大。在开放性伤口和初愈创面使用绷带时，内层需敷一层油性薄纱布，以减少对新鲜皮肤组织的损伤。

3. 筒状绷带加压法　筒状绷带为长筒状，有各种规格，可直接剪下使用，根据选择尺寸不同，压力分为低压力（5~10mmHg）、中等压力（10~20mmHg）和高压力（20~30mmHg）。常用于可承受一定压力的伤口和创面表面，临床上应用于弹力绷带和压力衣之间的过渡时期，尤其适于 3 岁以下生长发育迅速的儿童。筒状绷带具有使用简便、尺寸易于选择等优点。可以单层或双层使用，亦可以配合压力垫使用，可以为相对独立的小面积瘢痕组织提供较好的压力，见图 12-1-3。

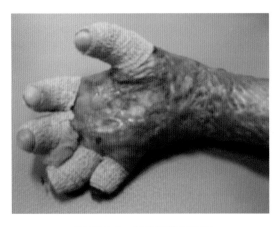

图 12-1-2　自粘绷带加压法

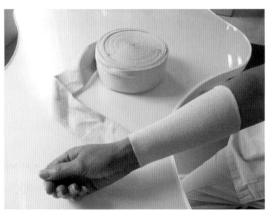

图 12-1-3　筒状绷带加压法

4. 硅酮弹力绷带加压法　硅酮弹力绷带加压法和压力衣加压法是目前公认的预防和治疗烧伤后增生性瘢痕的有效方法，且可将两者结合使用。硅酮弹力绷带现已有成品在市面上销售，使用起来更加方便。国内有学者报道，将压力衣与硅凝胶合用，较二者任何一种单独使用的疗效更佳，且疗程明显缩短，对不宜长期使用加压疗法者更显其优越性。然而国内外的研究未提供两者结合使用优于单一疗法的循证依据。临床实践中，治疗师可根据烧伤后瘢痕增生的性质与部位，选择两者结合使用或单一治疗方法。

（二）压力衣加压法

压力衣加压法（pressure garment）是通过使用特殊织物制作成压力衣对身体进行加压的一种方法，其包括成品压力衣加压法、量身订制压力衣加压法、智能压力衣加压法。

1. 成品压力衣加压法　通过使用购买的成品压力衣进行压力治疗。如选择合适，作用同量身定做的压力衣。其优点是做工良好、外形美观、使用方便及时，不需量身定做，适合不具备制作压力衣条件的单位使用；缺点是价格昂贵、制作压力衣的材质参差不齐、合身性差，尤其是严重烧伤肢体变形者难以选择合适的压力衣。

2. 量身订制压力衣加压法　利用专门的压力衣布料，根据患者需加压的位置和肢体形态，通过准确测量和计算，量身定做，制成压力头套、压力上衣、压力手套、压力肢套、压力裤等。其优点是压力控制良好、穿戴舒适、合身，缺点是因制作程序较复杂、耗时长，且外形不如成品压力衣美观。

3. 智能压力衣加压法　智能压力衣加压法是目前较新的一种压力治疗技术，在港台地区已应用于临床。智能压力衣本质上也属于量身定做压力衣的一种，但制作工序已智能化。应用专门的制作软件及硬件进行制作。除具备量身定做压力衣的优点外，还具备制作方便、节省制作时间、有利于早期使用、合身性更佳、外形美观等优点。缺点则是制作成本高，价格昂贵。

（三）压力治疗附件

在进行压力治疗时往往需要配合使用一些附件以保证加压效果，同时尽量减少压力治疗的不良反应，例如为预防因加压导致的畸形而使用支架进行保护。常用压力治疗附件包括压力垫、橡筋带和支架。

1. 压力垫（pressure padding）　由于人体形状不规则，为了保持凹面或平面瘢痕均匀受压或增加局部压力，在穿压力衣时需配置压力垫。压力垫常用的材料包括海绵、泡沫、塑性胶、合成树脂、合成橡胶、热塑板等。

2. 橡筋带（elastic band）　橡筋带常配合压力衣使用，用于不宜加压的指蹼（图 12-1-4）、腋窝和腹股沟部位的瘢痕。

3. 支架（splintage）　支架配合压力衣使用是为了保护人体易受压或因受压易变形的部位，例如鼻部、鼻孔、前额、双颊、耳郭、掌弓等。低温热塑材料是制作支架的常用材料。

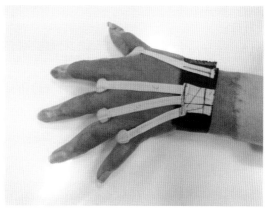

图 12-1-4　指蹼加压橡筋带

二、压力治疗的作用与机制

（一）压力治疗的作用

1. 预防和治疗　增生性瘢痕通过持续加压使局部毛细血管受压萎缩,数量减少,内皮细胞破碎,从而造成瘢痕组织局部的缺血、缺氧,而缺血、缺氧又会抑制胶原纤维的产生、加速胶原纤维的降解,使胶原纤维结构重组进而平行排列,从而抑制瘢痕增生和促进瘢痕成熟。

2. 控制　肢体水肿加压可促进血液和淋巴液回流,从而减轻水肿。

3. 促进肢体塑形　适当的压力使截肢后截肢残端尽早塑形,以便于假肢的装配和使用。

4. 预防深静脉血栓　预防长期卧床者下肢深静脉血栓的形成。

5. 防治下肢静脉曲张　预防从事久坐或久站工作人群下肢静脉曲张的发生,当出现下肢静脉曲张时也可通过压力治疗改善症状。

6. 预防关节挛缩和畸形　通过控制瘢痕增生可预防和治疗因增生性瘢痕所导致的挛缩和畸形。

（二）抑制瘢痕增生的作用机制

1. 瘢痕的形成机制　瘢痕是皮肤组织创伤修复后的必然产物,但其形成机制尚不清楚,一般认为修复细胞中成纤维细胞的大量增殖与凋亡抑制、细胞外基质中胶原合成降解失衡、部分生长因子的大量产生及三者密切关系构成了病理性瘢痕形成的生理学基础。烧伤后增生性瘢痕的重要病理改变为血管扩张,胶原纤维过度增生,胶原纤维合成和降解不平衡,异常黏多糖出现,肌纤维母细胞增殖和收缩,胶原合成增加,胶原降解减少,胶原纤维排列紊乱,呈螺旋状或结节状排列。

2. 压力治疗抑制　瘢痕增生的机制压力治疗预防和抑制瘢痕增生的机制尚不清楚,目前普遍认为压力治疗抑制瘢痕生长的关键在于通过持续加压使局部的毛细血管受压萎缩、数量减少、内皮细胞破碎等,从而造成瘢痕组织局部的缺血、缺氧,而缺血、缺氧又可导致一系列生理改变。主要包括以下几方面:

（1）在缺氧状态下承担细胞氧化功能的线粒体形态学发生改变,如肿胀、空泡化等,其功能明显减退甚至停止,使成纤维细胞增生受阻及合成胶原等细胞外基质障碍,产生胶原纤维的能力大幅降低,从而抑制瘢痕的生长。

（2）肌纤维母细胞发生退行性变,释放出的溶酶体酶水解包绕在胶原结节外的异常 α 多糖,使胶原结节能被组织中的胶原酶水解,从而使螺旋状胶原变为平行排列。

（3）缺血后 α 巨球蛋白减少,对胶原酶的抑制作用减弱,利用胶原酶的出现,从而破坏胶原纤维。

（4）缺血后合成黏多糖的酶减少,水肿减轻,减少了黏多糖的沉积与合成,使胶原生成减少,瘢痕减轻。

（5）加压可减轻局部的水肿,减弱葡萄糖氨基淀粉酶的水合作用,减少了黏多糖的沉积与合成,也可抑制瘢痕的增生。

三、压力治疗技术适应证与禁忌证

（一）适应证

1. 增生性瘢痕　适用于各种原因所致的瘢痕,包括外科手术后的瘢痕和烧伤后的增生性瘢痕。

2. 水肿　适用于各种原因所致肢体水肿,如偏瘫肢体的肿胀、淋巴液回流障碍的肢体肿胀、下肢静脉曲张性水肿、手术后的肢体肿胀等。

3. 截肢　用于截肢残端塑形,防止残端肥大皮瓣对假肢应用的影响。

4. 预防性治疗　包括预防烧伤后瘢痕所致的关节挛缩和畸形,预防长期卧床者出现下肢深静脉血栓,预防久坐或久站者出现下肢静脉曲张。

（二）禁忌证

1. 治疗部位有感染性创面　此时加压不利于创面的愈合,甚至会导致感染扩散。

2. 脉管炎　急性发作因加压加重了局部缺血,使症状加重,甚至可能造成坏死。

3. 下肢深静脉血栓　加压有使血栓脱落的危险,脱落栓子可能导致肺栓塞或脑栓塞,造成严重后果。

四、常见不良反应及处理

1. 皮肤损伤　压力衣可能对瘢痕造成摩擦,导致皮肤损伤,还可能会出现水疱及局部溃烂,尤其是新鲜瘢痕。

（1）预防:制作时应尽可能使压力衣大小合适,穿戴服帖,活动时不易脱落;对于容易破损及起水疱的瘢痕,可在压力衣下加柔软的纱布,以减少压力衣和皮肤之间的摩擦;穿戴压力衣时避免剧烈活动;穿戴应到位,并随时观察局部反应。

（2）处理:出现皮肤破损时可在压力衣下垫纱布,以保护创面,并预防渗出物影响压力衣弹性;出现水疱后,用小号无菌注射器抽出其中液体,涂以龙胆紫。如若皮肤破损严重或创面感染时,则需解除压力。

2. 过敏　小部分人可能对织物过敏,发生皮疹或接触性皮炎。

（1）预防:尽可能选择不易引起过敏的压力材料。

（2）处理:在压力衣下加一层纱布进行预防,严重者可考虑其他方法加压。

3. 瘙痒加重　尤其在最初使用压力衣的 1~2 周,容易出现瘙痒加重的情况,可能与织物的透气不良、皮肤出汗、潮湿、化学刺激有关。

（1）预防:及时清理汗渍及渗出物,保持创面及皮肤清洁;不做剧烈活动;注意环境温度不能过高。

（2）处理:一般不需要特殊处理,瘙痒可在加压作用下减轻;情况严重（如影响休息、睡眠）时咨询医师处理,用止痒药物。

4. 肢体水肿　因近端使用压力而导致肢体远端血液回流障碍,造成远端肢体水肿,如单纯使用压力臂套可导致手部肿胀。

（1）预防:压力大小应适中,压力过大易影响血运,近端加压时,远端也需加压,以防止肢体远端肿胀。使用绷带加压时避免环形缠绕而选择用"8"字缠绕法。

（2）处理:定时检查压力衣的使用情况,如出现肢体肿胀则应调低压力,必要时需在远端加压。

5. 发育障碍　多见于使用压力治疗的婴幼儿和儿童,长时间加压会影响儿童的生长发育,如头面罩会引起下颌骨发育不良而后缩和鼻部塌陷,单独穿戴压力手套会破坏手部掌弓、压力衣会使胸廓横径受损,出现桶状胸等。

（1）预防:配合使用压力附件以保护易变形的部位。局部需要加大压力时,尽可能通过局部使用压力垫实现,而并非增加整个肢体的压力。儿童头部压力不应过大（特别是使用下颌套时）,以免下颌骨发育不良而造成"鸟面"。

（2）处理:使用压力支架、压力垫或矫形器保护或矫正易受损和变形的部位,如下颌、鼻部、耳部、手部等。

五、压力治疗注意事项

1. 应用前的解释说明　应用前解释说明对患者能否坚持压力治疗和是否正确使用压力治疗相当重要。临床实践证明，使用压力治疗的最初两周关系到患者能否坚持正确应用压力治疗，因此使用前解释说明非常重要。治疗师应深入向患者讲解瘢痕的发生和发展过程、压力治疗的作用、效果、长期使用的原因和不使用压力治疗的可能后果。由于压力治疗早期可能会引起部分不适，如水疱形成、皮肤破损、瘙痒等，但加压2周后这些不良症状会好转。压力治疗除了可以控制瘢痕增生以外，其还有一定的止痒作用，如果患者前两周能坚持压力治疗，一般都能坚持整个治疗过程。

2. 定期检查和调整压力　治疗师应定期检查受压部位的反应，如若出现压力过大所致的压痕或肢体远端明显肿胀，则需要适当地减少压力；如压力衣因长期反复清洗而变得松弛，则需要定期进行修改和调试，以保证适当的压力。配制压力垫和支架后，治疗师亦需要定期检查和调整，尤其是儿童，生长发育的过程迅速，压力制品必须至少每3个月复查一次，以确保安全和有效，避免因压力不适所导致发育障碍或变形。

3. 压力治疗应配合其他治疗　压力治疗应与矫形器、功能性活动、牵伸、手术等治疗方法共同应用。功能性主动活动对维持关节活动和提高患者治疗的积极性是十分必要的，穿戴压力衣可进行一般性日常生活活动，但不宜进行剧烈运动，以免引起不良反应。

第二节　压力衣制作技术

一、常用工具与材料

压力衣制作常用的工具与材料包括缝纫机、加热炉、剪刀、裁纸刀、直尺、软尺、记号笔、恒温水箱、热风枪、压力布等。

1. 常用工具与设备

（1）缝纫机：用于缝制压力衣和固定带，常用改装的包缝机、直线和"之"字形缝线的缝纫机。

（2）加热炉：用于压力垫的加热塑形，温度可达140℃左右，如无加热炉也可用电熨斗或热风枪代替。

（3）刀具：包括剪刀、裁纸刀、线剪，剪刀主要用于剪压力布、魔术贴、弹力带和低温热塑板等；裁纸刀用于在压力垫上割出缺口，以保证更加贴身且不影响关节活动；线剪用于剪缝线或拆开已缝好的织物接口。

（4）尺：包括软尺和直尺，软尺用于测量肢体的围度，直尺用来画图。

（5）低温矫形器制作工具：如恒温水箱、热风枪等，主要用于制作支架。

2. 常用材料

（1）绷带加压法：弹力绷带、自粘绷带、筒状绷带、硅酮弹力绷带、纱布等。

（2）压力衣制作：压力布、拉链、魔术贴、弹性线等。

二、压力衣制作步骤

压力衣的制作包括评估、设计、测量、计算、画图、裁剪、缝制、试穿、调整、随访等步骤。

1. 评估 全面评估使用者的功能情况及皮肤、瘢痕情况,了解瘢痕的位置、范围、颜色、厚度、血运、硬度,有无水疱、创面等。以便确定压力衣的类型、压力大小、是否需压力垫和支架等。

2. 设计 相当于压力治疗处方。指根据评估结果设计压力衣,包括压力衣的种类、覆盖范围、压力大小的选择、材料选择、应用时间、是否需要压力垫及支架等。

3. 测量压力衣 需要量身定做才能保证最合适的压力,因此测量十分重要。用皮尺准确测量瘢痕部位的肢体周径和压力衣覆盖部位的长、宽等。测量长度时两手握住皮尺两端将皮尺拉直即可,测量周径时皮尺不能太松或者太紧,用记号笔在测量部位做出相应的标记。一般标志性或特殊部位如关节处、肌肉丰满处均需测量和记录,无特殊部位(如前臂)则需每5cm距离测量一组资料以确保压力衣的适合度。

4. 计算及画图 根据所需压力衣的样式和压力大小,计算出压力材料所需的尺寸,并画出纸样(图纸)。临床上压力衣的尺寸通常通过控制缩率来实现,缩率为实测尺寸与所需尺寸之差和所需尺寸的比值,以 L_1 代表实际测得的长度,以 L 代表裁剪时所采用的长度,以 $\triangle$ L 代表要缩减去的部分(即 $\triangle L=L_1-L$),以 n% 代表缩率,三者之间的关系式为:

$$n\% = \triangle L/L \text{ 或 } L = L_1/(1+n\%)$$

如,前臂套中某一点测得前臂周径为22.0cm,拟采用缩率为10%的压力,则压力布的尺寸为:

$$L=L_1/(1+n\%)=22.0/(1+10\%)=20cm$$

因前臂套由两片组成,则每片尺寸为10cm。

常用缩率的选择见表12-2-1。在计算需要的布料尺寸时,应考虑边距的尺寸,初学者因缝制技术欠佳应多留些余地,边距大概需 3~5mm,而熟练的治疗师则可控制在 2~3mm。

表 12-2-1 缩率的选择与临床应用

采用的缩率	产生的实际压力	适用范围
0~5%	非常低的压力	适用于婴儿
5%~10%	低压力	适用于儿童
15%~20%	中等压力	适用于成人
15%(双层)	高压力	适用于活跃、增生的瘢痕

5. 裁剪 将画好的纸样裁剪后固定于压力布上,按纸样尺寸裁出布料。此过程应注意在压力布上做标记及裁剪布料时避免牵拉布料,以免影响尺寸的准确性;另外应注意布料弹力的方向应与所加压部位长轴垂直。

6. 缝制 材料取舍适当后,紧接着是缝制及锁边,根据技术熟练程度和单位条件可选择使用家用缝纫机、电动缝纫机或工业用电动缝纫机、锁边机等。缝制时注意针距、边距均匀合理,尤其是转角处和转弯处。

7. 试穿、测压及调整压力衣 做好后应让患者试穿,检查是否合身及压力是否足够,达不到理想压力需进行调整。如需精确压力(如科研需要)则要用专门仪器进行测量,再根据测量结果进行调整,如加用压力垫、收紧或放松。试穿时应询问受试者有无受压感,观察压力衣是否影响关节活动及局部组织的血运情况。

8. 交付 患者学会自行穿戴后可将压力衣交付患者使用,教会患者使用及保养方法和注意事项,并给患者指导小册子(图12-2-1),以便真正了解正确的应用方法。为了保持良好压力,避免布料疲劳,应每日清洗,所以同一规格压力衣应至少做两套,供交替使用。

压力衣

什么叫瘢痕的加压治疗
- 加压治疗是指采用特定的压力对烧伤愈合部位持续压迫,达到预防或控制瘢痕增生的效果

常见压力制品
- 弹力绷带:适用于身体各部位,胶体包扎,皮肤不宜用时压力不宜过大,待患者适应后在逐渐增加压力
- 弹力衣:由含有橡皮筋的纤维织物或类似弹性布料构成,成熟后制成的具有较强的弹性,而且弹性持续时间较长,但终极建构皮肤较大,初愈创面应用一层布料不易避免瘢痕或愈合的上皮
- 弹力套:利用具有一定弹力和张力的尼龙类织物,使用双氯二甲酸、乙二酯纤维及含有88%以上的氨纶甲酸乙二酯的化合组成较深的压力服,前臂、背心、短裤等,由于肢体薄而窄,穿着既合体又轻便,但将压力作为预防成形瘢痕包扎

为什么要穿戴压力衣
- 10天以内愈合的烧伤不用压力治疗,10~21天愈合的应酌情,对超过此包扎,21天以上愈合的烧伤必须穿戴压力衣
- 由于压力衣的主要作用是均匀压迫,特别是关节的伤口或弹力衣心套上并置紧
- 对于一些瘢痕已经成熟的患者有了美容心态,也可以询问治疗师提供适量的压力衣制品

什么时候穿戴压力衣
- 未愈合的创口,皮肤破损有渗出者,在穿戴压力衣之前,应用敷料将瘢痕盖,避免粘贴压力衣
- 较个别烧伤患者在穿戴压力衣时可能有不适,很难达到24小时穿戴,在载上1日内每层添另选择适合的层衣数
- 穿戴时要免过度紧张
- 初愈的创面应及状较嫩内层,为使创口之变化,先穿戴压力衣心套,可通过放置衬垫材料进行调整
- 为了防止瘢痕创口的愈合皮肤,在穿戴瘢痕力衣,宜使发生不良减轻轻重

怎么穿戴压力衣
- 原则上:穿时24小时连续加压,但是初次加压,也很难达到24小时穿戴,从每日3小时以上开始,加强实践水达量。穿戴不大亦量压力衣,宜10min,在载上1日内层想还选择适合的层衣数
- 睡眠时的加帮加压可以引起开始基中每半个小时之内穿戴
- 洗澡或者去除压力衣,可除去压力,但需在半个小时以内有加压减轻,一般可在全天应用效果,一般1~2年甚至3~4年
- 对可能增生的瘢痕,从创面去压,持续加压至瘢痕成熟,一般1~2年甚至3~4年

穿戴时间
- 第1~2天,白天3~4次穿戴2~3小时;过程中如有任何不适,请咨询作业治疗师
- 第3~4天,白天3~4次穿戴4~6小时,然后再加强,如有不适,向作业治疗师进行反馈
- 第5~6天,白天持续穿戴夜间入睡前去除后继续以及涂抹养剂以及涂抹体养然后穿戴至全天持续加压治疗师进行治疗

适应性穿戴
- 第一期之后正常持续穿戴达到一天24小时持续加压治疗

压力衣停止使用的方法
- 如有些患者一下子适应不了没有压力的状态,可循序渐进地进行减压,从日穿戴8小时开始,晚上如不穿习惯仍然穿着人睡;到白天后白天穿戴4小时,晚上睡觉时如脱掉,到感到睡着后穿戴成熟,慢慢过渡的睡眠时间,完全卸掉压力衣
- 烧伤后瘢痕可分为增生型和非增生型,后者为愈后极少数,其增生程度及时间长,又极易在红绿,烧伤后瘢痕多数为增生型,增生时间约为6个月到1年,其至更久,到2~3年间,压力治疗一般维持到瘢痕成熟,慢慢减压直到完全褪掉压力衣

何时需停止压力治疗
- 提醒患者在穿戴压力衣3天之后,让作业治疗师复查时,从面对压力衣进行精细的调整,精确或改良皮肤是否有损不分析,从而调整压力
- 至少每1个月进行一次复查,一般复查时需要根据患者的恢复做调整

何时需要复查
- 创面有感染性发生时,加压不利于伤口愈合,甚至会加重伤口感染的扩散
- 静脉血管急性发生时,创面发生有孔色黄白色素的形成液波动,临床易诊
- 任何很困牙残的创面,都不一样有创伤

压力衣的清洁和保养
- 压力衣表应采用中性洗液用温水彻记用凉水处理以免热水以免热水损坏压力衣机洗涤
- 如必须用洗衣机洗涤时请水,以免直接暴晒于日光下
- 压力衣应平置于室温下自然风干,切勿明照及烘烤或放置暖前不要挂起,眼晒时动作要轻,切勿甩射过使地,以免环压力衣或影响压力
- 穿戴压力衣如有损有破损或其他压力的压力的破损区(较小)
- 压力衣的缝合线处如有破损或有其他压力的破损,尤其是新瘢痕和局部溃疡,尤其是新瘢痕处理方法正确,如出现水疱应向服务师漆3~4天,有些患者穿着消毒后应加压继续加压维持治疗

何时需要换压力衣
- 有文献指出,压力衣穿戴在一个月以后,压力衣的压力会下降约50%,所以应1月进行一次以上,将考虑调整压力
- 皮肤损伤:压力衣可能对瘢痕造成擦破损,导致皮肤损损,学较皮肤较嫩处理方法注意,如初期水肿消退不是最根严重可继续试验3~4天,有些患者穿着自然消退,如有皮伤则在意向严重温消息应加压加压治疗如穿戴压力手套
- 过紧:一部分人可能对穿戴过松或加重,发生压力衣较或衣较融性发炎处理方法。这一层缩分布以免伤皮,如有予预防,过瘢痕严重考虑其他处理方法加压治疗
- 瘢痕过重:尤在起始的1~2周方起,原因可能与瘢痕物透气等有关,一般无需特殊处理,瘢痕伴有厚增长疏松部孔,处理压力治疗

何时需要调整压力衣
- 双手或者相对水肿:主要原因为压力衣的使用稍低端部血液回流障碍,造成远端水肿,如在力前臂中导致手部肿胀,处理方法:如初期水肿不是最根严重可继续试验3~4天,有些患者穿着自然消退,如压远端压力较大或者水肿较为严重量重远端应加压治疗如穿戴压力手套
- 发育障碍:对于发育期的儿童来说,如压力衣持续使用不当可引起瘢痕或手部穿着位起位起背至全天24小时持续加压治疗,压力愈或文装保养易横其瘢痕部位,控制加压治疗时间

图12-2-1　压力治疗指导手册

9. 随访 压力衣交给患者后应定期随访,时间应根据患者情况确定,如开始使用应至少每 2 个星期随访一次,瘢痕稳定后可 1 个月随访一次。对于静脉曲张和淋巴回流障碍者可 1~3 个月回访并重新制作压力衣。

三、压力衣种类

(一)压力头面罩

头面部瘢痕增生是影响烧伤患者容貌和心理的重要因素,压力治疗是头面部烧伤康复治疗的重要部分。由于面部是人体最不规则的部位,应用弹力绷带难以实施有效的压力治疗,而量身定制的压力头面罩可提供有效的压力,是目前最为常用的头面部加压方法。

1. 适应证 头面部及下颌部烧伤或其他原因所致的瘢痕增生。

2. 特点 压力头面罩通常由左右两片缝合而成,其测量与纸样比较复杂,但缝制较为容易(图 12-2-2)。

3. 注意事项 需配合下颌压力垫和工字架使用,以增加压力效果并预防面部畸形;需裁出眼睛、耳朵、鼻孔部位,注意开口尺寸应小于实际尺寸;开始头套穿戴时间不宜过长,可从每天 8h 开始,逐渐增加至 12~24h。

(二)压力上衣

躯干烧伤常见于全身大面积烧伤患者,可根据烧伤部位选择压力上衣(图 12-2-3)或压力背心(图 12-2-4)。

1. 适应证 躯干烧伤、烫伤所致瘢痕增生,以及腋部、肩部与上臂近端瘢痕增生。

2. 特点 压力上衣是由躯干前后两片和袖子组成,其测量和画图相对复杂但缝制简单,腋部和腹部的瘢痕通常较难控制。

3. 注意事项 腋部瘢痕增生通常需要配合"8"字带固定加压;由于腹部脂肪组织丰富,且腹腔内脏器在加压后会有移位,故腹部瘢痕加压可配合使用瘢痕贴。

(三)压力臂套

上臂与前臂因形状比较规则,呈圆柱体,压力容易控制且治疗效果佳,压力臂套包括上

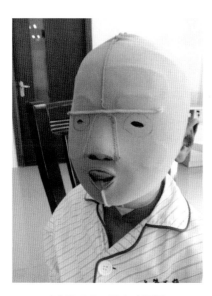

图 12-2-2 压力头面罩

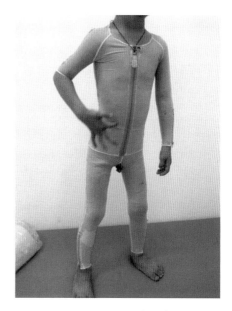

图 12-2-3 压力上衣

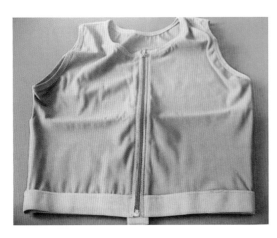

图 12-2-4 压力背心

臂套、前臂套和上肢套（又名全臂套）。

1. 适应证 上肢烧伤、手术或其他原因所致的瘢痕，乳腺癌手术后淋巴回流障碍，中枢或外周神经损伤、骨折后导致的上肢水肿，上肢截肢后残端塑形。

2. 特点 由两片压力布组成，制作容易、穿戴方便。

3. 注意事项 单独穿戴压力臂套会导致手部肿胀，如因压力过大导致肢体远端回流障碍，则应同时应用压力手套，以预防手部肿胀。

（四）压力手套

手部烧、烫伤是发生率最高、致畸率最多，且对功能影响最大的损伤，早期如果处理不当会遗留严重的功能障碍。手部烧伤治疗最重要的是预防和治疗水肿、瘢痕增生、挛缩、脱位等并发症。压力治疗是预防以上并发症最为有效的方法，但必须尽早实施，并且持续时间足够长。

1. 适应证 各种原因导致的手部瘢痕和肿胀。

2. 特点 压力手套由手背、手掌、拇指和手指侧面贴缝合而成，易于测量和绘图但缝制困难（图 12-2-5）。

3. 注意事项 指尖部位应露出，以便观察末梢血运情况；指蹼与虎口需配合使用压力垫，以预防发生局部瘢痕增生和畸形发生；指蹼部位可在压力手套外部使用橡皮筋加压；手套拉链最好缝合在手背侧和手尺侧，避免影响手部活动。

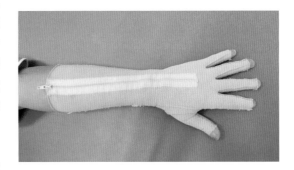

图 12-2-5 压力手套

（五）压力裤

用于控制臀部、会阴部和下肢瘢痕所常用的压力衣。

1. 适应证 用于臀部、会阴部、下肢瘢痕加压，控制下肢肿胀，预防下肢静脉曲张。

2. 特点 由两个前片和两个后片缝合而成，制作相对简单。

3. 注意事项 会阴部需配合压力垫使用，且外加橡皮筋以保证有效的压力；臀部应根据体形进行恰当调整，尤其是女性，避免压力导致臀部下垂。

（六）压力腿套

与压力臂套的测量和制作方法相同，用于大腿和小腿瘢痕或水肿的加压处理，与上肢相似，也是易于进行压力治疗的部位。压力腿套包括大腿套、小腿套和全腿套。

1. 适应证 烧伤、外伤或手术所致下肢瘢痕、肿胀、静脉曲张的预防和治疗，以及下肢截肢残端塑形，以及下肢深静脉血栓的预防。

2. 特点 与压力臂套相同，压力腿套也是由两片组成，其制作容易，使用方便，压力易于控制，加压效果好，但单独使用压力腿套易致足部水肿。

3. 注意事项 膝关节处应使用压力垫和外部橡皮筋以保证有效的压力;如压力较大,远端亦应加压,应叮嘱使用者同时穿戴压力袜。

（七）压力袜

足部是肿胀最易发生部位,也是各种原因所致瘢痕的常见部位。

1. 适应证 烧伤、外伤或手术所致小腿下部、足踝部瘢痕,足部肿胀,下肢静脉曲张的预防和治疗,下肢深静脉血栓的预防。

2. 特点 压力袜由左右两片或足底部、前部和后部三片组成(图 12-2-6)。测量及缝制容易,但画纸样较为复杂。

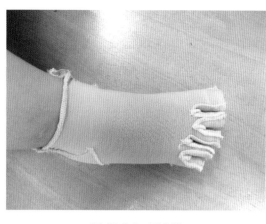

图 12-2-6 压力袜

3. 注意事项 由于足踝部形状不规则,患者在穿戴压力袜时,需配合使用压力垫,以减少内外踝的局部压力,增加踝关节凹陷部位的压力。

四、压力衣制作方法

（一）压力上衣

压力上衣根据瘢痕部位可分为长袖、中袖、短袖、无袖（即压力背心）压力上衣。此处以长袖压力上衣的制作为例,介绍压力上衣的制作方法。

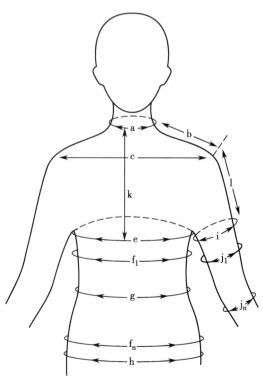

图 12-2-7 压力上衣测量方法

1. 测量 患者取站立位,抬头挺胸,目视前方,治疗师固定一把软尺在患者的后正中线,起始点为 C7 位置,测量以下资料并记录(图 12-2-7):①颈围(a);②一侧肩宽(b),前肩宽(c),后肩宽(d);③躯干的第一围长(e);④每 5cm 以下的躯干围长(f);⑤腰围(g);⑥髋围(h);⑦上肢第一围长(i);⑧每 5cm 以下的臂围(j);⑨C7(颈围 a)至躯干第一围长(e)的距离(k);⑩肩峰到第一臂围的距离(l)。

2. 画纸样 压力上衣的纸样包括躯干和袖子两部分:①躯干部分(图 12-2-8):k 线缩率为 0,c 线缩率为 0~5%,余线缩率为 10%~15%;②袖子部分(图 12-2-9):l 线缩率为 0,余线缩率为 10%~15%。

3. 裁剪和缝制 把纸样固定在压力布上,分别裁出躯干和袖子的前片和后片,然后把拉链安装好,再把裁好的袖子前、后片分别缝在躯干的前、后片上,把缝好的躯干和袖子缝合,最后对衣领进行包边,完成压力上衣的缝制(图 12-2-10)。

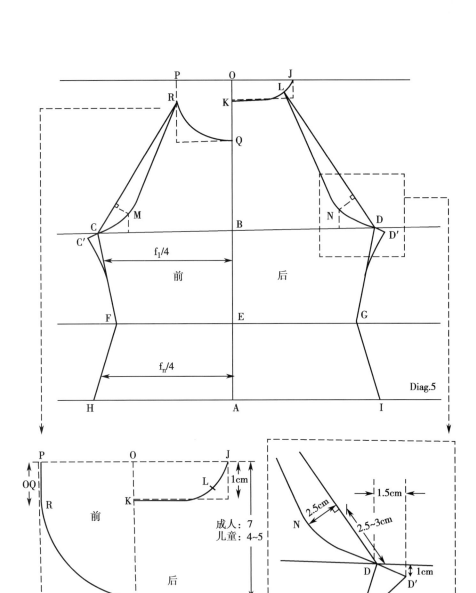

图 12-2-8　压力上衣-躯干部分画法

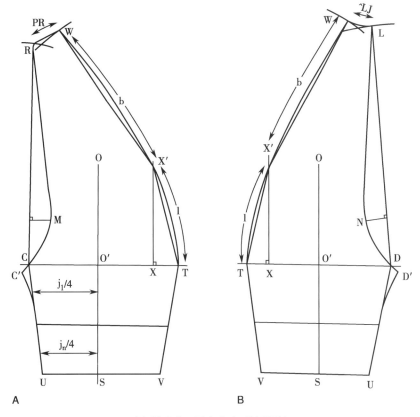

图 12-2-9 压力上衣-袖子画法

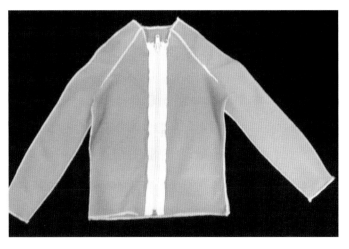

图 12-2-10 制作完成的压力上衣

（二）压力套

四肢烧伤后需要佩戴压力套,由于四肢形状规则,呈圆柱状,常较容易加压,压力治疗效果较好。压力套包括上肢套(全臂套)、上臂套、前臂套、下肢套(全腿套)、大腿套、小腿套、残肢套。压力套由前后两片组成,制作容易。此处以上肢套的制作为例介绍压力套的制作方法。

1. 测量　由瘢痕所在位置向上5cm为起始点,向下每隔5cm测量上肢的周长,如若跨越肘关节,则应特别量出肘关节部位的周长,压力套的长度(即最后一个周长所在的位置)应超出瘢痕区5cm。

2. 画图　先画一条竖直线AB,在AB线上由上至下每隔5cm标注一个点(C、D、E、F……),由每一个点画出一条与AB垂直的线段(图12-2-11),线段的长度即为每一个计算缩率后的臂围,即:

$$LC = CM = 第一围周长/(1+缩率)/4$$
$$ND = DO = 第二围周长/(1+缩率)/4$$

按照此公式依次计算每一个计算缩率后的围度,最后圆滑地连接每个线段的端点。

3. 裁剪与缝制　将画好的纸样固定于压力布上,裁出相同的两片并缝合,完成四肢套的初步制作,再进行试穿与调整,最后交付患者使用(图12-2-12)。需注意的是,为避免上肢套向下滑落,可在上肢套的近端缝制弹性橡筋带加以固定。

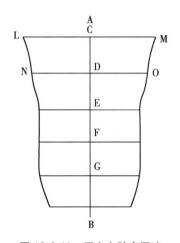

图 12-2-11　压力上肢套画法

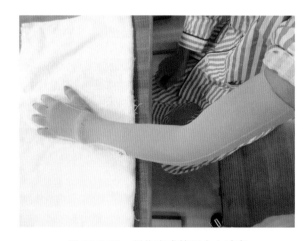

图 12-2-12　制作完成的压力上肢套

（三）压力裤

双下肢及腰部以下部位的瘢痕加压需要使用压力裤,压力裤可分为压力长裤(即腰部至踝整个下肢加压的裤子)、压力短裤(即腰部至膝部以上的压力裤)、单腿裤(即单侧下肢的裤子)。以压力长裤为例介绍压力裤的制作流程与方法。

1. 测量　患者取站立位,抬头挺胸,目视前方。治疗师在患侧用软尺测量并记录以下数据:①a腰围;②b臀围;③腰围至臀围的距离c_1、c_2(c_1为腰围至臀围的侧面长度,c_2为背侧长度);④第一大腿围d;⑤第一大腿围以远5cm测量围度e;⑥膝部围度f(图12-2-13)。

2. 画图　如图12-2-14,需注意c_1、c_2线为长度,不计算缩率。具体方法如下:DO = OE = 1/8a,BA = AC = 1/4d,FG = 1/4b,EQ(成人) = 1.5cm(儿童 = 1cm),CR = 1cm,VE = EQ(成人) = 1.5cm(儿童 = 1cm),TV = c_2-c_1(通常取2cm),CS = 2cm。

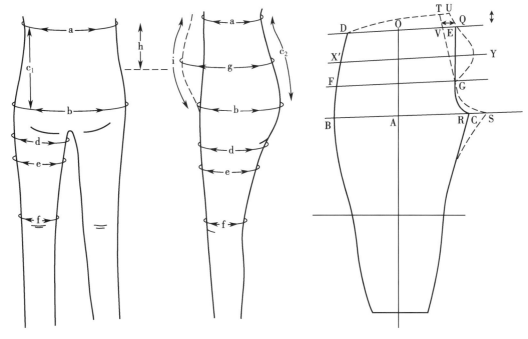

图 12-2-13　压力裤的测量方法　　　　图 12-2-14　压力裤的纸样画法

3. 裁剪与缝制　分别按照纸样画出两片前片和后片并裁出,此时同时注意弹性方向,缝合时分别缝合两前片和两后片,然后再将前片和后片缝合在一起,完成一条完整的压力裤的制作(图 12-2-15)。

4. 注意事项　会阴部和腹股沟处需要配合使用压力垫加压,并且外加橡皮筋以保证有效的压力(图 12-2-16);臀部应根据体型进行调整,尤其是女性,避免压力导致臀部下垂;胭窝处需配合使用压力垫加压,以保证凹位的有效压力。

（四）压力手套

压力手套是预防治疗手部肿胀、抑制瘢痕增生的有效加压方法,应尽早实施并持续足够长的时间。压力手套包括有指手套、无指手套、压力指套等。

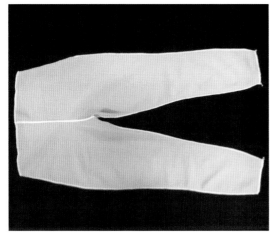

图 12-2-15　制作完成的压力裤

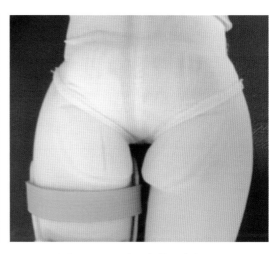

图 12-2-16　会阴部的压力处理

1. 压力手套种类

（1）有指手套:适用于手部(含手指)瘢痕,手部肿胀。压力手套由手背、手掌、拇指以及手指侧面的指"贴"组成,常需加拉链。易于测量及画纸样但缝制困难。使用时需注意应露出指尖部位,以便观察血运情况。

（2）无指手套:适用于手掌和/或手背瘢痕而手指无瘢痕者,不适用于抑制手部水肿。无指手套由手背、手掌、拇指三部分组成。

（3）压力指套:用于单纯手指部瘢痕或肿胀(不含近指根部及指蹼部烧伤),由前后两片组成,一般不需要加指"贴",其制作方法与压力套相同。

2. 压力手套制作   以有指手套为例阐述其制作方法。

（1）测量:取手指伸展、外展位。用软尺测量并记录以下数值,如图 12-2-17 所示:①掌横纹、腕横纹处的周长(a、b);②鱼际周围的长度(c);③拇指根部至掌横纹的距离(d)及距腕横纹的距离(e);④各指指根、指尖处的周长(f、g)及指根至指尖的距离(h);⑤腕横纹以上 5cm 处的周长(i)(如若腕横纹上 5cm 处亦有瘢痕,则应测量至瘢痕位置以上 5cm)。

（2）画图

1）手伸直,手掌向下置于白纸上,治疗师用铅笔画出手的形状,并标出鱼际、掌横纹、腕横纹的位置。

2）如图 12-2-18 所示,从中指向两侧画起,找出中指中点并画出中垂线 AB,|CE| = |CF| = (f-2)/2/2,|DG| = |DH| = (g-2)/2/2。

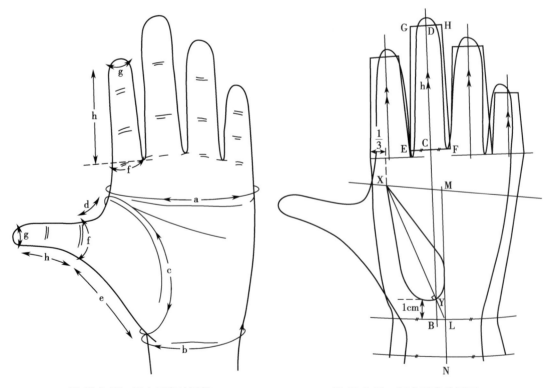

图 12-2-17   压力手套的测量   图 12-2-18   压力手套的画图

说明:一般情况下,手指因接缝较多,不需另外加压力,故缩率为0,中、环指由四片组成,分别为前后两片和两个分别为1cm宽的指"贴"组成,计算前后两片时需用周长f减去两个贴的宽度(f-2)再除以2为|EF|的距离,|CE|=|CF|=1/2|EF|下同。临床上可根据患者手掌的周长与各手指的近端围度推算出贴的最佳宽度。

3)同样方法由中指向两侧分别画出示指、环指和小指。

注意:示指和小指仅需加一个贴,故计算时应为|CE|=|CF|=(f-1)/2/2,|DG|=|DH|=(g-1)/2/2。

4)取示指和小指外侧垂线距离的中点M,作一垂线MN并与掌横纹交与L点,以M点为中点沿掌横纹向两侧作线段,线段的长度等于a/2/(1+10%),10%为缩率。

5)在垂线MN上对应于腕,腕上5cm的水平上分别作线段,使之分别等于b/2/(1+10%),i/2/(1+10%)。

6)在示指桡侧1/3处作垂线与掌横纹相交于点X。

7)成人腕横纹往上1cm(小孩腕横纹往上0.5cm)作平行于腕横纹的直线,并与中指的中轴线交于点Y。

8)以XY为中轴线所示画出一类似水滴形状,此形状的一般长度等于c/(1+10%)。注意:水滴的内侧半部分不得超过整个手掌的中轴线。

9)大拇指的纸样画法,如图12-2-19所示。

(3)裁剪及缝制:首先分别裁剪出手掌和手背部分(注意手掌部分开拇指根部水滴形缺口,而手背部无开口),再裁出拇指部分。缝制时注意中指和示指由4片组成,即手掌、手背与两个指贴;示指和小指由3片组成,即手掌、手背与1个指贴;拇指部分是以PR为中线的对称图形。有时为了使手套更适合手形,更利于指蹼部位加压,指蹼部位的贴常需"V"字缝合。压力手套缝制较为复杂,图12-2-20所示为制作完成的有指压力手套。

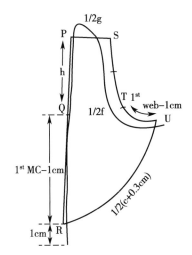

图12-2-19 压力手套拇指的画法

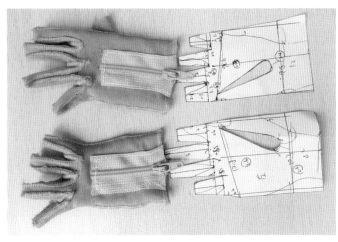

图12-2-20 制作完成的压力手套

(4)试穿与修改:与前述方法相同,制作完成后试穿15min,修改合适后即可交付使用。

3.注意事项

(1)为方便穿戴,压力手套最好加拉链,且建议将拉链缝制在手掌尺侧,以减少对手部活动的影响,但考虑穿戴的方便程度,拉链通常缝制在手背部。

（2）指尖部应露出以便观察加压后的血运情况。

（3）注意指蹼及虎口等易发生瘢痕增生和挛缩部位的压力是否合适,需要时可配合使用压力垫和外部橡皮筋加压。

（五）压力袜

由于足部是身体负重的部位,故亦是最易发生肿胀的部位,各种外伤或手术所造成的足部瘢痕及各种原因所造成的足部肿胀均可使用压力袜进行加压。压力袜常包括分趾压力长（短）袜（图 12-2-21）与不分趾压力长（短）袜（图 12-2-22）,前者常用于足部及足趾瘢痕的加压治疗,后者常用于足踝部肿胀与瘢痕增生（但足趾部无瘢痕者）的加压治疗。此处以不分趾压力袜的制作为例进行介绍,分趾压力袜足趾的制作细节与有指压力手套相似,由于蹈趾的处理方法与小趾相同,故分趾压力袜的制作比压力手指简单,但是缝制较为困难。

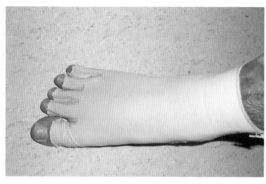

图 12-2-21　分趾压力袜

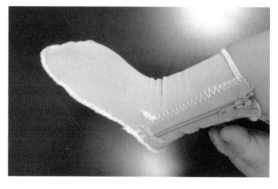

图 12-2-22　不分趾压力袜

1. 测量　患者取坐位或站立位,脚踩在一张白纸上,治疗师用笔垂直于白纸画出脚的轮廓,标出跖趾关节和脚弓的位置,测量并记录以下资料（图 12-2-23）：①跖趾关节处脚面的宽度 a；②足弓的围度 b；③由最细处每往上 5cm 的小腿的围度 c；④踝往上最细处的围度 d；⑤踝关节的围度（前踝 e,后踝 f）；⑥踝与最细处的距离 g；⑦踝到地面的距离 h。

2. 画图　不分趾压力袜的纸样由足底、后片和前片三部分组成,画纸样时需注意纵行线（g 线）不加压力,如图 12-2-24 所示。

3. 裁剪及缝制　缝合时先缝前、后两片,最后再与足底片缝合,缝制完成的压力足套如图 12-2-22 所示。

4. 注意事项

（1）趾蹼处存在瘢痕者需配合压力垫及橡筋带使用。

（2）对于足部肿胀者,应在患者起床下地前穿戴压力袜。

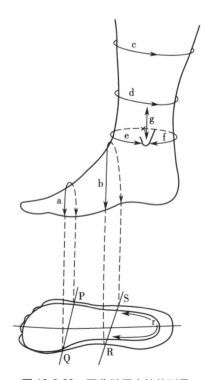

图 12-2-23　不分趾压力袜的测量

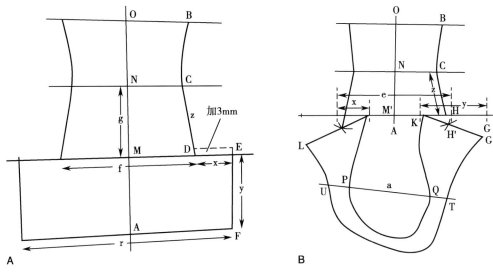

图 12-2-24　不分趾压力袜的画图

第三节　压力垫制作技术

压力垫是指置于压力衣或弹力绷带与皮肤表面之间的物品,一方面用以改变瘢痕表面的曲度或填充凹陷部位,以集中压力在所需要加压的部位;另一方面用以分散表面凸起部位的压力,避免局部压力过大。

一、应用原理

按照拉普拉斯定律(图 12-3-1),压力与曲率有关。在张力一定情况下(不同弹力纤维其张力是恒定的),曲率越大,压力越高。人体大致分为球状体(例如头部、臀部、乳房)与柱状体(例如四肢、躯干)两种,但人体表面并非标准的几何体,因此需要使用压力垫来改变局部的曲率,以增加或减小局部的压力。

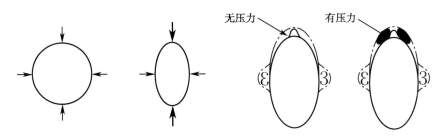

图 12-3-1　拉普拉斯定律

二、种类与材料

压力垫常用的材料包括普通海绵、塑料海绵、弱力胶、硅酮凝胶等,每一种材料的特点与作用均不相同,具体如下。

1. 海绵压力垫　如图 12-3-2 所示,优点是柔软,产生的剪切力小,价格便宜;缺点是海绵容易在压力下变扁平,不能提供足够的局部压力。

2. 塑料海绵压力垫　如图 12-3-3 所示,其优点是富有弹性,易塑形,耐用,对肢体活动影响小,能增加局部压力,故在临床上得以广泛应用;缺点是质地硬,易增加剪切力,透气性差,价格偏高,偶尔会出现过敏现象。

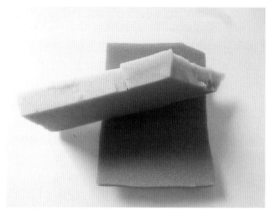

图 12-3-2　海绵压力垫　　　　　　　　图 12-3-3　塑料海绵压力垫

3. 硅酮凝胶压力垫　如图 12-3-4 所示,其优点是可在药店购买经过修剪直接使用,操作简单,贴合性好,易塑形,兼有硅凝胶和部分压力垫的作用;缺点是价格偏高,调试制作操作难度稍大,目前国外应用较多,国内应用相对较少。

4. 瘢痕贴压力垫　如图 12-3-5 所示,经过修剪后便可直接使用,多用于指蹼及面部瘢痕,其优点是兼有瘢痕贴的作用(主要是硅凝胶)及部分压力垫的作用,操作简单;缺点是质地较软且薄,提供的压力效果不足。

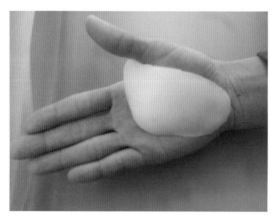
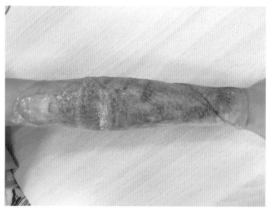

图 12-3-4　硅酮凝胶压力垫　　　　　　　图 12-3-5　瘢痕贴

5. 智能压力垫　如图 12-3-6,由香港理工大学李曾慧平教授的团队研制,分为三层,内层为硅凝胶(瘢痕贴)材料,中层为硅胶(较硬,提供支撑),外层为棘状突起(保证了敷贴而不影响肢体的活动),智能压力垫结合了硅胶及硅凝胶的优点,内层兼有瘢痕贴的作用,中层提供支撑,可提供较大压力,外层小圆柱状设计很好地解决了肢体活动的问题,操作简单;其

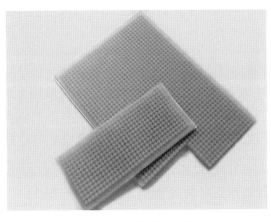

图 12-3-6 智能压力垫

缺点为价格偏高,部分患者会出现过敏现象。

三、压力垫制作设备与工具

临床上常选择使用塑料海绵压力垫和瘢痕贴两种材料制作压力垫,制作压力垫所需要的工具如下:

1. 电熨斗 用于压力垫的加温塑形,一般可控制熨斗温度在 0~50℃ 范围可调,若温度高于 60℃ 会导致压力垫的变性,通常温度控制在 40~50℃ 即可。

2. 热风枪 用于压力垫局部加工和修改时加热,一般设置有强、中、弱 3 种风速可选择。

3. 裁剪工具 手术剪、缝纫剪、刻刀等。

4. 画图工具 软尺、记号笔、纸、透明塑料。

四、压力垫制作步骤

临床上塑料海绵压力垫的应用最为广泛,此处以塑料海绵压力垫的制作步骤为例,阐述压力垫的制作方法。

1. 设计 根据需要加压的部位、形状,瘢痕的范围和需要施加压力的大小,确定所需压力垫的类型、材料、形状和厚度等。

2. 画图 用透明塑料覆盖于瘢痕之上,画出瘢痕的形状以确定压力垫的大小和形状。为确保压力施加于整个瘢痕区域,画纸样时候注意压力垫应超出瘢痕边缘 3~5cm。

3. 取材 将确定好的形状画于压力垫材料上。

4. 成形 通过加热塑形或打磨制作出所需的压力垫形状。

5. 调整 修整压力垫的边缘,如果压力垫使用于关节部位,则需要在表面用刀割出缺口以保证关节的正常活动。

6. 试用 做好后放于所需要部位,在压力衣下试用 10~15min,观察压力是否符合需要及有无不适。

7. 交付 患者试用若无不适,在教会其使用方法和注意事项后即可交付使用。

五、制作压力垫的注意事项

压力垫的大小与形状要视瘢痕的情况而定,既要能覆盖住瘢痕,同时要考虑对关节活动的影响,压力垫太大会影响关节活动,压力垫太小则不能全面覆盖住瘢痕。海绵类与塑料海绵类压力垫的外部最好加用棉质套,以减少皮肤过敏现象。此外,压力垫的位置固定也很重要,需要有良好的固定装置。压力垫制作过程中,需注意以下几方面。

1. 压力垫的尺寸 压力垫必须完整的覆盖整个瘢痕表面,对于较大面积瘢痕区,使用整块压力垫(但对于过大面积,不建议使用大块压力垫,因过大压力垫改变曲率作用不大,达不到局部加压效果),对于相隔较远的散在瘢痕,可使用碎片压力垫;对于增生性瘢痕,应覆盖住瘢痕边缘外 3~4cm,对于瘢痕疙瘩,为了避免向外生长应覆盖住瘢痕边缘外 5~6cm。

2. 凸、凹面问题　对于凸面,曲率半径很小的骨性突起部位应避免太多的压力,如尺、桡骨茎突。对于凹面应将其充填并确保压力垫完整与瘢痕接触。按常规在其顶部建起垫子,使瘢痕真正受压。

3. 适合度与韧度　压力垫与体表维持完整接触的能力称为适合度,而韧度是指维持形状与抵抗疲劳的能力,后者是压力垫的重要特点,并被认为是能否对瘢痕产生足够压力的标志。两者是对立统一体,不同材料在不同方面各有所长,应综合应用,柔软的材料有较好的适合度,多用于快速反应、关节附近、活动较多部位的增生性瘢痕。质韧材料对于远离运动区的瘢痕疙瘩效果较好。

4. 动力因素　跨关节的压力垫不应妨碍关节活动,如在肘关节屈侧放置压力垫,应剪一个"V"字形切口(图 12-3-7),以便屈肘时活动不受限制,在伸侧应垂直剪开(图 12-3-7),以便伸肘时活动不受限制。

5. 边缘斜度　采用斜度不同的边缘对瘢痕加压的效果不同(图 12-3-8)。斜度小的边缘处压力最大,适用于放置压力衣开口处,因为在该处压力衣所产生的压力较弱,压力衣和压力垫有互补作用。边缘斜度大的压力垫下压力是均匀的,由于边缘处压力衣接触不到皮肤,避免了正常皮肤组织受压。

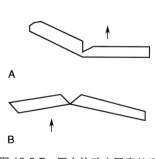

A

B

图 12-3-7　压力垫动力因素处理

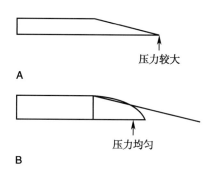

压力较大

A

压力均匀

B

图 12-3-8　压力垫边缘的处理

6. 固定　用何种固定方法主要由压力垫放置的位置决定,如背部用尼龙搭扣,而在经常活动的关节周围,则需要扣带或弹性绷带固定,其次根据患者的喜好及接受水平决定。常用的固定方法有尼龙搭扣、扣带、外用弹力带等。

六、常用压力垫种类

全身任何一部位均可使用压力垫,按使用部位可分为以下几类。

(一)头面部压力垫

由于头面部形状不规则,要对需要的部位提供良好的压力,同时避免对鼻子、耳朵的压力,需要使用压力垫。

1. 面部压力垫　用于增加面部瘢痕的压力,减轻鼻部、眼部的压力(图 12-3-9)。

2. 鼻部压力垫　主要用于鼻翼两侧,增加鼻翼两侧凹陷部位的局部压力(图 12-3-10),通常和鼻部工字架制作成为一体。

3. 下颌部压力垫　用于增加下颌部凹陷处的局部压力。

4. 耳部压力垫　用于防止耳郭部位瘢痕的增生,填充凹陷部位,平均分布压力,避免耳郭部位压力过大(图 12-3-11)。

5. 颈部压力垫　用于平均分布颈部瘢痕的压力,避免局部压力不足(图 12-3-12)。

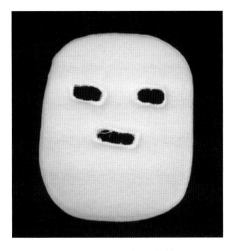

图 12-3-9　面部压力垫

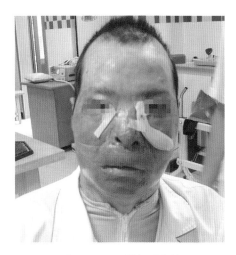

图 12-3-10　鼻部压力垫

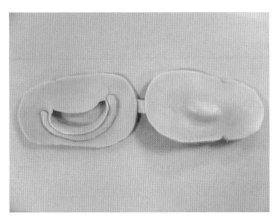

图 12-3-11　耳部压力垫

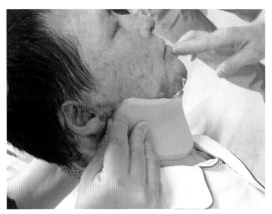

图 12-3-12　颈部压力垫

（二）躯干上部压力垫

1. 胸、背、腹部压力垫　用于增加局部压力,适用于局部增生性瘢痕。

2. 腋部压力垫　因肩关节活动会影响腋部的压力,临床上多使用"8"字带辅助加压(图 12-3-13),用海绵及弹力带制作,置于压力衣外。

3. 心窝部及乳房间压力垫　由于此处为凹面,如若有瘢痕增生时应先填平凹陷部位,再稍高出周围皮肤,以提供良好的压力。

（三）躯干下部压力垫

1. 臀部压力垫　多用于臀沟凹陷处的填充,保证该部位有足够的压力。

2. 会阴部压力垫　多用于腹股沟等凹陷处,用于填平凹陷,平均分布压力。

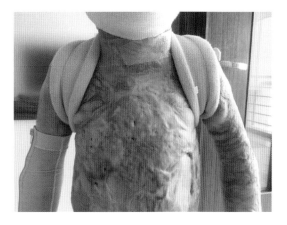

图 12-3-13　腋部压力垫-"8"字带

（四）四肢压力垫

1. 肘关节部位压力垫　压力垫不应妨碍肘关节活动,如在肘关节屈侧放置压力垫,应剪一个"V"字形切口,以便屈肘时不受阻(图 12-3-14),在伸侧应垂直剪开,以便伸肘时活动不受限。

2. 肢体局部压力垫　用于增加局部压力,适用于局部增生性瘢痕。

3. 膝关节部位压力垫　用于膝部烧伤,需特别注意压力垫应尽量不影响膝部活动,考虑压力垫的动力因素(图 12-3-15),原理与肘关节处压力垫相同。

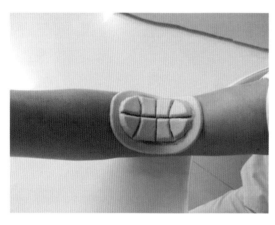

图 12-3-14　肘关节部位压力垫

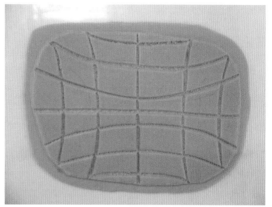

图 12-3-15　膝关节部位压力垫

（五）手部压力垫

1. 手背部压力垫　常选择 3mm 的海绵塑料压力垫或硅凝胶压力垫,根据手背部瘢痕的位置进行裁剪相对应的尺寸,通常和指蹼压力垫同时制作,制作时需考虑不影响掌弓的活动。

2. 手掌部压力垫　用于填平手掌凹陷部位,避免压力不均衡,可使用海绵塑料压力垫或硅凝胶压力垫(图 12-3-16)。

3. 腕部压力垫　压力垫的设计与肘关节部位压力垫相同,以不影响腕关节活动为原则。

4. 指蹼部压力垫　常选择 3mm 的海绵塑料压力垫或瘢痕贴,根据指蹼瘢痕增生情况制作成"八爪鱼"垫(图 12-3-17)。

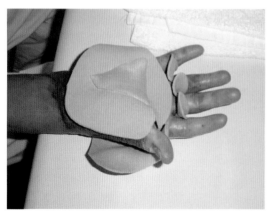

图 12-3-16　手掌部压力垫

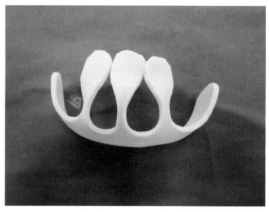

图 12-3-17　指蹼压力垫("八爪鱼"垫)

5. 虎口部压力垫 用于填平虎口部位凹陷处,避免局部压力不足而影响压力效果。

（六）足部压力垫

1. 足背压力垫 需考虑不影响足部活动及压力垫的服帖性。

2. 足跟压力垫 用于填平踝关节周围凹陷处,使压力平均分布在足跟部位,通常选择海绵塑料压力垫,将压力垫打磨成形后效果较佳(图 12-3-18)。

3. 趾蹼及足趾压力垫 常选择 3mm 的海绵塑料压力垫或瘢痕贴,根据指蹼瘢痕增生情况制成"八爪鱼"垫。

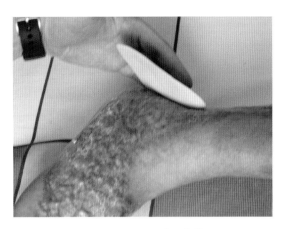

图 12-3-18 足跟压力垫

第四节 压力支架制作技术

压力支架是用硬的热塑材料或其他材料制成的支托架,置于压力衣里面或外面,用于保护肢体的正常形态,预防因使用压力衣所致的畸形。支架常用于保护面部、耳朵、鼻部、颈部等受压易变形的部位,防止因压力作用致使畸形发生或影响正常的功能。

一、压力支架作用

1. 保护作用 通过支架对肢体的保护、稳定、支持,保护肢体的正常形态;能部分或完全免除组织承重;预防因压力作用而使需要保护部位发生畸形或影响正常功能。

2. 矫正作用 通过三点力作用原理矫正组织已出现的畸形,也可以通过支架的限制、扩张,预防潜在畸形的发生和发展。

3. 局部加压 通过压力垫及支架对凹陷部位的填充,可达到更好的加压效果。

二、压力支架制作材料

压力支架的制作材料与低温热塑矫形器相同,包括:

1. 低温热塑板材 面部与手部支架常选用厚度为 1.6mm、孔眼密度为 5%～15% 的板材。

2. 金属部分制作材料 常见于小口畸形的患者,使用铁丝制作小口撑开器。

3. 衬垫 常用于下颌部支架,至于皮肤与支架中间,增加舒适度。

4. 魔术贴 常用于手部掌弓部位的支架,至于支架与压力手套之间,用于防止因手部的活动引起支架的移位。

三、压力支架制作步骤

1. 设计 根据需要支架的部位、形状,确定所需支架的类型、材料、形状、大小等。

2. 画图 在决定了要制作具体的支架后,用透明塑料覆盖于部位之上,绘制出支架的轮廓形状。

3. 取材   将确定好的纸样画于制作材料上并按照画好的轮廓剪下板材。

4. 成形   将裁剪好的板材放入 60~70℃ 的恒温水箱中,待材料充分软化后取出,平整地放于毛巾上,用毛巾吸干水分,操作者试温后置于患者治疗部位进行塑形。

5. 调整   当支架的基本形态完成后,对边缘进行处理、休整以使其光滑,通常可稍加热后用手指鱼际处抹平即可。

6. 试用   做好后放于压力衣下试穿 10~15min,观察支架是否符合需要及患者有无不适。

7. 交付   试用如无不适,治疗师需教会患者使用方法和注意事项,然后交付使用。

四、常用压力支架分类

根据压力支架的使用部位可分为以下几类:

1. 鼻部工字架   用于面部烧伤后瘢痕增生,穿戴在压力面罩里面,贴附于皮肤,用以保护鼻部,避免因局部过大压力而塌陷(图 12-4-1)。

2. 耳部支架   用于耳部烧烫伤后瘢痕增生,穿戴在压力全面罩里面,用以防止耳部变形和避免耳郭粘连于头部(图 12-4-2)。

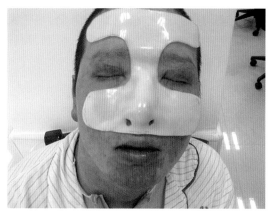

图 12-4-1   鼻部工字架

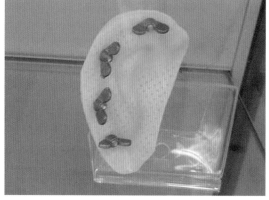

图 12-4-2   耳部支架

3. 下颌部支架   用于面部烧伤后增生性瘢痕,穿戴在压力全面罩或下颌套里面,用以保护下颌部,避免因局部过大压力而变形(图 12-4-3)。

4. 口部支架   用于口周部烧伤后增生性瘢痕,用以预防和治疗因瘢痕挛缩导致的小口畸形,通常有两种形式的口部支架(图 12-4-4),一种为口型支架(图 12-4-4A),另一种为可调节型小口扩张器(图 12-4-4B)。

5. 面部支架   面部压力支架包括两

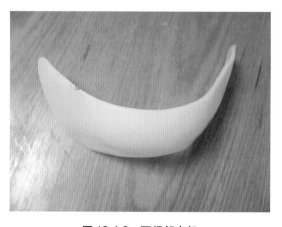

图 12-4-3   下颌部支架

种类型,一种为透明压力面罩(图12-4-5A)属于特殊加压方法,常用于预防和治疗面部增生性瘢痕。制作透明压力面罩前,治疗师需首先利用石膏在患者面部进行取模,然后再将高温热塑板材置于石膏模上成型,成型后的透明面罩可提供面部全接触的压力,使患者或医务人员清楚地看到压力的效果,并且易于检测面罩的服贴性。透明面罩的制作过程包括头面部的石膏取型、灌模、修型、塑形、修剪及制作配件等步骤。另一种面部支架为低温热塑压力面罩(图12-4-5B),此种面罩有低温热塑板材加热后在患者面部进行塑性制作而成,其制作较为简便,无须高温取型,但美观性欠佳。

6. 手部支架 烧伤后手部长期穿戴压力手套会导致掌弓变形,手部掌弓支架(图12-4-6)常用于保护掌弓,避免压力治疗影响手部的功能活动,常穿戴在压力手套里面。

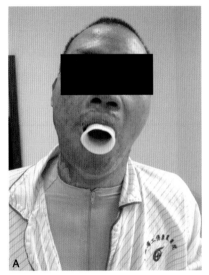
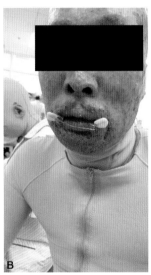

图 12-4-4 口部支架
A. 口型支架;B. 小口扩张器

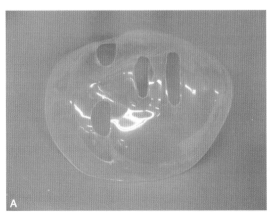
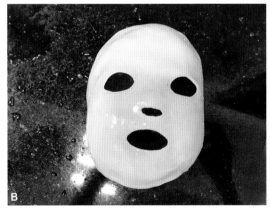

图 12-4-5 面部压力支架
A. 透明压力面罩;B. 低温热塑压力面罩

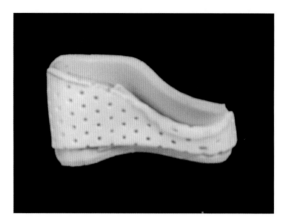

图 12-4-6　手部掌弓支架

第五节　压力制品的使用与保养

一、压力衣的穿戴与保养方法

（一）设计制作压力衣的注意事项

1. 所有瘢痕都应被压力衣覆盖,至少在瘢痕区域上下 5cm 的范围。

2. 若瘢痕位于关节附近或跨关节,压力衣应延伸过关节达到足够长度,这样既不妨碍关节的运动,又不会因为关节活度导致压力衣易滑脱。

3. 在缝制过程中,应避免太多的接缝,因为接缝会影响压力衣的压力效果。

4. 在特定的区域加双层及使用尼龙搭扣固定等方法可减少压力衣的牵拉能力,例如四肢烧伤瘢痕所采用的压力套加压法。

5. 若皮肤对合成的弹力纤维材料过敏而不能穿戴时,应考虑换用其他方法,例如弹力绷带加压法、硅酮凝胶加压法或疤痕贴加压法等。

（二）穿戴压力衣的注意事项

1. 未愈合的伤口与皮肤破损有渗出者,在穿戴压力衣之前,应用无菌敷料或油纱布覆盖,避免压力衣粘在创面上导致创面难以愈合,以免弄脏压力衣。

2. 为了避免瘢痕瘙痒和搔抓后引起皮肤破损等问题,在穿戴压力衣前可用润肤油或止痒霜剂、洗剂擦洗。对于多数人而言,适当的压力可明显减轻瘢痕处瘙痒。亦可以选择用冰袋冰敷瘙痒的瘢痕。

3. 穿戴压力衣期间,部分患者的皮肤可能会出现水疱,特别是新愈合的伤口或跨关节区域,此时可通过放置衬垫材料进行预防。如果出现了水疱,应用无菌注射器将水疱内的液体抽吸干净,并保持创面干净,再用非黏性无菌垫盖住。只有在破损后的伤口过大或感染时才停止穿戴压力衣,否则应持续穿戴压力衣。

4. 压力衣应每日穿戴时间不少于 23.5h（成人）,在洗澡和涂润肤油时,可除去压力衣,但应在半小时内再次穿上。

5. 每个患者应制作 2~3 套压力衣,每日均应替换、清洗,3 个月需要复查一次压力衣的压力强度,半年需要更换一套新的压力衣。

6. 穿脱时避免过度拉扯压力衣,可以先在手或脚上套一塑料袋,然后再穿戴上肢部分或下肢部分。

（三）压力衣保养注意事项

1. 压力衣需每日清洗,以保证足够的压力。

2. 清洗前最好用常温清水浸泡 1h,然后清洗。

3. 需使用中性肥皂液于常温水中洗涤、漂净压力衣,洗净后轻轻挤去水分,忌过分拧绞、搓揉或置于洗衣机内洗涤。

4. 不可机洗,如必须用洗衣机洗涤时,应将压力衣装于麻织品袋内,避免损坏压力衣。

5. 压力衣应于室温下自然风干,切勿用熨斗熨干或直接暴晒于日光下。

6. 清洗后的压力衣应平放晾干,避免挂起。

7. 定期复诊,建议成人至少每 3 个月复查一次,儿童至少每个月复查一次。复查便于治疗师检查压力衣的压力与治疗效果,当压力衣变松时,应及时进行压力衣收紧处理或更换新的压力衣。此外,复查时治疗师可以再次评定瘢痕的情况,并根据瘢痕的特点调整压力治疗方案。

（四）绷带加压法的注意事项

1. 绷带缠绕应松紧适宜,压力大小均匀,近端压力不应高于远端,以免导致血运异常。

2. 及时更换并清洗绷带以保证足够的压力,一般绷带使用 4h 内应重新缠绕或更换一次。

3. 注意观察肢体远端的血运情况,避免压力过大影响肢体血液循环。

二、压力垫的使用与保养

由于压力垫易变性、透气性差的特点,临床中交付患者使用时必须注意以下几点:

1. 保持干燥清洁　保持压力垫的干燥、清洁,压力垫应定期清洁,保持局部卫生。

2. 定时清洗　一般压力垫应每日清洗,对于夏季出汗较多时可以每 2h 清洗一次,一般需要配备两个压力垫替换。清洗时使用清水或肥皂水,避免使用高浓度洗涤剂,避免接触化学物品,防止变性及老化。清洗后自然风干或者用抹布擦干即可使用。

3. 避免高温　一般超过 50℃的温度即会导致压力垫变形,超过 60℃会导致压力垫变性,因此不要把压力垫在高温下暴晒或烘烤,避免将压力垫置于发热的物品周围。

4. 防挤压　暂不使用压力垫时,应放在不受压的地方,防止因重物挤压导致压力垫变形;防止尖锐物品的接触,以免压力垫损坏。

5. 防拉扯　穿戴过程中避免用力拉扯压力垫,以免压力垫变形。

三、压力支架的使用与保养

压力支架通常是由低温热塑板材制作而成,其具有韧性较好、遇热易变性、透气性欠佳等特点,烧伤患者在使用过程中必须注意以下几点:

1. 穿戴时间　成人使用者在其可耐受范围内,尽量每日穿戴 12h 以上,儿童每日穿戴时间不超过 12h。

2. 保持干洁　保持支架干燥、清洁,面部压力支架需每 2h 取下清洁一次,穿戴在压力衣外面的四肢的压力支架,需每日清洁一次。

3. 正确清洗　使用冷的清水或肥皂水冲洗,用擦布擦干即可。避免使用高浓度洗涤剂,避免接触化学物品,防止变性及老化。

4. 避免高温　一般超过 50℃ 的温度即会导致支架变形,不要把支架在高温下暴晒或烘烤,避免将支架置于发热的物品周围。

5. 防压防损　暂不使用支架时,应将其放置在安全的地方,避免重物挤压,防止支架变形;避免支架接触到锐器,防止支架破损。

(董安琴)

参 考 文 献

[1] 李奎成,窦祖林.作业治疗学[M].北京:人民卫生出版社,2012.

[2] 吴军,唐丹,李曾慧萍.烧伤康复治疗学[M].北京:人民卫生出版社,2015.

[3] 陈启明,戴尅戎.骨关节医学与康复[M].北京:人民卫生出版社,2015.

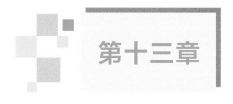

第十三章

环 境 调 适

第一节 概 述

一、概念

环境是指围绕着人类的生存空间,是人类赖以生存和发展的外部条件的综合体,是可以直接、间接影响人类生存和发展的各种自然因素和社会因素的总体。ICF将环境因素定义为:"构成个体生活背景的外部或外在世界的所有方面,并对个体的功能发生影响"。

(一)无障碍环境

无障碍环境指的是一个既可通行无阻而又易于接近的环境。物质环境无障碍主要是要求:城市道路、公共建筑物和居住区的规划、设计、建设应方便残疾人通行和使用,如城市道路应满足坐轮椅者、拄拐杖者通行和方便视力残疾者通行,建筑物应考虑出入口、地面、电梯、扶手、厕所、房间、柜台等设置残疾人可使用的相应设施以方便残疾人通行等。理想的无障碍环境可以实现残疾人平等参与社会活动,使残疾人在任何环境下进行任何活动均无障碍。

(二)环境调适

环境调适是通过对环境的适当调整,使环境能够适应残疾人的生活、学习或工作的需要。环境调适是作业治疗的重要工作之一,促进患者的作业活动表现及参与,也是患者能否真正回归家庭和社会的重要条件。对于部分重度伤残患者,环境调适是关系到他们能否生活自理、回归家庭和社会的重要内容。

二、分类

(一)环境的分类

1. 加拿大作业表现模式(Canadian model of occupational performance,CMOP)中,环境被划分为物理环境(如天气、建筑、地形、温度、物件)、制度环境(如法律、经济、政治)、文化环境(如传统、仪式、庆典、食物、习俗、态度和信仰)、社会环境(如与个人、家庭、朋友和他人的关系)四个主要方面。

2. ICF 环境分类中,环境分为物理环境(人造环境、自然环境、设备、技术),社会环境(社会支持和社会态度),文化、制度和经济环境等方面。并从:①用品和技术;②自然环境和对环境的人为改变;③支持和相互联系;④态度;⑤服务体制和政策等方面分别进行限定。

人与环境的关系密不可分。人类的所有活动都发生在相应的环境之中,人们试图通过这些活动去适应、影响和改变环境,使之更适合人类的生存。另一方面,环境也在某种程度上支持和限制着人类的活动,使人类的活动符合相应的环境条件。

（二）环境调适的分类

据 Christiansen(1997)分类,环境的调适可以分成四个类型:辅助器具的使用、环境物理结构的改造、物件的改造和作业活动的调整。

1. 辅助器具的使用　辅助器具主要是为患者自理提供有效和重要的帮助,以减少患者对他人的依赖。辅助器具是物理环境中人工物件的一种。因此,辅助器具的使用也是环境调适的一部分。如轮椅或助行器具的使用可以使部分残疾人到达所需要到达的位置,并且无安全方面的顾虑。

2. 环境物理结构的改造　环境物理结构的改造包括非房屋结构的改造和房屋结构的改造。非房屋结构的改造是指治疗师帮助患者找更安全的地方去存放可能引起危险的物品、家具,或重新摆放物件,以留出更多的空间方便日常生活活动。另一方面是房屋结构上的改造,例如门口、通道和楼梯的改造。改造的目的是增加活动的安全性,如在楼梯上增加斜坡、修补破损的地面、增加门的宽度以便轮椅通过,以及浴室和厕所的改造等。

3. 物件的改造　物件改造的目的是使物体更实用、更易使用或更方便拿取。在考虑物件的使用性时,必须要注意所选择物件的外观不能太怪异和唐突,同时又能有效地弥补环境的缺陷和不足。另外,物件的使用要配合患者的感觉运动能力和认知功能水平,例如在楼梯上加装高度合适的扶手,可以弥补患者肌力和关节活动度的不足。对于有认知障碍的患者,可以在扶手上加一些简单的指引或图片,以便于患者理解扶手的使用方法。

4. 作业活动的调整　作业活动的调整也是环境调适的重要内容,治疗师可以从以下几个方面考虑。

（1）简化作业活动:作业活动的复杂程度应与患者的功能水平有关,如果患者无法完成整个作业活动,可以进行简化以适合患者的功能状况。例如,穿带纽扣的衬衣时,可以先将纽扣扣上,作为套头衫穿上。

（2）预定活动流程:提前计划好活动流程,设定好活动步骤以及所需的时间,规范活动并记录下来,使得作业活动步骤清晰明了,并要求有功能障碍的患者进行反复练习。例如将穿衣活动分解成若干步骤,逐一记录下来,遵照步骤反复强化训练,形成习惯。

（3）调节活动结果:指降低完成活动的质量和数量要求,以使患者独立完成活动。例如允许患者用比平时更长的时间穿衣,在穿衣活动中也不一定要求穿得和未生病时一样好。

（4）节省体力方法:改变活动形式以节省患者的体力消耗,降低完成活动的技能要求。例如取高处物体,不必手举过头顶,可以站在凳子或梯子上取物;需移动重物(如椅子等)时,不必抬起重物,可以在地面拖动或推动,期间可多次停顿休息。

（5）注重活动协作:活动可以单独完成,也可以和别人合作完成,必要时可通过多人协作完成本来只需一人就能完成的活动。如抬桌子、备餐、洗衣服均可由多人合作完成。

在本章节中,我们会重点讨论物理环境领域的环境调适内容。辅助器具、物件改造请详见第八章~第十二章,作业活动的调整请详见第二章。

第二节 环境评定

一、家居环境评定

在患者出院前,作业治疗师需要为患者的出院做一系列准备,如向患者及家属了解出院后所生活的场所及可能会面对的问题及需求,协同专业团队共同制订出院计划以便患者更好地回归生活环境。因此,作业治疗师对患者出院后的居家环境需要做出细致的评估。通常作业治疗师会进行家访来评估家居环境,有时也会让患者在出院前尝试回家居住一两天,记录回家后会遇到的问题,在返院时反馈给作业治疗师以获得更有针对性的协助。在某些地域或人力资源受限的情况下,作业治疗师也可以向患者及家属获得家居环境的相关信息,运用电子技术如图片、录像等获取较直观准确的信息。

居家环境是从事家务活动的环境,包括居家活动环境和居家建筑环境两方面。前者是动态环境,后者是静态环境。居家活动环境是指家庭生活的环境。分为三大部分:获得必需品、家庭任务、照顾居室物品和帮助他人。根据环境评定原则,居家活动可以简化为以下11项:准备膳食、清洗和晾干衣服、清洁餐厅和餐桌、清洁生活区、使用家用电器、贮藏日用品、处理垃圾、缝补衣服、维修器具、照管室内外植物、照管宠物。而居家建筑环境内容有3项:①私人建筑物的出入口设施;②建筑物内的设施;③私人建筑物为指示道路、行进路线和目的地而建造的标识。

居家活动困难也是由于身体自身损伤(结构和功能)及环境障碍造成的,居家环境对各类残疾人有不同程度的障碍。对肢体残疾的人来说,由于下肢移动的困难、上肢活动的困难或手眼协调的困难,会导致居家活动障碍;视力残疾人由于视觉障碍,智力残疾人由于认知障碍,均会导致居家活动障碍;而听力残疾人和言语残疾人由于沟通障碍会导致部分居家活动障碍。

家居环境评定方法包括现场评定和量表评定。

(一)现场评定

1. 住宅门口

(1)门前:门前要有不小于1.50m×1.50m的轮椅活动面积;门前有台阶时,要建坡道(图13-2-1),坡道要求参考2012年颁布的中华人民共和国国家标准GB 50763—2012《无障碍设计规范》,以下简称《国标》(图13-2-2)。如果有符合《国标》的坡道和扶手(双层扶手,高度分别为0.85m和0.65m),则为无障碍;若没有坡道则为完全障碍;若有《国标》的坡道而无扶手,则为轻障碍;若有坡道但不符合《国标》则为其间的级别,例如当坡道的坡度高于《国标》,但借助他人推轮椅可上坡时,则为中障碍;若他人也推不上去,则为重障碍。

(2)门开启:若为自动门则无障碍,若为其他类型的门则有一些障碍。例如门把手水平时,虽有困难但也能开门,则为轻障碍或中障碍,取决于残疾状况;若门把手为旋钮,或需要钥匙开门锁,则对某些肢残人很困难,需带辅具来开门,则为重障碍;若只能他人帮助开门则为完全障碍。

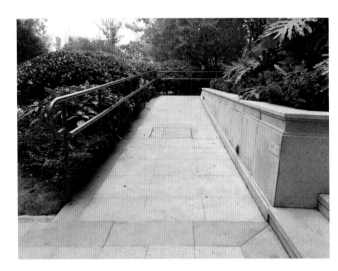

图 13-2-1　坡道

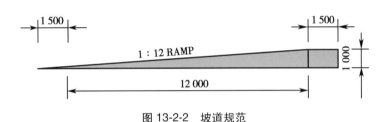

图 13-2-2　坡道规范

（3）门槛：若无门槛则无障碍，特别是四肢瘫用手动轮椅时，不能有门槛，有门槛就是完全障碍；而对其他的轮椅用户，可以有少许门槛，《国标》规定门槛高度不大于 1.5cm；还规定当门槛高于 4cm，则应该修坡度为 1/2 的坡道，否则为完全障碍。所有门槛在 1.5~4cm 时，根据残疾状况可以判断是轻障碍至重障碍。

（4）门宽度：根据《国标》，自动门为 1.00m，其他门不小于 0.80m，符合标准为无障碍；不符合标准时，要实测轮椅和门宽，可能是轻、中、重障碍；只要轮椅不能进门就是完全障碍。

（5）楼房住宅：通常都是平开门，《国标》规定在门把手一侧的墙面应留有不小于 0.5m 的墙面宽度，否则开门有障碍。此外，若无电梯则对下肢残疾人为完全障碍；若有电梯但不符合《国标》规范，则有不同程度的环境障碍。

综合考虑以上情况可以评定住宅门口的环境障碍。

2. 客厅和走廊

（1）宽度：客厅和走廊的宽度应≥1.50m。

（2）扶手：高度为 0.85m，扶手末端应向内拐到墙面或向下延伸 0.10m。

（3）墙角：做成圆弧形。

（4）墙面：应设自地面高 0.35m 的护墙板，防轮椅脚托板撞墙。

（5）地面：应平整，选用遇水不滑的地面材料，且要有轮椅移动的足够空间。

（6）门槛：走廊到住宅内各室的门槛要求同住宅门口。

（7）设备：家具的摆放要考虑乘轮椅者能通过并接近和操作，如轮椅到椅子和沙发的转移，以及电灯、电话、电视、音响、空调、插座等电器的操作方便程度。

综合考虑以上情况可以评定客厅和走廊的环境障碍。

3. 浴室和厕所

（1）门：宽度不小于 0.80m，方便轮椅进出，且门扇内侧要设置关门拉手。

（2）地面：应平整并选用遇水不滑的地面材料，且要有轮椅移动的足够空间。

（3）坐便器：高度与标准轮椅座高一致（0.45m），坐便器两侧需设置 0.70m 水平抓杆，在坐便器的里侧还需设高 1.40m 的垂直安全抓杆；要方便取手纸。

（4）洗浴器：浴盆高度为 0.45m，便于轮椅转移；浴盆上安放活动坐板或在浴盆一端设置 0.40m 的洗浴坐台，浴盆内侧的墙面要有两层水平抓杆或一水平一垂直抓杆；若淋浴，则淋浴椅高度要与轮椅一致；要方便打开水龙头。

（5）洗脸盆：最大高度为 0.85m，盆深不必大于 0.16m，应采用单杠杆水龙头或感应水龙头；洗脸盆下部距地面不应小于 0.60m，以便轮椅靠近使用；电源插座要设在使用方便的地方。洗面器上方的镜子底边距地面为 1.10m，并向前倾斜 0.15m，以便站立者和坐轮椅者使用。

（6）应急：设紧急呼叫按钮；门扇向外开，其上方需设置观察窗口；能开关电灯。

综合考虑以上情况可以评定浴室和厕所的环境障碍。

4. 厨房和餐厅

（1）门：厨房和餐厅合一且为开敞式，方便残疾人；若有门则推拉门比较方便实用。

（2）案台：台面距地面 0.75～0.80m 高，对乘轮椅者和可站立的残疾人都可以使用；案台下方为便于乘轮椅者深入，最小空间宽度是 0.70m，高度是 0.60m，深度 0.25m；案台最好是高度可调的，案台两侧可设抽屉式落地柜（图 13-2-3）。

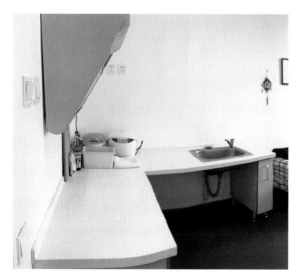

图 13-2-3　厨房案台

（3）吊柜：案台上的吊柜底面距案台 0.3m，吊柜自身高度 0.6～0.8m，深度 0.25～0.3m，方便取餐具、调料、食物和开关柜门。最好是高度可调的吊柜。

（4）炉灶：应采用案台上安放的炉灶，控制开关在案台前面操作。

（5）洗涤池：洗涤池应采用单杠杆水龙头或感应水龙头；洗涤池的上口与地面距离不大于 0.80m，洗涤池深度为 0.10～0.15m；洗涤池下方轮椅的空间同于案台。

（6）设备：冰箱和冰柜的取物要方便；微波炉、电水壶、电开关等使用方便。

（7）饭桌：桌面高度和桌下空间要求同于案台。

此外，厨房面积要考虑乘轮椅者进入和操作的位置及回转是否方便等；综合考虑以上情况可以评定厨房和餐厅的环境障碍。

5. 卧室和书房　都要有轮椅活动的足够空间，家具（如床和椅子）的高度与标准轮椅座高一致（0.45m），便于转移；床边有助站扶手，床尾的一侧要留有直径不小于1.50m的轮椅回转空间；电灯、电话和电视的操作方便；床头柜和衣柜取物以及书柜取书要方便；书桌的桌面高度和桌下空间要求同案台。综合考虑以上情况可以评定卧室和书房的环境障碍。

6. 阳台和窗户　阳台深度要大于1.50m，便于乘轮椅者使用。乘轮椅者的视线水平高度一般为1.10m，所有阳台围栏或外窗窗台的高度不大于0.80m，以适合乘轮椅者的视野效果。窗扇的开启和窗把手的高度符合乘轮椅者的使用要求，以便乘轮椅者能自行开关各房间的窗户和窗帘。

（二）量表评定

环境评定除了现场评定外，还可使用一些专业的环境评定量表进行评定，如康复环境和功能安全检查表。包括居住状况，行走交通，环境的风险，厨房，家务，饮食，自我照顾，浴室和厕所，服药、成瘾和滥用，休闲、交流和作息，游走徘徊12类。评分采用4等级评分，评定标准：①没有发现问题：经过观察、面谈和/或实际环境作业活动检查，在检查时没有发现安全问题，包括不适用的项目。②轻度问题：检查时发现的是隐患，将来有发展成问题的趋势（1%~33%的概率有不良后果）。③中度问题：一个要引起注意的安全问题，但不是立即就会对患者和/或所处的环境造成危险（34%~66%的概率有不良后果）。④重度问题：要立即引起注意的安全问题，或对患者、其他人或他们所处的环境会造成即时的危险（67%~100%的概率有不良后果）。

二、社区和工作环境评定

公共环境是从事公共活动的环境，包括参加公共活动环境和公共建筑环境两方面。参加公共活动的环境包括：①非正式社团活动；②正式社团活动；③典礼。而能否参加这3项活动，主要取决于个人的行动环境和交流环境是否有障碍。实际上，在我们进行居家活动环境评定时，需要把日常的外出活动连成"活动线"来综合评定，如邻居互访、市场购物、医院看病、银行取款、去活动中心、去电影院、去图书馆、去幼儿园、去学校、去餐馆等，而这些活动的范围都超出了私宅，属于公共建筑环境障碍。至于到达目的地的途径，如果是走去，则要有无障碍通道；如果是乘车去，则要有无障碍巴士；目的地的公共建筑障碍内容有3类：①公共建筑物的出入口设施；②建筑物内的设施；③公共建筑物为指示道路、行进路线和目的地而建造的标识。

公共活动困难也是由于身体自身损伤（结构和功能）及环境障碍造成的，公共环境对于各类残疾人有不同程度的障碍。对肢体残疾人来说，下肢移动的困难、上肢活动的困难或手眼协调的困难，均会导致公共活动障碍；而听力残疾人和言语残疾人由于沟通障碍会导致部分公共活动障碍。

（一）到达公共建筑物的途径

1. 人行道途径中是否是无障碍通道，即对盲人有盲道，乘轮椅者有坡道（图13-2-4）。

2. 交通途径中的交通是否是无障碍，即乘轮椅者有无障碍巴士或出租车。

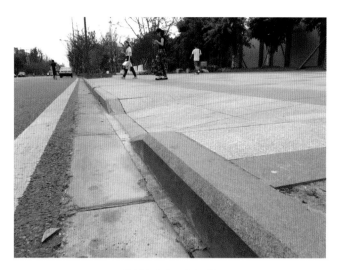

图 13-2-4 人行道

（二）公共建筑物出入口设施

1. 门前 同居家评定。

2. 门开启 同居家评定,门宽度≥1.50m,应采用自动门。

（三）公共建筑物内设施

1. 大厅和走廊 可参考居家评定,但宽度不应小于1.80m,以便两台轮椅可并排通过。

2. 楼梯和台阶 应采用有休息平台的直线形梯段和台阶,宽度不应小于1.50m,两侧应设高0.85m的扶手,直径为0.35~0.45mm。

3. 公厕男、女 公共厕所应各设一个无障碍隔间厕位,面积不应小于1.80m×1.40m,坐便器和扶手尺寸同于居家评定;洗手盆两侧和前缘应设安全抓杆,盆前应有1.10m×0.80m乘轮椅者使用面积;男厕所小便器两侧和上方应设安全抓杆。

4. 电梯轿厢 门宽≥0.80m,深度≥1.40m,轿厢宽度≥1.10m,正面和侧面应设高0.80~0.85m的扶手,正面有高0.90m至顶部的镜子,侧面应设高0.90~1.10m带盲文的选层按钮(候梯厅等同),有上下运行、数显和报层音响。

5. 设备 要考虑乘轮椅者使用方便,包括服务台、收款窗口、售票口、挂号口、取药口、饮水器、公用电话、电灯开关等。

（四）公共建筑物标识

1. 盲道 在楼门口、服务台、门厅、楼梯口及楼梯平台、电梯、电话、洗手间等应设提示盲道。

2. 指示牌 如紧急出口、洗手间、电梯口、服务台、公用电话等要有指示牌;建筑物外要有无障碍通道、停车场、残疾人停车位等标识。

三、环境评定的注意事项

1. 重点关注环境的安全性,保障患者及其家属所处环境的安全,避免不必要的人身伤害及损失。

2. 在环境评定的过程中,要注重患者的社会、文化背景,当地风俗,以及尊重患者个人的生活习惯等情况,充分与患者进行沟通,取得患者和家属的密切配合。

3. 注意根据患者特点及其功能障碍类型,对其周围生活环境及患者的适应性进行评估。如对于认知功能障碍的患者,要着重对与认知能力相关的因素进行评定;对于活动功能障碍的患者,要着重对日常使用物件及建筑物内外无障碍环境等因素进行评定;对于同时具有认知与活动功能障碍的患者,要全面、综合地考虑上述两方面因素。

4. 要结合患者在实际环境中的作业表现进行环境评定。人与环境之间的相互关系是进行环境评定的重点。我们应该充分考虑患者在实际环境中的作业表现,使其在医院康复治疗过程中所掌握的作业活动能力,能够在实际环境中最大程度地发挥出来,以提高患者生活自理能力或独立能力,让患者更好地适应环境,进一步提高其生存质量,融入社会。

5. 最简单、最便宜的环境评估工具是帮助识别常见危害和/或解除许多老年人家中存在安全隐患的检查清单。这些检查清单使用方便,很少需要或根本不需要进行培训。检查清单通常通过老年人可能聚集或寻求服务的设施直接向老年人传播,比如老年人中心和卫生诊所,在互联网上也可以找到各种各样的清单。由于其使用相对容易,清单可以为老年人提供评估危险和房屋安全的基础。尽管大多数检查表对老年人或其照护者都是较好的,但它们的全面性可能有很大的不同,建议的解决方案可能是通用的,也可能不适用于所有情况。检查清单的有效性取决于评估者的个人观点和经验。

6. 环境评估由专业人员进行可更好地实现其目的,有研究表明,在以防跌倒为目的的环境评估中,由作业治疗师执行评估比其他经过培训的人员执行评估后的防跌倒干预效果更好。这可能与作业治疗师能更多地关注个体在环境中的生活活动,并针对存在安全隐患的活动方式进行干预有关,这也说明了结合患者在实际环境中的作业表现进行环境评定的重要性。

第三节 环境调适

通过实地考察患者在家庭、工作及社区环境的功能活动情况,明确影响功能活动的环境障碍因素,并针对不同的环境障碍,为患者、家属、雇主甚至政府有关部门提供符合实际的解决方案,最大限度地减少或消除环境障碍,使患者的实际能力能适应相关环境,从而使患者能够安全地参与各种活动和工作。

一、环境调适的流程

根据家居环境调适流程图(图 13-3-1),环境调适的流程主要包含以下几个方面。

（一）对环境和患者的功能状况进行详细的评估

了解患者的功能情况、需要进行的活动、环境情况、个人及家庭的要求等。

（二）分析活动受限的环境方面因素并进行阶梯化的环境调适过程

主要包含以下几个方面:①首先考虑是否可以对活动进行调整,达到适应环境的目的;②接着考虑是否可以通过调整物品的位置来解决;③然后考虑是否可以通过使用辅助器具来解决活动问题;④最后才考虑物理结构的改造。

（三）出具环境调适方案

确定了环境调适方法后需出具具体的环境调适方案,如需进行物理结构的改造,还需出具图纸,对比改造前的图纸,详细标明需改造环境的位置、尺寸、具体的要求等信息。

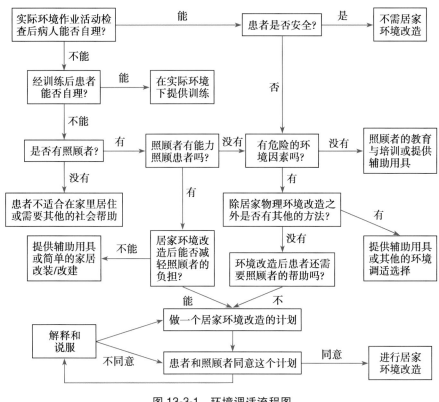

图 13-3-1 环境调适流程图

（四）实施环境调适

根据环境调适方案,进行活动调整、物品重新摆放或使用辅助器具。需要进行物理结构改造的一般由患者家人自行施工或请工程队施工,施工过程按所确定的环境改造方案进行。

（五）再评估

改造完成后需进行再次评估,确保使用者可安全使用调适后的环境。对需要训练者进行环境适应训练,待患者或家属掌握方法后可交付使用。

（六）随访

定期进行随访,了解使用者环境使用情况和独立生活情况。

二、居家环境调适

作业治疗干预中最主要的是居家环境,包括室内环境、通道、厨房、洗手间等,以及患者参与自我照顾、家务活动、休闲活动等日常生活活动所涉及的物件摆放、获取及使用。

（一）通道

1. 门　门开启后的通行净宽度不应小于 800mm,门把手高度应设距地 900mm,门把手最好是向外延伸的水平按压式把手以方便开关,不宜使用旋转式把手,供听力障碍者使用的住宅门应安装闪光提示门铃,居室和卫生间内应设求助呼叫按钮。

2. 门口　需使用轮椅的环境,在门口内外应留有 1.60m×1.60m 面积的轮椅回转空间,室内门宜采用推拉门和折叠门,能取消门槛为最佳,如果有门槛,则门槛高度及门内外地面高差不应大于 15mm,并以斜面过渡。

3. 通道　房间内有易于到达的通道,宽度不应小于1.20m,并且路面平坦、没有或少台阶、备有合适的扶手、无障碍物、光线充足、夜间照明良好。

4. 斜坡　如室内需要装斜坡,其长度与高度之比不应小于12:1,表面防滑处理,两侧安装扶手。

（二）窗户

外窗台距地面高度不应大于0.80m,同时应设防护设施,窗扇开启把手的高度不应大于1.20m,并应设有纱窗。

（三）电梯、楼梯

1. 电梯　电梯深度和宽度至少为1.50m,门宽不小于0.80m,电梯迎面应有镜子,以便残疾人观看自己的进出是否已经完成。

2. 楼梯　楼梯至少应有1.2m的宽度,每阶高度不应大于0.15m,深度为0.30m,两侧均应有0.65~0.85m高的扶手,梯面需进行防滑处理。

（四）卫生间

1. 地面　应防水、防滑、易清洁、防渗漏、防潮,可使用防滑垫(图13-3-2)。

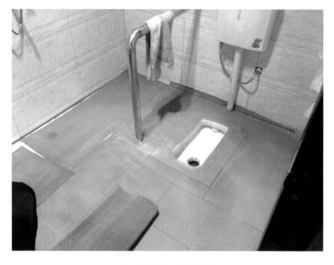

图 13-3-2　防滑垫

2. 门　供功能障碍者使用的卫生间门应该向外,以保证室内有足够的空间。更重要的是,一旦功能障碍者发生意外,外面的人容易打开门施救,而不至于因轮椅或辅具器具挡在门前,在外无法开启。

3. 便池　大便池一般采用坐式马桶,与轮椅同高(约0.40~0.48m),两侧安装扶手,两侧扶手间距离为0.80m左右,扶手可采用固定式的,也可以是可移动的,移开一侧以便轮椅靠近。

4. 洗手盆　洗手盆底最低处不应低于0.69m,以保证使用轮椅者的大腿部可进入池底下面,便于接近水池洗手和脸。池深不必太深,0.10m左右即可,水龙头最好采用长手柄式,以便操作。排水口应位于患者够得到处。镜子中心应在离地1.05~1.15m高处,以便乘轮椅患者应用。

5. 物品拿放　洗手间内应设高0.60m的放物架和高1.20m的挂衣钩,使患者能随意拿取和放置需要的物品。

6. 卫生间内安排 在靠近浴位处应留有轮椅回转空间,卫生间内的轮椅使用面积不应小于 1.20m×0.80m,沿洗手盆的三面宜设抓杆,抓杆高 0.85m,相互间距为 50mm;在浴盆的一端,应设宽 0.30m 的洗浴坐台,在大便器及浴盆、淋浴器邻近的墙壁上应安装扶手。

（五）室内安排

1. 床 床应固定不动,床前至少要有 1.50m×1.50m 的空间供轮椅转动,床尾最小空间为 0.9m,床的高度应与轮椅的座位高度接近。非轮椅使用者,床的高度应以患者坐在床边,髋、膝关节保持约 90°时,双脚可以平放在地面为宜,床边设置台灯、电话以及必要的药品。

2. 电源开关 电源插座、开关、电话应安装在方便、安全的位置,过低的插座使患者必须弯腰或俯身跪下进行操作,而过高也会增加插入和拔出的难度,所以电源插座不应低于 0.50m,开关高度不应高于 1.20m。

3. 室内温度 光线室内外的照明要好,室内温度应能够调节,对于存在体温调节障碍者,如脊髓损伤患者和烧伤患者,室温的调节十分重要。

（六）厨房

1. 操作台面 厨房至少要有 1.50m×1.50m 的空间供轮椅转动。操作台面的高度应适合轮椅使用者的需要,高度一般不应大于 0.79m,从地面到膝部的间隙为 0.70~0.76m,台板的深度至少应有 0.60m,台面应有利于将重物从一个地方移到另一个地方,如有必要,可配备一个带有脚轮的推车,以方便转移物品。

2. 阀门开关 炊具和电器控制开关的位置和高度应方便乘轮椅者靠近和使用,燃气灶及热水器方便轮椅靠近,阀门及观察孔的高度不应大于 1.10m,灶应设安全防火,自动灭火及燃气报警装置。

（七）地面

1. 材质 室内的地面应平整,地面宜选用不滑及不易松动的材料,地板不应打蜡和放置地毯。

2. 特殊提示 供视力残疾者使用的出入口、地面,宜铺设有触感提示的地面块材或涂刷色彩艳丽提示的地面图标。

（八）家具

1. 椅子 患者保持坐姿的时间比较久,坐具的设计就显得很重要,通常患者坐姿和站姿转换过程常常是比较困难的,所以应该配备有扶手,并有适当的弧形处理,以便于功能障碍者在坐下和站立过程中抓握扶手,并尽量选用能有较大接触面积的椅子。

2. 家具边缘处理 在患者家具的细节设计中要注重弧线形状和圆角的运用,桌角、床脚、操作台都要进行圆角处理,以防止在活动过程中不小心磕伤和碰伤。

3. 沙发、床垫 腰椎功能退化患者,床垫以及沙发垫的选择都不宜过软,否则会加重病情。长期卧床的患者则可以选择气垫床,增加身体接触面积,预防压疮。

4. 视觉补偿 一些患者对物体大小,空间关系,物体运动速度判断不准确,颜色分辨能力下降。因此在改造中要加大色彩的对比(常使用黄橙红),如橱柜的柜体和把手、床脚处,以及去向卫生间的走道。灯控的四周应设有夜间荧光灯,使患者在夜间起床能及时触碰到开关,避免了摸索带来的不便与危险。

5. 材质 患者的椅凳、桌子类的家具建议使用木质材料,质轻而强度好,耐磨性和耐污性也较强,保温性好,导热系数很小,在接触时夏天不会觉得太热,冬天也不会觉得太冷,具

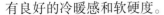

有良好的冷暖感和软硬度。

（九）阳台

1. 阳台　空间要便于辅助器具（轮椅、助行器）的使用。

2. 门槛　了解门槛类型及高度。

3. 电器　了解有无家用电器及家用电器的放置是否有利于使用。考虑其他影响安全的因素（有无杂物的堆放）。

三、社区环境调适

（一）缘石坡道

人行道在各种路口、各种出入口以及人行道两端必须设置缘石坡道。

1. 坡道　缘石坡道的坡面应平整、防滑，缘石坡道的坡口与车行道之间宜没有高差，当有高差时，高出车行道的地面不应大于 10mm，宜优先选用全宽式单面坡缘石坡道。

2. 坡度　全宽式单面坡缘石坡道的坡度不应大于 1:20，三面坡缘石坡道正面及侧面的坡度不应大于 1:12，其他形式的缘石坡道坡度均不应大于 1:12。

3. 宽度　全宽式单面坡缘石坡道的宽度应与人行道宽度相同，三面坡缘石坡道的正面坡道宽度不应小于 1.20m，其他形式的缘石坡道的坡口宽度均不应小于 1.50m。

（二）盲道

城市主要商业街、步行街的人行道、视觉障碍者集中区域周边道路、坡道的上下坡边缘处、道路周边场所、建筑等出入口等应设置盲道。

1. 盲道规定　盲道按其使用功能可分为行进盲道和提示盲道，盲道的纹路应凸出路面 4mm 高，盲道铺设应连续，应避开树木（穴）、电线杆、拉线等障碍物，其他设施不得占用盲道。盲道的颜色宜与相邻的人行道铺面的颜色形成对比，并与周围景观相协调，宜采用中黄色，盲道型材表面应防滑。

2. 行进盲道　应与人行道的走向一致，行进盲道的宽度宜为 250~500mm，行进盲道宜在距围墙、花台、绿化带和树池边缘 250~500mm 处设置，如无树池，行进盲道与路缘石上沿在同一水平面时，距路缘石不应小于 500mm，行进盲道比路缘石上沿低时，距路缘石不应小于 250mm，盲道应避开非机动车停放的位置。

3. 提示盲道　行进盲道在起点、终点、转弯处及其他有需要处应设提示盲道，当盲道的宽度不大于 300mm 时，提示盲道的宽度应大于行进盲道的宽度。

（三）无障碍出入口

1. 分类　平坡出入口、同时设置台阶和轮椅坡道的出入口、同时设置台阶和升降平台的出入口。

2. 出入口设置　出入口的地面应平整、防滑，室外地面滤水的孔洞宽度不应大于 15mm，同时设置台阶和升降平台的出入口宜只应用于受场地限制无法改造坡道的工程，除平坡出入口外，在门完全开启的状态下，建筑物无障碍出入口的平台的净深度不应小于 1.50m，建筑物无障碍出入口的门厅、过厅，如设置两道门，门扇同时开启时两道门的间距不应小于 1.50m，建筑物无障碍出入口的上方应设置雨棚。

3. 出入口的轮椅坡道及平坡出入口的坡度设置　平坡出入口的地面坡度不应大于 1:20，当场地条件比较好时，不宜大于 1:30，轮椅坡道宜设计成直线形、直角形或折返形，轮椅坡道的净宽度不应小于 1.00m，无障碍出入口的轮椅坡道净宽度不应小于 1.20m，轮椅坡道的高度超过 300mm 且坡度大于 1∶20 时,应在两侧设置扶手,坡道与休息平台的扶手应保持连贯,轮椅坡道的坡面应平整、防滑、无反光,轮椅坡道起点、终点和中间休息平台的水平长度不应小于 1.50m,轮椅坡道临空侧应设置安全阻挡措施,轮椅坡道应设置无障碍标志。

（四）人行横道

1. 人行横道　人行横道宽度应满足轮椅通行需求,安全岛的形式应方便乘轮椅者使用,城市中心区及视觉障碍者集中区域的人行横道,应配置过街音响提示装置。

2. 人行天桥及地道　人行天桥及地道在坡道的两侧应设扶手,扶手宜设上、下两层,在栏杆下方宜设置安全阻挡措施,扶手起点水平段宜安装盲文铭牌,当人行天桥及地道无法满足轮椅通行需求时,宜考虑地面安全通行,人行天桥桥下的三角区净空高度小于 2.00m 时,应安装防护设施,并应在防护设施外设置提示盲道。

（五）公交车站

1. 站台　站台有效通行宽度不应小于 1.50m,在车道之间的分隔带设公交车站时应方便乘轮椅者使用。

2. 盲道与盲文信息布置　站台距路缘石 250~500mm 处应设置提示盲道,其长度应与公交车站的长度相对应,当人行道中设有盲道系统时,应与公交车站的盲道相连接,宜设置盲文站牌或语音提示服务设施,盲文站牌的位置、高度、形式与内容应方便视觉障碍者的使用。

（六）城市广场

1. 停车场　公共停车场的停车数在 50 辆以下时应设置不少于 1 个无障碍机动车停车位,100 辆以下时应设置不少于 2 个无障碍机动车停车位,100 辆以上时应设置不少于总停车数 2% 的无障碍机动车停车位。

2. 盲道设置　设有台阶或坡道时,距每段台阶与坡道的起点与终点 250~500mm 处应设提示盲道,其长度应与台阶、坡道相对应,宽度应为 250~500mm,人行道中有行进盲道时,应与提示盲道相连接。

3. 城市广场的地面有高差时,坡道与无障碍电梯的选择　设置台阶的同时应设置轮椅坡道,当设置轮椅坡道有困难时,可设置无障碍电梯。

4. 低位服务设施　城市广场内的服务设施应同时设置低位服务设施。

5. 无障碍标志　城市广场无障碍设施的位置应设置无障碍标志,带指示方向的无障碍设施标志牌应与无障碍设施标志牌形成引导系统,满足通行的连续性。

（七）景点

1. 售票处　售票处的无障碍设计应符合下列规定,主要出入口的售票处应设置低位售票窗口,低位售票窗口前地面有高差时,应设轮椅坡道以及不小于 1.50m×1.50m 的平台,售票窗口前应设提示盲道,距售票处外墙应为 250~500mm。

2. 出入口　主要出入口应设置为无障碍出入口,设有自动检票设备的出入口,也应设置专供乘轮椅者使用的检票口,出入口检票口的无障碍通道宽度不应小于 1.20m,出入口设置车挡时,车挡间距不应小于 900mm。

3. 游览路线　无障碍游览主园路应结合公园绿地的主路设置,应能到达部分主要景区和景点,并宜形成环路,纵坡宜小于 5%,山地公园绿地的无障碍游览主园路纵坡应小于 8%,无障碍游览主园路不宜设置台阶、梯道,必须设置时应同时设置轮椅坡道,无障碍游览园支路应能连接主要景点,并和无障碍游览主园路相连,形成环路,小路可到达景点局部。不能形成环路时,应便于折返,无障碍游览园支路和小路的纵坡应小于8%,坡度超过8%时,路面应作防滑处理,并不宜轮椅通行,园路坡度大于8%时,宜每隔10~20m在路旁设置休息平台。紧邻湖岸的无障碍游览园路应设置护栏,高度不低于900mm,在地形险要的地段应设置安全防护设施和安全警示线。

（八）无障碍通道

1. 通道大小 室内走道不应小于1.20m,人流较多或较集中的大型公共建筑的室内走道宽度不宜小于1.80m,室外通道不宜小于1.50m。

2. 地面材质 无障碍通道应连续,其地面应平整、防滑、反光小或无反光,并不宜设置厚地毯。无障碍通道上有高差时,应设置轮椅坡道。

3. 墙体设置 固定在无障碍通道的墙、立柱上的物体或标牌距地面的高度不应小于2.00m,如小于2.00m时,探出部分的宽度不应大于100mm,如突出部分大于100mm,则其距地面的高度应小于600mm。斜向的自动扶梯、楼梯等下部空间可以进入时,应设置安全挡牌。

4. 门的选择 不宜应采用力度大的弹簧门、玻璃门。当采用玻璃门时,应有醒目的提示标志。自动门开启后通行净宽度不应小于1.00m,平开门、推拉门、折叠门开启后的通行净宽度不应小于800mm,有条件时,不宜小于900mm。在门扇内外应留有直径不小于1.50m的轮椅回转空间,平开门、推拉门、折叠门的门扇应设距地900mm的把手,宜设视线观察玻璃,并宜在距地350mm范围内安装护门板,门槛高度及门内外地面高差不应大于15mm,并以斜面过渡。无障碍通道上的门扇应便于开关,宜与周围墙面有一定的色彩反差,方便识别。

（九）无障碍楼梯与台阶

1. 楼梯 宜采用直线形楼梯,公共建筑楼梯的踏步宽度不应小于280mm,踏步高度不应大于160mm,不应采用无踢面和直角形突缘的踏步,宜在两侧均做扶手,如采用栏杆式楼梯,在栏杆下方宜设置安全阻挡措施,踏面应平整防滑或在踏面前缘设防滑条,距踏步起点和终点250~300mm处宜设提示盲道,踏面和踢面的颜色宜有区分和对比,楼梯上行及下行的第一阶宜在颜色或材质上与平台有明显区别。

2. 台阶 公共建筑的室内外台阶踏步宽度不宜小于300mm,踏步高度不宜大于150mm,并不应小于100mm,三级及三级以上的台阶应在两侧设置扶手,台阶上行及下行的第一阶宜在颜色或材质上与其他阶有明显区别。

（十）无障碍电梯

1. 候梯厅 候梯厅深度不宜小于1.50m,公共建筑及设置病床梯的候梯厅深度不宜小于1.80m,呼叫按钮高度为0.90~1.10m,电梯门洞的净宽度不宜小于900mm,电梯出入口处宜设提示盲道,候梯厅应设电梯运行显示装置和抵达音响。

2. 轿厢 轿厢门开启的净宽度不应小于800mm,在轿厢的侧壁上应设高0.9~1.1m带盲文的选层按钮,盲文宜设置于按钮旁,轿厢的三面壁上应设高850~900mm扶手,轿厢内应设电梯运行显示装置和报层音响,轿厢正面高900mm处至顶部应安装镜子或采用有镜面效果的材料(图13-3-3)。轿厢的规格应依据建筑性质和使用要求的不同而选用,最小规格为深度不应小于1.40m,宽度不应小于1.10m,中型规格为深度不应小于1.60m,宽度不应小于1.40m。扶手应符合下列规定:

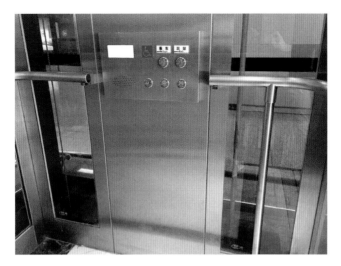

图 13-3-3　无障碍电梯

（1）无障碍单层扶手的高度应为 850~900mm，无障碍双层扶手的上层扶手高度应为 850~900mm，下层扶手高度应为 650~700mm。

（2）扶手应保持连贯，靠墙面扶手的起点和终点处应水平延伸不小于 300mm 的长度。

（十一）扶手

扶手末端应向内拐到墙面或向下延伸不小于 100mm，栏杆式扶手应向下成弧形或延伸到地面上固定，扶手内侧与墙面的距离不应小于 40mm，扶手应安装坚固，形状易于抓握，圆形扶手的直径应为 35~50mm，矩形扶手的截面尺寸应为 35~50mm，扶手的材质宜选用防滑、热惰性指标好的材料。

（十二）无障碍机动车停车

应将通行方便、行走距离路线最短的停车位设为无障碍机动车停车位，无障碍机动车停车位的地面应平整、防滑、不积水，地面坡度不应大于 1:50，无障碍机动车停车位一侧，应设宽度不小于 1.20m 的通道，供乘轮椅者通道直接进入人行道和到达无障碍出入口，无障碍机动车停车位的地面应涂有停车线、轮椅通道线和无障碍标志。

四、工作环境调适

工作环境是对患者的工作效率、工作质量和自身保护具有潜在影响的外部力量。良好的工作环境使患者更好地参与到工作活动中。

工作环境的改造一般通过降低工作强度、调整工作程序和步骤、调整工作或休息时间、使用辅助性工具或设备以及应用人体工效学原理对工作场所中的物品或是工具进行适当调整或改造以达到职业回归的目的。

（一）通用环境要求

光线照明充足，通风良好，增加自然通风，合理使用并定期清洁抽气风扇，物料存放合理，不可堆积过高，避免将材料直接放于地面上，应用多层货架以节省空间，工具固定场所摆放，贴上适当标签。注意消防安全，保持通道通畅，消防设施良好，保持地面干爽。

（二）人体工效学的应用

人体工效学是研究人的解剖、心理及生理特征及能力与限制,然后将结果应用于工具、机器、工作、系统、环境等设计,促进安全、健康、舒适及有效率的工作或生活的学科。其涉及的学科及应用范围非常广泛,包括人体测量学、生物力学、生理学、心理学、人机接口、工作分析及设计、工具及产品设计、工作需求及负荷、工作站设计、环境因素等。令工人与工作配合得更好,降低工伤的风险,减少失误频率,减少因工作所产生的精神压力及各项肌肉和骨骼系统的受伤。将人体工效学原理应用于工具和产品设计,能够提高其适用性并保障使用者的健康及安全。

（三）文职工作站

改善办公环境本着舒适、和谐、实用和安全的原则,其益处远远超过人们的最初认识,心理学研究证明良好的工作环境对员工的身心健康以及提高工作效率有着积极的影响。

1. 显示屏幕的要求清晰、分明及稳定,光度及对比度可调,可转向及调整倾斜度,摆放于使用者的正前方,屏幕与眼部保持约一手臂距离(35~60cm),屏幕顶部略低于眼睛。

2. 键盘可调整斜度,符号要清楚、不反光,摆放于手臂高度,可承托双手,前臂与手臂成直角接线长度,贴近键盘位置尽量靠近身体。

3. 工作台台面有足够空间,台底有足够空间伸展双脚,坐位时台面高度与手臂高度接近。

4. 座椅有五点支撑,可调整高度和整靠背倾斜度,扶手承托手臂,双脚能平放在地上,可加脚踏。

五、环境调适注意事项

环境调适针对家庭、社区和工作地点,需由作业治疗师、患者及其家人或陪护者共同参与。环境调适以患者为核心,作业治疗师应根据患者功能障碍程度和目前功能恢复状况,以及患者个人背景因素,设定具体的环境调适方案,有针对性地对相应项目进行训练,以使患者适应所处的环境,并正确应用已有的设施,学会自我照顾、独立生活。如针对老年痴呆患者的环境调适,需根据其认知障碍的特点,减少不良刺激,增加有益刺激,为其创造一个熟悉而安全的环境,并符合其生活方式,以提高其生活活动参与度,实现舒适、愉悦而有尊严的生活,提高生活质量。

无论是公共场所,还是住宅内部,在计划或实施环境调适时,均须考虑谁是物主、谁来支付环境调适费用、环境调适是长期性的还是临时性的、患者的病情是稳定不变的还是逐渐恶化的,进一步提高患者的生活质量。

应注意的问题有,①基本要求:实用、安全、卫生、维护与管理方便、确保隐私;②尽量减轻物理环境改造规模,使用辅助器具、康复指导、重新布置家具等;③参考他人意见:患者、家属、相关专业人员。

社区环境调适需要社区各方人员的参与,包括患者的家人、物业管理者、政府相关工作人员等。作业治疗师要对他们进行讲解和指导,在环境调适的过程中要调动各方人员对患者的重视程度,鼓励患者更多地参与到环境调适中,以达到使其最满意最合适的调适结果,并增强其以后对参与社区相关的日常生活活动的积极性。

在环境调适结束后,要详细地记录患者参与相关活动的情况,并定期进行随访。对效果不佳或患者不满的改造结果,应及时地进行调整,重新制订环境调适方案,以达到最佳的调适效果,最大程度辅助患者回归家庭和重返社会。

工作环境的调适要事先对患者进行现场工作分析评估,判断职业回归的类型,发现需要调适的项目,并需要协调好患者与雇佣者之间的关系,确保工作中的安全,以使工作环境调适促成一个良性循环,提高工作效率,从而提高生产效率,促进公司发展,使患者受益。

(罗　伦　王孝云)

参 考 文 献

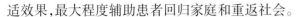

［1］恽晓平.康复疗法评定学［M］.北京:华夏出版社,2014.

［2］闵水平,孙晓莉.作业治疗技术［M］.2版.北京:人民卫生出版社,2014.

［3］窦祖林.作业治疗学［M］.北京:人民卫生出版社,2013.

［4］许怡,陈世栋,匡富春.老年人生活家具中的无障碍设计分析［J］.家具与室内装饰,2014(10):10-13.

［5］孙宏亮.浅析老年人生活环境设计的基本要求［J］.黑龙江科学,2013,11:101-102.

［6］Clemson L,Donaldson A,Hill K,et al. Implementing person-environment approaches to prevent falls:a qualitative inquiry in applying the Westmead approach to occupational therapy home visits［J］. Australian Occupational Therapy Journal,2015,61(5):325-334.

［7］Fleming R,Bennett K,Preece T,et al. The development and testing of the dementia friendly communities environment assessment tool(DFC EAT)［J］. International Psychogeriatrics,2016,29(2):303-311.

［8］Pighills AC,Torgerson DJ,Sheldon TA,et al. Environmental assessment and modification to prevent falls in older people［J］. Journal of the American Geriatrics Society,2011,59(1):26-33.

［9］何成奇.作业治疗技能操作手册［M］.北京:人民卫生出版社,2017.

［10］朱图陵,范佳进,黄河,等.残疾人无障碍环境评定［J］.中国康复理论与实践,2013(5):489-492.

［11］Cerin E,Nathan A,van Cauwenberg J,et al. The neighbourhood physical environment and active travel in older adults:a systematic review and meta-analysis［J］. International Journal of Behavioral Nutrition and Physical Activity,2017,14(1):15.

［12］Russell R,Ormerod M,Newton R,et al. The development of a design and construction process protocol to support the home modification process delivered by occupational therapists［J］. Journal of Aging Research,2018,2018:1-13.

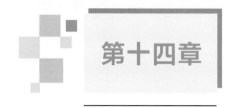

第十四章

职业评定与职业训练技术

第一节 概 述

工作是作业活动的一个重要组成部分,也是18~60岁年龄段工作者重要的活动项目。一份稳定的工作不仅可以满足人们的基本物质需求(食物、水、住所等),同时也是获得归属感和尊重的重要途径。任何妨碍工作者参与到积极有效工作中的事件都会对个人的生理、心理健康和个人幸福构成严重影响。作业治疗师在帮助工作者参与工作或重返工作的过程中扮演着不可或缺的角色。

一、职业康复发展的历史

在19世纪末20世纪初期,欧洲的治疗师就把工作训练作为精神障碍者的一种康复训练项目。法国精神科医生 Philippe Pinel 倡导为精神障碍者开展体能锻炼和手工活动。1914年,作业治疗专业的奠基人之一,美国医生 George Edward Barton 在纽约创立了一家名为"康复之家"的机构,该机构主要帮助康复中的服务对象回归到伤病之前的生产性活动中去。Barton 认为,工作可以帮助维持人们理想的心智,锻炼人们的身体,丰富人们的生活以及使人们远离疾病。

在20世纪初期,仍然有大量的医务人员认为职业康复不重要,他们认为对患者而言最重要的就是卧床休息以缓解患者的痛苦。因为第一次世界大战结束后遗留下来大量的受伤士兵需要回到工作岗位,人们才逐渐认识到职业康复的重要性。

在1937年,就业治疗(employment therapy)开始形成。作业治疗师常常利用各种活动为患者做训练,根据患者的经验、资质、兴趣完成一些医院内的工作任务。另外,作业治疗师们也利用医院提供的少量庇护性工作(sheltered work)训练患者,比如医院的洗衣房工人、理发店工人和木匠。

在20世纪30年代,职前训练(prevocational training)一词开始出现在文献中。这是一种利用各种工艺帮助患者过渡到工作角色(work role)的训练。直到20世纪40年代,作业治疗师作为职前评估人和职前训练者来引导患者重返工作,才逐渐开始被人们所接受和认可。

在20世纪70年代末到80年代初,大量的工业兴起为作业治疗师搭建了一个更大的舞台,那就是工业康复(industrial rehabilitation)。作业治疗师开始根据自身的专业知识以及对特定工作的评估,在模拟的环境下为病患开展工作能力强化训练。

在1989年,康复机构认定委员会(the commission on accreditation of rehabilitation facilities,CARF)制定出一套多专业合作的工作能力强化训练标准,其中包括作业治疗师,物理治疗师,心理治疗师,职业咨询专家的共同参与。

在2002年,美国职业安全与健康管理局(occupational safety and health administration,OSHA)建立了一套针对在工作场所慢性骨骼肌肉疾病发生的预防方案。

作业治疗有着悠久的为雇主和员工提供咨询、建议服务的历史。作业治疗师还将继续为预防工伤事件的发生做出相应的贡献。

二、作业治疗师在职业康复中的角色

作业治疗师在帮助个人参与到工作的各个方面扮演了重要角色。按照作业治疗实践框架(occupational therapy practice frame work,OTPF),人一生的工作包括以下几个部分:就业的兴趣和追求、工作的搜寻和获得、工作表现、退休的准备和调整、志愿活动的寻觅和参与。作业治疗师可在以下不同的机构,如康复机构、工厂、职业安全预防机构,通过评估、指导干预手段以及给予工人、工作、工厂环境相关建议的方式提供服务。职业康复过程所用到的知识领域与作业治疗理论和实践模式相近,其要求作业治疗师掌握较为全面的知识(图14-1-1)。

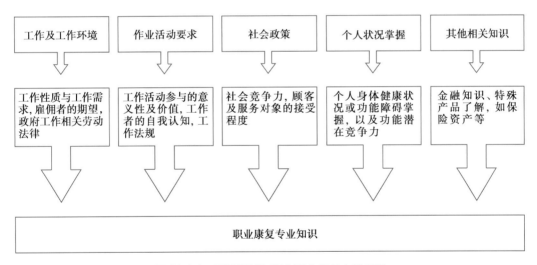

图14-1-1 不同领域知识在职业康复中的运用

三、职业康复流程

作业治疗师通过完成功能性能力评估来了解服务对象当前的基本情况。这是一项耗时较长的评估,但详细的评估结果有助于帮助治疗师和服务对象决定是否可以回归到原工作或某特定工作中。当作业治疗师与服务对象不能通过功能性能力评估来决定是否可以回到工作岗位时,或者期望探寻新的工作,职业功能评估可以通过完成职业能力评估来决定是否可以回到某特定工作岗位,但这是一项耗时更长的评估。作业治疗师将会根据工作能力缺失的部分、工作行为、工作耐力设计职业康复训练计划以便为后期复工做好准备。职业康复训练计划也可以包括其他干预手段,例如给工作者关于如何提高工作效率的建议。

作业治疗师还将针对工作者所参与的工作进行工作能力需求分析。分析内容包括:工作强度、工作时间、工作耐力需求、工作环境分析等。利用以上获得的信息与工作者功能性能力评估的结果进行比较,便可了解该工作者当前能力是否满足其工作的需求。如有需要,作业治疗师将进行工作场地评估,分析是否需要改良工作者在工作时所用工具或环境布置以使工作者具有更高的工作效率。及时发现工作环境中潜在的危险,或及时了解对工作者身体构成慢性损伤的因素也是十分重要的,这将有助于预防工伤事件。

在职业康复中作业治疗师与服务对象的共同目标为复工(returning to work,RTW)。因此在作业治疗师对工作者、工作、工作场地以及他们之间的关系做出评价后,通过职业康复的流程(图 14-1-2),对服务对象制定有针对性的治疗计划,最终促进服务对象顺利回归工作岗位。

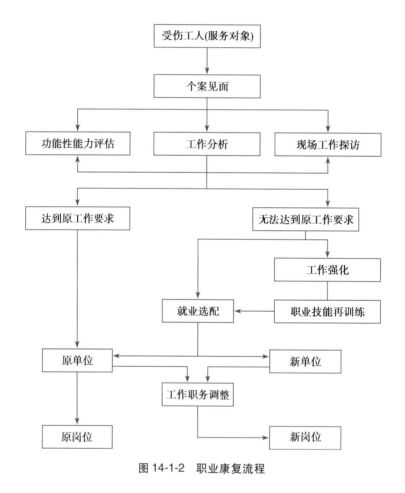

图 14-1-2　职业康复流程

第二节　职 业 评 定

职业评定是职业康复的第一步,用来了解服务对象是否具备工作所需的能力。再考虑工作性质,如需要雇佣的工作、志愿的工作、庇护工厂的工作等,同时对于工作的形式也需要相应的评估,如在家从业或者是长期监管下工作。从整个职业康复框架(图14-2-1)来看,职业评估是至关重要的一个环节。因此职业评估需要综合多种因素,根据评估结果,做出合理的复工预测。

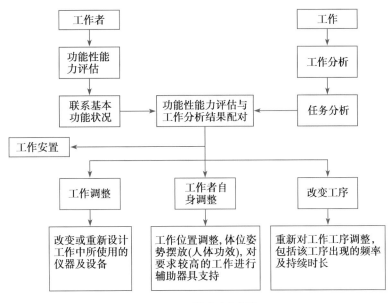

图 14-2-1　职业康复框架

一、功能性能力评估

功能性能力评估(functional capacity evaluation,FCE)是一个客观评估患者完成工作相关活动能力的过程。早在20世纪70年代,作业治疗师或物理治疗师就开始使用这些以功能为本的测试来评判受伤人员是否有能力回到工作岗位。如今将这些测试结果用于诸多方面,并且以多学科团队进行评测。功能性能力评估可以用来帮助设定康复或复工目标;也可以在重新获得工作前,用来描述受伤人员参与工作的能力状态。

功能性能力评估由基本体能评估(baseline functional assessment)、工作能力需求评估(job capacity evaluation)及职业能力评估(work capacity evaluation)三方面组成,包含病史回顾、个案访谈、骨骼肌肉检查、体能评估以及其他常规记录内容。其中针对体能评估通常是评估患者在完成各项动态或静态力量性任务后的心肺能力状况以及肌肉耐力状况。常规记录内容包括从事工作的工种类型、劳累程度、工作时长、个人任务要求、工作需求、人工占比以及拟干预方法。功能性能力评估通常也作为判断受伤人员能否返回工作岗位的重要评价之一。

功能性能力评估是一种综合的、标准的、可实践的、有目标的,且信效度兼具的职业康复评估项目。综合的功能性能力评估应包含所有需要体能输出的工作种类,具体可参考美国劳工局基于职业大典(dictionary of occupational titles,DOT)所设立的职业数据库 O*NET 中包含的职业。O*NET 把工作本身分为工作特性与工作者所需要的特性(图14-2-2),美国劳工局以此进行工作需求的分析。重要的是功能性能力评估中所测试的内容必须与其工作特性相关,并且需要充分告知受试者测试的目的,当然与受伤人员所从事工作的相关性越高,

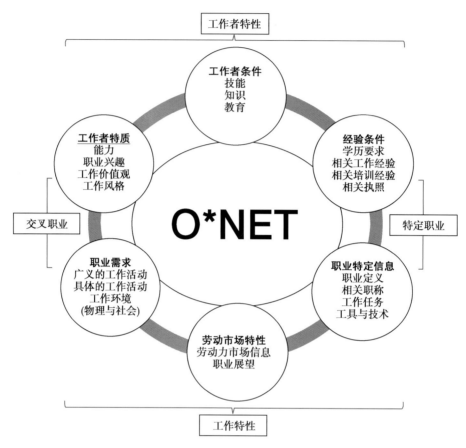

图 14-2-2　O*NET 内容模型

其参与测试及训练的理解度及配合度越高。如一位文秘人员很难明白让其参与攀爬梯子测试的目的,相应地也很难积极参与测试。因此在设计功能性能力评估时需了解被测试者的工作需求,以及让其完全明白为何需要完成该项测试。只有在被测试者完全明白这项测试的目的时,被测试者才会全力配合治疗师的相关工作。

标准化的功能性能力评估需要有操作手册、任务项目和工作种类,还需要测评标准及设备需求。这些评估的环境设置,能够很好地观察到测试者完成某项工作的表现及工作行为态度。当然适当的言语指示可以建立测试与被测试者之间的信任关系。

二、基本体能评估

使用可量化的工具对某一项工种的体能需求进行测评,参考美国职业分类大典中已经量化的 28 种体能进行评估,它们包括坐、站、行、卧、提起、携带、推、拉、攀、平衡、弯腰、跪、蹲、爬、伸手、操作、灵活、触觉、说话、听力、味/嗅觉、视力、知觉、视力焦点、颜色分辨、视觉区域等。由于这些功能活动与工作相关,因此对于不同损伤疾病评估内容具有偏向性(表 14-2-1)。可使用职业能力评定系统(baltimore therapeutic equipment,BTE)进行评估(图 14-2-3、图 14-2-4),除基本体能外,美国职业大典根据工作本身的特质且对完成工作所需的力量、频率做了分类说明(表 14-2-2)。

表 14-2-1　不同损伤疾病体能评估偏向性

基本体能	一般骨创伤	上肢创伤	下肢及腰背创伤
站			√
行			√
攀			√
平衡			√√
弯腰			√√
蹲			√√
跪			√√
爬			√√
提	√	√	
携带	√√	√√	
推	√√	√	
拉	√√	√√	
伸手	√	√	
操作	√	√	
灵活度	√	√	

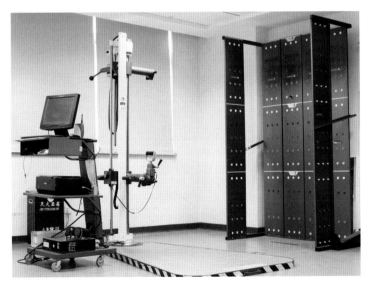

图 14-2-3　BTE 评估系统

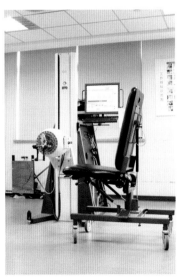

图 14-2-4　BTE 训练系统

表 14-2-2　美国职业分类大典对工作所需力量分类说明

分类	偶尔 （占用 1/3 工作时间）	有时 （占用 1/3~2/3 的工作时间）	经常 （占用 2/3 以上工作时间）
极轻度	<10 磅		
轻度	<20 磅	<10 磅	
中度	20~50 磅	10~25 磅	<10 磅
重度	50~100 磅	25~50 磅	10~20 磅
极重度	>100 磅	>50 磅	>20 磅

注：1 磅 ≈ 0.453 6kg

除了以上对服务对象提供功能测试外，还需要对其疼痛、感觉、关节活动度、肌力、握力、捏力等基本的骨骼肌肉系统功能进行评定，同时对于其认知功能水平也需要评定，尤其针对中枢神经损伤引起的功能障碍导致无法回归工作岗位的服务对象来说尤为重要。

三、工作能力需求评估

基于已知服务对象将要从事的工种后，评估其个人能力与工作能力需求之间的匹配程度。评估的结果应该包涵从事该工作需要的基本体能情况，以及个人与工种之间的匹配程度。在职业康复过程中评估某特定工作的体能需求是十分重要的。一份好的工作能力需求评估报告需要包括以下信息：体能需求、认知需求、教育需求、设备操作技能需求、工作环境、工作相关改良建议、最后建议。工作能力需求评估不可与人体功效学评估、工作风险评估相混淆。工作能力需求评估重点在于该项工作的实际需求是什么，而人体工效学、工作风险评估的重点则在于工作的操作与工作的危险性，例如工作的姿势，徒手的操作，工具使用的风险。

工作能力需求评估方式可以是问卷、访问、观察、正式的测量，访问伤员的同事和雇主是一种十分常用的方式。由于作业治疗师需要将基本能力评估的结果与工作分析的结果进行比对才能判断受伤人员是否有能力回到工作岗位，因此准确的评估结果将显得尤为重要。在实际工作中，例如通过询问受伤人员其工作的体能需求这样的不正式的评估可能会干扰评估的结果可信度，而正式的评估结果需要作业治疗师评估受伤人员的真实工作环境才可获得，也就是通常所说的现场工作能力需求评估（图 14-2-5）。

四、职业能力评估

职业能力评估是一个系统性地运用真实工作或模拟工作来综合评估受伤人员工作能力的过程，评估可以在作业治疗部门，也可以在工作现场。按照 CARF 认证要求，在职业评估过程中需要考虑受伤人员以下

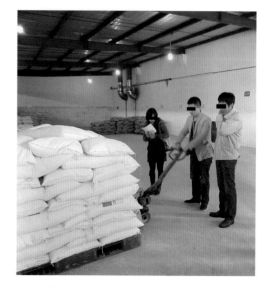

图 14-2-5　现场工作能力需求评估

因素:体能、智力情绪控制能力、兴趣爱好、天资、工作技能、工作耐力、工作习惯。以上这些评估需要 3~5 个工作日才可全部完成。一般来说,职业评估者只有在私人职业评估机构才会完成以上如此多的评估,但目前也有少数职业治疗师会在公立医院完成以上评估内容。可利用标准的职业评估工具(如工作模拟评估系统)来评估某些特殊的技能。如果没有上述标准评估设备,可采用模拟评估设备来制造出类似的与工作相关的工作环境。例如可利用水管拆装模拟评估水管工人在工作时的工作表现(图 14-2-6)。也可以采用真实现场工作的方式来评估受伤人员完成真实工作的能力,以此达到职业评估的目的。

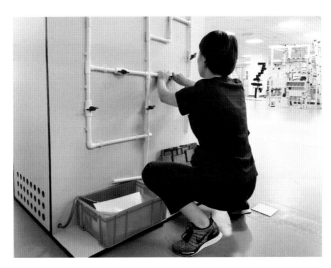

图 14-2-6 水管工模拟评估

通常来说职业评估通过以下两种方式进行。①一般职业评估是一个综合性评估某人对待任何工作的潜能的评估。对于一个从未工作过的人,或者一个不可能回到原来工作岗位的工人来说,这种评估可以帮助治疗师了解此人的各种能力和天赋,以此帮助探寻合适的工作岗位。②特定职业评估是评估一个人回到特定工作的准备情况。对于一个脑卒中患者想回到办公室,参与一般职员的工作,那么特定的职业评估将有助于评估该患者回归该特定工作的可能性。因此可模拟职员工作的特定环境来评估此人的工作能力,例如对待细节的能力,接听电话的能力,以及处理文案的能力。

在工作能力需求分析中需重点把握该工作的关键任务(key task)。所谓关键任务就是在该项工作中,某些任务是该工作所必需的,是不能被他人代替的,一旦不能完成这些任务,那么该工人就不能胜任该项工作。例如一名电脑程序开发人员可以不能完成电脑清洁任务,但是必须需要能够完成使用双手操作电脑的任务,因此可以说操作电脑是电脑程序开发人员的关键任务。工作是由不同的任务组成的,每一个任务是由不同的体能需求所组成的,这就包括了每个任务需要处理的重量是多少,需要工人发出多大的力气才可完成该任务,以及完成这些任务的频率如何。

工作行为评估在职业能力评定中重要性尤为突出。其需要评定服务对象的工作动机、外表是否得体、工作姿势、出席率、工作守时状况、工作的完成度、与同事间的人际交往、在工作中产生情绪的处理方式,以及其工作中的抗压能力。这些将成为最终判断其是否能够维持一份工作的重要参考指标。可使用林氏就业意愿量表(表 14-2-3)对患者的就业意愿进行评定。

表 14-2-3 林氏就业意愿量表

此问卷可能帮助我们更了解你的需要。每个句子描述了一个人开始求职服务计划时的感觉。请在相应的位置用(√)号指出你对每句话的同意程度。请依照你现在的感觉去决定你的选择,而非你过去或将来的感觉	非常不同意	不同意	不确定	同意	非常同意
1 我觉得我已经准备去复工。					
2 我正开始准备去复工。					
3 我认为花功夫在复工上是值得的。					
4 我已经预留时间准备在未来数星期内开始复工。					
5 我根本无工作能力,我不明白为何要参加这康复计划。					
6 我终于开始为复工做一些准备。					
7 我一直在想应该是时候重返工作岗位了。					
8 我正在搜寻关于工作的消息和资料。					
9 我根本没有工作能力,所以为自己做好准备去复工是浪费时间的。					
10 虽然我觉得没有工作是不好的,但现在我无能力。					
11 我知道我需要复工,我亦认为我必须努力去复工。					
12 我现在正尝试寻找复工的途径。					
13 其他人告诉我应该要复工,但我并不同意。					
14 任何人都可以说自己想复工,但我就不同,我实际上正在努力复工。					
15 我准备在数星期内复工。					
16 所有这些关于复工的问题都好闷,为什么不让我自己一个人静静。					
17 我正在积极地去复工。					
18 我根本不想去复工,为复工做准备根本是浪费时间。					

项目	得分	项目	得分
计划前评分(5、9、10、13、16、18)		计划评分(1、3、7、11)	
准备评分(4、8、12、15)		行动评分(2、6、14、17)	

综合上述三者评定结果,作业治疗师需要定时与医生及其他康复团队成员汇报评估结果,给出相应的干预意见,如:是否对医疗康复项目进行调整;是否对体能训练进行调整;是否需要进行现场工作需求评估(工厂探访);是否需要开始工作能力强化训练;是否需要进行其他心态相关评估;是否需要参加复工准备小组;是否需要加强社区适应等。

五、工作分析

工作分析(job analysis)是一种收集工作信息的方法,了解工作中的具体任务和完成该任务所需要的专业知识,以及出色完成该工作所需的专业技能。作业治疗师通过直接询问患者获得相关工作信息,包括了解工作技能以及所需工具,也可以通过询问雇主了解完成工作的流程、职责及最终产出效益。使用现场工作探访是最有效、最直接获取工作信息的方式。

(一)工作分析的特性

工作本身具备的特性包括:材料、工具、仪器、行业、服务、数据、物件、产品。而工人具备的特性包括:教育水平、文字处理能力、推理能力、数学能力、职业技能水平、能力倾向、体能、兴趣爱好、工作环境适应能力等。

（二）常用工作分析方法

目前主要有加拿大 GULHEMP 工作分析系统、美国职业分类大典（DOT）、O*NET 在线工作分析系统和评估对象的现场工作分析等。由于工作分析本身属于作业活动分析中的一部分内容，故本章节不做详细阐述，但可通过网络找到相应职业分类，并获取相应工作需求。

第三节 职业训练

一、工作能力训练

工作能力训练（work capacity training）可分三个层次：工作能力调适训练（work conditioning），工作能力强化训练（work hardening training）及工作模拟训练（work simulation）。三个层次的训练时机、性质、目标、设备、方法和环境都有所差异，但有时也会综合交叉应用（表 14-3-1）。

表 14-3-1 工作能力训练对比表

	工作能力调适训练	工作能力强化训练	工作模拟训练
时机	医疗康复后期及职业康复初期	职业康复前、中期及后期	职业康复后期
性质	按特定肢体功能训练	按特定工作任务作训练	按工作岗位作训练
目的	提升工作相关体能，包括肌力、耐力及心肺功能；训练正确安全工作姿势	提升工作相关体能，促进受伤部位的应用；提升疼痛适应能力，训练正确安全的工作姿势；帮助自己了解自身优势与劣势；促进从患者至工作者的角色转换	培养良好的工作行为习惯；提高工作的耐受力；促进从患者至工作者的角色转换
设备	体能训练器材 模拟工作站	模拟工作站	模拟工作站 实际工作场地
方法	针对工作体能相关体能渐进式训练	针对工作过程中较重要且较困难的部分进行渐进式训练	完成岗位要求的所有工序；满足岗位生产及人际需求

（一）工作能力调适训练

主要是指提高康复期工人的基本体能，包括肢体力量、心肺耐力、肌肉耐力、肢体柔韧性。通常体能训练是职业康复训练的第一阶段，待体能训练提高后则进入工作能力强化训练阶段。

（二）工作能力强化训练

提高康复期工人工作能力为目的训练方法，训练涉及运用真实工作相关的工具进行模拟受伤工人工作状态，最大化提高其工作表现能力。

开展系统的工作能力强化训练前，作业治疗师可先分析工伤职工的工作岗位要求，根据服务对象的功能情况，对服务对象深入了解，共同找出可能因受伤而不能完成的工作步骤，然后选择合适的工作站及工作任务进行训练。在职业康复初期，作业治疗师可参考受伤前服务对象的工作岗位要求，设计训练计划。作业治疗师应清楚掌握服务对象受训后的工作能力，回归单位后的实际工作安排；尤其是对回归工作后会更改工作岗位的服务对象，评估新岗位的工作要求后，再重新设计针对性的训练计划。

工作能力强化训练计划要平衡训练强度及因训练受伤的风险。如训练强度太低,便没有训练效果;强度太高则容易受伤。训练项目的强度和难度要经常调整,一般每几天就要考虑调整一下,确保训练效果。作业治疗师可根据客观评估,如最大力量,最高心率及血压,及临床观察等指标来调整训练强度。同时亦要考虑服务对象的反馈及感受,如主观困难度、主观辛苦度及是否愿意加快训练步伐等。工作能力强化训练强度比一般医疗康复训练要高,受训者存在一定的再受伤风险,除要小心做训练计划外,要有一套工作能力强化训练区域安全运作的规则,严格执行,亦要有足够的治疗师现场监督指导训练。

（三）工作模拟训练

工作模拟训练发生在职业康复的后期,根据模拟参与者的工作岗位条件,对其进行模拟情境训练,以此来使其达到重返工作岗位的目标。

二、工作单位协调

经过工作能力训练后,工作单位协调是影响服务对象能否返回岗位的重要因素。通常在工作单位协调前需与服务对象进行自我协调,包括进行求职技巧培训、劳动市场竞争力分析、就业申请书书写,以及帮助其提升自身就业信心。工作分析是工作安置的关键,对工作环境的掌握度越高,在与工作单位协调的过程中就越容易被接受,也为今后服务对象重返岗位后,能维持该岗位的工作时间提供基础。

工作单位协调过程中与用人单位的沟通尤为重要。需要与雇主进行充分交谈,了解其对该岗位的期许值,可作为工作能力训练中的目标进行训练。如有必要也可在交流过程中提出进行现场工作训练建议。

工作单位协调结果包括 6 种情况:原单位原岗位、原单位新岗位、新单位原岗位、新单位新岗位、自主创业、无就业能力。作业治疗师也可将这 6 种工作协调结果作为服务对象的最终康复目标。

三、基于人体功效学的职业训练

在工业中,人体工效学(ergonomics)的目的是在工人和工作之间获得良好的相互协调。好的协调可以提高生产力、减少事故和病伤。常见的问题包括工作场所和工作流程的设计、工作相关损伤的预防、工作姿势的教育。许多作业治疗师运用人体工效学原理,协助处理各类工作相关的问题;作为以患者为中心的服务内容之一,人体工效学在帮助减少肌肉骨骼损伤、人类疲劳不适、环境压力被证明是非常成功的。

（一）工作方式指导

后背痛在体力劳动人群中是十分常见,这大多是由于长期的不正确的工作姿势导致的,主要的危险因素是大强度的、不正确的工作姿势(抬、推、拉)。基于人体功效学原理,作业治疗师需要给出正确的工作方法(图 14-3-1),以及需要与工作单位一同思考如何减少此类大强度的体力劳动。因此,正确的工作方式指导是作业治疗师职业预防干预的重要手段。

常见不良工作方式有:

1. 工作姿势　不良的动作或姿势,如需要工作人员弯腰较多的(物件和工作台位置过低),持有的物件不能贴近身体,完成动作需要扭动身体,需要大幅度上下移动物件,向上伸展过头运动(物件放在过高处未使用其他辅助工具)等(图 14-3-2)。

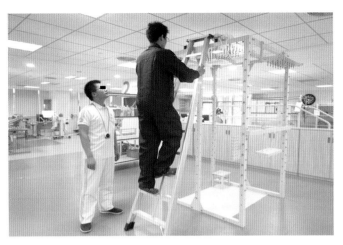

图 14-3-1　正确工作方法指导

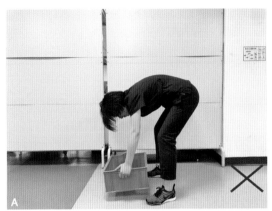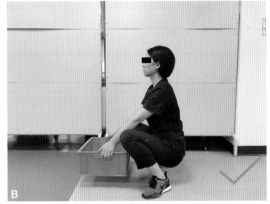

图 14-3-2　拿取摆放较低物品
A. 错误姿势；B. 正确姿势

2. 移动物件　过度用力推动、拉动物件或徒手搬运物件行走很长一段距离，未能使用机械装置去固定物件来代替人力持有，工序和工作间设置不合理等(图 14-3-3)。

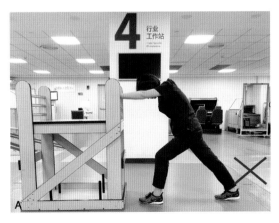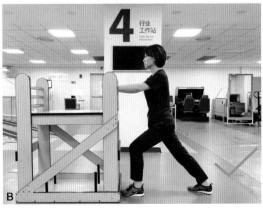

图 14-3-3　推、拉重物
A. 错误姿势；B. 正确姿势

3. 重复或长期动作 经常重复某些动作,如长时间使用键盘,引起手腕疼痛;或为增加效率而加快动作;没有足够的休息让身体放松(图 14-3-4)。

（二）省力原则

累积性骨骼肌肉疾病通常引起反复发生的疲劳损害,主要以上肢损伤为主,常见疾病有网球肘、腕部疼痛等。主要危险因素有反复运动、过度用力、不适当工作体位、持续震动刺激。如装修工人在使用电钻时,手腕长期受到重量及震动刺激,导致上肢疼痛等。预防的措施有:

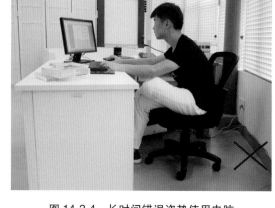

图 14-3-4 长时间错误姿势使用电脑

1. 使用自动化设备 节约人力。

2. 使用电动工具 减少人力重复动作。

3. 固定大型超重的器具 减少人力笨拙发力。

4. 调整工作模式 增加轮班次数,给予较多骨骼肌肉休息。

（三）环境调适

工作场所的不合理设计与工作者疲劳的产生有很大的相关性,尤其是静力性肌肉负荷,长期的笨拙体位、固定姿势。因此工作场所也需根据人体工效学原理设计,例如:对于办公室文员来说,合适的座位与电脑屏幕的设计显得尤为重要,不合适的座位可导致严重的颈部疼痛、腕管综合征、腰痛,正确的坐姿可预防以上疾病(图 14-3-5)。

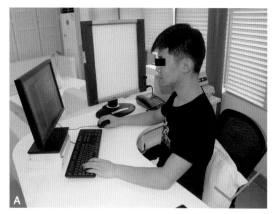
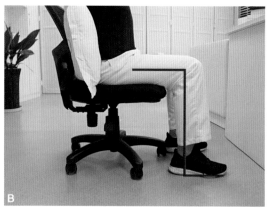

图 14-3-5 利用环境调整,正确使用电脑
A. 正确使用电脑的姿势(上半身);B. 正确使用电脑的姿势(下半身)

（陆佳妮）

参 考 文 献

[1] Wagner C. Vocational Rehabilitation[M]. New York:Springer,2016.

[2] 丁立. 人体工效学[M]. 北京:北京航空航天大学出版社,2016.

［3］梁国辉,翟华.残疾人工作能力强化训练图解［M］.上海:上海科学技术出版社,2017.

［4］陆佳妮,白钟飞,史晓宇,等.职业能力训练与评估系统对上肢损伤工伤患者的疗效［J］.中国康复理论与实践,2018,24(1):107-111.

［5］徐艳文,罗筱媛,卢讯文,等.林氏就业准备量表在工伤职业康复中信度和效度的研究［J］.中国康复理论与实践,2014(6):592-596.

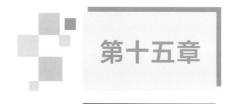

第十五章

神经系统疾病和损伤的作业治疗技术

第一节　脑卒中的作业治疗

一、概述

（一）定义

脑卒中（stroke）又称脑血管意外（cerebro vascular accident，CVA），俗称"中风"，是指突然发生的、由脑血管病变引起的局限性或全脑功能障碍，持续时间超过24h或引起死亡的临床综合征。分为缺血性脑卒中和出血性脑卒中。包括脑梗死、脑出血和蛛网膜下腔出血，脑梗死包括脑血栓形成、脑栓塞和腔隙性脑梗死。

（二）功能障碍及特点

根据脑卒中发生时脑损伤的部位、大小和性质的不同，其临床表现可分为：

（1）感觉障碍：约65%的脑卒中患者可出现不同类型不同程度的感觉障碍。依据感觉障碍的症状，可分为两大类，一类是刺激性症状，包括感觉疼痛、感觉过敏、感觉倒错、感觉异常、感觉过度；一类是抑制性症状，包括感觉缺失或感觉减退。感觉障碍对躯体运动、协调、平衡等有显著影响。

（2）运动功能障碍：脑卒中后大约70%～80%存在不同程度的运动功能障碍。运动功能障碍可由以下大脑部位损伤引起：运动皮质、运动前皮质、运动传导束、大脑或小脑中的相关传导通路。运动功能障碍即患者的肌肉控制、移动能力或活动水平完全丧失或受限，常常涉及患者单侧或双侧的面部、上肢及下肢，影响超过80%的脑卒中患者。最常见的类型是偏瘫，主要是大脑中动脉分布区病灶所致。此外，瘫痪类型还包括单瘫、交叉瘫、四肢瘫、颅神经麻痹等。偏瘫又叫半身不遂，是指一侧上下肢的运动障碍。依据偏瘫的程度大致可分为轻瘫、不完全性瘫痪和完全性瘫痪。依照病程和病情发展大致分为迟缓性瘫痪和痉挛性瘫痪，可细分为急性期、亚急性期或恢复早期、恢复中后期和后遗症期四个时期。

（3）认知功能障碍：脑卒中后约50%～75%的患者会出现认知功能障碍。认知功能障碍表现为记忆障碍、失语、失用、失认、失读、视空间障碍等。认知障碍的程度与脑卒中的部位、容积及脑室周围白质的改变密切相关，左侧半球梗死影响额区、颞区时，认知障碍程度较重;额叶损害主要表现为随意运动、语言表述、精神活动3方面的障碍,颞叶损害可造成记忆障碍,这均与认知功能直接相关;病变在皮质的脑卒中更易引起认知功能障碍。

（4）语言功能障碍:包括失语、构音障碍等。通常是由于左侧大脑损害造成理解和运用语言符号系统表达的能力受损,并伴有右侧运动功能减弱或偏瘫。

（5）心理障碍:主要表现为情绪情感障碍,包括:抑郁、焦虑、恐惧、悲观失望等低落情绪。表现为情绪稳定性差,情绪情感与周围环境的协调性差等。

（6）吞咽障碍:脑卒中患者中发生率约70%~75%,是导致吸入性肺炎、脱水、营养不良等并发症的重要原因,是病死率增加的独立预测指标。

（7）其他功能障碍:排泄障碍及心肺功能障碍等。

二、作业评定技术

通过对脑卒中患者进行作业评定,可确定患者功能障碍的性质、特点和程度,以便制订有效的作业治疗计划,判断作业治疗效果。阶段性的评定对患者的康复进程具有指导意义,不但有利于监测患者的功能变化,而且治疗师可根据定期评定结果及时调整作业治疗计划,确保作业治疗的优质、高效。

（一）日常生活能力评定

对患者日常生活能力的评定,最佳方法是通过观察或者实际操作,应避免通过提问的方式进行,因为患者主观认为可以完成和实际能否完成的情况之间可能存在差异。另外,患者在训练室等特定的环境中可以完成的一些日常生活动作,有可能在家里难以完成。例如,患者在训练室里可以独立完成穿脱衣服的动作,但是却不能做到从凌乱的衣橱里找出需要的衣服,或者不能根据天气变化选择恰当的衣服。

根据日常生活活动能力（ADL）的分类,针对日常生活动作评定的方法和常用的量表包括:

1. 基础性日常生活活动（basic activity of daily living,BADL）　BADL是指人维持最基本的生存、生活需要所必需的每日反复进行的活动,包括自理和功能性移动两类活动。自理活动包括进食、梳妆、洗漱、洗澡、如厕、穿衣等,功能性移动包括翻身、从床上坐起、转移、行走、驱动轮椅、上下楼梯等。常用的评定方法有Barthel指数或改良Barthel指数（modified Barthel index,MBI）、功能独立性评定（functional independence measurement,FIM）、改良PULSES评定量表、Katz指数（the Katz index）等,具体评定方法可参考本书相关章节。

2. 工具性日常生活活动（instrumental activity of daily living,IADL）　IADL指人维持独立生活所必需的一些活动,包括使用电话、购物、做饭、家事处理、洗衣、服药、理财、使用交通工具、处理突发事件以及在社区内的休闲活动等。从IADL所包含的内容中可以看出,这些活动常需要使用一些工具才能完成,是在社区环境中进行的日常活动。IADL是在BADL的基础上实现人的社会属性的活动,是维持残疾人自我照顾、健康并获得社会支持的基础。常用的评定方法有Lawton IADL量表（Lawton IADL scale）、功能状态指数（the functional statue index,FSI）、功能活动问卷（the functional activities questionnaire,FAQ）等,具体评定方法可参考本书相关章节。

（二）身心功能评定

1. 姿势控制　对姿势控制的认识和训练是偏瘫患者治疗的重要组成部分,姿势控制是完成日常生活活动的基础。早期偏瘫患者躯干控制能力下降、主动的姿势调整受到限制,需要更多的主观努力来维持直立的姿势,因而导致完成目的性活动的能力降低。

姿势控制能力既可以用量表来评定,也可以通过观察日常生活活动,如更衣、转移和入浴等动作的过程进行评定。掌握患者的姿势控制能力是评定偏瘫患者功能水平的基础;躯干控制能力直接影响肢体活动的控制能力,躯干控制能力受限会增加跌倒的风险,降低坐位和立位的耐久力,直接影响患者身体功能的发挥。

2. 上肢功能方面

(1) 感觉、知觉的评定:感觉的评定需要患者具备一定的认知能力和对多种刺激做出反应的能力,因此对于存在失语症、意识模糊和其他认知障碍的患者进行感觉评定比较困难。一般在进行感觉评定之前,需要确定患者理解和交流的能力水平,确认“是”与“否”的表达方式。比如,除利用语言表达之外,运动性失语的患者能够通过点头、做手势、在纸上画或书写等方式对测试做出应答。在不能用标准的程序进行评定时,需要通过观察患者对测试的反应获得信息。临床上,感觉评估主要包括触觉、痛觉、温度觉、振动觉、位置觉、运动觉、两点辨别觉、立体觉等。知觉评估主要包括躯体构图、视觉识别及失认症等。

(2) 躯体和生理方面的评定:影响偏瘫后上肢运动功能的主要因素包括被动关节活动范围(ROM)受限、异常的肌张力和疼痛等。通过与患者面谈和阅读病历可以帮助治疗师确定这些问题是否是由脑卒中造成。因为肢体关节被动活动范围(PROM)受限与个体的解剖学、生活方式或其他疾病(如关节炎或关节损伤)等存在直接关系。通常,不需要用关节活动度尺测量被动活动范围。对偏瘫患者更有意义的评定是患侧和健侧上肢关节活动范围之间的比较,以确定患侧应有的关节活动范围。

肩关节半脱位临床上可以通过触诊确定:在躯干固定的状态下,患侧上肢自然垂于身体侧方,检查者触摸肩峰与肱骨头之间的空隙,临床上常用肩峰与肱骨头之间的空隙可以容纳几个手指表示,如 1 横指。

肌张力异常是运动障碍常见原因之一,活动受限和疼痛也有可能导致运动障碍。评定肌张力异常与否,首先要从临床角度出发,从临床病史、视诊、反射检查、被动活动与主动活动检查、功能评定等方面详尽地了解肌张力异常的情况,尤其是从功能评定的角度更好地判断肌张力异常对生活自理能力、坐或者站立平衡及移动等功能与能力的影响。目前临床上应用最多的肌张力的评定工具是改良 Ashworth 量表,具体评定方法可参考本书相关章节。

(3) 随意运动的评定:每个偏瘫患者的运动模式都是不同的,随着时间的推移,运动模式的变化或是加重,或者逐渐减轻,因此在恢复的整个过程中需要反复地进行再评定。

常用的评定方法包括 Bobath 法、Brunnstrom 法、上田敏法、Fugl-Meyer 评定法。Bobath 评定法侧重于姿势反射,其重点是检查姿势反射的改变;Brunnstrom 法强调脑卒中偏瘫恢复的六个阶段,其检查方法是以这六个阶段为基础设计的;上田敏评定法是在 Brunnstrom 法的基础上,将 Brunnstrom 的六个阶段细分为十二个阶段,其本质上是相同的;Fugl-Meyer 评定法是由 Fugl-Meyer 及其合作者于 1975 年发表的一种累加积分量表,专门用于脑卒中功能障碍的评价。该法包含了四个组成部分即运动、平衡、感觉、关节活动度及疼痛,总分为 226 分,其中运动方面占 100 分。

(4) 肌力和耐力的评定:肌力降低会限制偏瘫患者的功能恢复,临床上判断肌肉无力的程度,可对比健侧肌力,观察患侧是否稍减弱或完全不能引起肌肉活动等来表示。

耐力减弱表现为较难维持一定时间的、具有实用性的运动或活动,是偏瘫患者完成活动的一个重要限制因素,肌肉耐力直接影响患者参与运动、活动乃至康复的能力。耐力减弱可以是由于移动肢体造成的劳累所导致的身体或精神疲劳的结果,也可以是心脏或呼吸系统疾患造成的结果。

（5）功能性活动的评定:偏瘫侧的上肢功能性活动的评定非常重要,因为日常生活活动能力的评定可以明确患者在完成日常生活活动中(包括工具性 ADL)存在的问题,但是不能精确地反映患者使用患侧上肢完成活动的能力。同样,通过肢体随意运动功能的评定(如 Brunnstrom 法、Fugl-Meyer 法等)可以掌握患者偏瘫侧上肢的功能状态,却不能对其在日常生活中的应用情况进行评定。常用的评定功能性活动的方法包括:手臂动作调查测试(action research arm test,ARAT)、Frenchay 上肢测试(Frenchay arm test)、偏瘫上肢功能测试(functional test for the hemiplegic/paretic upper extremity,FTHUE)等。

（三）其他评定

1. 认知功能 一般在面谈以及观察日常生活活动的过程中能够发现认知功能障碍,治疗师需要总结患者的异常行为,并针对这些问题进行改善性治疗。在检查之前,首先要了解与患者相关的医学信息、教育背景、家庭构成、职业等个人信息。还要了解患者有无智力和觉醒水平的缺陷。认知功能的评价包括注意、记忆、执行功能等的评价。常见的认知功能障碍筛选性检查有修订版长谷川简易智力评定量表(Hasegawa dementia scale-revised,HDS-R)以及简易精神状态检查量表(mini-mental state examination,MMSE)等,如有需要还可以进行标准化的检查,如洛文斯坦因作业疗法认知评定(Loeweistein occupational therapy cognitive assessment,LOTCA)。

2. 视觉功能 脑部任何类型或程度的损伤都可能会影响视觉系统的功能。卒中后最常见的视觉障碍是单侧偏盲。例如左侧单侧偏盲的患者对右眼鼻侧和左眼颞侧的视野会减小或缺失。

三、作业治疗技术

作业治疗必须根据患者自身特点,制订行之有效的治疗方案。而在制订具体的治疗方案和措施的时候,必须考虑以下几个方面的因素:患者发病的时间,目前所处的恢复阶段,患者的年龄,运动、感觉、认知功能,并发症,个体需求,家庭、社会、经济等方面的因素。

治疗方案中的基础部分,应该包括促进患者正常姿势反射和运动、抑制异常的反射及异常的运动模式的内容,鼓励患者使用患侧手。同时在制定了治疗措施以后,应及时让患者的家属以及护理人员了解其内容,并指导他们采用正确的方法对患者进行有效的监督和指导,应尽可能地应用到日常生活中。

具体到脑卒中恢复的不同阶段,治疗的目的会有所不同,治疗方法也会有不同的特点。治疗者必须根据患者的现状、不断变化和进展的情况,随时调整治疗方案。

（一）急性期（数日）

大量临床康复实践表明,早期康复有助于改善脑卒中患者受损的功能,减轻障碍的程度,有利于提高其生活质量;因此,通常主张于患者生命体征稳定 48h 后,在病情不再继续进展的情况下及时开始实施康复措施,目标是帮助患者早期离床、改善基本动作、恢复上肢功能、改善认知功能、提供心理支持等。

发病早期,患者非特异性的所有功能都发生下降,在设计作业活动时除要考虑个别功能的恢复问题,还应考虑开展围绕提高患者整体性的治疗活动。

急性期的主要治疗目的和方法是:预防由于身体丧失运动能力而引起的患侧上肢的肿

胀和疼痛,预防关节挛缩、肌肉萎缩。尤其要关注患侧上肢,预防忽视患侧肢体而引起的身体模式的固定化。促进随意运动的恢复,将正确的运动模式作为一种运动感觉向患者输入。提高患者的中枢觉醒水平。

具体治疗措施包括:

1. 预防关节挛缩　体位摆放能够预防关节挛缩和变形,早期还应进行关节活动度(ROM)的训练。体位摆放应注意健侧卧位、患侧卧位以及仰卧位这三种不同情况的区别。体位变换原则上要求每2~3h变换一次体位,以后当患者能自己翻身和在床上移动时,间隔的时间可以适当延长,直到患者在清醒时或感到不舒服时能自己改变体位。在保持正确体位的同时,需要扩大关节活动度的训练,以预防四肢肌肉和肌腱、韧带短缩造成的关节挛缩。

2. 皮肤护理　大约有14.5%的脑卒中患者存在皮肤压痛压伤情况,治疗师和护理人员可采取适当手段改善此类情况,如提示患者保持正确体位;避免过度的皮肤摩擦;为患者选择合适的轮椅,指导患者如何减压;经常关注皮肤受压情况,避免长时间保持一种体位。

3. 预防和纠正单侧忽视和视野缺损　治疗者应随时提醒患者关注自己患侧身体,鼓励患者多转动头部,用眼睛扫视环境;治疗时治疗者尽量站在患侧;多做健侧手带动患侧手及上肢的自主性活动。

4. 坐位训练　当患者生命体征稳定48h,并且能够与人进行交流沟通后,就可以在主治医生的指示下开始进行坐位训练。在患者可以耐受的时间内反复取坐位,从床上的长坐位开始,逐渐过渡到床上的端坐位和轮椅坐位。

5. 身边处理动作训练　要求患者能自己完成的动作尽量自己完成,早期尽可能地鼓励患者用患侧手完成进食和梳洗等动作。治疗师可改造进食用具帮助患者进食;如果在辅助下可以坐稳,就可以使用便携式坐便器完成大小便的排泄动作;此阶段还可以指导患者进行穿脱衣服的训练。

6. 治疗性的作业活动　以提高患者的活动性、预防患侧上肢的肿胀和患侧忽视以及身体姿势异常等为目标,设计要求患者的肢体和精神都参与的活动,例如简单的智力测试,木钉摆放运动,两手握在一起进行的上肢上举的运动等。

(二)恢复期(数日至6个月)

发病后所有非特异性的功能都在下降,而进入恢复期后多见于运动功能和认知功能低下,这个时期的治疗目标主要是:①提高低下的功能;②基于代偿功能,使患者获得相应的能力。一般情况下,目标①与目标②之间在时间上有先后顺序,但多数情况下是同时进行的。

提高低下的功能需要通过作业活动来进行。活动的结构具有层次性,不同层次水平的活动所需要的感觉、知觉、运动、认知、心理、社会性功能等是有所不同的,作业治疗师需要分析作业活动的过程,掌握患者功能低下的程度,考虑应该采取什么措施。在选择作业活动的时候,应考虑采用略高于患者现有的功能水平、完成时略感难度的作业活动,这样的活动比较有利于提高患者低下的功能。

1. 感觉运动功能(上肢和手的动作)　偏瘫侧上肢的功能恢复一般从上肢的近端开始,但是由于病灶部位的原因,也有一部分患者是从远端开始恢复的。一般情况下会经过:发病后的迟缓性瘫痪;出现痉挛;痉挛加重,出现共同运动;痉挛减轻,出现分离运动等恢复过程,通过具体的作业活动和作业场面的操作以及练习等,提高患者上肢和手的控制能力。治疗的目标是使患者获得感觉运动系统的协调性,这个过程就是广义上的运动再学习,同时还要参考上肢运动发育顺序。

上肢和手部动作的一般训练原则:

（1）训练的主要目的不是增强肌力,而是以改善运动模式为主要目的。

（2）训练的重点:①形式(顺序,模式);②准确性;③速度;④适应性(场面的变化等);⑤耐久性。

（3）完成作业活动所必要的上肢运动是从近端关节开始向远端关节转移的,并且在运动中要能够保持肢体的各种肢位。

（4）手指不能运动时,可以佩戴矫形器训练。

（5）应该按照运动发育顺序来选择作业活动。

（6）动作难度和复杂程度要从简单到复杂。

上肢和手部动作的感觉运动功能,主要通过关节活动度的训练、基本动作训练、组合动作以及感觉障碍的恢复训练等加以提高和改善。

2. 认知功能　如果存在认知功能障碍,虽然可以完成单独的每个动作,但是不一定能完成某种作业活动。训练往往从步骤少的、自由度低的简单活动过渡到步骤多的、自由度高的复杂活动,促进活动完成能力的提高。

3. 日常生活技能　患者能够重新建立生活的信心,积极参与康复治疗,往往就是从获得最简单的生活技能开始的,而且日常生活活动能力也是决定患者能否回归家庭、回归社会的重要因素。主要包括身边处理动作的训练、家务动作训练以及利手交换等。

4. 心理社会性　功能原则上治疗师要有极大的耐心和采用积极鼓励的态度和方法。因为患者经历了毁灭性的和危及生命的疾病,并因此导致患者生活中的角色和表现的突然改变,需要一个接受、适应的阶段。治疗师可以从不安和抑郁状态、接受障碍阶段、社会技能、职业前评价和训练等方面分别给予适当的心理疏导。

（三）维持期（6个月以上）

据文献报道,即使发病一年以上的脑卒中患者,如果进行集中的康复训练也会出现身体功能和 ADL 的改善。另外,出院以后,对于原有疾病或并发症有必要进行医学治疗的患者,可以根据需要进行门诊治疗。重要的是,无论是在家里,还是进入各种设施,都要在与患者的功能状态相适应的水平下进行日常生活活动。

1. 体力的维持　良好的体力是指患者能够愉快地进行闲暇活动、保留体力去处理各种不能预测的事情,并能够进行各种日常生活活动的能力。而运动会增加能量的消耗,消耗的量可以用运动时的氧摄取总量和心率增加程度来进行测定。为了预防全身耐力的低下,将最大心率的 70%~80% 作为一个目标,每天进行 20~50min 的身体锻炼,一周进行 3 天以上。为了维持身体的柔软性,可培养每天做偏瘫体操的习惯。

2. 日常生活活动自理的维持　为了达到维持日常生活自理的目的,要让患者将自己能做到的活动作为一项任务来分配到一天的生活中,使生活有规律并有机会做运动和活动。总之要要求患者:能完成的日常生活动作就要自己独立完成。在必要的情况下,治疗师应就自助具的使用和环境改造等方面的问题,对患者进行详细的指导和帮助。

3. 社会参与康复　社会参与康复的基本理念不仅仅是单纯地使日常生活自理,更高的目标是最大限度地提高患者的生活质量(QOL)。步行能力、性别、年龄等个体因素以及家庭构成、家庭内的角色(主妇、祖母等)等社会文化因素,对生活状况都会产生影响。一般来说,ADL 自理程度高、经济状况好、与他人接触频繁的患者对自己的生活满意度较高。为了增加患者进行闲暇活动和参与社会活动的机会,应从以下几点进行考虑并给予帮助:

（1）了解和掌握患者发病前的兴趣和关注点。

（2）避免仅根据性别来决定活动，可以让男性患者尝试着做刺绣、编织等手工艺活动，可能会意外地激发出潜在能力。

（3）活动时设定任务目标，建立家庭内的援助体制。无论多么简单的问题，都让患者有一种参与感、责任感，并通过完成活动而获得满足感。

（4）积极参加交友以及有人际交往的活动（社区的日间照顾、患者交流会、兴趣小组等）。

（四）其他治疗措施

1. 药物治疗　可以使用调整血压、治疗心律失常、心肌病变、稳定心脏功能、纠正血液指标异常的药物，同时也可应用一些改善和促进神经功能恢复的药物。

2. 高压氧治疗　用 2 个大气压的高压氧舱治疗 1.5~2h，每日 1 次，10 次为 1 疗程，对部分患者具有一定疗效。

3. 其他治疗　适当情况下可采用手术治疗，运动疗法也是患者功能康复中的一项重要的治疗措施；此外，也可采用我国传统的针灸、推拿、按摩，以及运用活血化瘀、通经活络的中成药进行治疗，必要时还可开展有针对性的物理治疗。

（五）常见并发症的处理

脑卒中发生后容易出现一些并发症，其中以肩关节半脱位和肩手综合征较为多见，在作业治疗过程中需尤为注意。

（贾　杰　黄富表　刘静娅　王欢欢）

第二节　脑外伤的作业治疗

一、概述

（一）定义

脑外伤（traumatic brain injury，TBI）是指由于受到钝击伤、穿透伤或加/减速力而引起的颅脑创伤，又称脑损伤（brain injury，BI）。原因大多为交通事故，坠落伤、工伤事故、运动损伤、失足跌倒等。其发病率、病死率、致残率均较高，预后较差，病死率占 4%~5%。主要类型包括：脑震荡、脑挫裂伤、弥漫性轴索损伤、原发性脑干损伤、颅内血肿。脑外伤后临床表现呈多样性，但伤后常见症状及体征仍有一定共性，表现为意识障碍、头痛呕吐、生命体征改变、眼部症状、神经局灶症状与体征、脑疝等。

（二）功能障碍及特点

脑外伤的全过程中会出现一些并发症，如脑脊液漏，颈内动脉海绵窦瘘、脑神经损伤、头部外伤感染、外伤后低颅压综合征、外伤后脑膨出、外伤后脑积水、外伤后癫痫、外伤性脑梗死、脑外伤后综合征、脑外伤后内分泌功能障碍等，需要进行相应临床处理。遗留功能障碍有：

1. 意识障碍　脑外伤后意识障碍的患者经过急性期治疗后，部分患者可完全恢复意识，但损伤程度重的可持续昏迷或称为植物状态，或部分转变为最小意识状态。对于处于持续性植物状态的患者，此时神经元胞体和突触变性已不可逆。到目前为止，尚无任何有效的

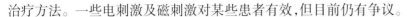

治疗方法。一些电刺激及磁刺激对某些患者有效,但目前仍有争议。

2. 精神心理障碍

(1) 脑外伤后抑郁:脑外伤后严重抑郁表现为存在抑郁情绪、体重/食欲减退、精神运动性兴奋、无力、内疚感,而迟发(6 个月或 1 年后)症状常为兴趣减退或快感缺乏、失眠、失去自我价值感、思考或注意力集中能力下降、自杀倾向。严重抑郁障碍持续时间长(6 个月或以上)者才可能影响到脑外伤的长期预后,持续 3 个月以内对预后影响较小。

(2) 脑外伤后焦虑:脑外伤后焦虑可诊断为脑外伤继发性的焦虑障碍,包括普通型焦虑障碍、惊恐发作、强迫症和创伤后应激障碍。文献报道,脑外伤后焦虑障碍的发生率约为11%~70%。

(3) 脑外伤后躁狂:与脑外伤后癫痫相关,继发性躁狂一般发生于脑损伤后 3 个月左右,持续约 2 个月,而兴奋或开放情绪平均持续 5~7 个月。

(4) 脑外伤后精神障碍:多见于重度颅脑损伤患者。意识恢复过程中,可表现为谵妄、幻觉、兴奋、躁狂、易激惹、攻击行为等,经过治疗,随病情好转短期内可恢复。恢复期的精神障碍则多为脑部器质性损害所致,表现为妄想、幻觉、癔症样发作、人格改变、行为异常等,常合并认知和情绪、心理障碍。器质性精神障碍恢复较为困难,临床主要应用相关精神类药物治疗。

3. 认知障碍　表现为信息处理的速度和效率降低,注意力易分散,学习、记忆障碍,直觉混乱和自我意识丧失,交流障碍、执行功能障碍等。

4. 言语及吞咽功能障碍　吞咽障碍多见于脑损伤患者,表现为液体或固体食物进入口腔、吞下过程发生障碍或吞下时发生呛咳、哽咽,可引起营养不良、脱水、心理障碍、吸入性肺炎、窒息等并发症。

5. 运动功能障碍　根据受伤原因、部位、病情严重程度等不同,变现形式多样,可表现为锥体束损害,如偏瘫、单肢瘫、双侧瘫,也可为帕金森病、共济失调、舞蹈样动作等锥体外系表现。合并复合伤的患者则有相应损伤部位的表现,如周围神经损伤、骨折、脊髓损伤等。

(1) 偏瘫:损伤累及单侧皮质的结果,也可因出血、缺氧等其他继发性因素引起。类似脑血管偏瘫,但更为复杂,常合并高级认知功能障碍。

(2) 双侧偏瘫:累及躯干及所有四肢,为双侧脑损伤的结果。程度不一,常不对称、随意运动可全部消失。

(3) 平衡障碍:中度到重度脑外伤几乎均存在,有些患者并没有发现,因为平衡障碍只有在需要高水平平衡运动时才表现出来。

(4) 共济失调及不协调:由于小脑及基底核损伤引起,部分由于深感觉系统受损,表现为单侧或双侧共济失调,运动不流畅,可出现或不出现意向性震颤。

生存下来者包括恢复、中度残疾、重度残疾、植物状态。非植物状态的脑外伤后生存者常有不同程度及类型的功能障碍,如感觉、运动、言语、认知、情绪、行为障碍等。康复治疗可利用各种康复手段,对患者身体上、精神上、职业上的功能障碍进行训练,使其功能缺陷消除或减轻,最大限度地恢复生活、劳动能力并回归社会。

二、作业评定技术

针对颅脑损伤需要全面评定,包括对严重程度、感知觉障碍的评定、高级脑功能水平的评定,运动、情感、言语和吞咽障碍的评定,日常生活能力的评定,还需要预测患者的预后情况。

（一）颅脑损伤严重程度的分级

1. 急性期颅脑损伤严重程度的分级　急性颅脑损伤的病变类别虽有各种不同,但其临床表现大多类似。为了便于估计患者的预后,制定治疗措施,评估治疗效果,应对颅脑损伤的轻重有统一的标准。1974 年英国 Glasgow 神经外科专家 Teasdale 和 Jennett 制定了一个昏迷计分表,用以测定脑损伤的程度并预测预后,并于 1976 年再次修订为格拉斯哥昏迷量表(Glasgow coma scale,GCS),它是在睁眼、言语和运动三种不同反应中,共进行 15 项检查,见表 15-2-1:

表 15-2-1　格拉斯哥昏迷量表(Glasgow coma scale,GCS)

项目	试验	患者反应	评分
睁眼反应	自发	自己睁眼	4
	言语刺激	大声向患者提问时患者睁眼	3
	疼痛刺激	捏患者时能睁眼	2
	疼痛刺激	捏患者时不能睁眼	1
运动反应	口令	能执行简单命令	6
	疼痛刺激	捏痛时患者拨开医生的手	5
	疼痛刺激	捏痛时患者撤出被捏的手	4
	疼痛刺激	捏痛时患者身体呈去皮质强直(上肢屈曲、内收内旋;下肢伸直,内收内旋,踝跖屈)	3
	疼痛刺激	捏痛时患者身体呈小脑去皮质强直(上肢伸直,内收内旋;腕指屈曲,下肢与去皮质强直相同)	2
	疼痛刺激	捏痛时患者毫无反应	1
言语反应	言语	能正确会话,并回答医生他在哪里、他是谁及年月日	5
	言语	言语错乱,定向障碍	4
	言语	说话能被理解,但无意义	3
	言语	发出声音但不被理解	2
	言语	不发声	1

此表最高得分为 15 分,表示为正常状态。如颅脑损伤在伤后 6h 的 GCS 计分低于 5 分者,属严重颅脑损伤;低于 8 分者,为重度损伤;9~12 分,为中度损伤;13~15 分,为轻度损伤。计分低于 8 分,预后不良;伤后 6h 内“眼开启”项计分小于 3 者(除外面颌部及眼受损者),伤后 6 个月会有 40%~50% 死亡或变为植物人;伤后 72h“最佳运动反应”项仅 1~2 分者,死亡或变为植物人的可能性很高。

2. 恢复期颅脑损伤严重程度的分级　在颅脑损伤患者的恢复期,其伤情严重程度的分级,主要依据伤后遗忘(post-traumatic amnesia,PTA)的时间、HRB 神经心理学测试和 LOTCA 等方法来评定。

（1）伤后遗忘(post-traumatic amnesia,PTA)的时间:是指受伤后记忆丧失到连续记忆恢复所需的时间。对于患者是否仍处于 PTA 之中,还是已恢复了连续记忆,常用 Levin 提出的 Galveston 定向遗忘试验(Galveston orientationand amnesia test,GOAT)。该试验主要通过提问方式了解患者的记忆情况,患者回答不正确时按规定扣分,将 100 减去总扣分,即为 GOAT

分。100 分为满分,100~75 为正常,74~66 为异常临界,低于 66 分为异常。一般认为,达 75 分才能认为脱离了 PTA,见表 15-2-2。

表 15-2-2　GOAT 内容及评分标准

问题	答错扣分
1. 你姓什么? 叫什么名字?	-2(姓-1,名-1)
你何时出生	-4
你住在哪里	-4
2. 你现在在哪	-5(如答不出城市名,如答不出在医院)
3. 你是哪一天入院的	-5
你是怎样到医院的	-5(如答不出运送方式)
4. 伤后你记得的第一件事是什么(如苏醒过来等)	-5
你能详细描述一下你伤后记得的第一件事吗(如时间、地点、伴随人等)	-5
5. 伤前你记得的最后一件事是什么	-5
你能详细描述一下你伤前记得的第一件事吗	-5
6. 现在是几点几分	至多-5(与正确时间每相差 0.5h,-1)
7. 现在是星期几	至多-5(与正确日期每相差一日,-1)
8. 今天是几号	至多-5(与正确日期每相差一日,-1)
9. 现在是几月	至多-15(如正确月份每相差一月,-5)
10. 今年是哪一年	至多-30(与正确年份每相差一年-10)

有证据表明,PTA 持续时间的长短与患者的预后呈高度的相关性。根据 Russell 和 Smith 的研究,提出了依据 PTA 的严重性的分级标准,共分为四个级别:PTA 少于 1h 为轻度;1~24h 为中度;1~7d 为重度;>7d 为极重度。

（2）认知功能的评定:由于认知功能涉及面比较广,目前认知功能的检查评估方法也比较多。但是,在 PTA 没有消退以前,不宜做与记忆有关的检查,更不宜做韦氏成人智力量表（Wechsler adult intelligence scale,WAIS）和霍尔斯特德-瑞坦神经心理成套测验（Halstead-Reitan neuropsychological test battery,HRB）等成套的测验。目前对颅脑损伤、脑卒中以及中枢神经发育障碍等原因引起的认知功能障碍的评定,多采用洛文斯坦因认知功能评定（LOTCA）成套测验。

（二）感知觉障碍的评定

具体内容参考本书前面相关章节。

（三）运动、情感、言语和吞咽障碍的评定

1. 运动　包括肌力、肌张力、关节活动度、耐力、共济失调及运动控制等。

2. 情感　患者是否安静或者情绪不稳定。

3. 言语和吞咽　患者是否有自发性言语,言语是否流畅,患者能否自己进食,是否有呛咳,患者嘴唇是否能闭合而无漏食物和流口水。

（四）日常生活能力的评定

由于颅脑损伤患者多有认知障碍,故评定 BADL 时,宜选用含认知项目的评定量表,具体内容及评定方法可参考本书相关章节。

三、作业治疗技术

（一）治疗目的

颅脑损伤的患者,在身体功能以及心理的障碍方面,大部分情况与脑卒中患者相似,但是在智能水平、行为、性格和情感等方面损害的程度明显更严重。例如,在时间、地点的认识方面经常出现混乱,或者合并人格变化、健忘,甚至出现攻击性的情感反应。因此,颅脑损伤患者在临床上的表现非常复杂。

针对颅脑损伤患者的康复,人们正在不断地摸索更适合、更有效的方法,但是有一点是肯定的,对于颅脑损伤的治疗,需要多学科、多种专业人员共同努力和配合,才能达到理想的效果。

作为治疗小组中的一员,作业疗法的目的是要系统、细致地评价患者在进行各种作业活动时的障碍,以及残存的功能,帮助患者最大限度地发挥、利用这些功能,提高和改善生活质量。

（二）治疗方法

在制定作业治疗计划的时候,必须首先经过细致全面的评定,对患者的全身状态加以了解和掌握,然后根据患者所处的阶段,制定不同的治疗方案,并选择相应的治疗手段。

治疗师在治疗的过程中,应该随时密切观察患者的各方面的变化,及时与小组其他专业人员沟通信息,随时调整治疗方案和手段。

对于颅脑损伤患者的作业治疗,一部分可以参照脑卒中的治疗方法。但是,由于颅脑损伤的患者有时并不仅是一侧肢体的瘫痪,而是双侧肢体都有功能障碍,加之高级脑功能障碍造成的理解能力下降、记忆力减弱、空间识别能力下降,以及情感障碍等多方面的因素,训练过程较之脑卒中患者会遇到更多的困难和更加复杂的状况。因此,治疗者必须具备高度的责任心、持久的耐心和必备的专业知识,并在治疗、评价的过程中,不断摸索最佳方案。

1. 第一阶段(伤后数日,也称急性期)的治疗 第一阶段患者的评定,一般通过关节活动度测量(借助量角器)、徒手肌力检查法、传统神经检查法和临床观察来完成。

一般情况下,第一阶段的患者作业治疗的目标是:提高患者的反应水平和对自身及环境的认识。其内容包括:良姿位、知觉刺激、正确的坐姿、矫形器的应用、吞咽困难的处理、行为情感的处理和家属陪护的教育。

（1）良姿位和关节活动度的维持:采取良好的卧位姿势,定时改变体位,被动和辅助的关节活动,都是行之有效的方法。

（2）知觉刺激:通过可控制的知觉刺激,提高和改善患者的意识水平。知觉刺激可以从患者早期半昏睡状态或昏睡状态就开始实施。

知觉刺激的方式多种多样,一般可采用视觉、听觉、触觉等方面的刺激。

（3）正确的坐姿:正确的坐姿可以防止压疮和关节挛缩,促进肌张力,抑制原始反射,并可以提高患者的认知功能。

（4）夹板和矫形器的使用:早期主要用于①痉挛限制了患者功能活动并造成 ADL 的依赖;②存在关节活动受限;③潜在有发生软组织痉挛的可能。正确使用夹板的方法是 2h 交替穿戴。

（5）吞咽困难：昏迷者可利用胃管进食。

（6）行为和情绪的处理。

（7）家属和陪护人员的宣教。

2. 第二阶段（伤后数日至 3 个月，也称恢复期）的治疗　第二阶段患者是清醒的，但经常表现出混乱、动摇和不适宜的反应。对于此阶段患者的评定与第一阶段的患者相似，包括肢体情况、吞咽情况、感知觉、认知功能等都要进行评估。另外，此阶段患者还需要进行更广泛的 ADL、工作能力和回归社会能力的评定。评定过程中由于患者注意力不能持久，可能需要多次才能完成。

这一阶段的治疗手段主要包括两个方面：康复模式和代偿模式。前者是以神经可塑性理论为基础；后者通常通过合适的装备、环境的改造，以及健侧代偿来完成。

3. 第三阶段（3 个月以上，也称维持期）的治疗　这一阶段的患者反应正常适应现实。其治疗主要是针对患者尚存在的问题，进一步改善，并为出院前做好准备。

（1）肢体运动功能：这一阶段的患者已经有了相当完整的运动控制能力，但是仔细观察可以发现，精细的躯干和四肢活动能力可能仍然欠缺，协调性和运动速度不足。故其治疗的目的在于：当提高患者的运动速度时，维持良好的协调性，同时加强功能的整合。可根据患者的具体情况，充分利用作业活动来改善其功能状况，如第四章第四节中所介绍各种手工艺活动。

（2）认知功能：患者可能存在精细认知功能不足，如组织、计划顺序和短时记忆等方面。提高认知功能训练计划，可以通过 BADL 和 IADL 来进行。在选择治疗项目的时候，以挑选具有挑战性、年龄适合，并且与患者实际生活需求所类似的活动。具体应从以下几个方面考虑。

1）选择的治疗项目，最好由患者自身确定制作作品的名称、用途，或者由患者本人设计图案，确定作品的颜色等成分，使得患者具有发表个人意见和主张的权利。

2）选择的治疗项目，最好具有时间、金钱等方面的计划和预算，使患者通过训练，掌握从事某项工作时所必需的策划能力。

3）训练初期，为避免过于繁杂的作业程序给患者造成混乱和不安，甚至导致患者康复信心的动摇，可以选择操作过程相对比较简单，或者操作方法简便易学的活动项目，使患者建立信心并产生兴趣，这是获得治疗效果的基本条件。还有一种方法，就是将具有复杂程序的作业活动分解开来，分成若干个阶段，指导患者分步骤地进行训练，也能够收到良好的效果。

4）指导患者有选择地参加一些集体活动项目。作业疗法经常组织一些外出郊游或者散步一类的集体活动，鼓励脑损伤患者参加类似的活动，使他们获得与其他病友以及外部现实社会接触的机会，有助于患者对空间、人物认识能力的改善，增加参与作业治疗的兴趣。

5）指导患者单独或以小组活动的形式，到医院周边的超市、餐厅、茶馆等地，进行购物、进餐、喝茶等活动，这样不仅可以享受医院以外的社会生活，而且通过现实中选择物品、点菜、交费等具体操作，有效地提高患者独立生活的能力，为回归家庭和社会打下良好的基础。

应用计算机进行认知功能训练，被许多神经心理学者和认知训练师所采用。计算机训练包括提高顺序能力、分类能力以及注意力等方面。但是这种训练效果并不确定，同时并没有明显表现改善综合认知能力、提高 IADL 能力的优势。

（3）生活能力的指导：随着患者在自理能力、穿衣、自我进食和移动能力的改善以及出院日期的临近，日常生活能力的指导训练，可以逐步扩展到出院以后的家庭生活技能，包括进餐准备、洗衣、清洁、财务管理、家庭修理、社区购物等方面。训练地点可从医院扩展到社区。在受保护的康复医院环境中取得独立能力的患者可能发现社区重建具有更大的挑战性。为此，患者出院前应由治疗师（或者是家属），在自然环境中练习 IADL，进行社区旅行、从银行或 ATM 存取款、乘坐公共交通工具、列购物清单并在商店购买物品等，为患者重建生活技能提供机会，促进患者早日重返社会。

（4）社会心理的支持：在颅脑损伤的患者一年甚至几年后，社会心理的损伤是建立一个有意义的伤后生活体系最大的障碍。患者常会感到一种深深的孤独。生活角色的缺失，如伙伴、夫妻、工作者或学生，独立家庭的维护者，朋友、社会成员等，都会让患者感到迷失了自己。这一阶段帮助患者重建职业和社会角色是非常重要的。作业治疗师帮助患者通过适应、代偿、综合性再学习等手段接近这些目标。还应帮助患者提高人际关系、自我表达、社会适应、时间管理和自控等方面的技能。在再学习的过程中采用集体治疗是有益的，因为患者会遇到有同样问题的病友（这可使患者减少孤独），并可以通过与已解决同样或相似问题的病友交流，促进自身问题的解决。在群体中生活过一段的患者又可以变成新成员的好顾问，帮助别人，分享经验，互相受益，可以使患者感到自己还有能力、还有用处，从而提高了对生活的满意度。

（5）出院前计划：包括家庭安全评估、装备评价和订购、家属和陪护人员的教育、职业再教育和工作技能的建议。

（贾　杰　黄富表　刘静娅　阿迪兰·迪力木热提）

第三节　脊髓损伤的作业治疗

一、概述

（一）定义

脊髓损伤（spinal cord injury，SCI）是由于脊髓受到外伤等因素的作用，引起受损平面以下的运动，感觉和自主神经功能障碍。脊髓是中枢神经系统的重要组成部分，是脑干向下延伸的部分，上端于枕骨大孔水平与延髓相连，下端至第一腰椎下缘形成脊髓圆锥。脊髓损伤的原因常较多，其中外伤是最常见的原因，包括车祸，意外的暴力损伤，从高处跌落等。脊髓炎症，结核和肿瘤转移压迫也可引起脊髓损伤。

（二）功能障碍及特点

根据脊髓损伤的平面及程度，可有不同的功能障碍表现。

1. 脊髓震荡　临床上表现为损伤平面以下感觉、运动及反射完全消失或大部分消失，一般经历数小时至数天，感觉和运动开始恢复，不留任何神经系统后遗症。早期难以与不完全性脊髓损伤相鉴别，故为回顾性诊断，即 6 周后完全恢复者的最后诊断。

2. 不完全性脊髓损伤

（1）脊髓前部损伤综合征：出现四肢瘫痪，下肢瘫痪重于上肢，但下肢和会阴部仍保持位置觉和深感觉，有时甚至还保留有浅感觉。

（2）脊髓后部损伤综合征：脊髓损伤平面以下运动功能和痛温觉、触觉存在，但深感觉及精细触觉全部或部分消失；此时患者可能存在步态不稳，双脚踩棉花感，夜间无视觉代偿甚至无法行走，同时存在精细触觉障碍而不能辨别在皮肤上书写的字和几何图形。

（3）脊髓中央管综合征：多发生于颈椎过伸性损伤。脊髓中央管周围的传导束受到损伤，表现为损伤平面以下的四肢痉挛性瘫痪，上肢重于下肢，可有痛温觉减弱，触觉保留的感觉分离。

（4）脊髓半切综合征：又名 Brown-Séquard 综合征。损伤平面以下同侧肢体的痉挛性瘫痪及深感觉，精细触觉消失，血管舒缩功能障碍，对侧肢体痛觉、温度觉消失。

（5）此外，还有侧角损害，侧索损害束性损害，前索损害等，均可造成不同程度的运动、感觉及自主神经功能障碍。

3. 完全性脊髓损伤

（1）高段颈髓（C1~C4）损伤：损伤平面以下各种感觉均缺失，四肢痉挛性瘫痪，二便障碍，四肢、躯干无汗；C3~C5 节段受损将会出现膈肌瘫痪，腹式呼吸减弱或消失，不同程度地影响患者的心肺功能。

（2）颈膨大（C5~T1）损伤：双上肢呈弛缓性瘫痪，双下肢呈痉挛性瘫痪，同时损伤平面以下各种深浅感觉均消失，同时可伴有肩部及双上肢的疼痛，二便障碍。

（3）胸段脊髓（T2~L2）损伤：双上肢功能保留，双下肢仍呈痉挛性瘫痪，二便障碍，同时伴有胸腹部受损节段的束带感。

（4）腰膨大（L1~S2）损伤：双上肢功能完好，双下肢呈弛缓性瘫痪，双下肢及会阴部感觉仍缺失，二便障碍；若损伤处位于腰膨大上段，可出现腹股沟或背部神经痛，下段受损时可表现为坐骨神经痛。S1~S3 受损可出现性功能障碍。

4. 脊髓圆锥（S3~S5 和尾节）损伤　会阴部（鞍区）皮肤感觉缺失，括约肌功能丧失致大小便不能控制和性功能障碍，双下肢的感觉和运动功能仍保留正常。

5. 马尾神经损伤　马尾起自第二腰椎的骶脊髓，一般终于骶椎下缘。马尾神经损伤很少为完全性的。表现为损伤平面以下弛缓性瘫痪，感觉障碍和疼痛常分布于会阴部、臀部及小腿，二便障碍不明显。

二、作业评定技术

对于脊髓损伤患者的评定是一个持续的过程，从入院开始，持续到出院以后，并可作为门诊随诊的基础。面对患者的不同情况（如是否急性期入院并已接受康复训练，是门诊患者还是家庭治疗等），作业治疗师都应坚持评定患者的功能进展、治疗情况及辅具的合适度。精准、全面、专业的初期评定，对于明确患者基本的神经状况、临床状况和功能状态，并由此制定治疗计划及切实的治疗进度极为重要。最初收集的资料，来源于各类医疗表格，它们提供了个人的资料，医学诊断和其他相关医疗信息史。多学科小组提供的信息增强了作业治疗师准确预测时机和达到最佳康复结局的能力。

在评定的初始过程中，就可为患者将来出院的计划做准备。了解患者的社会史和作业史，以及过去和将来预期的生活情况，有助于制定一个能满足于患者持续需求的治疗计划。

（一）损伤水平的确定

神经损伤水平是指运动、感觉功能仍然完好的最低脊髓节段水平。例如：C6 损伤，是指C6 及其以上节段的脊髓功能完整，而 C7 及其以下脊髓功能障碍的脊髓损伤。在不完全性损伤时,可能会出现同时损伤几个节段的情况,有些脊髓功能可能是部分或完全完整的。例如:C5~C6 损伤是指 C5 是功能完整的最低水平、同时 C6 是脊髓不完全性受损,以及 C6 以下神经功能丧失。临床上为了迅速地确定损伤水平,常常通过对一些关键肌肉和感觉点的检查来明确损伤水平。如果关键肌有多个节段支配,以其最头端的节段为它所代表的节段。例如:肱二头肌由 C5 和 C6 支配,则取 C5 为其代表节段。表 15-3-1 和表 15-3-2 是脊髓损伤平面与运动和感觉的关系。

表 15-3-1　脊髓损伤平面与运动的关系表

损伤平面	关键肌	运动
C1~C3	胸锁乳突肌、颈部两旁肌肉	颈部屈曲、伸展和旋转
C4	膈肌、斜方肌	呼吸、耸肩
C5	三角肌、肱二头肌	外展上臂、屈肘
C6	腕伸肌	伸腕
C7	肱三头肌	伸肘
C8~T1	手指肌	握拳
L2	髂腰肌	屈髋
L3	股四头肌	伸膝
L4	胫前肌	踝背屈
L5	拇长伸肌	伸拇指
S1	腓肠肌	踝跖屈肌

表 15-3-2　脊髓节段和皮肤感觉区的关系

运动脊髓节段	皮肤感觉区
C2~C3	枕、颈部
C4	肩胛部
C5~C7	手、前臂、上臂桡侧
C8~T2	手前臂、上臂尺侧
T4~T5	乳头水平
T7	肋弓水平
T10	脐水平
L1~L5	下肢前后面
S4~S5	会阴、肛门周围

颈髓损伤后上肢残存肌肉,根据 Zancolli 法将肘关节、腕关节和手指各关节的功能按髓节进行分类(表 15-3-3)。

（二）完全与不完全损伤的确定

完全或不完全性损伤的确定,对于脊髓损伤患者的诊治及预后有着重要的意义。完全性损伤的患者不存在骶残留,如有部分保留区也不超过三个节段。所需注意的是,完全性损伤的确定,必须在脊髓休克期过后才可做出。至于脊髓休克的结束,可依靠球海绵体肌反射的恢复来评定,此反射的重新出现就意味着脊髓休克已过,此时如仍无肛黏膜皮肤反射和/或肛指诊反射,即可评定为完全性损伤。但必须指出,球海绵体肌反射在正常人中,也有 15% 左右的概率不出现。此时损伤平面以下肌肉痉挛的出现,也可以作为评定脊髓休克结束的指征。至于不完全性损伤,在脊髓休克结束后,有明确的骶残留和部分保留区超过三个节段即可确定。

表 15-3-3　Zancolli 的颈髓损伤分类

最低脊髓节段	基本功能	残存肌肉	分类	亚型分类			手术后能获得的功能
C5	肘屈曲	肱二头肌 肱肌	I	A	肱桡肌(-)		
				B	肱桡肌(+)		侧方捏,弱
C6	腕背屈	桡侧腕长伸肌 桡侧腕短伸肌	II	A	腕背屈,弱		侧方捏,弱 抓握动作,弱
				B 腕背屈强	1	旋前圆肌(-) 桡侧腕屈肌(-)	有效的侧指捏抓握动作强(C6B3的效果)
					2	旋前圆肌(+) 桡侧腕屈肌(-)	
					3	旋前圆肌(+) 桡侧腕屈肌(+) 肱三头肌(+)	
C7	手指伸展	指总伸肌 小指伸肌 尺侧腕伸肌	III	A	尺侧手指不能完全伸展 桡侧手指及拇指不能伸展		侧指捏 指腹捏
				B	手指可能完全伸展 拇指伸展弱		握力强(C7B 的效果)
C8	手指屈曲 拇指伸展	指深屈肌 示指伸肌 拇指伸肌 尺侧腕伸肌	IV	A	尺侧手指可能完全伸展 桡侧手指及拇指不能屈曲 拇指可能完全伸展		强的捏和握(C8B 的效果)
				B	桡侧及尺侧手指可能完全伸展 拇指屈曲弱 大鱼际肌弱手内在肌麻痹 指浅屈肌(+)或(-)		

（三）损伤完全程度的分类

现在已用美国脊髓损伤协会（ASIA）分类取代了过去的 Frankel 分类方法。其 ASIA 分类法见表 15-3-4。

表 15-3-4　脊髓损伤程度分类（ASIA）

A. 完全性损伤	无感觉、运动功能,亦无骶残留
B. 不完全性损伤	损伤水平以下保留感觉功能,肛黏膜皮肤反射存在
C. 不完全性损伤	损伤水平以下保留运动功能,肛指诊反射存在,其关键肌的肌力小于 3 级
D. 不完全性损伤	损伤水平以下保留运动功能,肛指诊反射存在,其关键肌的肌力大于 3 级
E. 正常	是指运动、感觉功能正常

（四）ADL 评定

脊髓损伤患者的常用 ADL 评定方法有 Barthel 指数、功能独立性测量（functional independence measurement,FIM）（具体评定方法见本书第七章相关部分）、Kenny 自理评定法等,但对于四肢瘫患者来说由于这些量表可能出现天花板效应,故较欠敏感,现阶段较为推崇的是量表的融合及一些针对性专用 ADL 评估量表,目前在脊髓损伤患者中常用的是 Gresham 提出的四肢瘫痪功能指数(quadriplegic index of function,QIF)评定法。

三、作业治疗技术

(一)治疗目的

脊髓损伤发生以后,常导致感觉、运动、呼吸、排尿、排便以及性功能障碍,而且,容易引起以下一些继发病症,例如:体位性低血压、体温调节功能下降、压疮、痉挛、异位骨化、关节活动受限以及不安、烦躁等不良的心理状态,甚至出现物质滥用等精神状况。

作业疗法的目的,就是要将上述各种障碍限制在最低限度,尽量避免并发症,并帮助患者最大限度地发挥残存的功能,从而获得高质量的生活。

一般情况下,脊髓损伤患者作业疗法的长期目标是促进患者尽快接受伤害现实;达到最高程度的身边处理能力,最大限度地实现生活自理;恢复与家属、朋友的人际关系,重新开始独立、充实、有意义的生活,并重新开始教育和职业方面的活动和计划。

(二)治疗方法

脊髓损伤的作业治疗大致分为 4 个阶段:第一阶段(急性期)是受伤 0~4 周,以医疗管理为主的卧床阶段,此阶段以床边训练为主;第二阶段(训练前期)是受伤 5~12 周,本阶段以提高静态坐位平衡的耐久性,恢复功能;第三阶段(训练中期)是受伤后 13~19 周,本阶段以提高坐位平衡的耐久性、恢复功能、获得各种能力为主;第四阶段(训练后期)是受伤 20 周以后,该阶段训练患者应用所掌握的能力学习如何适应家庭、适应社会,过有意义的生活,本阶段以回归家庭、回归社会的基础训练为主。

1. 第一阶段(急性期,大约受伤后 0~4 周)　保持良好肢位和心理性的支持阶段。此阶段的患者处于受伤后的急性期,由于受伤的脊椎尚处于不稳定阶段,所以一般都禁止做损伤部位的关节运动、受伤部位负重或抗阻运动。另外,此阶段的另一个主要治疗目的是心理支持,帮助患者调整心理状态,以便尽快适应目前的生活。

(1)良姿位的保持:四肢瘫痪的患者由于肩胛骨上抬、肘关节屈曲,容易导致潜在的疼痛和关节活动度(ROM)受限。上肢间歇置于外展 80°、外旋、肩胛带下沉、肘关节完全伸展的位置,有助于解决这个问题。前臂应置于旋前位,避免出现旋后痉挛。而下肢由于经常出现髋关节屈曲、内收挛缩、膝关节屈曲痉挛和足下垂等问题,也应注意良肢位的摆放。必要时,作业治疗师应选择适当的矫形器类型,并进行适当的组合,使矫形器更适合患者的功能需求。

(2)卧床期间的体位更换:脊髓损伤患者的皮肤感觉丧失,易发生受压处皮肤坏死,形成压疮。预防的方法为每 2h 翻身一次。注意检查皮肤有无发红、破损等现象,如果使用矫形器,也需要定期检查矫形器处皮肤状况。

(3)进行被动的 ROM 训练:为维持、扩大关节活动度,应从远端逐步开始,然后逐渐转向近端损伤部位,活动量也应从小到大,循序渐进。全身各关节被动活动,1~2 次/d,每一关节在各轴向运动不少于 3 次。活动时注意动作轻柔、缓慢、有节奏。

(4)急性期功能维持训练

1)急性期腕关节和手指的管理:患病初期,使腕关节处于稍稍背屈、掌指关节和指间关节屈曲的位置,手掌放一毛巾卷,避免手指屈肌肌腱和掌指关节产生不必要的伸展。

2）腕关节的腱效应作用：正常情况下，腕关节背伸时，手指自然屈曲，腕关节掌屈时，手指自然伸展，这个作用叫作腕关节的腱效应。对于四肢瘫且具有主动伸腕能力的患者，可利用屈肌腱效应，完成需要手抓握和操作物件的活动。

（5）预防手部浮肿：卧床时利用枕头或悬吊装置将上肢托起，使上肢位置高于肩部。目前也有一些文献支持应用压力疗法、徒手淋巴技术、肌内效贴布等方式来处理手部肿胀情况，需根据患者具体情况而定。

（6）肌力维持和强化训练：出现主动运动的患者，可进行徒手辅助主动运动和主动运动。在确保脊椎稳定的前提下，要尽早利用铁哑铃、弹簧拉力器等进行抗阻主动运动；也可在仰卧位进行肌肉的等长收缩训练，或进行编织、捏黏土、叠纸等来增添训练的趣味性。

（7）矫形器、辅助器具的制作：为保持良肢位可使用矫形器将患者的手部采取长时间固定姿势（POSI），将 MP 关节固定于 60°~70°屈曲位，PIP/DIP 关节伸展，但如果有手部肌腱损伤，需要采用相对应的矫形器。患者卧床期间，应根据需要制作一些为患者提供方便的辅助用具，并对环境及活动模式进行必要的调整。

（8）心理支持：在急性期，治疗者要特别注意观察和了解患者情绪的变化，接触患者前，要详细了解病史，掌握患者对自身预后情况的理解程度，允许并鼓励患者表达沮丧、愤怒、恐惧和其他情感，使其压抑的心情得以宣泄。治疗者要耐心细致地观察患者的言语、情绪、行为并做好心理护理，尊重患者，细心呵护其自尊心，努力培养患者的自信心，使患者认识到使用合理的医疗技术和措施，可使自己的病情和功能得到维持和改善。

2. 第二阶段（训练前期，大约受伤后 5~12 周）　提高静态坐位保持的耐久性，恢复功能阶段。在这一时期，最重要的是减缓坐姿压力，在预防压疮的基础上安全地开展各种适当的功能和日常生活能力的训练。

（1）从卧位到坐位的适应性训练：患者从长期卧床状态逐步过渡到半卧位或坐位，倾斜角度应逐步增加，循序渐进。从 30°开始，以每 5°递增，以无头晕等低血压不适症状为度。这一过程通常需要 1~3 周的适应时间。

（2）关节活动度的维持、扩大训练和肌力强化训练：指导患者坚持持续进行维持关节活动度的基本练习，如双上肢上举、伸展躯干、双上肢支撑、抬高臀部的动作等，还应鼓励患者做自我主动辅助运动，如利用自己的双上肢残存能力主动进行双下肢各关节的活动度训练。

（3）功能性训练：尽早开始功能性训练，使患者在受伤初期能自己独立完成一些实用动作，可以体会到通过努力就能够获得一定的进步，得到巨大的激励效果。

3. 第三阶段（训练中期，大约受伤后 13~19 周）　以提高坐位平衡的耐久性、获得各种能力为主要内容的功能恢复阶段。

（1）肌力训练：肌力训练的目标是使肌力达到 3 级以上，恢复肌肉的实用功能。

（2）坐位保持训练：正确的独立坐位是进行转移、轮椅和步行训练的前提条件。床上坐位可分为长坐位（膝关节伸直）和端坐位（膝关节屈曲）。独立保持长坐位的前提是腘绳肌牵张度良好，髋关节屈曲活动范围超过 90°。

（3）转移训练：包括独立转移和辅助转移。辅助转移是指者在他人的辅助下进行体位转移，可有两人辅助和一人辅助等方法。独立转移是指患者独立完成转移动作，包括从卧位到坐位转移、床上或垫上横向和纵向转移、床至轮椅及轮椅至床的转移、轮椅到凳及凳到轮椅的转移以及轮椅到地面及地面到轮椅的转移等。在转移时可以借助移乘板等辅助具。

（4）轮椅操纵训练：上肢力量及耐力是轮椅操纵的基本条件。在技术上包括轮椅前后方向进退及左右转向的操纵,大轮平衡行走及旋转操纵,上一级楼梯训练以及下楼梯训练,上下斜坡训练,这些训练需要根据患者的功能水平及损伤情况来制订计划。乘坐轮椅期间,应注意每隔30min,必须用上肢撑起躯干或前倾/侧倾躯干,以减轻臀部的压力,以免坐骨结节处发生压疮。

(5)辅助器的选用:充分合理地使用各种辅助器具,以维持患者正常的日常生活活动,可以有效减轻护理力度。

4. 第四阶段(训练后期,大约受伤后20周以上)　回归家庭、回归社会的准备阶段。

(1)回归家庭:为保证患者能够尽可能多地独立完成日常生活动作,治疗师需根据患者的功能水平、动作特点等,对患者的生活环境加以改造,或者给患者家属提出建议,为患者提供最大便利。

(2)心理、社会支持:作业治疗更加关注患者精神层面的状况,以及心理社会方面的适应能力,包括教育患者进行自身心理状态方面的调整,为患者提供必要的社会支持和帮助,在心理和精神方面帮助患者重塑自身形象,形成新的生活方式,重新认识世界,重新设计自身的角色,在社会中找到自己应有的位置。

(3)职业准备:作业治疗师从患者的角度出发,针对患者24h的生活和工作进行全方位的分析,预测患者在哪些环节容易出现问题,必要时进行实地检测,在问题出现之前预先准备好对策。患者重新就职时面临的问题不仅限于身体方面的功能,还包括精神持久力、精力集中的程度、时间观念、心理状态、与他人交往合作的能力等多方面的因素。

(4)社会的再适应:为了再次适应社会,需要具体设计每一项生活活动,包括家务劳动等任务的难度,根据患者情况进行任务调整,也可以帮助患者进行房屋改造,在法律允许的情况下,也可以为患者驾驶机动车及设施调整等提供建议和帮助。

(三)注意事项

在对于脊髓损伤患者进行治疗的过程中,需要从以下几方面加以注意:

首先,要全面了解患者全身肌力的分布情况、痉挛的程度以及容易引起痉挛的动作和操作,因为痉挛是造成关节活动范围受限的主要原因之一,而关节活动范围受限,在很大程度上影响患者将来生活的独立性。所以,必须注意极力避免引发痉挛的动作。

其次,患者在运动能力受限的同时,损伤神经水平以下的身体部位还会出现感觉障碍,并且容易由此引起压疮。因此,在治疗、移动患者的过程中,必须注意对皮肤的保护,尤其要注意防止刮伤、蹭伤、烫伤患者的臀部、足跟和脚踝等部位。

另外,部分患者伴有疼痛、异位骨化、排尿障碍等情况。在治疗的过程中,必须设法避免加重这些症状,并防止引起其他异常情况的发生。

(贾　杰　陆晓晰　黄富表)

第四节　帕金森综合征的作业治疗

一、概述

(一)定义

帕金森综合征(Parkinsonism)是一系列有相似临床症状疾病的总称,包括原发性(特发性)帕金森综合征(即帕金森病)、继发性帕金森综合征(由感染、中毒、血管病变、外伤、药物、代谢异常等引起)、遗传变性性帕金森综合征(亨廷顿病、家族性基底节钙化、舞蹈-棘红细胞增多症、常染色体显性遗传路易体病等)和帕金森叠加综合征(皮质基底节变性、阿尔茨海默病、多系统萎缩综合征、进行性核上性麻痹等)。

(二)功能障碍及特点

根据 2016 版的中国帕金森病的诊断标准,诊断帕金森综合征主要基于 3 个核心运动症状,即:运动迟缓、肌强直和静止性震颤。运动迟缓是指在持续运动中运动幅度或速度的下降,可以发生在发声、面部、步态、中轴和四肢;肌强直指当患者处于放松体位时,四肢及颈部主要关节的被动运动缓慢;静止性震颤指肢体处于完全静止状态时出现 4~6Hz 频率的震颤(运动起始后被抑制)。其中运动迟缓必须存在,肌强直和静止性震颤 2 项至少存在 1 项。所有核心运动症状的检查必须按照统一帕金森病评估量表(MDS-UPDRS)进行,具体评估方法可参考后续章节。以下就常见的几种类型进行简述:

帕金森病(Parkinson's disease)主要病理改变为黑质致密部多巴胺能神经元丢失和路易体形成,在我国 65 岁以上人群中的患病率为 1 700/10 万,并随年龄增长而升高。其运动障碍多为双侧同时发生,病程进行缓慢,肌张力增高常表现为齿轮样,上肢与下肢、屈肌与伸肌同样受累,除了运动功能障碍,PD 患者还可能存在感觉功能障碍(疼痛)、自主神经功能紊乱(体位性低血压、便秘)、认知障碍(任务转换困难)、行为及情感障碍(抑郁、焦虑)等,多数PD 患者对多巴胺能药物治疗有效。

血管相关性帕金森综合征(vacsular Parkinsonism, VP)是合并血管性病变的继发性帕金森综合征,缺血性病变多见,主要累及皮质下脑白质、基底节区、丘脑和中脑;与 PD 的区别是,VP 既没有严重的中脑黑质多巴胺神经元丢失,也没有路易体形成。VP 发病率和患病率并不清楚,依据不同的帕金森综合征研究人群,发病率在 2%~12%;VP 发病年龄略高于 PD,男性多于女性。其起病形式和病情进展差异较大,取决于病变性质和部位。运动症状常首见于双下肢,表现为对称性的步伐变小、缓慢、不稳,双上肢一般正常,少数患者上肢出现腱反射活跃和姿势性震颤,但静止性震颤罕见。除了运动障碍外,还常见认知障碍(痴呆、小便失禁),体位性低血压、便秘、疲劳、睡眠障碍和情感障碍也有报道。

药物性帕金森综合征患者常有长期服用氯丙嗪、利血平、桂利嗪、氟桂利嗪等具有多巴胺阻滞作用的用药史,一般肌僵直较明显而静止性震颤不明显,停药后症状多能自行恢复。

除上 3 种类型外,进行性核上性麻痹可出现特征性眼球垂直运动障碍,正常压力脑积水患者头颅 MRI 见脑室扩张与弥漫白质病变,相比帕金森综合征其认知障碍、尿失禁症状更明显;肝豆状核变性患者可通过眼科检查发现其特征性角膜色素环和血铜检查诊断。故在临床上接诊有典型帕金森综合征的患者时,应注意病史采集,详细查体,先明确是否为帕金森综合征,再进行下一步鉴别诊断。

二、作业评定技术

在对帕金森病患者进行作业治疗前,治疗师应了解患者用药前后的症状变化及该病的临床特点和分级;必须对患者全身状况做综合全面的评估,这对于指导患者进行作业治疗十分重要。其目的是,确定患者现有的各种功能和能力,解释能力障碍的原因,制定客观的康复治疗目标及相应措施。

（一）临床分级

1. 统一帕金森病分级指数　内容包括帕金森病体征、症状和药物相关波动状况。共包括 3 部分,即精神状态、日常生活能力、运动指数。每部分分为 4 级,即 0~4 级,0 是正常,4 是严重。常用于评估患者的病情进展。

2. Hoehn 分级法(1992 年)　共分五级。

1 级:身体一侧的震颤、强直、运动减缓或只表现为姿势异常。

2 级:身体双侧震颤、强直、运动减缓或姿势异常。伴有或无中轴体征,如面具样面容,说话及吞咽异常。身体中轴部位尤其是颈部肌肉强直,躯干呈蜷曲状,偶尔出现慌张步态及全身僵硬。

3 级:类似于 2 级提到的所有症状和体征,只是程度加重。此外,患者开始出现平衡功能的减退,且不同程度地开始影响日常活动能力,但仍完全独立。常用的平衡检查方法,是患者在静态站立位下突然被他人向后拉,正常人仍能在原地保持平衡或最多向后退 1~2 步,而此期患者不能保持原位,并向后退 2 步以上。

4 级:患者的日常活动即使在其努力下也需要部分、甚至全部的帮助。

5 级:患者需借助轮椅或被限制在床上。

（二）作业能力的评定

从作业治疗的角度出发,1956 年就有学者对这类患者进行 ADL 评定,又出现了许多相类似的评定方法,如 Schwaband England 评分法、Northwestern University 评分、Columbia 评分、New York University 评分法等。这里介绍几种反映患者活动能力和残疾状态的评定方法。

1. Yahr 分期评定法　这是目前国际上较通用的帕金森病病情程度分级评定法,它评定的是患者功能障碍和能力障碍的综合水平。评定内容与方法如表 15-4-1 所示。日本学者认为,该评定法仅对患者的运动功能及与移动能力有关的日常生活能力进行评定,没有对日常生活能力全面评定,为此,他们在 Yahr 分级评定基础上,按日常生活能力的独立程度将疾病分为三期,即 Yahr Ⅰ~Ⅱ 级为日常生活能力一期,日常生活无须帮助;Yahr Ⅲ、Ⅳ 级为日常生活能力二期,日常生活需部分帮助;Yahr Ⅴ 级为日常生活能力三期,需全面帮助。

表 15-4-1　Yahr 分期评定法

分期	分级	日常生活能力	临床表现
一期	Ⅰ级	日常生活不需帮助	仅一侧障碍,障碍不明显,相当于评 0 分
	Ⅱ级		两侧肢体或躯干障碍,但无平衡障碍,相当于评 1~9 分
二期	Ⅲ级	日常生活需部分帮助	出现姿势反射障碍的早期症状,身体功能稍受限,仍能从事某种程度工作,日常生活有轻重度障碍,相当于评 10~18 分
	Ⅳ级		病情全面发展,功能障碍严重,虽能勉强行走、站立,但日常生活有严重障碍,相当于评 19~26 分
三期	Ⅴ级	需全面帮助	障碍严重,不能穿衣、进食、站立、行走,无人帮助侧卧床,或在轮椅上生活,相当于评 27 分

2. 其他作业能力评定　包括认知功能(记忆与问题解决能力、自我认识、处理事物的能力等)、心理状态(精神状态、对疾病接受能力、焦虑及抑郁状态)、家庭与社会的支持、履行角色的能力、日常生活技巧、职业能力(工作经历、兴趣和价值观)、娱乐兴趣,建筑和环境的障碍的评定方法。

3. 运动能力的评定　包括肌肉的张力、力量(握力与捏力)、关节活动范围,随意运动的准确性和速度、精细的运动控制(双手协调、操控物件及手的灵活性)、粗大的运动控制(翻身、转弯、步行、登楼梯、坐站转换与转移)、运动速度、体能与耐力、姿势反射、平衡反应、感觉功能评定、步态分析等。

(1) 关节活动度评定(ROM):用测角仪测量。

(2) 肌力测量(MMT):对 PD 患者末梢神经刺激后,患者虽有反应,但随意动作能力低下。

(3) 上肢功能测试。

1) 手指功能指数测试(finger functional quotient,FQ test):有以下 6 种因素参与,满分为 100 分:①手指肌的持续性;②上肢关节的活动度;③运动节律的生成和传递;④手眼的协调性;⑤指间的分离运动;⑥手掐的信号反馈。

2) 简易上肢功能试验(STEF):专门的仪器检测,方法简便,数据可靠,较为实用。

4. 以患者为中心的评估　研究表明在评价过程中应加入以患者为中心的评价,采用加拿大作业表现评价量表(the Canadian occupational performance measures,COPM),从自理、生产活动和闲暇娱乐三大方面与患者面谈,找出患者最重要的和最需要解决的问题点。关注患者个体的需求并使患者了解作业治疗的必要性。

三、作业治疗技术

对于帕金森病而言,康复治疗与药物治疗须同时进行。坚持用药是顺利完成作业治疗的关键。

作业治疗师的作用是支持并帮助患者维持日常生活自理能力、工作和休闲活动。当患者不能维持他们的日常生活活动时,作业治疗师应改变和调整患者个体与社会环境的关系,以发展新的有价值的活动。

(一)改善运动能力的作业活动

1. 维持或增加患者主动与被动的关节活动度,尤其是增加伸展性的关节活动度,例如:①患者俯卧在垫上,在肘支撑的情况下,用另一手做向前上方伸手取物的活动;患者取坐位,嘱其外展肩部,屈肘用手掌触摸后脑勺,再弯腰伸肘尽力触摸对侧足的足尖,左右交替进行;②患者取站立位,面靠墙,身体紧贴墙壁,双上肢沿墙壁尽量往上爬,用刻度尺标记移动距离,并嘱患者逐渐增加上爬的高度;③双手平举,支撑于墙面上做前后方迈步的动作。上述作业活动既有利于躯干和四肢的伸展,又有利于身体平衡功能的改善。

2. 牵张紧张的肌肉,预防挛缩　躯干和四肢的屈肌经常的强直性收缩容易导致挛缩,因此,在注意关节活动的同时应注意加强紧张肌肉的牵伸。活动如下:患者取坐位,双上肢后伸,双手横握住一根木棒,治疗师将木棒缓慢向后拉至有紧张感时保持 10~20s,重复 20次左右,牵拉过程中要求患者保持躯干挺直并抬头;患者取坐位,双上肢交叉并尽力前伸置放在大巴氏球上,然后,将双上肢顺着球面向球的两侧移动,并用双手抱球过头;俯卧位下,由肘支撑过渡到手支撑,挺起上身而骨盆以下紧贴床面等。

3. 维持肌肉力量的训练　可利用木工(如刨木、拉锯、锤打)、磨砂板、投球运动、自行车运动、上下楼梯(梯级较高)等作业活动,为患者提供抗阻、抗重力的主动运动机会,而达到维持或增加肌肉力量的目的。

4. 改善躯干、肢体运动的协调控制能力　通过治疗性活动,可提高手指灵活性,控制和减少手部颤抖,改善躯干的旋转、肢体的摆动。具体的活动如下:患者取坐位,调节桌面高度至胸部,如图15-4-1,在桌上放上一些圆木块,一字排开,用拇指分别与其他各指的指腹对捏、夹住圆木块,分别从左向右或反方向拿放。还可以让患者采用两手合夹的方式,将面朝下的纸牌一一翻起;让患者向上抛、接网球或用手抓住一根短棒的下端,通过抓、松手,让棒分次、一段一段地从手中下滑;捡拾不同大小与形状的物件,如玻璃球、蚕豆、黄豆、米粒、硬币、纽扣、回形针等;练习打字、弹琴、写字、折纸、双手串珠等活动。

5. 平衡训练　训练中注意增加患者对自身姿势与平衡方面所存在问题的意识,给出预防跌倒的具体建议和办法,如撤除地毯,爬楼梯时使用扶栏,穿平底鞋等。训练平衡的活动方法如下:与患者手拉手、单腿站立,做身体前后的晃动,或走"一"字步;坐或站位下,让患者用单手或双手进行躯干双侧的木钉盘摆放作业;坐位下跟着一定的节奏向左、右同向晃动双下肢,或转动头颈和躯干向四周眺望等。活动中可采用音乐或打拍子的方式以提供患者练习姿势与平衡性运动的节奏或韵律。在小组性训练活动中则

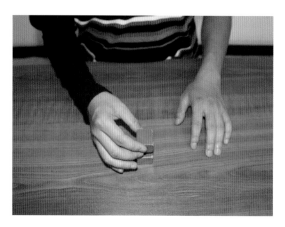

图 15-4-1　患者座位下移动木块

要注意提供患者实践动、静态平衡能力的机会。为了改善头部的位置控制,促进胸廓的伸展,应教会患者深呼吸的方法,体会躯干挺直的感觉,并在要求视觉跟踪和上身控制的动态性活动,如放风筝、抛接球等活动中,反复练习和巩固这一运动模式。

6. 步行练习　步行涉及患者身体的姿势、下肢的协调运动和平衡控制能力。治疗师应指导患者如何放松,保持一个良好的垂直体位以利于步行。步态中强调增加步幅、支撑面,增加髋关节屈曲度,减轻慌张步态,促进交替的上肢摆动,改善动作的开始、停止与转身。活动方法如下:让患者背靠墙站立,做向左、向右的侧向行走;站立位下,嘱患者双手平举、支撑于墙面上,做前后方迈步的动作;在治疗师指导与帮助下,进行实地步行练习。在步行练习过程中,治疗师不时发出停止步行、转身等口令,并通过让患者抓住治疗师的前臂的方法,以帮助患者恢复平衡,同时,治疗师要密切注意患者行走中的姿势,及时纠正其"猿人"样站姿。患者手部和前臂所获得的本体觉暗示,可提供大脑足够的信息,从而促进姿势的直立与平衡。在患者的肩前部和下腰部适当加压,通过感觉反馈,促进患者胸廓的伸展,从而改善其姿势的控制。为了防止患者步行中突然发生冻结,可以用一根绳子,一端固定于鞋,另一端穿过裤子放于裤口袋中,当迈步困难时患者可以拉动绳子启动迈步。语气坚定的"抬腿""大脚趾朝上""迈大步"指令、步行中配合节拍或口哨等,都有助于患者预防或打破冻结状态,向前迈大步。在地面上划线,通过视觉提示帮助患者克服步行中的突然冻结,这样做还可以帮助患者增大步幅。

7. 采用本体感觉神经肌肉促进技术(PNF)　改善患者的运动模式、尤其是躯干的旋转能力,活动可以是:坐位下,跟着一定的节奏向左、右同向晃动双下肢,同时用一只手向对侧身体侧方的容器内递送物件;在坐位下,节奏缓慢地、反方向地同时转动双肩;在仰卧屈膝位下,用十指交叉的双手完成身体左右侧搬运物件或插积木的活动,但注意,当上身往左侧转动时,双下肢需向右侧转动,当上身往右侧转动时,双下肢则要向左侧转动,具体内容参考本书相关章节。

8. 放松训练　教会患者通过深呼吸与想象促进身体放松。方法包括缓慢的躯干、骨盆、肩胛带摇晃,被动翻转体位和其他能降低肌肉张力的抑制性技术。

9. 通过增加视觉提示(如看着他人或对着镜子)、听觉提示(如喊口令、打拍子),或通过治疗师的口头建议和提示,来改善患者的运动计划能力与运动速度。如要求患者按口令调整在椅子中的位置,伸手伸脚等。

（二）日常生活活动能力训练

由于患者肌张力异常、肢体震颤、平衡障碍,生活自我照顾能力将不同程度受限,并将随病情的进展而逐渐加重。因此,生活自我料理能力的训练分为2个阶段:

早期训练:疾病的早期治疗,尽可能通过调整维持其粗大和精细协调活动、肌力、身体姿势和心理状态实现日常活动自理,保留自己的习惯、兴趣和爱好,与家人、社会正常交往。重点选择穿脱衣服,坐、站转换,进出厕所、淋浴间或出入浴池,携物行走,上下车等活动,作为训练内容。但在训练过程中,最好采取下列途径与方法:

1. 穿脱衣服　要鼓励患者自己完成穿衣、系鞋带、扣纽扣、拉拉链等日常活动。当疾病影响到患者以往的穿衣习惯和能力时,患者应选择容易穿脱的服饰(重量轻、舒适、保暖耐寒、易伸缩),穿宽松易脱的衣服,以提高患者穿脱衣服的能力。穿衣服的层数以不影响关节活动范围、协调活动、坐站转移和精细活动,防止服饰太沉重使患者易疲劳。鞋子选择应穿脱方便(如松紧鞋等)、舒适、支撑好、鞋底有弹性。穿鞋底摩擦力大的鞋,以增加步行的稳定性。治疗中要指导患者选择安全、省力、舒适的体位(一般为坐位)和技巧完成穿脱衣服。

2. 个人卫生　尽可能保留患者的卫生、修饰习惯,保持外观整洁。选择舒适、安全的体位洗澡。抓握牙刷、梳子困难时可以增加把柄直径,可以使用电动牙刷。也可以选择一些辅助具,帮助患者洗澡、梳头、剪指甲、剔胡须等。防止洗澡时地滑摔跤,可以铺防滑地毯,在浴室周围安装扶手。

3. 入厕　包括进入厕所,脱裤、坐下、站起、局部清洁、整理衣裤、冲洗等过程。坐下后从便器站起困难者,可用电动升降坐厕或在坐厕四周安装扶手,卫生纸、冲厕开关,尽量置于患者易于获取之处。

4. 进食　肌强直影响腕指关节活动,肌肉协调运动障碍妨碍咀嚼、切割运动,上肢、躯干、头、下颌部的震颤妨碍了吃饭、饮水和吞咽,导致患者进食困难。患者进食速度会减慢,但只要能完成,应鼓励其自己进食。进食困难者,注意调整食物的质地,选择易于咀嚼、吞咽的温热食品,少量多餐。教患者适应性技术,以减少震颤的影响,即如何在上肢靠身体的情况下使用双手端茶杯;如何以肘部作为活动轴,完成将勺子从盘子放入口中的动作。餐具适当调整,易于操作,配合必要的辅助具。与言语治疗师合作,帮助减轻患者早期吞咽困难。

5. 座椅转移　座椅选择最适合患者身体放松、进食、伏案工作的高度,有坚实支撑大腿的底座,牢靠的椅背可以支撑头部,并鼓励患者头部向后靠住椅背,座椅也要有可支撑前臂、方便撑起的扶手。座椅转移困难者,可以适当升高座椅后腿高度,使坐椅稍向前倾斜,便于患者站起。

后期训练:随着病情的发展,患者的活动能力逐渐受限,应最大程度地维持其原有的功能和活动能力,加强日常活动的监督和安全性防护,提供简单、容易操作、省力的方法完成各种活动,例如,抬高患者用餐桌面高度,减少患者头颈、躯干的弯曲,用肘支撑桌面仅凭借肘屈伸完成进食过程,这样可以减少患者肩、手、腕部活动使做功减少,还可以保持躯干的伸展和稳定,增加上肢的稳定,有利于进食和吞咽。借助一些辅助装置和设施帮助患者完成活动,例如对衣服、鞋袜做适当调整便于患者穿戴,选择系扣器、剪甲器、穿袜器、取物器等方便患者。

（三）家务照料和安全

尽量按照患者自己的习惯安全地从事家务活动,合理安排和计划家务活动,自我照顾、整理内务、烧菜做饭、洗衣、购物等需要预先计划;保证厨房、卫生间、拐角、楼梯口等处明亮;保持室内温暖、舒适,除去易绊倒的障碍物(地毯、脚垫等)。对会引起潜在危险的活动和装置,应予视觉告示。应用能量保存技术,尽量取坐位等放松体位完成家务活,充分利用家用电器和辅助装置减少患者家务负担。如果患者手颤抖影响食物加工准备,可以使用食物固定器、防滑垫或夹子等。

（四）精神心理症状及社会交往能力

帕金森病患者易合并痴呆和抑郁,根据 Marsden 的研究,帕金森病患者保持简单的运动程序,但在进行自发的执行运动时会感到不安,并表现出延迟。开始运动时,执行缓慢,且无法进行有序的自发运动,因此,对患者的心理状况会有很大程度上的影响,患者会有回避社交等方面的问题。在作业治疗的过程中,作业治疗师应从面接开始便提高注意力,观察患者的精神及心理状态,并调动患者积极性,在每一次治疗中帮助患者提高的社会交往能力。

（贾　杰　陆晓晰　黄富表　莱娜·木哈麦提）

第五节　周围神经损伤的作业治疗

一、概述

（一）定义

周围神经(peripheral nerve)是指嗅、视神经以外的脑神经和脊神经、自主神经及其神经节。周围神经疾病是指原发于周围神经系统结构或者功能损害的疾病。周围神经损伤(peripheral nerve injury):是由于周围神经丛、神经干或其分支受外力作用而发生的损伤。

1. 病因及发病机制　病因复杂,主要与营养代谢、药物及中毒、血管炎、肿瘤、遗传、外伤或机械压迫等原因相关。它们选择性地损伤周围神经的不同部位,导致相应的临床表现。

2. 常见疾病

（1）脑神经疾病:三叉神经痛、特发性面神经麻痹、面肌痉挛、多发性脑神经损害(外伤、感染、颅内肿瘤、血管疾病)。

（2）脊神经疾病：单神经病及神经痛（桡神经麻痹、臂丛神经损伤等）、多发性神经病（糖尿病周围神经病）、急性炎症性脱髓鞘性多发性神经病（吉兰-巴雷综合征）、慢性炎症性脱髓鞘性多发性神经病。

（二）引起的功能障碍

周围神经疾病有许多特有的症状和体征。感觉障碍主要表现为感觉缺失、感觉异常、疼痛、感觉性共济失调；运动障碍包括运动神经刺激和麻痹症状，刺激症状主要表现为肌束震颤、肌纤维颤搐、痉挛等，麻痹症状主要表现为肌力下降或丧失、肌肉萎缩；自主神经受损常表现为无汗、竖毛障碍及直立性低血压，严重者可出现无泪、无涎、阳痿及膀胱直肠功能障碍等。另外周围神经疾病患者常伴有腱反射减低或消失。

（三）诊断

病史描述、临床体格检查和必要的辅助检查是诊断周围神经疾病的主要依据。神经传导速度和肌电图检查对周围神经疾病的诊断很有价值，可发现亚临床型周围神经病，也是判断预后和疗效的客观指标。周围神经组织活检一般用于临床及其他实验室检查定性困难者，可判断周围神经损伤部位，如轴索、神经膜细胞、间质等。部分周围神经病还可通过病理组织检查明确疾病性质如麻风病、淀粉样变性等。总之，周围神经疾病的定位诊断根据上述症状、体征和辅助检查的改变并不难，而病因诊断则要结合病史、病程的发展、症状体征和检查结果综合判断，任何一项单独的辅助检查都不能作为诊断的"金标准"。

（四）治疗

首先是病因治疗；其次给予对症支持处理，如给予止痛药物及神经营养类药物等。康复治疗是预防和减轻后遗症的重要措施，包括中医康复、物理治疗、作业治疗等，有助于恢复肌肉力量、减轻感觉障碍、预防肌肉萎缩和关节变形等功能障碍。

二、作业评定技术

对患者进行功能的评定，评估患者现阶段的状态，是提出治疗目标、做出康复计划以及对康复效果进行预估的重要依据。

1. 要对患者受伤的原因和时间进行确认，如果是由于疾病造成的周围神经损伤，那么其现病史、治疗史及家族史是非常重要的。

2. 如果是外伤造成的周围神经损伤，治疗师要检查伤口的愈合情况，尤其是要观察有无瘢痕及瘢痕的状态，和有无动脉瘤、动静脉瘘形成等，并确认受伤部位到末梢皮肤的颜色、浮肿的情况、脉搏及有无肌萎缩。

周围神经完全损伤后，所支配的肌肉主动功能消失，肌张力消失并且呈松弛状态，肌肉逐渐发生萎缩。由于正常肌肉的牵引作用，使肢体呈现特有的畸形。

评定内容还包括以下几项：

1. Tinal 征　即神经干叩击试验，是检查神经再生的一种简单方法。当神经轴突再生，尚未形成髓鞘之前，对外界的叩击可出现疼痛、放射痛和过电感等过敏现象。沿修复的神经干叩击，到达神经轴突再生前缘时，患者即有上述感觉。定期重复此项检查，可了解神经再生的进度。

2. 运动和感觉功能的评定

（1）运动的评定

1）肌力的测定：根据肌肉瘫痪程度判断神经损伤情况，常采用徒手肌力检查评定肌力。

2）关节活动度的测定：出现关节挛缩时，应进行关节活动度的检查。

3）患肢周径的测量：与健侧肢体相对应的部位比较。

4）运动功能恢复的评定见表15-5-1。

表 15-5-1　周围神经损伤后的运动功能恢复等级

恢复等级	评定标准	恢复等级	评定标准
0 级（M0）	肌肉无收缩	3 级（M3）	所有重要肌肉能抗阻力收缩
1 级（M1）	近端肌肉可见收缩	4 级（M4）	能进行所有运动，包括独立的或协同的
2 级（M2）	近、远端肌肉均可见收缩	5 级（M5）	完全正常

（2）感觉的评定：两点辨别觉测试和皱纹测试，是检测周围神经完全损伤后感觉恢复的好方法。

1）两点辨别觉测试：两点辨别觉测试是感觉恢复的定量测试法。应用带有钝尖的卡钳测量，无疼痛感。卡钳在患者皮肤上随机取两点，可以帮助治疗师检测出皮肤神经支配和失神经的区域。远端手指辨别两点的正常距离是 2~4mm，两点辨别觉大于 15mm，表示触觉丧失（感觉缺失）。

2）皱纹测试（Wrinkle test）：是另一项有临床意义的测试。将患者的手浸泡在 42.2℃ 的清水中 20~30min，直到出现皱纹。此时，擦干患者的手，按 0°~3°分级，拍照。0°表示缺乏皱纹，3°表示正常皱纹。皱纹测试为新近周围神经部分和完全损伤的手的神经支配，提供了一个客观的测试方法。引起皱纹的生理机制还不清楚，测试对外伤患者不适用。无论如何，测试能有助于确定感觉再生的速度，提供失神经的记录图形。

3）感觉功能恢复的评定见表15-5-2。

表 15-5-2　周围神经损伤后的感觉功能恢复等级

恢复等级	评定标准	恢复等级	评定标准
0 级（S0）	感觉无恢复	3 级（S3）	皮肤痛觉和触觉恢复，且感觉过敏消失
1 级（S1）	支配区皮肤深感觉恢复	4 级（S4）	感觉达到S3 水平外，二点辨别觉部分恢复
2 级（S2）	支配区浅感觉和触觉部分恢复	5 级（S5）	完全恢复

3. 电生理学评定　对判断周围神经损伤的部位、范围、性质、程度和预后等均有重要价值。在周围神经损伤后康复治疗的同时，定期进行电生理学评定，还可监测损伤神经的再生与功能恢复的情况。常用的电生理学检查方法有：

（1）直流感应电检查法：通常在神经受损后 15~20 天即可获得阳性结果。观察指标有：兴奋阈值，收缩形态和极性反应等。其情况见表15-5-3。

（2）强度-时间曲线检查法：通常在神经受损 3 天后即可获得阳性结果。观察指标有：扭结，曲线的位置，时值和适应比值等。强度-时间曲线检查只检查肌肉而不检查神经，只检查患侧而不检查健侧，这两点均有别于直流-感应电检查。强度-时间曲线检查的结果分为完全失神经曲线、部分失神经曲线、正常曲线。可分别对应于直流-感应电诊断时的完全变性反应、部分变性反应、正常反应、它们的判断标准如下：

表 15-5-3 直流感应电刺激神经、肌肉的反应

	神经		肌肉	
	直流电流	感应电流	直流电流	感应电流
正常反应	在所支配肌肉中出现单个闪电样收缩，阈值低	在所支配肌肉中出现持续强直性收缩，阈值低	在该肌肉中出现单个闪电样收缩，阈值低 CCC>ACC	该肌肉出现持续强直性收缩，阈值低
部分变性反应	收缩弛缓、减弱，阈值提高	强直收缩减弱或是不全强直收缩，阈值提高	收缩弛缓、减弱，阈值提高 CCC≥ACC	强直收缩减弱或是不全强直收缩，阈值提高
完全变性反应	引不出收缩	引不出收缩	阈值大，收缩极弛缓，呈蠕动式，CCC≤ACC	引不出收缩
绝对变性反应	引不出	引不出	引不出	引不出

1）正常曲线：诊断要点是最短反应时正常，时值小于 1ms，曲线无弯折。

2）部分失神经曲线：诊断要点是曲线有弯折，最短反应时间有延长，时值可能不正常，但不大于 10ms。

3）完全失神经曲线：诊断要点是曲线无弯折，但最短反应时明显延长，可能达 1ms 以上，甚至可高达 10ms。时值在 1ms 以上，最高可达 20~50ms。

（3）肌电图检查法：将肌肉兴奋时发出的生物电变化引出放大，用图形记录出来。一般可比肉眼或手法检查早 1~2 个月发现肌肉重新获得神经支配。正常情况下，肌肉在松弛时，是静息状态，无波形出现。轻收缩时呈现单个及多个运动单位电位。肌肉最大收缩时，多个运动单位电位密集，互相干扰，呈干扰相。周围神经完全损伤早期，其所支配肌肉可完全无电位活动。2~4 周后，可出现失神经的纤颤电位和正向电位，试图作肌肉收缩时，亦无运动单位电位出现。神经再生后，失神经的纤颤电位和正向电位逐渐消失，恢复新生电位，少数单个运动单位电位，最后恢复运动相以至干扰相。若神经长期未获再生，随着肌纤维被纤维组织所代替，失神经的纤颤电位和正向电位亦消失。如果运动单位电位数量渐增，说明神经再生过程在继续；如果数量不增，则提示预后不佳，应考虑手术干预。

（4）神经传导速度的测定：利用肌电图测定神经在单位时间内传导神经冲动的距离，以此判断神经损伤的部位，神经再生及恢复的情况。既可用于运动神经也可用于感觉神经的功能评定。对于周围神经损伤是最有用的一项检查。正常情况下，四肢周围神经的传导速度一般为 40~70m/s。神经部分受损时，传导速度减慢。神经完全断裂时，神经传导速度为 0。

（5）体感诱发电位（SEP）检查：当刺激沿周围神经上行至脊髓、脑干和大脑皮质感觉区时，在头皮记录的电位，具有灵敏度高、定量估计病变、定位测定传导通路、重复性好的优点。

4. 日常生活活动能力评定具体内容参考本书相关章节。

5. 预后的预测 上述介绍的一些常规电诊断技术虽然设备技术并不复杂，但能很好地估计预后。凡直流感应电诊断呈正常反应、正常曲线者，病损为神经失用症，多在 3 个月内恢复；如为部分变性、呈部分失神经曲线，多为轴索断裂，病程恢复一般在 3~6 个月或更长，视轴索断裂的部位高低而定。如检查结果为完全变性反应，呈完全失神经曲线则多为神经

断裂或严重的轴索断裂,恢复多在6个月以上,甚至不能恢复。如常规电检查结果呈绝对变性反应,表明神经及其所支配的肌肉已完全丧失功能,恢复无望,手术也无能为力。但为了确诊,应一个月内重复检查2~3次,以免因误差而造成误判。

另外,也可通过临床表现预测恢复过程。

（1）皮肤表现:随着水肿消退,侧支血管生长,循环系统逐渐恢复正常,皮肤的颜色和质地有所改善。

（2）出现原始的保护性感觉:即对疼痛,温度,压力和触碰的总的认识。

（3）麻刺感(Tinal 征):沿着损伤神经由远至近地轻叩,以探查恢复情况。如果患者感觉麻刺远至假设的损伤部位,表示神经再生;如果在损伤处感觉疼痛,表示神经瘤形成。

（4）发汗:随着副交感神经的再生,汗腺恢复功能。

（5）辨别觉:更多精细感觉,如识别和定位触觉、本体感觉、立体觉、运动觉,以及两点辨别觉,在此时应有所恢复。

（6）肌肉张力:随着神经再生至肌肉组织的运动终板,肌肉的软弱程度减轻,肌张力增加。

（7）随意运动功能:患者首先在消除重力的情况下活动肢体,随着肌力的增加,肢体可能进行关节全范围的活动。此时,可开始分级锻炼。

三、作业治疗技术

（一）康复的分期和作业治疗原则

1. Ⅰ期(伤后0~3周)　康复目的是消炎、消肿、镇痛、促进损伤愈合、保护修复后的神经。可行理疗(超短波、微波、红外线、紫外线等),功能位固定,可利用矫形器来限制关节活动,以防突然牵伸而引起神经缝合口离断。炎症期间选择高能量饮食和复合维生素B治疗。注意:神经修复术后3周,禁运动疗法。

2. Ⅱ期(伤后3~6周)　康复目的是预防粘连、挛缩和继发畸形,提高神经的抗张力,改善感觉功能。可逐渐减少关节制动,开始关节活动,增加关节活动范围。可用中频电、超声波、蜡疗等方式软化瘢痕,松解粘连。按摩可降低皮肤、皮下组织粘连及瘢痕和神经瘤形成的机会,以防神经再生受阻。压力治疗有助于抑制瘢痕增生。进行感觉再训练,教育患者保护患肢。注意:伤肢仍然疼痛,或仍有开放性伤口、肿胀和过敏,则要先探明原因,进行脱敏,采用药物治疗或手术治疗,再行感觉再训练。

3. Ⅲ期(6周以后)　康复目的是矫正畸形,增加关节活动范围,肌力,手的灵敏性和协调性,恢复手功能,提高生活质量。继续增加活动范围和增加肌力训练,系统地进行感觉再训练及功能性训练。

（二）治疗方法

1. 保持或恢复关节活动度　周围神经损伤后,正常拮抗肌过度牵拉已麻痹和萎缩的肌肉,引起神经再生出现时肌肉功能无效,或引起拮抗肌和一些活动不受对抗的关节挛缩,如正中神经麻痹时,第一指蹼间隙挛缩;尺神经麻痹时,固定爪形手;桡神经麻痹时,腕关节屈曲挛缩。故应早期使用矫形器将关节固定于功能位,维持肢体良好的肌肉平衡,在可能引起畸形期间应坚持使用。尽早进行被动或主动运动。如果已产生关节挛缩或畸形,则应采取主动、被动运动和关节功能牵引,矫形器亦可起到矫正挛缩畸形的作用。注意矫形器重量宜轻,尺寸要合适,避免压迫感觉丧失的部位。

2. 改善局部浮肿　浮肿是周围神经损伤后常见症状之一。水肿引起的肿胀是创伤后必然出现的组织反应。积极消肿可减少纤维组织沉着，是预防组织粘连和挛缩的重要一环。体位性水肿可采取以下措施：①抬高患肢；②用弹力绷带包扎压迫；③为患肢做被动运动或轻柔向心按摩。一般不采用冰袋冷却方法。悬吊带也不是一个好的消肿方法，反而会引起患者惰性而忽视康复训练。

3. 矫形器的使用　周围神经损伤后出现肢体功能障碍时，有时需要使用包括上下肢矫形器，对肢体起到固定、矫形、承重及功能性作用，适当应用矫形器可明显改善肢体活动功能。例如正中神经损伤时，可佩戴预防拇指挛缩的矫形器，长短对掌支具可在固定腕关节的同时固定拇指的内收。

矫形器固定对周围神经损伤也有一定的效果，但是必须了解每种矫形器的作用。矫形器的使用应达到三个目的：防止畸形、矫正畸形和协助功能。它是一种外在力量，如矫形器上的橡皮带可替代瘫痪的肌肉，直至功能恢复；若关节或肌腱有挛缩，动力性矫形器可达到牵伸的目的；另外，它可提供瘫痪肌肉已失去的肌力。配置矫形器时，患者应清楚穿戴矫形器的原因，使用方法，穿戴时间、时长。应注意矫形器的压迫区，特别是无感觉区。不是相同的神经损伤都用一种矫形器，应按具体情况采用相应的最合适的矫形器。

矫形器使用的时间，通常是神经修复的部位至少需在术后固定 3 周，使吻合处消除张力。若存在张力，应延长固定时间至 6 周。

4. 促进感觉功能的恢复

（1）感觉再训练：随着神经损伤的修复和恢复，感觉皮层接受到的来自患手感觉神经的冲动刺激发生了改变。尽管感觉刺激被接受，但神经冲动的新模式不同，不能正确表达。感觉再训练的目的，是帮助患者重新正确表达接受到他意识中的不同的感觉脉冲。患者的潜在功能恢复，将通过感觉再训练计划得到促进。

感觉再训练是患者在神经修复后，通过注意、生物反馈、综合训练和回忆，提高感觉功能的训练。这种训练不是感觉的恢复，而是大脑对感觉的再学习，再认识过程。通过感觉再训练程序，可使大脑重新理解这些改变的信号，此方法强调康复要配合神经再生的时间。当触觉在手指的近节关节恢复时，即可开始感觉再训练程序。更确切地说，当移动性轻触感恢复后，或有保护性感觉（深压觉和针刺觉）和触觉恢复或 30Hz 震动感恢复时，即可开始感觉再训练。感觉再训练的具体方法参考本书相关章节。

（2）脱敏治疗：皮肤感觉过敏是神经再生的常见现象。它可能是由于不成熟的神经末梢的敏感度增加，以及感觉器容易受刺激。患者常为皮肤敏感而感到困惑，不愿活动，若这种现象不克服，很难进一步作其他康复治疗。脱敏治疗的具体方法参考本书相关章节。

5. 感觉再教育　需要让患者了解感觉缺失的特殊性，教会患者在日常生活活动中的自我保护等安全知识。在存在潜在危险的双侧活动中避免使用患肢。

由于认知功能未受损，周围神经损伤功能障碍的患者，比中枢神经损伤功能障碍患者更容易学会和掌握代偿技术。

感觉再教育的具体训练方法参考本书相关章节。

6. 改善作业活动能力　在运动神经细胞修复的过程中，适当的治疗性作业不仅能增强肌力和耐力，同时还能改善患肢的血运和增加关节的活动范围，掌握实用性动作技巧。应根据患者的年龄、性别、文化程度、职业、神经损伤和功能障碍的部位、程度，治疗的目标和个人爱好等，选择适宜的作业活动。上肢常用的作业活动有：木工、编织、泥塑、书法、绘画等。下肢常用的作业活动有：踏自行车、踏缝纫机、使用落地式织布机、使用万能木工机等。进行ADL 训练，必要时可配辅助器具。

7. 促进心理功能恢复　周围神经损伤的患者，往往伴有心理问题，可采用医学宣教、心理咨询、集体治疗、患者示范等方式，来消除或减轻患者的心理障碍，发挥其主观能动性，积极地配合康复治疗。也可通过作业治疗来改善、调整患者的心理状态。

（黄富表　刘静娅　李文惠）

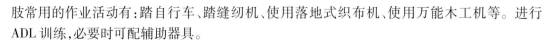

参 考 文 献

［1］ Paolucci A，Mckenna K，Cooke DM. Factors affecting the number and type of impairments of visual perception and praxis following stroke［J］. Australian Occupational Therapy Journal，2010，56（5）：350-360.

［2］ Miller LK，Jerosch-Herold C，Shepstone L. Effectiveness of edema management techniques for subacute hand edema：A systematic review［J］. Journal of Hand Therapy，2017，30（4）：432-446.

［3］ Geminiani G，Cesana BM，Tamma F，et al. Interobserver reliability between neurologists in training of Parkinson's disease rating scales. A multicenter study［J］. Movement Disorders，2010，6（4）：330.

［4］ 陈小梅. 临床作业疗法学［M］. 北京：华夏出版社，2013.

［5］ 恽晓平. 康复疗法评定学［M］. 北京：华夏出版社，2014.

［6］ 闵水平，孙晓莉. 作业治疗技术［M］. 北京：人民卫生出版社，2014.

［7］ 朱庸连，张皓，何静杰. 神经康复学［M］. 2 版. 北京：人民军医出版社出版，2010.

［8］ 贾建平，陈生弟. 神经病学 ［M］. 7 版. 北京：人民卫生出版社，2013.

［9］ 中华医学会神经病学分会帕金森病及运动障碍学组，中国医师协会神经内科医师分会帕金森病及运动障碍专业委员会. 中国帕金森病的诊断标准（2016 年版）［J］. 中华神经科杂志，2016，49（4）：268-271.

［10］ 王丽娟，张玉虎. 中国血管性帕金森综合征诊断与治疗专家共识［J］. 全科医学临床与教育，2017，15（4）：364-367.

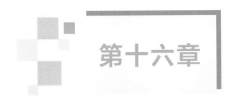

第十六章

骨与关节疾病和损伤作业治疗技术

第一节 骨折的作业治疗技术

一、概述

(一)定义

骨折是指骨或骨小梁的完整性和连续性发生中断。多为各种暴力损伤所致,也可因骨病引起。在一定的负荷下骨折是否发生取决于骨本身所固有的强度和外力的大小两个因素,外力作用的方向和速度起决定作用。

根据骨折的稳定程度可以分为稳定和不稳定骨折;根据骨折处皮肤、黏膜的完整性可以分为闭合骨折和开放骨折;根据骨折的程度和形态分为不完全性骨折和完全性骨折。骨折愈合大致可分为肉芽修复期、原始骨痂期、成熟骨板期和塑型期四期。康复治疗目的应遵循使受伤肢体最大限度地恢复功能。骨折的整复、固定和功能训练是骨折治疗的原则,也是康复治疗的原则。

(二)功能障碍及特点

1. 疼痛和压痛 骨折多由暴力所致,除骨组织受损外,周围软组织也受挫伤,故骨折处会有疼痛和压痛。骨折经妥善处理后疼痛可减轻或逐渐消失,若有持续性剧烈疼痛,且进行性加剧,则是骨筋膜室综合征的早期症状;超过骨折愈合期后仍有疼痛或压痛,提示骨折愈合欠佳。

2. 局部肿胀 骨折时,骨髓、骨膜及周围软组织内的血管破裂出血,在骨折周围形成血肿,同时软组织亦受损形成水肿,导致患肢肿胀明显。持续2周以上的肿胀,易形成纤维化,有碍于运动功能的恢复。

3. 畸形 骨折端移位后,受伤体部的形状改变,或骨折愈合的位置未达到功能复位的要求,主要表现为成角畸形、旋转畸形或重叠畸形。畸形较轻,如成角畸形不超过10°,不影响功能,畸形严重则影响肢体运动功能。

4. 功能障碍 因疼痛、肿胀使患肢活动受限,肢体部分或完全丧失活动功能(不全骨折可有部分运动功能）。骨折畸形愈合、肢体长期固定而缺乏功能锻炼均可导致关节僵硬和肌肉萎缩,骨折损伤周围神经或形成创伤性关节炎,均可引起肢体运动功能障碍。

二、作业评定技术

（一）一般情况

采集病史,完成骨科的视、触、叩、听,评定应考虑骨折复位的方法,骨折稳定程度和骨科医生的治疗方案。

（二）关节活动范围评定

关节活动范围(range of motion,ROM)是指作用于关节的肌肉随意收缩,使关节活动所通过的运动弧或转动的角度。

关节活动范围可分为主动关节活动范围(AROM)和被动关节活动范围(PROM)。前者为主要作用于关节的肌肉主动随意运动而产生的运动弧;后者为通过外力帮助而产生的运动弧。关节活动范围的测定是评定肌肉、骨骼、神经病损患者的基本步骤,是评定关节运动功能损害的范围与程度的指标之一。用量角器或脊柱活动测量(皮尺),在患者舒适体位下暴露测量的关节的骨性标志,正确找准运动轴、固定臂、移动臂,进行主动关节活动或被动关节活动测量。

（三）肌力评定

肌力是指肌肉收缩时产生的最大力量。肌力评定是肌肉功能评定的重点,也是评定康复治疗疗效的重要指标。

评定方法有徒手肌力评定(较常用)和器械肌力评定两种。其中后者需应用到等长测力仪、等张测力仪或等速测力仪,根据需要选择相应的仪器。

徒手肌力检查分为 0~5 级,方法详见本书相关章节。

肌力检查评定标准见表 16-1-1:

表 16-1-1　肌力检查评定标准

级别名称	标准（相当于正常肌力的百分比）
0 零(0)	无肌肉收缩(0)
1 微缩(T)	有轻微的收缩但无关节运动(10%)
2 差(P)	在减重状态下能完成全关节活动范围内(25%)
3 尚可(F)	能抗重力作关节全范围运动,但不能抗阻力(50%)
4 良好(G)	能抗重力,抗一定阻力运动(75%)
5 正常(N)	能抗重力,抗充分阻力运动(100%)

（四）ADL 评定

ADL 在康复医学中指日常生活活动能力,反映了人们在家庭(或医疗机构)和在社区中最基本的能力,在康复医学中是最基本和最重要的内容。要改善患者自理能力,首先就必须进行 ADL 的评定。可以分为:

1. 基本的或躯体的日常生活活动能力　基本或躯体 ADL(BADL/PADL)是指每日生活中与穿衣、进食、保持个人卫生等自理活动和坐、站、行走等身体活动有关的基本活动。

2. 工具性 ADL(instrumental ADL,IADL)　是指人们在社区中独立生活所需的关键性较高级的技能,如家务杂事、炊事、采购、骑车或驾车、处理个人事务等,大多需借助工具进行。

ADL 提出至今已出现了大量的评定方法。常用的标准化的 PADL 评定方法有 Barthel 指数、Katz 指数、PULSES、修订的 Kenny 自理评定等。常用的 IADL 评定有功能活动问卷(the functional activities questionary,FAQ)、快速残疾评定量表(rapid disability rating scale,RDRS)等。Barthel 指数评定(the Barthel index of ADL)由美国 Florence Mahoney 和 Dorothy

Barthel 设计并应用于临床,是国际康复医学界常用的方法。Barthel 指数可信度、灵敏度高,是目前临床应用最广,研究最多的一种 ADL 评价方法。评价内容包括:进食、洗澡、修饰、穿衣、大小便控制、床与轮椅转移、平地行走、上下楼梯 10 项内容。根据帮助与否及其程度分为 15、10、5、0 共 4 个等级。满分 100 分,表示 ADL 可完全自理。0 分表示功能很差,需全部协助。

（五）感觉检查

临床上常用 1954 年英国医学研究会提出的关于肢体神经感觉功能评价标准确定:

S0 级:感觉完全丧失。

S1 级:深感觉存在。

S2 级:有痛觉和部分触觉。

S3 级:痛觉和触觉完全。

S4 级:痛觉、触觉、两点辨别觉,但两点辨别距离较大。

S5 级:感觉正常。

（六）四肢长度及周径的评定

四肢周径的测量见表 16-1-2:

表 16-1-2　四肢周径测量

四肢周径		测量体位	测量点
上臂	伸展位	上肢在体侧自然下垂,肘关节伸展	上臂中部、肱二头肌最大膨隆部(肌腹),卷尺与上臂纵轴垂直,不可倾斜
	屈曲位	肘关节用力屈曲	同伸展位
前臂	最大	前臂在体侧自然下垂	前臂近侧端最大膨隆部位,卷尺与前臂纵轴垂直
	最小	前臂在体侧自然下垂	前臂远端最细的部位,卷尺与前臂纵轴垂直
大腿		下肢稍外展,膝关节伸展	一般测量臀横纹下的周径,大腿中央部周径或髌骨上缘上方 10cm 处。在测量时应注明测量部位
小腿	最大	下肢稍外展,膝关节伸展	小腿最粗的部位
	最小	下肢稍外展,膝关节伸展	内、外踝上方最细的部位

四肢长度的测量见表 16-1-3:

表 16-1-3　四肢长度测量

四肢长度	测量体位	测量点
上肢长	坐位或立位,上肢在体侧自然下垂,肘关节伸展,前臂旋后,腕关节中立位	从肩峰外侧端到桡骨茎突
上臂长	同上	从肩峰外侧端到肱骨外上髁
前臂长	同上	从肱骨外上髁到桡骨茎突
手长	手指伸展位	从桡骨茎突到尺骨茎突的连线起始,到中指末端

四肢长度	测量体位	测量点
下肢长	仰卧位,骨盆水平,下肢伸展,髋关节中立位	从髂前上棘到内踝的最短距离。另一方法是测量从大转子到外踝的距离
大腿长	同上	从股骨大转子到膝关节外侧关节间隙
小腿长	同上	从膝关节外侧间隙到外踝的距离
足长	踝关节中立位	从足跟末端到第2趾末端的距离

三、作业治疗技术

(一)作业治疗的目的和作用

1. 骨折康复治疗的基本原则　复位、固定、功能训练。

2. 作业治疗的目的　主要加速骨与软组织的愈合,促进患者运动功能恢复。最终目标是使患者在日常生活和工作中可以最大限度地自理,重新适应环境,早日回归家庭、回归社会。

3. 作业治疗的作用

(1)消肿:在骨折复位及固定的基础上,逐渐进行适当的肌肉收缩活动,恢复肌肉机动作用,有利于血液循环恢复和肿胀的消退,功能训练应以患肢肌肉主动收缩活动为主,原则上骨折上、下的关节暂不活动,身体其他各部分关节进行康复治疗。

(2)减轻肌肉萎缩的程度:功能性作业疗法能够保持大脑对相关肌肉的支配,重新建立相关联系,减少骨折后废用性肌萎缩的程度。

(3)预防关节粘连、僵硬:长时间固定及未固定但长期不运动的关节会出现关节僵硬。主要是由于肌肉不运动,静脉和淋巴液淤滞,循环减慢,组织水肿,渗出的浆液纤维蛋白,在关节囊皱襞和滑膜反折处及肌肉间形成粘连。骨折邻近部位的关节和骨折远端的部位均有可能发生。早期应进行未固定关节的充分主动活动和固定范围内的肌肉等长收缩练习,可有效预防关节的粘连与僵硬。

(4)促进骨折正常愈合:功能训练可以促进局部的血液循环达到消肿的目的,同时还可以促进骨折端产生纵向挤压,有利于骨折愈合和塑形。

(5)改善运动的协调性和灵活性:使患者能完成日常生活活动和必要的劳动,提高其生活质量,回归社会。

(二)骨折康复的治疗形式

骨折康复是以团队的形式开展工作的,也就是以协作组的形式进行的,其成员包括:骨科医生、物理治疗师、作业治疗师、矫形支具师、心理学家、护士等。其中,作业治疗起着至关重要的作用,它侧重于改善患者手的运动功能,尤其是 ADL 活动和生产性活动及休闲活动能力,改善认知和感知觉功能。根据患者的情况,通过有目的的、经过选择的分级作业活动进行治疗,改善和恢复患者的功能,使其生活自理,回归家庭社会。

(三)骨折作业治疗的注意事项

1. 骨折愈合过程的不同阶段,选择相应的作业治疗项目和强度。

2. 被选择的作业疗法应与患者日常的生活、休闲活动和工作有关,有助于患者维持基本生活和提高必要的功能,有助于提高生活质量。

3. 被选择的作业活动要符合患者的需求,并能被患者所接受,具有趣味性,使患者能积极主动地参加具体活动。

4. 治疗上肢骨折,除损伤局部外,其他未受伤的部位,应注意主动锻炼,预防继发性关节僵硬和废用性萎缩。

5. 作业疗法应用的技术繁多,可以根据作业的功能分类,或者按照所需的技能分类,如单侧上肢骨折者,可训练其单手开门、梳洗、穿脱衣服等。

6. 作业活动量可分级调节,例如根据关节活动范围、肌力和协调性评定情况,可从活动度、难度和时间等方面调节,循序渐进地增加作业活动量。

（四）骨折的作业治疗

骨折后康复治疗可分为两个阶段进行,骨折未愈合、固定未解除为第一阶段。骨折已愈合、固定解除后为第二阶段。

1. 骨折第一阶段的治疗　骨折经复位固定,或牵引 3 天左右,损伤反应开始消退,疼痛与肿胀减轻,即可开始作业治疗,但强度应在临床医师限定的范围内,同时也不能超过患者的耐受程度。若疼痛时间持续超过 2h,则提示治疗强度过大,应减少治疗量。

在保证骨折端固定的情况下,伤肢未被固定关节的各个轴位上的主动运动,必需时给予助力,上肢应注意肩外展、外旋与掌指关节,下肢应注意踝关节背屈,可以有效地预防关节挛缩和僵硬。

骨折复位基本稳定,肌肉组织基本愈合时,应进行固定部位的肌肉有节奏的等长收缩练习,防止废用性肌萎缩,并使骨折断端靠近有利于骨愈合,如股骨骨折后膝关节被固定时,应进行股四头肌的等长收缩练习。

累及关节面的骨折,常伴有较明显的关节功能障碍,为减轻障碍程度,在固定 2 周后,应每晚短时间取下固定物,做受损关节免除重力下的主动运动,逐渐增加活动范围,运动后继续固定,可有效预防或减轻关节内粘连。

早期运动治疗方案涉及运动的分类、时间和运动量,一般控制下的运动练习是在重力助动或重力消除的平面进行的,可以利用滑板或悬吊系统装置进行锻炼。

2. 骨折第二阶段的治疗

（1）目的:最大限度地恢复关节活动范围和肌力,并在此基础上恢复日常生活能力与工作能力。

（2）基本方法

1）恢复关节活动范围:采用主动及被动牵拉,关节松动术,并配合物理治疗及按摩。

2）消肿:抬高患肢,主动肌肉收缩,压力治疗(如压力手套、袖套及向心性按摩),徒手淋巴技术及肌内效贴布也逐渐应用于骨折后的消肿中。

3）改善关节僵硬及疼痛:采取物理因子治疗、水疗与运动练习等综合措施。

4）关节挛缩顽固时,应采用渐进型矫形器、石膏及动力型矫形器一日多次反复使用。

5）恢复肌力:逐渐增加肌肉抗阻能力,引起肌肉适度疲劳。

6）恢复日常生活活动能力及工作能力:改善动作技巧,增强身体素质。

3. 常见部位骨折的作业治疗

（1）手指骨折

1）根据骨折的部位和术后情况,需要制作不同的矫形器。原则是尽量维持手的功能位,早期即可做未固定部位关节和手指的无阻力活动,有利于维持肌力和活动度,如果有肌腱损伤,需要应用特殊的矫形器,并进行特殊处理。

2）控制水肿:可通过抬高患肢、尽早开始主动运动、压力治疗、按摩、超短波疗法等方法加以控制。

3）疼痛的处理:疼痛是手外伤中的常见问题,它大致分为3种:原发性疼痛、残留疼痛和慢性疼痛。疼痛的治疗方法:①理疗,如音频、干扰电、经皮神经电刺激;②作业疗法:选择患者感兴趣的作业活动,有助于转移注意力。如音乐疗法、绘画、皮革工艺;③药物治疗:神经阻滞和非甾体抗炎药。

4）肌力增强训练:根据治疗的早期、中期和后期不同的治疗目的和治疗量,选用不同的治疗方法。如早期肌力的增强主要以患者在不抗阻力的状态下进行主动运动为主。中期和末期要逐渐增加抗阻运动,如握橡皮泥、木刻、铜板工艺、举沙袋等。

5）辅助具的应用:其作用为保持骨折的稳定性,促进愈合。例如:掌骨底部骨折手腕关节必须固定在背伸位约30°,用以固定骨折位,手指可自由活动。佩戴时间为4~6周。

（2）肘部、前臂肘和前臂骨折:这一部分的功能主要是肘关节屈伸和前臂的旋前及旋后。对于肘部和前臂骨折的作业治疗,主要是解决因肘和前臂功能失衡引起的 ADL 问题。开始阶段的治疗包括轻柔的活动,鼓励患者主动练习肘关节屈伸,前臂旋前和旋后,及手的握持动作。治疗重点是消除肿胀和改善关节活动范围,然后是肌力和协调性的练习。早期的作业治疗可利用绘画、制作糕点、沙粒作业、编织、陶器作业和治疗性游戏等作业活动,后期作业治疗应增加较大阻力及全范围的活动度练习。例如直立姿势下的织布机作业、印刷机作业、捻线机作业、肩轮作业、金工作业、木工作业等。

1）肱骨髁上骨折:一般采用石膏或矫形器外固定,维持肘关节屈曲 90°~100°位,上肢用颈横带悬挂。2 周后,每天去除矫形器,在保护下,采用重力消除体位（即治疗师托住患肢或将患肢放置于滑板面）,患者进行轻柔的无阻力的主动运动。需要特别强调肘关节主动活动和肘关节屈曲的重要性。禁肘关节暴力下的被动活动和肘关节伸直牵拉,以避免或减少前臂肌肉出现缺血挛缩或骨化性肌炎。复杂的肘部骨折需要手术切开复位,内固定坚固。一般手术后 3~5 天开始主动活动练习。

2）前臂远端骨折:是上肢最多见的骨折,绝大多数受伤机制是跌倒时上肢处于伸直位,这是一种保护性伸直反应。前臂远端骨折分为 Colles 骨折、Smith 骨折和 Barton 骨折。这些骨折累及桡骨和/或尺骨以及尺桡关节。通常需要经皮穿刺的钢针固定,或骨牵引架固定。如果是远端尺桡关节广泛损伤,则上肢需采取长臂石膏固定。固定范围自掌指关节至肱骨中部,以控制前臂旋前和旋后。大多数前臂骨折需采用短臂石套固定 6~7 周,固定范围从掌指关节至上臂,然后改用静态矫形器固定 2~4 周。短臂石膏允许近侧和远侧指间关节屈伸,因石膏远端覆盖掌横纹,所以掌指关节屈曲受限,但拇指和小指之间可进行侧方活动。

假如患者石膏固定的远端或近端关节不能充分活动,或者石膏拆除后活动受限,需要及时治疗。治疗从主动活动开始。对于稳定性骨折可采取被动牵伸和关节松动技术。鼓励患者在耐受范围内恢复功能性活动,如 ADL 活动、治疗性游戏、工艺作业等。外固定去除后 2 周开始力量练习。重点是恢复腕稳定性,可采用治疗泥、螺丝刀、皮革冲压机具等进行手抓握练习,因为这些作业需要反复有力的握持和腕关节稳定。前臂骨折远端愈合后,鼓励患者进行上肢逐渐分级持重练习。

（3）髋关节骨折：老年人造成髋部骨折的风险最高。活动量的减少和骨质疏松是两个明确的风险因素。尤其是高龄女性骨质疏松的程度比男性高，因此当她们跌倒时更易发生髋部骨折。

早期作业治疗的主要内容是日常生活活动训练，例如指导患者掌握穿衣及转移动作的技巧，掌握辅具的使用方法等。术后患侧髋关节屈曲不能超过90°，不能做髋的旋转、内收动作。应保持髋关节外展伸直位，踝关节中立位。对于下肢不能负重的患者，可采用半卧位进行 ADL 训练。当患者下肢可以部分负重时，可教会患者在站立位及在安全保护的措施下进行。需经常提醒患者：手术侧髋关节不能被动屈曲，避免手术侧下肢内收超过中线。治疗师可提供常用的 ADL 辅助具，如长柄穿衣具、鞋钩等，从而避免手术侧下肢的髋关节过度屈曲或内收。待患者伤口拆线、组织愈合良好允许淋浴时，应提供防滑垫、洗澡凳、安全扶手等设施，并教会患者正确进入淋浴盆。

（4）膝部骨折

1）膝关节的稳定性，对于人体的直立姿势、正常步态、上下楼梯以及控制躯体升降、跪、蹲、跑、跳的动作是极其重要的。一旦膝关节软弱无力或者不稳定，上述动作就难以进行。应特别注意有否膝关节伸直迟滞（extensor lag），即膝关节主动伸直角度小于被动伸直角度，如果存在膝关节伸直迟滞状况，在改善膝关节屈曲角度以前，首先增强股四头肌肌力，以纠正膝关节伸直迟滞，作业治疗可选用股四头肌练习器、木工车床、编织等作业。

2）当膝关节伸直迟滞纠正后，患者应在临床医师允许的范围内进行膝关节屈曲练习。作业治疗可选用制陶旋盘工具、脚踏线锯、木制车床、编织机和治疗性游戏（如圈和叉的游戏）。可以逐渐增加膝关节的屈曲角度，患者进行上述作业时下肢可以部分负重，当允许全部负重时，治疗方案可扩大到膝关节全范围的 ROM 练习，并可进行最大程度的抗阻练习。

3）平衡、扭转、下蹲及倾斜训练。可选用平衡板、轮胎或治疗性游戏，应鼓励患者进行适度的体育活动，如游泳、骑自行车、爬山等。

4）如果患膝仍呈现僵硬、肿胀，治疗师采用的治疗量不宜过大，因为有可能加重症状，此时的主要治疗目标是改善步态、改善平衡及提高工作耐力，如果膝关节屈曲能恢复到90°，则可以满足患者大部分活动的需要。膝关节骨折的患者特别强调要纠正伸膝迟滞，尽可能保持膝关节稳定，预防并纠正膝关节屈曲挛缩。

（5）踝和足的骨折：由于解剖结构的特点，踝和足是非常稳定而且灵活的功能单元。踝和足的任何骨折损伤所遗留的僵硬或无力，都将会影响到步态或平衡。处理原则是：消除肿胀，改善踝关节和足的稳定性和活动范围。

作业疗法可选用坐位车床作业、制陶转轮、足治疗性游戏、足板迷宫、织布机、足踏板线锯作业法等。当踝关节和足的活动改善后，可进行抗阻训练和增大关节 ROM 的练习。

鼓励患者做主动踝关节内外翻练习和足趾屈伸活动。可继续选用足踏板线锯作业，足用圆柱体或用足绘图等练习，也可以利用弹力带进行抗阻训练。

对于平衡和协调训练，可利用平衡板、轮胎，鼓励患者做蹲坐活动、园艺作业、爬高、舞蹈和体操等，可以增加踝关节和足的功能。

（陈作兵　李海军　黄富表　刘静娅　王欢欢）

第二节　关节置换术后的作业治疗技术

一、概述

（一）定义

关节置换术（total joint replacement，TJR）是指用人工关节替代病损或损伤的关节。

关节置换的原因包括骨性关节炎、类风湿关节炎、骨性坏死或外伤性关节炎导致的关节退化、关节软骨丧失；未愈合的骨折、关节不稳定或变形；骨骼肿瘤；保守处理失败等。关节置换术后康复的目的是最大限度提高患者的活动及日常生活的功能，减少术后并发症；使患者掌握正确假体使用的技巧，延长假体的使用寿命。常见的关节置换术的关节包括髋关节、膝关节、肩关节和肘关节等。本章主要讲全髋关节置换术（total hip replacement，THR）和全膝关节置换术（total knee replacement，TKR）的作业治疗。

（二）功能障碍及特点

1. 疼痛　接受关节置换术之前的患者因长期患有类风湿关节炎和骨关节病等其他疾病导致的慢性疼痛，接受药物或保守治疗效果不明显。早期持续性承重、行走也会加剧疼痛，影响患者工作和家居活动。关节置换术后，由于手术创伤等，患者也会有较为疼痛的感受。

2. 关节活动障碍　术后短期的关节制动和疼痛使关节活动受限且活动不足，下蹲、转移、行走、上下楼梯、如厕等受到限制，并进一步影响患者生活活动能力。

二、作业评定技术

术后的评定多采用 X 线评定、单项评定和综合评定。综合评定目前应用比较广泛。

（一）综合评定

全髋关节置换术后的综合评定有 Harris 标准、Charnley 标准和国内的北京方案。Harris 标准临床使用较多，它主要包括疼痛程度、ADL 能力、步态、行走距离、是否需用辅助器、有无畸形、关节活动范围 6 项。该标准对髋关节的功能进行了详细的分析，适用于各种髋关节疾患的评价，特点是能体现疼痛缓解与髋关节功能的关系；Charnley 人工髋关节置换疗效评定标准的内容仅包含疼痛、功能、活动度 3 项，该标准方便实用，但较单一。北京方案在 Charnley 标准基础上增加了一些具体内容，如疼痛中是否服用止痛剂、关节功能活动中能否坐蹲、上下台阶及 ADL 能力等。全膝关节置换术后的功能评定多采用美国特种外科医院膝关节评分标准（HSS），内容包括疼痛、功能、关节 ROM、肌力、屈膝畸形和关节稳固性。本章主要介绍 Harris 标准（表 16-2-1）和 HSS 标准（表 16-2-2）。

表 16-2-1　人工全髋关节置换术 Harris 评分法

项目	等级	评分（满分 100 分）
疼痛	无	44
	活动后稍有疼痛，但不需服止痛药	40
	活动后轻度疼痛，偶尔需服止痛药	30
	活动后中度疼痛，需经常服止痛药	20
	稍活动后明显疼痛，偶尔服强效止痛药	10
	卧床不敢活动，经常服强效止痛药	0

续表

项目	等级	评分（满分100分）
畸形 （总分4分，每一种畸形扣1分）	无下列畸形	4
	固定性内收畸形<10°	
	固定性伸直位内旋畸形<10°	
	双下肢长度差异≤3.2cm	
	固定性屈曲畸形<30°	
活动度 （屈曲+外展+内收+外旋+内旋）	210°~300°	5
	160°~209°	4
	100°~159°	3
	60°~99°	2
	30°~59°	1
	0°~29°	0
行走时辅助	不用	11
	走长路时需要手杖	7
	走路时总要用手杖	5
	用单拐	4
	用两根手杖	2
	用双拐	0
	用双拐也不能行走	0
系鞋带，穿袜子	容易	4
	困难	2
	不能	0
坐椅子	任何高度的椅子1h以上	5
	只能坐高椅子，0.5h以上	3
	坐椅子不能超过0.5h	0
上汽车	能	1
	不能	0
跛行	无	11
	轻	8
	中	5
	重	0
行走距离	不受限	11
	1km以上	8
	500m左右	5
	只能卧床，不能行走	0
爬楼梯	自如	4
	基本自如，但需扶栏杆	2
	勉强能上楼梯	1
	不能	0

根据上表，将临床疗效分为4级，分别是优（90~100分）、良（80~89分）、中（70~79分）、差（<70分）。

表 16-2-2　HSS 膝关节评分标准

项目	等级	评分
疼痛（30 分）	任何时候均无疼痛	30
	行走时无疼痛	15
	行走时轻微疼痛	10
	行走时中度疼痛	5
	行走时严重疼痛	0
	休息时无疼痛	15
	休息时轻微疼痛	10
	休息时中度疼痛	5
	休息时重度疼痛	0
功能（22 分）	行走、站立无限制	12
	行走 2 500~5 000m	10
	行走 500~2 500m	8
	行走少于 500m	4
	不能行走	0
	能上楼梯	5
	能上楼梯，但需支具	2
	屋内行走，无须支具	5
	屋内行走，需要支具	2
活动度（18 分）	每活动 8° 得 1 分，最高 18 分	18
肌力（10 分）	优：完全能对抗阻力	10
	良：部分对抗阻力	8
	中：能带动关节活动	4
	差：不能带动关节活动	0
屈膝畸形（10 分）	无畸形	10
	小于 5°	8
	5°~10°	5
	大于 10°	0
稳定性（10 分）	正常	10
	轻微不稳 0°~5°	8
	中度不稳 5°~15°	5
	严重不稳>15°	0
减分项目	单手杖	−1
	单拐杖	−2
	双拐杖	−3
	伸直滞缺 5°	−2
	伸直滞缺 10°	−3
	伸直滞缺 15°	−5
	每 5° 外翻扣 1 分	−1
	每 5° 内翻扣 1 分	−1

根据上表，将临床疗效分为 4 级，分别是优（>85）、良（70~84）、中（60~69）、差（<59）。

（二）其他评价

1. 体格检查　观察患者整体,检查手术切口的位置、愈合或瘢痕的情况,脊柱及全身关节的形态,肢体是否有肿胀,血运情况。

2. X线、CT、MRI的诊断检查　从X线观察假体的位置,及CT观察周围组织的情况。

3. ROM的评定　髋、膝、踝关节的活动度。

4. 肌力的评定　早期测定患肢肌力,观察等长收缩力。

5. 神经系统检查　患肢感觉。

6. 运动功能的评定　翻身、起坐、站立、行走及步态。

7. 并发症的评定　据有关调查资料显示,有并发症的患者手术失败率高于无并发症的患者。

8. 预后的评定　与患者的年龄、性别、体重、活动强度以及并发症等因素有关。

三、作业治疗技术

（一）治疗的目的

1. 人工关节保护的前提下,提高患者日常生活活动的安全性和独立性。

2. 指导患者安全转移体位的方法。

3. 设计制作适合患者的辅助具。

4. 提高患者功能性作业活动的能力,如增加肌力、关节活动度等。

5. 安全宣教,减少并发症的发生,提高移植关节的成功率。

（二）治疗方法

1. 人工髋关节置换术的治疗

（1）安全活动指导与健康教育

1）指导家属如何正确地转移患者,提示术后注意事项,预防假体脱位、移位等。

2）告知患者谨记术后的运动限制以及指导患者安全进行日常生活活动的方法。

3）对患者及家属进行预防教育,包括辅助器具的使用、体重的控制、感染的预防以及防止跌倒等。

（2）关节保护技术

1）髋关节保护技术:①术后早期主要是防止髋关节感染。②若为后外侧入路手术,术后6个月禁止内收内旋、屈曲超过90°;若为前外侧入路手术,禁止内收外旋以及过多的过度屈伸。禁止下蹲取物和坐在低椅或低床上;手术侧下肢不能交叉于健侧下肢或内收超过中线,如把患肢架在另一条腿上(即"跷二郎腿"动作);尽量避免患侧卧位;禁止跑步、跳跃和举重物等活动,防止人工关节松动。③康复训练应循序渐进,训练量由小到大,避免过度疲劳,以不引起患侧髋部疼痛为度。

2）体位的安全移动:术后取平卧位,治疗师正确指导移动患者,护工或家属首先托起患侧髋部和下肢,保持患侧髋部稳定性,协助将患者平放于床上,患肢膝下垫一软枕,踝部放一软垫,使患肢保持外展20°~30°中立位,足穿丁字鞋,避免髋部外旋和内收。定时翻身经常按摩受压处皮肤以促进血液循环,或使用自制糜子垫、气圈、气垫等,预防压疮。

3）辅助器具的使用:给患者选用必要的辅助器具,提供关节的保护,以便进行安全的日常生活作训练,尽可能地让患者生活自理。常用的辅助器具有长柄取物器、长柄鞋拔、长把穿袜器、长柄洗澡海绵、洗澡凳、防滑垫、扶手、长把穿衣棒、加高的椅子、床和坐便器等。

（3）日常生活动作训练

1）治疗师应根据手术侧下肢允许负重的体重百分比,为患者选择并教会患者使用步行器或拐杖(表16-2-3)。

表 16-2-3　髋部手术负重的进程

负重状况	手术侧下肢负重的体重/%	助步器具
非负重	0	步行器
接触式负重	10~15	步行器具或拐杖
部分负重	30	步行器具或拐杖
50%负重	50	手杖
全负重	75~100	手杖或不需要

2）坐位:术后第一个月内坐的时间不宜过长,避免导致髋关节水肿,可用冷敷及抬高患肢改善水肿,注意保持膝关节低于或等于髋部,不宜坐过低的椅子、沙发,不要交叉腿和踝,向前弯腰不要超过90°。建议让患者使用带扶手且较坚固的椅子,教导患者背对座椅,将术侧腿向前伸展,且双手向后撑住椅子的扶手,缓慢坐下,后外侧手术患者坐下时不要向前倾斜。站起时,患者前伸术侧腿,双手用力支撑扶手。后外侧手术的患者,防止髋屈曲的方式是坐时身体向后,患腿向前伸。可以用椅垫或毯子增加座位高度,尤其是对身高较高的患者。

3）入厕:使用经过改造增高后的坐便器入厕,或在辅助下身体后倾患腿前伸入厕,注意保持膝关节始终低于髋部。

4）取物:术后2周内避免弯腰捡取地上的物品,避免突然转身或伸手拿取身后的物品,用餐时宜把餐具放置离自己较近的位置。另外还可借助长柄取物器来辅助取物。

5）穿脱鞋袜:使用鞋拔子,选择不系带的松紧鞋、宽松裤,后外侧手术患者可内侧提鞋,前外侧手术患者可外侧提鞋。

6）穿脱裤子:更衣时避免内收、旋转和交叉双腿。用够取衣架或穿衣棍辅助完成更衣动作。

7）淋浴:伤口愈合后,可进行淋浴,对于患肢负重困难者,站着淋浴有一定的危险,给患者配备带扶手的高凳子,喷头为可移动的手持喷头,并准备一个带长柄的沐浴海绵,以便能触到下肢和足。

8）乘车:臀部位置向前坐,身体向后靠,腿尽量前伸,避免手术侧髋关节过度屈曲。

9）体位转移:使用辅助悬吊装置移动患肢下床,使用助行器和手杖辅助患者进出浴缸,最先进患肢,后进健肢。正确进入淋浴盆的方法:①患者的足与浴盆平行站立,手术侧下肢靠近浴盆;②将身体的重心转移至健侧下肢;③握住扶手,稳定重心;④手术侧下肢伸髋、屈膝并且外展,使手术侧下肢跨越浴盆边缘;⑤当手术侧下肢越过浴盆边缘后,伸直膝关节;⑥将足放在防滑垫上面;⑦当患者身体平衡后,将身体重心转移至手术侧下肢;⑧抬起健腿越过浴盆边缘,将足放在防滑垫上面。患者离开浴盆的方法:患者的足平行于浴盆边缘,以便能够引导手术侧下肢。采用进入浴盆同样的方法离开浴盆,动作始终应注意避免髋关节内收屈曲。

（4）功能性作业治疗

1）术后 1~2 周：重点是减轻患者的症状，保护创伤部位，防止肌肉萎缩，改善关节活动度。其中肌力训练是康复最重要的部分。髋周围肌力训练对于维持髋关节动态稳定性、髋关节功能恢复、关节负荷的减轻、假体松动率减少都具有重要意义。术后第 1 天即可开始患肢踝关节的主动伸屈练习，股四头肌、腘绳肌及臀肌的等长收缩练习。1 周左右开始伸膝、外展、抬臀练习，逐渐过渡到直腿抬高训练。以后循序渐进的开始股四头肌、腘绳肌和臀肌的抗阻练习。在术后的康复训练中，应避免采用易使人工关节脱位的动作及体位，如跷二郎腿、向患侧卧位、屈髋大于 90° 等，术后在髋关节无旋转的情况下，取轻度外展位（20°~30°），可在两腿之间放一枕头使髋保持外展位，必要时让患者穿上"丁"字鞋。负重的时间是患者及家属所关注和担心的，一般而言，术后 1 周可扶双拐站立，全髋关节置换术患者在术后 2 周可扶拐行走。术后第 2 周，增加床上自主活动能力。方法：①在无痛范围内进行患侧髋膝屈伸主动活动训练；②逐步抬高床头高度，直至患者能在床上半坐位，约 30° 以内；③加强床边体位转换训练，包括半坐位-平卧位转换练习，坐位-站立转换练习，站立位时健腿完全负重，患腿可不负重触地。

2）术后 3~4 周：术侧腿逐渐开始负重，加强步态训练，借助一些辅助设备完成日常生活作练习。如穿裤、洗澡、移动、取物等活动。

3）术后 4 周~3 个月：重点是逐渐改善患髋的活动范围，增加患髋的负重能力，使人工置换的髋关节功能逐渐接近正常水平，从扶拐杖步行逐渐到扶手杖步行。进一步指导恢复日常生活作能力，3 个月内防止站立位髋关节屈曲超过 90°。

（5）特殊的器械：OT 治疗师应该熟悉在髋部骨折和全髋关节置换术中使用的以下的器械：外展楔形垫、衡悬吊架、躺式轮椅、桶椅、续挤压装置、预防血栓的袜子、患者自控的装置、吸量计等。

（6）出院指导

1）继续进行患肢肌肉、关节的功能锻炼。

2）合理安排饮食，尽量避免增加体重。

3）4 个月后弃拐行走。

4）不宜做深蹲，跷腿动作。

2. 人工膝关节置换术的治疗　髋关节置换术后采取的一些训练方法，也适用于膝关节置换术后的患者。膝关节的不稳定姿势包括内旋、外旋和屈曲超过关节活动度允许的范围。

（1）安全活动指导与健康教育：与髋关节置换术后的宣教类似。

（2）姿势保持：建议仰卧位，通过平衡架轻轻悬吊整条腿或在腿下垫上枕头，可选择有或没有膝静止装置。这可以帮助减轻水肿和防止膝屈曲挛缩。建议患者不要术侧卧位。如果在非术侧卧位时，可参考髋关节置换术，在两腿之间放枕头或楔形垫。

（3）日常生活活动：总的来说，在活动中患者可以尽可能以屈髋代偿膝关节的屈曲，日常可以穿戴膝固定器避免膝关节过度屈曲。因为膝屈曲的减少，患者可能需要与髋关节置换术中提到过同样的日常生活活动的改造技术，如利用长柄器取物、利用穿袜器穿袜等。在转移进浴盆时，或个人站立耐力减退，或屈膝不能，导致不能坐在浴盆底部时，建议用扶手、淋浴躺椅或长凳。

（4）功能性作业治疗

1）手术前：此期康复重点，是让患者了解术后康复的一般程序，恢复体力，尽可能增强股四头肌及腘绳肌肌力,增强关节活动范围。

2）术后1周:减少疼痛和肿胀,促进伤口愈合,预防感染和血栓形成,维持下肢关节活动度,进行股四头肌的等长收缩肌力训练。

3）术后2~6周:逐步恢复膝关节的关节活动度,至少0°~90°,渐进抗阻训练增强下肢肌力,尽量减轻步态和平衡障碍,加强站立及行走训练,3周后可将助行器换成拐杖。

4）术后6~12周:达到各个功能活动所需的活动度(表16-2-4),目标膝关节关节活动度0°~125°,可采用自行车、踏车、蹦床、缓步、游泳、手术侧下肢负重、斜板平衡等训练。

表 16-2-4　功能活动所需的活动度

活动	膝关节屈曲角度	活动	膝关节屈曲角度
行走	67°	系鞋带	106°
上/下楼梯	83°	下蹲搬物品	117°
坐	93°		

5）术后12~20周:散步、灵敏技巧训练、跨越障碍训练、侧向运动。

(陈作兵　李海军　黄富表　刘静娅　李文惠)

第三节　关节炎的作业治疗技术

一、概述

(一)骨关节炎

1. 定义　骨关节炎(osteoarthritis,OA)是一种以关节软骨变性、破坏,软骨下骨重建异常,关节边缘骨质增生及滑膜炎症为主要病理特征的退变性关节病。骨关节炎可由多种因素诱发,包括遗传、发育、代谢和创伤因素等。骨关节炎可累及可动关节的全部组织,最终表现为关节软骨的软化、纤维化、溃疡、减少,软骨下骨的硬化与象牙化,骨赘形成和软骨下骨囊肿。通常把骨关节炎分为原发性(特发性)骨关节炎和继发性骨关节炎,继发性骨关节炎多继发于代谢性疾病、解剖畸形、创伤及炎症性关节炎。

2. 功能障碍及特点　骨关节炎的症状主要为关节钝痛,早期为间断性,后期可以是持续性的,活动后加剧,休息缓解。有的患者在静息或晨起时感到疼痛,稍微活动后减轻,称为"休息痛"。活动过量时,因关节面摩擦也可产生疼痛。疼痛有时与天气变化潮湿、受凉等因素有关。部分患者有关节活动障碍和"交锁"症状。体检可见关节肿大,有时有积液,关节周围压痛,关节活动受限,但一般不出现关节强直。

骨关节炎以中老年患者多见,女性多于男性,好发于负重大、活动多的关节,如髋膝、远端指间关节、腕掌关节、颈椎、腰椎等。

(二)类风湿关节炎

1. 定义　类风湿关节炎(rheumatoid arthritis,RA)是一种以慢性进行性关节滑膜炎症为主的多系统受累的自身免疫病。其特征是对称的多关节滑膜炎,以双手腕、肘、膝、踝和足关节受累最为常见,关节软骨及骨质破坏,最终导致关节畸形及功能障碍,还可累及多器官、多系统,引起全身系统性病变。

2. 功能障碍及特点

(1) 僵硬:受累关节静止一段时间后(尤其是晨起后),开始活动时出现僵硬感。活动一段时间后缓解。持续时间≥1h 对 RA 的意义较大(对比:OA 患者晨僵时间≤30min)。

(2) 疼痛与压痛:关节痛常为首发症状,具有对称性、持续性。最常受累的部位为小关节,如腕关节、掌指关节、近端指间关节;其次是跖趾关节、膝、踝、肘、肩、颈椎、颞下颌关节,髋关节受累少见。常伴关节压痛,受累关节皮肤可出现褐色沉着。

(3) 关节肿胀:多因关节腔内积液或关节周围软组织炎症所致,病程较长者可因慢性滑膜炎症、滑膜肥厚引起。表现为关节周围均匀性肿大,手指近端指间关节的梭形肿胀是类风湿关节炎患者的典型症状之一。

(4) 关节畸形:见于晚期患者,最常见的是腕关节强直、肘关节伸直受限、掌指关节半脱位、手指尺侧偏斜、手指"天鹅颈"或"纽扣花"畸形。重症患者关节呈纤维强直或骨性强直,可完全丧失关节功能。

二、作业评定技术

类风湿关节炎和骨性关节炎的作业治疗评价主要从以下几个方面展开:

1. 加拿大作业表现测量表(COPM)　从日常生活活动、生产性活动和休闲三大方面,通过与患者的沟通,找出其认为最重要的和最需要解决的问题,基于以患者为中心的理念进行评估,见 COPM 量表。

2. 健康相关评估

(1) 国际通用的生活质量 QOL 评估量表可作为作业治疗效果判断的指标。

(2) 关节炎影响测定量表第二版(arthritis impact measurement scale,version2,AIMS2)由 19 个项目组成,包括了 78 个问题,也可用于评估关节炎。

(3) 生活质量评价量表(short-form36,SF-36)及修订的健康评估问卷(modified health assessment questionnaire,MHAQ)也可以用来评估关节炎患者的满意度及日常生活。

3. 职业评估　可用 BTE 工作模拟训练系统或 FPST(Flinn 性能筛选工具)等方式来评估职业能力。

4. 上肢功能的评估包括　①关节状况的观察(关节肿胀、关节变形);②手的关节活动度;③肌力;④感觉;⑤握力/捏力;⑥可通过上肢障碍自评量表(DASH)来确认运动功能及疼痛情况。

5. 膝关节处可用浮髌试验来评估是否存在关节积液。

6. 矫形器及辅助器具评估,可了解患者矫形器的使用及进行矫形器和辅助器具使用评估。

7. 心理的评估可以通过面部表情量表(face scale,FS),或者抑郁自评量表(SDS)来评估患者的心理状况。

8. 疼痛评估　最基本的方法是视觉模拟评分法(VAS)。

三、作业治疗技术

(一) 类风湿关节炎的作业治疗

1. 提高运动功能　为了提高生活能力及生活质量,患者首先需要的就是提高运动能力。

（1）ROM训练:关节炎患者容易存在骨质疏松及关节受损,在被动活动及训练中要特别注意,同时,如果关节囊发生了短缩或肌肉短缩等情况,可能导致关节活动范围无法达到期望值,ROM训练介入量需要与临床医师沟通。

（2）肌力训练:由于关节炎引起的肌肉萎缩、无力等情况,需要以安全为前提进行肌力训练。尽量不伴有疼痛以避免形成皮质疼痛,以等长性肌肉收缩训练为主,促进最大肌力。也可通过手工艺等作业活动进行肌力的训练,例如陶艺、编织等。

2. 提高日常生活活动能力

（1）进行适量的日常生活活动训练,增加患者的自信心,但需要以安全为前提,并尝试调整任务,改变原有的运动模式。

（2）对器具进行改造,加长加粗手柄,使用穿衣棒、穿袜器等。

（3）调整环境:增加扶手,提高地面防滑情况,去掉门槛等方式均可改善患者的生活质量。

3. 患者教育

（1）节约能量:告知关节炎患者以休息为主,并调整身心状态,在疲倦时避免继续劳作,以节约能量。

（2）关节保护:避免关节过度使用,教授患者节约能量的方法,例如用大关节代替小关节进行操作,比如用肘关节代替手指拎包等。

（3）矫形器和辅助器具的使用:帮助患者了解矫形器及辅助器具,并可以帮助患者挑选、制作适合的矫形器及辅助器具,帮助患者稳定关节,改善功能及预防变形。

4. 心理调整　关注关节炎患者的心理状况,预防抑郁及缓解压力,减轻疼痛。可通过心理支持疗法及小组治疗,增加患者的自信心,改善情绪。

（二）骨性关节炎的作业治疗

1. OT的作用

（1）指导患者及其家属在早期康复阶段,可以适当地让亲属或照顾者一同参与,特别是当他们需要为患者实施一项任务,如在转移中辅助,或者在家庭治疗计划中帮助患者。

（2）在手术后的初期阶段,对患者进行健康教育,制定相关康复措施。治疗师了解手术经过后,应尽可能与患者一同预览X光片,以帮助他们明白治疗的原理。治疗师制定康复活动的时间表,同时注意评估患者的家居环境,确保治疗的正确性。

（3）在手术后的最初6~12周,教育患者保护受累关节,防止畸形的发生、发展,减少错位的危险,同时,要保证支持性的对线和肌肉的恢复,髋关节应避免:①屈曲超过90°(避免坐矮凳子或者够取低处的物品);②交叉(避免跷二郎腿和侧躺或仰卧在床上时在两腿间放枕头);③内旋(避免在站立时扭转一条腿)。

（4）矫形器的使用:急性期可佩带手休息位矫形器以减缓疼痛,在医师的建议下可决定是否日夜佩带,或中途取下休息。掌指关节矫形器、天鹅颈矫形器及拇指对指矫形器等也常用于保持手功能。

2. 治疗方法

（1）预防措施

1）对于上肢手术后的患者,在最初的4~6周,患者应该避免:①手术侧手臂的负重;②抗阻运动;③如果肩胛骨分离,要避免肩关节伸展和外旋。配置矫形器支持手臂,而且早期避免在日常生活中使用该手臂。当关节活动度和肌力有所恢复,可以在较轻的、双侧活动中使用该手臂。

2）对于下肢的手术,当患者可以开始承重时,作业治疗师应该与物理治疗师的意见保持一致,鼓励正确的步态和姿势。在患者日常生活活动中,应该给予患者正确使用步行辅助器的建议和技术性指导,如肘拐、手杖或者步行架。

3）配备辅助器以减少关节的活动及疼痛,增大患者的活动范围:上肢手术的患者应配备较轻的杯子或者有长把手的工具。穿衣钩可以在穿脱衣服上下肩时起辅助作用。穿衣时应该先穿手术侧的衣服,脱衣时应后脱手术侧的衣服。下肢手术的患者,应进行洗漱和更衣训练,穿裤子时先穿手术侧肢体,在站立前尽可能多地拉上裤腿,可借助拾物夹辅助穿脱裤子。

4）避免关节的不正常姿势,防止关节的挤压:应该测量患者床、厕所、椅子的高度,保证其正确安全地坐下和站起。洗澡沐浴自助具可以用来防止髋膝关节的过度屈曲或者避免对肩肘关节的挤压。椅子和床的辅助器通常可以安装在现有的家具上,治疗师需提供安全使用和维修的指导。

5）避免长时间保持一种体位,应该经常变换姿势和体位,每隔 15～20min,应主动活动受累关节,缓解僵硬、减少疲劳,促进肌肉功能的恢复。

（2）环境的改造:如果需要用到辅助器械的转移和活动,应评估并在监督下使用。在厨房中,使用长把手器械可以减少患肢及其周围组织的进一步牵拉。手推车可以帮助运送物品,高脚凳可以使站立工作简易化。

治疗师认为有必要时,应该进行家庭访问,并在家中进行必要的日常生活动作训练。如果患者在家中需要服务,比如,增强肌力、增大关节活动度,或者调整夹板,有必要安排照顾者或者社区作业治疗师给予相应的指导,或者入院继续康复治疗。

（3）ADL 训练和辅助器械:脊髓或下肢骨关节炎的典型问题是步行,特别是在不平的场地,如上下车、厕所或床的转移、进出浴缸,上下楼梯。坐、行走和站都有可能产生疼痛,而且保持一个姿势太长时间可导致关节僵硬。颈部或上肢关节的骨关节炎也可引起自理、取物、提物的问题。手部受累影响手的灵活性和抓握,特别是由疼痛的掌指关节（CMC）关节引起。改善方法:①改变姿势,如改变工作的位置,使用更好的生物力学姿势并且有规律地改变体位;②关节保护机制,如坐着修整园地、除杂草;③辅助性装置,如手杖、长把手的够取装置或升降梯。

1）骨关节炎患者,常用的辅助器具有:①长把手的鞋拔,来帮助患者避免过度屈曲髋关节;②加粗的手柄;③椅子,应坚固而且足够高而方便站起;④洗澡板;⑤带有升高垫和扶手的厕所;⑥搬运物品的手推车。

2）移动:可以通过步行辅助器、有支持性的足托或使用矫形器来改善移动能力。步行辅助器的评估和提供通常由物理治疗师执行,但是在一些领域中作业治疗师也参与其中。治疗师应指导患者安全地使用辅助器具。在室外不平整、滑的场地或斜坡行走时,应该给予看护。在治疗期间,手杖底部的金属圈应该定时更换,应该按时检查轮椅的刹闸和轮胎。

3）坐位:脊柱和下肢骨关节炎通常引起坐位时的不舒适,且难以站起。对于作业治疗师来说,坐位能力的评估是最常见的参考。在简易椅子上就座时影响舒适的因素有:①座椅的高度、角度、结构、布置;②形状和靠背的倾斜度;③扶手的设计。

关节炎患者选择舒适椅子的准则包括:①通过对患者的细致测量来确保正确的座椅高度、深度、宽度和倾斜角度;②塑形的后背靠垫来支持脊柱和头;③扶手高度适宜。

4）洗澡：对于那些移动能力差、取物或抓握力量差的患者来说，洗澡是一项危险的活动，并且进出浴缸易摔倒。应给患者安装浴室辅助器，如：洗浴板、座椅、防滑垫，提高便利和安全性。

5）自理方面：常见问题包括，①洗漱困难、更衣困难；②弯腰捡物、拿取、从柜子里取物、操作电器困难；③抓握能力减弱引起的刷牙、便后清洁、用手搬重物困难；在评估其本质和病因并结合个人的需要和愿望，治疗师会给出实施活动的方法，并选择合适的器械供患者使用。

6）家居适应：在骨关节炎患者中，最常见的环境改造是：①减少楼梯高度；②建一个斜坡便于轮椅进入；③安装淋浴设施；④安装一个楼梯升降机；⑤在厨房等处建立一个高度可调的工作台面。

7）工作：骨关节炎的发生通常和职业有关，骨关节炎患者不仅不能继续工作，还会有很高的经济花费，治疗师应根据患者的问题来制订相应的治疗方案。治疗师可以对现有设施提出改造意见，介绍特殊的设备，或者与相关部门联络，使患者获得经济辅助及训练，也可通过职业评估及技能训练重新就业。

8）休闲和业余爱好：使患者获得新的兴趣，回归生活，回归社会。

（陈作兵　李海军　黄富表　刘静娅　莱娜·木哈麦提）

第四节　颈肩下背痛的作业治疗技术

一、概述

（一）颈椎病

1. 定义　颈椎病（cervical spondylosis）是由于颈椎和/或颈椎间盘的退行性病变，累及周围组织而引起的一系列症状。颈椎病发病率高。颈椎间盘退行性改变、慢性劳损、颈椎先天性畸形、发育性椎管狭窄、不适当的治疗和锻炼、急性和陈旧性损伤等是其发病原因。一般病程进展缓慢，按受累组织的不同，可分为神经根型、脊髓型、椎动脉型、交感神经型、混合型等。治疗以非手术治疗为主，其中康复治疗是最重要的治疗手段之一。

2. 功能障碍及特点

（1）颈型颈椎病：颈项强直、疼痛，可有整个肩背疼痛发僵，不能作点头、仰头及转头活动，呈斜颈姿势。需要转颈时，躯干必须同时转动，也出现头晕的症状。

（2）神经根型颈椎病：颈痛和颈部发僵，常常是最早出现的症状。上肢放射性疼痛或麻木，患侧上肢感觉沉重、握力减退，有时出现持物坠落。可有血管运动神经的症状，如手部肿胀等。晚期可以出现肌肉萎缩。

（3）脊髓型颈椎病：多数患者首先出现一侧或双侧下肢麻木、沉重感，随后逐渐出现行走困难。一侧或双侧上肢麻木、疼痛，双手无力、不灵活，写字、系扣、持筷等精细动作难以完成，持物易落。严重者甚至不能自己进食。躯干部出现"束带感"，同时下肢可有烧灼感、冰凉感。

（4）交感型颈椎病：出现头部、眼耳鼻喉部、胃肠道、心血管等交感神经症状，以及面部或某一肢体感觉异常，多汗、无汗、畏寒或发热，有时感觉疼痛、麻木等。

（5）椎动脉型颈椎病：发作性眩晕，复视伴有眼震。有时伴随恶心、呕吐、耳鸣或听力下

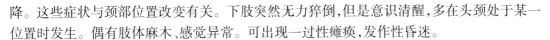

降。这些症状与颈部位置改变有关。下肢突然无力猝倒,但是意识清醒,多在头颈处于某一位置时发生。偶有肢体麻木、感觉异常。可出现一过性瘫痪,发作性昏迷。

（二）肩周炎

1. 定义　肩关节周围炎（frozen shoulder）简称肩周炎,是指肩关节及其周围软组织退行性改变引起的肌肉、肌腱、筋膜、滑囊、关节囊等肩关节周围软组织的广泛慢性炎症反应,肩关节周围炎并非是单一病因的疾患,其发生与组织的退行性变,慢性劳损,外伤及风、寒、温的侵袭有关,好发于中老年人。广义的肩关节周围炎应包括肩峰下滑囊炎、冈上肌腱炎、肩袖病变、肱二头肌长头腱炎及其腱鞘炎、喙突或喙肱韧带炎、冻结肩、肩锁关节炎、肩峰下撞击综合征等多种疾患,病变可涉及肩关节周围滑囊、肩肱关节腔、肌腱、腱鞘及其他肩关节周围软组织。狭义的肩关节周围炎也就是所谓的冻结肩（病理表现为肩肱关节腔早期有腔内的纤维素样渗出,晚期出现关节腔粘连、容量缩小）。冻结肩因具有肩肱关节各方向上的主动运动和被动运动明显受限,并伴有肩部疼痛的特点而被命名。

2. 功能障碍及特点

（1）疼痛:初为轻度肩痛,逐渐加重。疼痛的性质为钝痛,部位深邃,按压时反而减轻。严重者稍一触碰,即疼痛难忍。平时患者多呈自卫姿态,将患侧上肢紧靠于体侧,并用健肢托扶以保护患肢。或夜不能眠,或半夜痛醒,多不能卧向患侧,疼痛可牵涉到颈部、肩胛部、三角肌、上臂或前臂背侧。

（2）活动受限:肩关节活动逐渐受限,外展、上举、外旋和内旋受限,严重者不能完成提裤、扎腰带、梳头、摸背、穿衣和脱衣等动作,以致影响日常生活和劳动。

（3）压痛:肩关节周围有多个压痛点,主要是肌腱与骨组织的附着点及滑囊、肌腱等处,如喙突、肩峰下、结节间沟、三角肌止点、冈下肌群及其联合腱等。在冈下窝处可触及硬性索条,并有明显压痛,冈下窝压痛可放射到上臂内侧及前臂背侧。

（4）肌肉萎缩:病程长者可因神经营养障碍及废用导致肌肉萎缩,尤以三角肌最明显。

（三）下背痛

1. 定义　下背痛（low back pain, LBP）是包括背部自胸廓下缘至臀皱襞之间的任何解剖部位出现的疼痛,可伴有或不伴有下肢的症状。下背痛不是一种疾病诊断,而是以背部疼痛为代表的临床常见的症状综合征,疼痛的原因可以是局部的骨骼、肌肉、椎间盘、软组织等受到激惹,一定的机械应力作用于局部也可引起疼痛。作为一种症状诊断,下背痛没有特定的疼痛表现特点,临床上很难准确判定下背痛真正的病变位置和起因。疼痛除了与病理变化相关之外,也受患者各种心理因素的影响。

2. 临床表现　下背痛作为症状综合征,包含以下三种类型:

（1）非特异性下背痛:引起疼痛的具体病理部位不能十分肯定,涵盖了以往的腰肌劳损、肌纤维组织炎、肌筋膜炎等急慢性腰部病变的各种诊断。

（2）特异性下背痛:肿瘤、感染、骨折等具体的病理变化引起的下背痛。

（3）根性下背痛:又称坐骨神经痛,多数由椎间盘突出引起。

二、作业评定技术

（一）颈椎病

1. 疼痛评定　可通过目测视觉模拟评分法（VAS）了解疼痛的程度,也可利用 McGill 疼痛问卷确定疼痛性质。

2. 关节活动度范围的评定 颈椎及上肢活动度评定。

3. 肌力的评价 握力用握力计测量,握力指数为判定标准。握力指数＝［握力（kg）/体重（kg）］×100,50 以上为正常。

背部肌力用拉力计测量,结果用拉力指数判定。拉力指数＝拉力（kg）/体重（kg）×100。正常标准:男性为 150～300;女性为 100～150。

四肢肌力用 0～5 级徒手肌力评定法评定。

4. 手功能的评定 通过以下 7 个方面评定手功能:钩状抓握、圆筒抓握、握拳抓握、球状抓握、手掌抓握、指腹抓握和指尖抓握。

5. ADL 评价 Barthel 指数评定或独立性测量（FIM）。

6. 家庭环境和工作环境的评价 了解患者是否需要环境的改造。

（二）肩周炎

1. 疼痛评定 可以用 McGill 疼痛问卷调查了解疼痛的性质,用目测视觉模拟评分法（VAS）了解疼痛的程度。

2. 关节活动范围评定 肩关节是人体活动范围最大的一个关节,其中中立位 0° 是上肢自然下垂,肘窝向前,功能位是肩外展 50°、前屈 20°、内旋 25°。一般采用通用关节量角器,测量肩关节的活动范围。检查肩关节是否存在外旋、外展障碍。

3. 肌力评定 通常用 0～5 级徒手肌力评定法,评定肩关节周围肌群的肌力。由于肩周炎最常见肩关节内收内旋姿势,需要评估背阔肌、胸大肌、大圆肌是否存在萎缩,并对肱二头肌、肱三头肌进行评估。

4. 简易上肢功能评价 因肩关节疼痛或关节活动活动受限,可能对运动速度、动作的协调性产生一定的影响。

5. 日常生活活动能力 可以用 Barthel 指数或功能独立性测量（FIM）来评定,具体方法见本书相关章节。

6. 心理及健康情况评估 考虑其在 ADL 及职业能力上的下降,及因疼痛对运动的恐惧,需要评估其心理状况,可用抑郁自评量表（SDS）及生活质量量表（SF-36）进行评估。

（三）下背痛

1. 一般资料 对下背痛的作业疗法评定,应考虑以下几个方面:

（1）青壮年的下背痛多为急性、损伤性,常有明显的原因,例如腰部用力抬起重物时扭到腰等;老年人的下背痛多为反复发生的下背痛引起,没有明显的原因。

（2）职业劳动者的下背痛多为急性损伤;伏案工作者或办公室人员的下背痛多为慢性劳损,包括腰椎间盘突出等情况。

2. 观察 是评定下背痛患者有无功能障碍的基本方法。

（1）观察脊柱:有无畸形如后凸、前凸、侧弯,背肌是否痉挛,注意头部、胸、腰的排列是否良好。脊柱后凸分两种:弧形后凸亦称圆背,见于椎体骨骺炎、姿势性后凸、类风湿性脊柱炎等;角状后凸见于脊柱结核、椎体压缩性骨折等。

（2）观察步态:观察患者步态,双下肢活动是否对称,有无跛行,可估计患者疼痛程度。

（3）拾物试验:嘱患者拾取一件放在地上的物品。腰椎有病变时,拾物需屈曲双膝及髋关节而腰部挺直。

（4）作业活动的观察:作业的能力决定了下背痛患者在日常生活中的适应范围和任务完成的方法。可以观察患者实际的表现,也可以观察患者完成指定任务时的表现。这些表

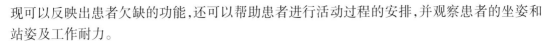

现可以反映出患者欠缺的功能,还可以帮助患者进行活动过程的安排,并观察患者的坐姿和站姿及工作耐力。

3. 疼痛的评定应注意以下几个方面:

(1) 疼痛的部位:局部疼痛常反映病变所在,沿神经根的放射性疼痛,提示神经根受到压迫或有炎症。

(2) 疼痛的性质:可以用 McGill 疼痛问卷调查了解疼痛的性质。锐痛常表明急性损伤或损伤程度比较重,钝痛提示慢性损伤或劳损。此外,还要注意疼痛与受伤或特定的体位(职业)有无关系。

(3) 疼痛的程度:可以用目测视觉模拟评分法(VAS)来了解疼痛的程度。

(4) 疼痛的发作次数:反复发作的下背痛说明病情较重或引起下背痛的因素仍然存在。

(5) 寻找压痛点:局部确定压痛点的位置时,要注意疼痛的程度和范围,是否放射及放射的部位。

(6) 加重和缓解疼痛的因素:了解哪些因素可以加重疼痛,哪些因素可以缓解疼痛,对治疗疼痛和预防疼痛的进一步发展具有指导意义。

4. 肌肉力量的评定　包括腰背部和下肢肌肉力量的评定。腰背部的肌力可用拉力计来测。检查时,嘱咐患者双脚站在拉力计上,双膝伸直,双手握住手柄两端,调整好手柄的高度(平膝),然后伸腰用力向上拉把手,结果以拉力指数判定。腰痛患者做拉力测定常可使症状加重,故有时不适用。此时,可以用背肌耐力测定来代替。方法为:患者俯卧位,双手放在头后部,上身抬起。计算能保持这一姿势的时间,60s 以上为正常。

5. 活动评定　包括脊柱和下肢活动范围的测量。

脊柱活动测量:①先做脊柱自主活动范围评定。方法是:嘱咐患者做腰部前屈、后伸、侧弯及左右旋转的活动,了解有无活动障碍。如为腰椎间盘突出,常出现一或两个方向的活动受限。②再做脊柱活动范围的测量。方法是:嘱患者双脚分开与肩同宽,分别向前弯腰、向后伸腰,以及向两侧屈曲,通过测量中指指尖与地面的距离,来评定脊柱的整体活动范围(以cm 来表示)。也可以用背部活动范围测量计来测量,将测量计放在拟测量活动范围的脊柱节断的棘突上,随着背部向前屈曲,测量计上显示的度数,即为该节断的屈曲度数。

三、作业治疗技术

(一)颈椎病

1. 治疗目的　对患者进行宣传教育,避免颈部长期处于某种特殊的位置,预防颈椎病的发生。对于颈椎病患者,可预防病情的进一步发展。

2. 治疗方法

(1) 保持正确的姿势,减少颈部压力,防止疼痛的发生:

1) 卧位的姿势及体位:睡眠中颈部应保持在自然的仰卧位为主,侧卧为辅,避免俯卧位或半俯卧。正常人仰卧位枕高应在 12cm 左右,侧卧与肩等高,枕头的高低因人而异,约与个人拳头等高。

2) 坐位的姿势:应保持头颈及躯干于伸展位,所选择的椅子应该具有支撑的椅背和扶手,椅子的高低可以调节,避免长时间处于一种体位和突然剧烈的颈部运动。

3) 立位的姿势:要使颈部处于身体的中线位及水平位,保持颈部的稳定和肌肉的放松。避免颈部突然的转动。

（2）日常动作中良好姿势的保持

1）书桌的台面高度适合，可以平上腹部或下胸部高度，颈椎病患者避免过度低头屈颈，因为工作需要长期伏案者，更适合使用半坡式桌子。注意工作一段时间以后做与工作时姿势相反的运动，加强颈椎的姿势训练。

2）如长时间坐在电脑边，工作台面和椅子高度应适当，椅子应带支撑的靠背和扶手，患者自然端坐位，体干伸展，保持髋、膝、踝关节90°，键盘的高度与90°屈曲的肘关节下缘水平或低于2cm，眼睛与显示屏在同一水平。避免颈部前屈或后伸。避免长时间保持一个体位，1h后，应进行颈部的放松训练。

3）家务劳动应注意防止颈部的疲劳。如切菜时间不要过长，要不断地变换烹饪的顺序，反复进行，防止过长时间的屈曲颈部。

3. 家具及日常生活用具的选择

（1）床的选择：应选用软硬适中、透气的、根据人体各部位负荷大小的不同和人体曲线的特点、维持人体的生理曲线的床垫和木板床。

（2）枕头的选择：理想的枕头应该能适应颈椎的弧度，使颈部的肌肉能够充分放松。枕头的形状以中间低、两端高为佳，可利用中间凹陷部来维持颈椎的生理曲度，同时对头颈部可起到相对制动与固定作用。枕芯材料应松软而细密、有一定弹性并有利于汗液蒸发，如可选用谷皮、芦花、荞麦糠及蒲绒等。

4. 颈椎病复发的预防

（1）纠正生活中和工作中的不良姿势：注意端正头、颈、肩、背的姿势，使头保持在中线水平位。谈话看书等应正面注视，保持脊柱的伸展。

（2）坚持适当的颈部训练：每天做颈椎保健操，通过颈部运动可松弛颈部肌肉，增加颈椎的灵活性以及强化肌肉力量，从而达到保护颈椎的效果。长时间固定在某一姿势下者，做短暂的颈部前屈、后伸、左右旋转及回环动作，可改善颈肌疲劳，恢复最佳应力。

（3）安排好工作环境：工作中确保头部维持在良好位置，避免长时间低头工作。看书时头不要过低，尽量将书和眼睛保持同一水平。无论进行任何工作，要安排间歇休息，避免颈部过于疲劳，如感到颈部不适，应立刻停止作业，让颈部放松，避免加重局部损伤。

（4）对颈椎病患者的健康宣教：让患者认识到复发的原因，鼓励患者坚持正规的康复治疗，巩固疗效。坚持自我锻炼，纠正不良习惯。

（二）肩周炎

1. 治疗目的　根据肩周炎的不同病期，作业治疗的目的有所不同。

（1）急性期：此期患者以疼痛为主要表现，功能障碍主要由于疼痛造成的肌肉痉挛所引起。因此，作业治疗以缓解疼痛、维持肩关节的关节活动范围、预防关节功能障碍为目的。

（2）慢性期：此期患者表现出疼痛和关节活动受限，但往往以功能障碍为其主要问题，疼痛常常是由于关节活动障碍所引起的。因此，作业治疗以恢复关节活动功能为目的。

（3）恢复期：此期患者以关节活动障碍为主要表现，疼痛轻微或不明显。因此，作业治疗的目的主要是继续加强功能锻炼，增强肌肉力量，恢复或改善已发生废用性萎缩的肩胛带肌肉，恢复三角肌等肌肉的正常弹性和收缩功能，以达到全面康复和预防复发的目的。

2. 治疗方法

（1）急性期：采用的作业治疗，应该以缓解疼痛、使肩关节充分休息为主。

1）避免过多使用患侧肩关节：在工作或日常生活中，尽量减少反复使用患侧肩关节，如避免长时间用患侧手提举重物,应该与健侧肩关节交替使用,以减轻患侧肩关节的过度负荷。

2)日常生活活动在日常生活活动中,应多用健侧上肢,以缓解患侧肩关节的过度疲劳。可以采取以下一些方法:梳头可用健侧手代替,或利用一些较长柄的梳子用患侧手梳头;洗澡可用长毛巾擦背,将健侧手放在肩部上执毛巾一端,患侧手伸到背后执毛巾另一端,然后健侧手用力向上拉起。如图16-4-1所示,也可以用长柄刷代替毛巾去清洗背部;切食物时可用较轻的刀,以免因用重力加剧肩关节疼痛。

3)维持肩关节活动范围:急性期仍然需要尽可能地保持肩关节的活动范围。应鼓励患者,在不加重肩关节疼痛的范围内活动肩关节,一般可采取一些自我主动练习,来保持肩关节的活动。如用患侧手爬墙(摸高)、患臂内收后伸练习或拉滑轮、练保健棒等动作或器械锻炼。此外,患者可以做"钟

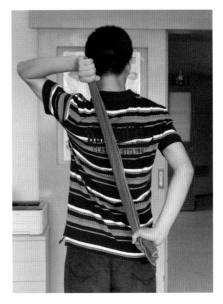

图16-4-1　健侧手(上方)带动患侧手(下方)

摆样运动(Codman's paradox)"。方法如下:两腿分开站立,患侧肩关节自然下垂,以肩关节为轴心,顺时针或逆时针转动上臂(图16-4-2)。"钟摆样运动"可以增加局部血液循环、放松肌肉以及减轻疼痛。活动时,避免患手握持重物,且动作无须太大。

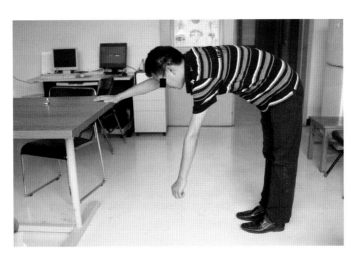

图16-4-2　钟摆样运动

(2)慢性期:采用的作业治疗应该以解除粘连,扩大肩关节运动范围,恢复正常关节活动功能为主。原则上,只要健侧肩关节能完成的动作,均可作为患侧肩关节的治疗内容。

1)肩屈-伸作业治疗:例如,用砂纸板打磨木板、锯木、刨木、打锤、在台面上推动滚筒、擦拭桌面、在编织架上编织、打篮球、打保龄球,在肩梯上练习或爬墙动作练习等。

2)肩内收-外展作业治疗:例如,粉刷、编织、绘图、拉琴、写大字等。

3)肩旋转作业治疗:例如,打乒乓球、投球练习、木工(如刨木、拉锯)、砂磨等。

4）整体作业治疗：例如，肩关节转轮练习，滑轮练习等。

上述操作时，尽可能将肩关节活动到最大范围，以达到牵拉的目的。

（3）恢复期：采用的作业治疗，应该以增加肩关节活动的练习为主，辅以肌力练习。尽可能恢复已经发生废用性萎缩的肩胛带肌和三角肌等肌肉的正常弹性和收缩功能，以达到全面康复和预防复发的目的。

关节活动练习可用木棒、木哑铃做摆动练习，使用体操棒、肩梯、肋木、高滑轮等做助力练习；也可进行肩内、外旋牵引。肌力练习以三角肌练习为主，可用哑铃、拉力器等器械进行抗阻练习或等速练习。日常生活应该充分使用患侧肩关节来完成。各种练习以不引起明显疼痛为度，特别要重视肩外展、外旋的活动范围和肩带肌、三角肌的肌力恢复。

（三）下背痛

1. 治疗目的

（1）急性下背痛作业治疗的目的：主要是教育患者掌握一些减轻疼痛的方法，如适宜的体位，了解如何避免加重疼痛，防止急性下背痛转化为慢性下背痛。

（2）慢性下背痛作业治疗的目的：预防疼痛的发生或发展，改善或保持功能。

2. 治疗方法　作业治疗师应帮助患者主动地参与其力所能及的活动，从人体生物力学原理的角度指出合理的静态、动态姿势以及转移的方式（表16-4-1）。作业治疗师应教会患者如何将这些原理应用到日常生活活动中，使患者真正理解并能自我规划日常活动动作来确保活动的安全性。

表 16-4-1　从人体力学原理角度考虑的动作特点

1. 在坐位或站立位时要配合骨盆的倾斜，以减轻关节面的负重，还可以降低下背部肌肉的张力
2. 将身体尽量贴近要完成的任务目标。这样取物时可以更接近中心以保持平衡。当要取的物体距离较远时需要使用更多的肌肉以及力量去拿起它们。离物体较近还可以避免脊柱的弯曲和旋转
3. 避免旋转。旋转会引起脊柱韧带和小肌肉的紧张。因此，若要转身时，不可扭腰，应向适当方向踏步
4. 可以用屈髋和伸髋来完成身体上和下的动作。这是应用髋部大块肌肉的力量来对抗负重。因为脊柱的关节和肌肉都较小，没有优势和力量
5. 避免长时间重复性的活动或长时间处于一个姿势。每小时要稍事休息，如进行小范围的走动或伸展运动
6. 要安排好活动和休息来保持耐力和安全。在一项活动中要安排休息或在连续的两项工作中要进行动作改变，这样可以使用不同的肌群以防疲劳
7. 支撑面要宽。当搬、举物体时，双脚之间的距离至少要与臀部同宽。一只脚稍稍向前能提供更好的支持
8. 保持背部良好的对线，耳朵超过肩，肩超过臀部，臀部超过膝盖和脚来保持背部的生理弯曲。可以面对镜子进行练习
9. 在搬、举一个物体之前要估量它的重量，来决定是否要改变搬运方法。变通搬运方法：可以分多次搬运，或者把物体放在带轮子的车上
10. 保持身体强健。强壮的肌肉和柔韧的关节是对抗损伤和防止复发最好的卫士

治疗过程可以包括游戏、工艺、ADL、工作以及选择性的练习活动。通过治疗师的观察、指导、反馈，让患者能够安全地完成活动并且学会自我规划。

（1）保持正确姿势：保持脊柱的正常曲线，可以使脊柱和躯干肌肉处于平衡状态，对于防止下背痛的发生及复发具有重要作用，也是治疗的重要前提。慢性下背痛患者仰卧时，可以用卷起的毛巾放在腰部下方，以保持腰部的生理弧度（图 16-4-3）。坐时腰挺直，双脚着地，小腿自然下垂，臀部后靠，可利用软垫保持腰的弧度。不要坐太软、太深或太高的椅子，避免背部过分弯曲。

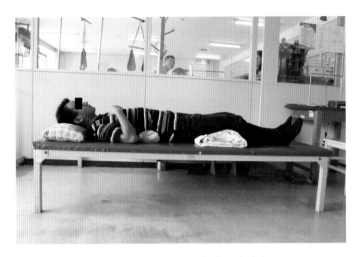

图 16-4-3　下背痛患者的正确卧姿

　　已有下背痛的患者更应该重视维持正确的姿势，坐立时避免弯腰弓背，因为后者会使脊柱产生应力性损伤。座椅不宜太低，靠背应该垫于腰部，工作台高度要适当（图 16-4-4）。如需要长时间维持某一姿势，或重复某一动作，要注意定时改变姿势及动作方式，或做放松运动。站立时要抬头，下颌稍内收，肩平直，胸部微向前倾，下腹内收，腰后微凹，可以避免令背部肌肉处于持续性的紧张状态。此外，女性下腰痛患者不宜穿高跟鞋，因穿高跟鞋会增加腰椎前凸，使骨盆的前倾角增大，降低腰椎的稳定性。

　　（2）减少腰部受力：对急性下背痛的患者，上床时应先坐在床边再躺下，下床时也要先转身，将双脚挂在床沿，再利用手力把身体撑起来（图 16-4-5）。日常生活中弯腰使脊柱处于高负荷状态，因此，避免在弯腰时突然用力，处在这些体位时用力应有思想准备，以便对脊柱施加"预应力"，增强其负荷能力。搬运物体时应尽量避免弯腰，可以通过屈髋、屈膝下蹲来

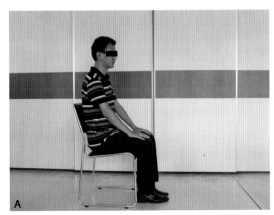
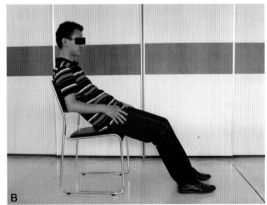

图 16-4-4　腰腿疼患者的坐姿
A. 正确的坐姿；B. 错误的坐姿

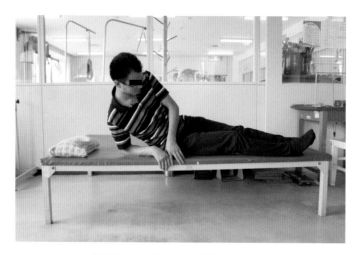

图 16-4-5　腰腿疼患者的起床动作

完成,减少腰部的受力。

（3）改善工作环境:如果所从事的职业是下背痛的高发职业,应从人体工程学的角度仔细分析工作环境,以及工作方式对脊柱的影响,设计出符合人体生物力学的工作环境,如工作的座椅与工作台,放松紧张的肌肉,改善脊柱及其周围的血液循环(图 16-4-6)。

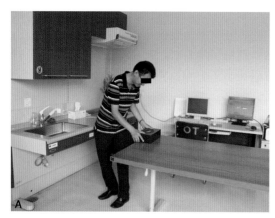
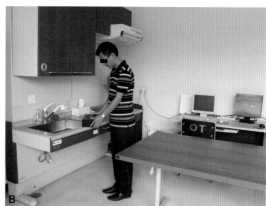

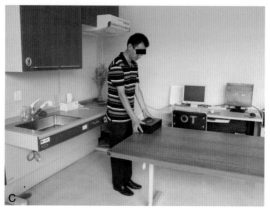

图 16-4-6　腰腿疼患者站立搬运物体的正确动作
A. 错误;B. 正确;C. 正确

3. 下背痛预防

（1）无论是在正式开始体力劳动还是各种体育运动之前,应该对脊椎及四肢进行一些准备活动,可以有效地预防急性下背痛的发生。

（2）日常生活中,如果取放位置高过头部的物品时,应站在台或凳子上,避免伸腰踮脚去取放。

（3）在椅子上就座时,应避免双足悬空,如果椅子偏高,可以在脚下垫一个小凳。不要坐太矮的椅子和低软的沙发。当较长时间站立干活时,可以把一只脚放在30cm左右高的高台上,并且使重心在双下肢之间转移,可以避免腰部肌肉紧张(图16-4-7)。

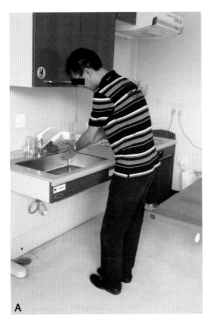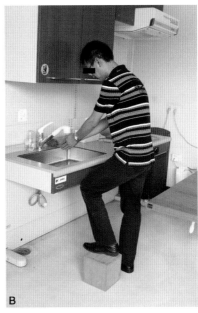

图 16-4-7 腰腿疼患者长时间站立工作的姿势
A. 错误;B. 正确

（陈作兵 李海军 黄富表 刘静娅 马蕊华）

参 考 文 献

[1] Monasterio M, Longsworth KA, Viegas S. Use of a bivalve finger fracture orthosis for a new treatment protocol of a PIP comminuted fracture and dorsal dislocation[J]. Journal of Hand Therapy, 2015, 28(1):77-81.

[2] Kwak CJ, Kim YL, Lee SM. Effects of elastic-band resistance exercise on balance, mobility and gait function, flexibility and fall efficacy in elderly people[J]. Journal of Physical Therapy Science, 2016, 28(11): 3189-3196.

[3] Ward MM, Guthrie LC, Alba MI. Clinically important changes in short form 36 health survey scales for use in rheumatoid arthritis clinical trials: the impact of low responsiveness[J]. Arthritis Care & Research, 2014, 66 (12):1783-1789.

[4] Aktekin LA, Eser F, Başkan BM, et al. Disability of Arm Shoulder and Hand Questionnaire in rheumatoid arthritis patients: relationship with disease activity, HAQ, SF-36[J]. Rheumatology International, 2011, 31(6): 823-826.

［5］ Gijon-Nogueron G,Ramos-Petersen L,Ortega-Avila AB,et al. Effectiveness of foot orthoses in patients with rheumatoid arthritis related to disability and pain:a systematic review and meta-analysis［J］. Quality of Life Research,2018,27(2):1-11.

［6］ Ding H,Tang Y,Xue Y,et al. A report on the prevalence of depression and anxiety in patients with frozen shoulder and their relations to disease status［J］. Psychology,Health & Medicine,2014,19(6):730-737.

［7］ 陈小梅.临床作业疗法学［M］.北京:华夏出版社,2013.

［8］ 恽晓平.康复疗法评定学［M］.北京:华夏出版社,2014.

［9］ 闵水平,孙晓莉.作业治疗技术［M］.北京:人民卫生出版社,2014.

［10］ 中华医学会.临床诊疗指南　骨科分册［M］.北京:人民卫生出版社,2009.

［11］ 张长杰.肌肉骨骼康复学［M］.北京:人民卫生出版社,2013.

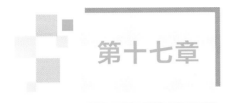

第十七章

手外伤的作业治疗技术

第一节 肌 腱 损 伤

一、概述

（一）肌腱的组成及手部肌腱的特点

1. 肌腱　肌腱是连接骨和肌肉的致密结缔组织,由腱束、腱内膜、腱包膜、腱外膜、腱旁组织等基本结构和腱鞘、腱纽、滑车、指背腱膜等附属组织构成。起传递肌肉收缩力量,使肢体产生运动的作用。

2. 手部肌腱的特点　手部肌腱包括指深/浅屈肌腱和指伸肌腱。

（1）手部屈肌腱的特点:粗大,弹性小,血供差,低代谢,耐压、抗张、抗摩擦能力强,存在不同形式的腱鞘和滑车系统。

（2）指伸肌腱的特点:扁平,薄,无腱鞘及滑车系统,存在腱间联合;与屈肌腱相比滑动小。

（二）手部肌腱的分区

1. 指屈肌腱　临床上常应用 Verdan 分类法将指屈肌腱分为五区(拇指分三区)(图 17-1-1)。

（1）Ⅰ/T₁区:腱末端区。远指关节到中节指骨中点,指深屈肌腱/拇长屈肌腱,血供好,移动度小,早期修复效果好。

（2）Ⅱ/T_Ⅱ区:鞘管区。中节指骨中点到掌横纹处,又称"无人区",两条屈肌腱位于同一腱鞘内,血供差,手术难度高,效果差。此区还包括重要的 A2、A4、PA 滑车。

（3）Ⅲ/T_Ⅲ区:手掌区。掌横纹到屈肌支持带远端,拇指、小指分别有单独滑液囊包裹,2~4 指屈肌腱位于疏松结缔组织间隙内,外被腱旁组织,蚓状肌起于指深屈肌腱。

（4）Ⅳ区:腕管区。腕关节处,9 条屈肌腱和正中神经一起位于腕管内。

（5）Ⅴ区:前臂区。腕关节以上,屈肌支持带上方的肌腱区,疏松结缔组织多,手术容易,粘连轻,对肌腱滑动影响小。

2. 指伸肌腱　通常采用 Eaton 和 Weibly 的八区分法(拇指伸肌腱分为六区)(图 17-1-2)。

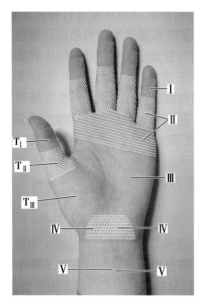

图 17-1-1 指屈肌腱分区

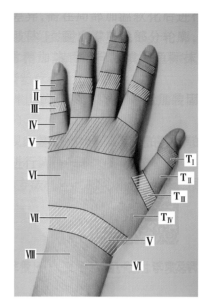

图 17-1-2 指伸肌腱分区

2~5 指伸肌腱：Ⅰ-远指关节区，Ⅱ-中节指骨区，Ⅲ-近指关节区，Ⅳ-近节指骨区，Ⅴ-掌指关节区，Ⅵ-手背区，Ⅶ-腕背支持带，Ⅷ-前臂远端。

拇指伸肌腱分区：$T_Ⅰ$-指间关节区，$T_Ⅱ$-近节指骨区，$T_Ⅲ$-掌指关节区，$T_Ⅳ$-掌骨区，$T_Ⅴ$-腕背支持带，$T_Ⅵ$-前臂远端。

（三）肌腱损伤的愈合过程

肌腱的愈合过程包括外源性愈合（鞘外愈合）和内源性愈合（鞘内愈合）两种方式，以外源性愈合为主。早期（1960 年前）学者认为肌腱断裂后只存在外源性愈合，必然伴随着粘连的发生，1960 年后学者发现了内源性愈合的存在。术后主动活动利于内源性愈合的发挥，减少粘连的发生。

1. 肌腱愈合过程　肌腱损伤愈合过程通常分三个阶段。

（1）炎症期：受伤至术后 3 天，此期特点为组织充血，有白细胞浸润及水肿。

（2）增生期-纤维化期：受伤后 3~5 天开始，于 2~3 周达到高峰。此期纤维细胞增生，微血管增生，上皮细胞增生（皮肤损伤），伤口收缩，胶原纤维增多及不规则生长。

（3）重塑成熟期：于伤后 3~6 周开始，细胞减少，胶原增加，持续至伤后 1 年。组织抗张力慢慢恢复，于 6 周可达 50% 左右。

2. 肌腱的机械强度恢复过程　肌腱机械强度的恢复与愈合过程见图 17-1-3。肌腱断裂缝合术后由于炎症反应并未立即达高峰，加上缝线的机械作用，术后 1~2 天内强度并不是最低，而是随着炎症反应的加重，于 5~10 天张力强度受损严重，特别是 1 周左右达最低，此期再次断裂风险最大。然后逐步恢复，到第 3 周达到较好水平，第 6 周可达正常强度的一半左右。

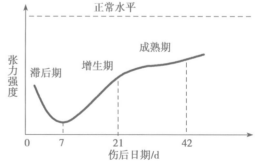

图 17-1-3 肌腱的机械强度恢复过程

3. 不同缝合方式术后肌腱强度恢复过程　不同缝合方式肌腱可承受的张力有所不同（图 17-1-4）。从图上可发现,被动运动约产生 1 000g 的张力,均低于较弱缝合下(2 股线)各时期所能承受的张力,所以通常情况下被动运动在各期是安全的。主动运动所产生的张力大约为 3 000g,高于较弱缝合情况下 6 周内所能承受的张力,而低于较强缝合(4~6 股线),所以较弱缝合下 6 周内主动活动再断裂风险较高,而对于较强的缝合术后早期主动活动对肌腱来说是安全的。

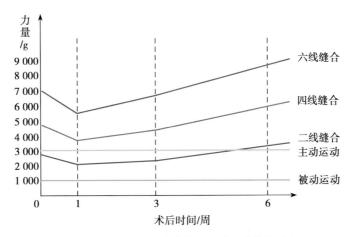

图 17-1-4　不同缝合方式术后肌腱强度恢复过程

4. 影响肌腱愈合的因素

（1）受伤情况:肌腱愈合与受伤区域、受伤原因和方式等有关,如屈肌腱Ⅱ区损伤常常粘连重而Ⅴ区损伤粘连轻,故常常恢复不如Ⅴ区好;切割伤恢复要比撕裂伤或慢性损伤恢复好。

（2）手术情况:如手术方式、修补方法等影响肌腱的愈合过程,较小的创伤、较强的缝合更利于肌腱的愈合和早期活动。

（3）并发症情况:如感染等并发症影响肌腱的愈合过程。

（4）康复介入情况:大量研究显示,早期康复利于肌腱的愈合,减轻粘连,提高肌腱的强度和韧性。

5. 早期活动对肌腱愈合的影响　研究证明,早期活动可以:①使胶原纤维的排列变得更有条理;②减少肌腱粘连机会;③使新生的肌腱组织因活动所产生的张力而变得更坚韧。Duran 和 Houser 早在 1975 年的研究就显示肌腱滑动 3~5mm 可有效预防肌腱粘连,Gelberman 等的研究也说明 3~4mm 滑动对预防粘连十分必要。

二、作业评估技术

肌腱损伤后作业评估内容包括作业需求评估、手功能评估(肌力、关节活动度、灵活性、感觉等)、肿胀及瘢痕情况评估、ADL 评估、职业能力评估、娱乐休闲活动评估等方面。评估前需了解患者的一般情况。

1. 一般情况　包括个人基本情况、受伤原因、过程、方式,手术方式、治疗情况等。

2. 作业需求评估　同其他疾病作业治疗,主要目的是找出患者需要做、想要做、被期望做的作业活动,并对其重要性、患者的表现及其满意度进行评估。

3. 手功能情况　包括力量、关节活动度、灵活性以及感觉等功能评估。关节活动度的评估最常用国际手外科学会推荐的总主动活动度(total active motion,TAM)进行评估。灵活性可采用明尼苏达操作测试、普度钉板测验等。需特别指出的是,评估一定要根据受伤及手术情况和病程选择,如早期慎评关节活动度,6 周内绝对不能进行伤手肌力评定。

TAM＝(MP 屈曲度数+PIP 屈曲度数+DIP 屈曲度数)-(MP 伸直受限度数+PIP 伸直受限度数+DIP 伸直受限度数)

正常值:TAM＝(80°+110°+70°)-(0°+0°+0°)＝260°

分级:①优,正常,TAM 约 260°;②良,TAM>健侧的 75%;③中,TAM>健侧的 50%;④差,TAM<健侧的 50%。

4. ADL 评估　常选择手参与较多或针对手功能受损的评估方法,如 JEBSON 手功能评估、DASH 等。

5. 职业能力评估　包括工作分析、功能性能力评估、工作模拟评估等。

6. 其他评估　如肿胀情况可采用排水法(无开放性伤口时使用)、围度测量法;瘢痕评估可采用温哥华瘢痕量表评估。

三、作业治疗技术

(一)肌腱损伤后作业治疗的目标和原则

1. 肌腱损伤作业治疗目标

(1) 促进肌腱愈合,防止肌腱断裂。

(2) 鼓励肌腱滑动,减少肌腱粘连。

(3) 恢复主/被动关节活动度,防止关节挛缩。

(4) 恢复手的实用功能。

(5) 恢复正常的活动和社会参与,如重返工作岗位等。

2. 肌腱损伤术后不同时期作业治疗的一般原则

(1) 制动期:术后 0~3 周,此期为保护期,需较好的固定和保护。此期作业治疗目的为缓解疼痛、消除肿胀、促进肌腱愈合;2 周后伤口拆线即开始进行瘢痕治疗。

(2) 主动活动期:术后 4~6 周,主要进行不抗阻的主动活动。作业治疗重点为肌腱滑动练习、关节活动度练习、手灵活性练习等。

(3) 功能恢复期:术后 7~12 周,开始进行渐进抗阻练习和功能性活动。此期开始逐步增加抗阻活动练习。

(4) 职业康复期:术后 12 周后,活动不受限制,重返工作为作业治疗的重点考虑。

(二)屈肌腱损伤术后作业治疗

1. 制动期　术后 3 周内,根据手术及患者的具体情况可选择早期固定、早期被动运动、早期主动运动三种不同的方式进行作业治疗。

(1) 早期固定法:使用腕手矫形器(图 17-1-5)将患侧腕手全固定 3 周,使腕关节屈曲 20°~30°,掌指关节 50°~70°,指间关节 0°伸直位。适用于:儿童(小于十二岁);认知障碍者;伴有肌肉张力失衡者,如脑卒中、脑瘫;伴有其他严重伤患者等。

(2) 早期被动运动法:使用矫形器(图 17-1-6)将腕关节固定于屈曲 20°~30°,掌指关节限制在屈曲 50°~70°,指间关节 0°伸直位。可早期开始活动,通过橡皮筋的弹力将手指被动屈曲,然后主动伸直至被矫形器所阻位置为止。适合能够很好配合作业治疗程序,手术缝合

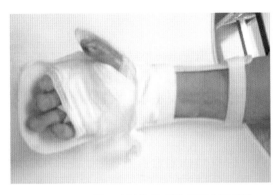

图 17-1-5 屈肌腱损伤术后腕手固定矫形器

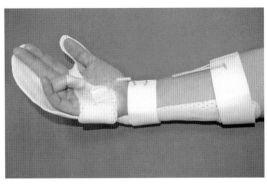

图 17-1-6 屈肌腱损伤术后早期被动运动矫形器

后肌腱较牢固者。此期注意:不能主动收缩屈肌腱,要让橡皮筋将手指带回屈曲位,每小时约 10 次,每天 1h 以上。

(3)早期受控制的主动运动法:应用矫形器(图 17-1-7)固定腕关节于 20°~30°屈曲,掌指关节限制在屈曲 50°~70°,指间关节 0°伸直位。在矫形器的限制范围内手指关节主动屈伸。第 1、2 周手指屈曲至为全活动范围的 1/3,第 3 周达 2/3,第 4 周可达全范围,伸直至矫形器限制范围为止,每小时活动 10 次以上。

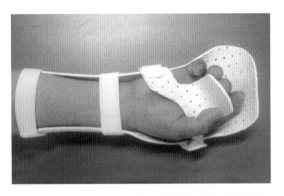

图 17-1-7 屈肌腱损伤术后早期主动运动矫形器

2. 主动活动期 手术后 4~6 周,矫形器改为腕背伸矫形器,手指自由活动(不抗阻力)。此期可开始控制增生瘢痕、预防关节挛缩的治疗,如瘢痕按摩、压力治疗等。此期重点为肌腱滑动练习(图 17-1-8)。

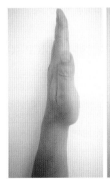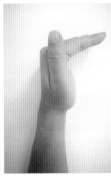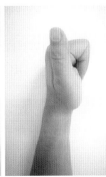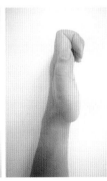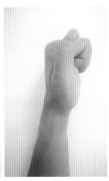

图 17-1-8 肌腱滑动练习

3. 功能恢复期 手术后 7~12 周,不需使用矫形器,可进行手的力量练习及功能训练,开始渐进式抗阻力的训练及被动式活动,如关节出现僵硬及挛缩的情况,可配合手指直伸矫形器纠正变形。

4. 职业康复期 术后 12 周后。在前期治疗的基础上重点进行体能强化、工作模拟、工作强化等职业康复治疗,并进行工作安置,直至重返工作岗位。

（三）伸肌腱损伤术后作业治疗

由于伸肌腱滑动范围小于屈肌腱、腕及手背指伸肌腱周围多疏松结缔组织,肌腱修复后不易产生粘连,术后功能损害较少,所以虽然伸肌腱更容易损伤,但术后康复受重视程度不如屈肌腱损伤。伸肌腱损伤康复治疗原则和指屈肌腱损伤基本相同,主要区别是关节及手指位置及使用的矫形器不同。

1. Ⅰ、Ⅱ区损伤

（1）0~2周:制动期。应用长锤指矫形器（图 17-1-9A）固定近指关节于屈曲约 40°,远指关节过伸 10°;如末节指骨底有撕裂,远指关节则保持在直伸位置;矫形器应全日穿戴。

（2）3~6 周:矫形器改为短锤指矫形器（图 17-1-9B）,允许近指关节活动;但远指关节须继续固定于过伸 10° 位置;矫形器全日穿戴。

（3）7~12 周:开始渐进式抗阻运动及练力。第 7 周日间可除去矫形器,期间可进行自由无阻力活动;由第 8 周开始渐进式阻力运动练习;晚间继续穿戴矫形器直至第 12 周。

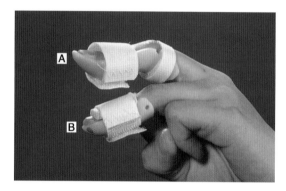

图 17-1-9　锤状指矫形器
A.长锤指矫形器;B.短锤指矫形器

（4）12 周后:除去矫形器,进行系统职业康复训练。

2. Ⅲ区损伤

与其他区损伤原则相同,只是矫形器的不同。受伤至 3~4 周内应用矫形器（图 17-1-10）使近指关节伸直,远指关节可主、被动活动。远端活动可使外侧束拉向远端,中央束分离缩短,有利愈合。也有部分学者提倡腕、掌指关节固定。

3. Ⅳ、Ⅴ、Ⅵ、Ⅶ区损伤　这些区域损伤与屈肌腱损伤类似,有三种不同的康复方式。

（1）制动法

1）0~3 周内:①固定:应用掌部矫形器（图 17-1-11）使腕关节呈 30°~45° 伸展,MCP 关节和 IP 关节 0° 伸展。②活动:MP 关节保护性活动,IP 关节保护性活动。

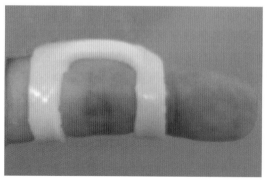

图 17-1-10　指伸肌腱Ⅲ区损伤矫形器

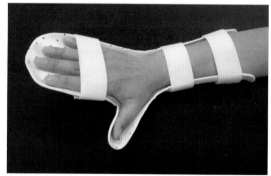

图 17-1-11　指伸肌腱损伤早期固定矫形器

2）术后 3 周:①固定:掌部矫形器使腕关节呈 20°伸展,MCP 关节 0°伸展。②活动:MP 关节伸展及腕关节中立位的轻度屈曲。MP 关节屈曲(40°~60°)及腕关节的充分伸展;IP 关节的主动关节活动、主动辅助关节活动、被动关节活动可通过全范围;腕关节和 MP 关节被支持在完全的伸展范围内。

3）术后 4 周:动力型 MP 屈曲矫形器。治疗:伸腕的同时屈 MP、IP 关节,单个手指的伸展。

4）术后 4~5 周:①矫形器:对 MCP 和 IP 关节的同时牵拉降低伸肌腱的紧缩;②治疗:与术后 3 到 4 周的治疗相同。

5）术后 6~10 周:①矫形器:需要时佩戴。②治疗:在粘连受限指无伸展的位置上同时屈手指和腕关节;进行腕关节的屈伸和前臂的旋转运动时适当地增加力量。

6）术后 10~12 周:耐力训练及职业康复训练。

（2）早期被动运动法

1）术后 24h 到 3 天:①矫形器:动力型矫形器(图 17-1-12)。手背部分:腕关节 30°到 45°静止伸展,MCP 关节和 IP 关节 0°动力伸展。联合的手掌部分:腕关节同手背部分,MCP 关节允许示指和中指主动屈曲 30°,环指和小指主动屈曲 40°。②治疗:保持 IP 关节伸展,患者主动屈 MCP 关节直至手指触及掌部矫形器,放松手指,允许线圈被动伸展 MCP 关节到 0°。对于Ⅶ区,当线圈支持其他手指在伸展位的时候,患者逐一屈示指、尾指 MCP 关节,然后同时屈中指和无名指 MCP 关节到矫形器上。患者放松手指,让伸展矫形器被动把 MCP 关节伸展到 0°。

2）术后 3 周:白天使用手背部的动力型矫形器。晚上穿上掌部的静止型矫形器(伸腕 30°~45°,MCP 和 IP 关节 0°伸展)。治疗:开始逐渐在动力型伸展矫形器内进行 MCP 和 IP 关节的主动运动。

3）术后 4~5 周:开始腕伸展位的多指同时屈曲。继续佩戴矫形器。

4）术后 6~12 周:同制动法。

（3）早期主动运动法:0~3 周内应用矫形器(图 17-1-13)固定腕关节于背伸 40°~45°,掌指关节屈曲 30°,指间关节允许不抗阻的主动活动。其余同早期被动运动治疗方法。

4. Ⅷ区损伤

（1）矫形器:腕背伸 30°~45°,不涉及 MCP 和 IP 关节。使用保护性矫形器直至第 8 周。

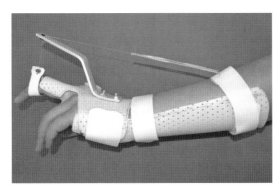

图 17-1-12　指伸肌腱损伤早期被动运动矫形器

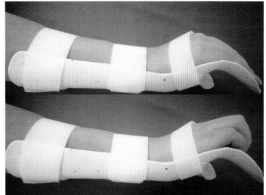

图 17-1-13　指伸肌腱损伤早期主动运动矫形器

（2）治疗：术后 3 周去除重力下,腕关节从 0° 到全范围的主动背伸活动。术后 5~8 周：缓慢增加腕关节屈曲、尺侧偏和桡侧偏的角度。术后 8~12 周：进一步增加力量。

（四）肌腱松解术后作业治疗

肌腱修复术后早期处理不好常出现严重的肌腱粘连,需进行肌腱松解手术治疗。术后早期康复十分重要,常结合损伤与修复手术情况选择具体治疗方法,所以详细了解手术过程和记录并与手术医生沟通就十分重要。肌腱修复术后作业治疗一般程序如下:

1. 术后 24h 内即可开始作业治疗。术后当天即可使用矫形器固定于术后可达到的最大关节活动范围,并根据手术允许情况进行早期主被动活动。最好能保证每小时 10min 的主被动活动练习以减少再次粘连机会。

2. 术后 4 周内充分进行肌腱滑动练习、关节活动范围练习和手灵活性练习。术后 10~14 天拆线后即可进行抑制瘢痕的治疗,如压力治疗、瘢痕按摩等。

3. 术后 4~6 周可视情况开始渐进性力量练习,并在情况允许下进行功能性活动。

（五）肌腱移位术后作业治疗

肌腱移位作业治疗与吻合术后作业治疗流程类似,但介入时间更早,在术前即需进行作业治疗。

术前作业治疗重点为最大限度地恢复功能,扩大关节活动范围、增强肌力、进行 ADL 练习,并学习如何控制移位的靶肌腱,为手术及术后康复做好准备。

术后康复程序与肌腱吻合术后程序基本相同,不同的是需要重新学习如何控制移位的肌腱活动。

（陈作兵　李海军　李奎成）

第二节　截肢、断指再植及手指再造术后

一、截肢

（一）概述

1. 概念　截肢是指经骨或关节截除因损伤或疾病而失去生存能力、没有生理功能或危害生命安全的肢体。截肢对一个人来说是灾难性甚至是毁灭性的打击,尤其是对中国人来说其影响更为深远。截肢的常见原因包括创伤、肿瘤、周围血管疾患和感染等。

截肢会带来一系列的问题,如肢体缺失、心理障碍、社会参与障碍等,并最终影响截肢者的生活质量。因此截肢后康复治疗十分重要,作为康复治疗重要组成部分的作业治疗可减轻截肢残端肿胀、疼痛,促进残端塑形,提高 ADL 能力和活动及参与能力。

2. 临床表现与功能障碍

（1）肢体缺损:失去的肢体功能丧失,如下肢的负重、上肢的拿取、抓握等功能。

（2）运动功能障碍:除失去肢体功能外,还会导致平衡、步行、协调等功能障碍。

（3）感觉障碍:主要表现为疼痛和感觉异常,常见的有残肢痛、幻肢痛、幻肢觉等。

（4）ADL 能力障碍:截肢可能影响 ADL 能力,包括进食、穿衣、洗澡、个人卫生、步行、社区活动、家务劳动等。

（5）参与障碍:包括社会交往、工作、学习、娱乐休闲活动方面的障碍。

（6）其他障碍：如并发症、心理障碍、体像障碍（body image disturbance，BID）等。

（二）上肢截肢作业评估

1. 作业需求评估　　了解患者日常生活、工作或休闲活动中的困难，找出患者希望解决的问题，常用 COPM 量表进行评估。

2. 截肢残端评估　　包括残肢形状、长度、围度、肌力、关节活动度、感觉、瘢痕情况等。

3. ADL 评定　　包括衣、食、住、行、个人卫生、家务等。

4. 职业能力评定　　包括功能性能力评估、工作分析、工作模拟评估等。

5. 上肢假肢及辅助器具评估　　包括假肢的适合性评估、满意度评估和使用评估、辅助器具评估等。

6. 其他评估　　包括躯体意向评估、生活质量评定等。躯体意向评定可使用截肢者躯体意向评估表（amputee body image scale，ABIS）（表 17-2-1），生活质量评定可使用通用评定量表，如 SF-36，也可选用专用的评定量表，如 Trinity 截肢和假肢体验量表（Trinity amputation prosthesis experience scales，TAPES）。

表 17-2-1　截肢者躯体意向评估表（ABIS）

序号	分数	内容
1		我是一位截肢者，身处在社交场合时，我会更加担忧我的外表
2		我在公众场合不会穿短裤，以免我的假肢外露
3		我喜欢自己穿上假肢后的整体外表
4		失去肢体损害了我的身体功能及影响我的日常生活
5		我会避免用全身镜照镜子，因为我不想看到自己的假肢
6		我每天都在担心自己的外表，因为我是一位截肢者
7		我感觉到幻肢的存在
8		我感觉到有别于社会上健全的观念，因为我丧失了肢体，而且我感到困扰
9		我觉得我失去保护自己远离危险的能力，因为我丧失了肢体
10		我会尽量避免在不穿假肢时到某些地方，以逃避别人的目光（例如：避免到社交场合、在游泳池或沙滩上活动和亲密的身体接触）
11		我丧失了肢体，使我觉得自己跻身于残疾人士之列
12		我喜欢不穿假肢时的外表
13		当我走路时，别人会留意着我有异常的步态
14		我会尽量避免在穿假肢时到某些地方，以逃避别人的目光。（例如：避免到社交场合、在游泳池或沙滩上活动和亲密的身体接触）
15		人们把我当残疾人看待
16		我满意自己脱去假肢时的外观
17		我会穿宽松的衣服以遮盖假肢
18		我觉得四肢健全才会有吸引人的外表
19		假肢的大小必须要与需要装假肢的残肢相配合，就如与其他正常肢体一样
20		我不想看到自己的残肢，所以我会避免用全身镜照镜子

（1）截肢者躯体意向评估表（ABIS）：是自评量表，由截肢者自己评估对身体外形的看法与感受。共20项内容，每项评分为1~5分，总分100分，1分=从来没有，2分=很少有，3分=偶尔有，4分=大部分时间，5分=每一刻都有。

（2）Trinity截肢和假肢体验量表（TAPES）：TAPES最初是一个针对下肢截肢者的多维度的自评量表，可较为准确地评定截肢者的生存质量。2005年，Desmond和Mac Lachlan研究表明，TAPES同样适用于上肢截肢者。TAPES包括个人基本资料、截肢和假肢体验量表（主体部分）和伴随症状及其影响等内容，其中截肢和假肢体验量表又包括心理社会适应、活动障碍和假肢满意度三个分量表，计39个条目（最后2个不计分），每个条目打分从1分到5分，三个亚量表分别计总分。

（三）上肢截肢的作业治疗

上肢截肢早期作业治疗主要目的是促进创面愈合，最大恢复残肢功能，装配假肢后尽快恢复日常生活、工作、学习和娱乐休闲活动。

1. 假肢装配前作业治疗

（1）健康教育：包括心理疏导，对患者及家属进行残肢处理、体位处理、疼痛管理、肿胀处理、ADL指导等教育。

（2）肿胀处理：包括抬高残肢、向心性按摩、加压治疗（绷带加压、压力肢套加压）等。

（3）瘢痕治疗：拆线后即需进行，包括瘢痕按摩、加压治疗等。

（4）残端塑形：教会患者及家属正确的残肢处理方法，可通过绷带加压或压力肢套加压，注意压力控制，不能过紧也不能过松，同时需避免两端压力小中间压力大而出现"葫芦"形残肢，为装配假肢做好准备。

（5）疼痛处理：进行感觉教育；出现感觉过敏者进行感觉脱敏训练；幻肢痛治疗作业治疗方法常用的有残端按摩、镜像治疗、心理疏导等。

（6）残肢活动练习：包括力量和关节活动度练习。

（7）ADL训练：包括单手进行ADL活动和截肢侧辅助进行ADL活动练习。

（8）利手转换训练：如为利手截肢，需进行利手转换训练，将健侧非利手训练成为利手，包括写字练习、使用筷子进食、使用电脑等。

（9）体像障碍治疗：教会患者正确面对负面身体感觉并消除；厘清不现实体像，停止与其他人比较；学习消极情绪的处理方式；增强自信、学习自我压力管理；进行生活方式重整等。常用认知行为治疗（cognitive behavior therapy）、功能训练（functional training）、接触治疗（touch therapy）、松弛训练（relaxation training）、生活方式重整（life style modification）等综合方法。

（10）辅助器具使用训练：提供长柄刷、带套环毛巾、改装指甲剪、带固定吸盘的刷子、固定在墙上的浴巾等并进行使用训练。双上肢截肢者辅助器具使用尤其重要。上肢截肢者常用的辅助器具见表17-2-2。

（11）职业及社会康复：包括工作模拟训练、工作强化训练、就业安置、伤残适应、社会关系处理等方面的治疗和指导。

2. 假肢装配后作业治疗　除继续装配前治疗外，重点为假肢使用训练。

（1）继续前期练习：如残肢的力量、耐力、关节活动度、灵活性等练习。

表 17-2-2 上肢截肢者常用的辅助器具

活动	单侧上肢截肢	双侧上肢截肢
穿衣	多不需要,个别可能需要穿衣钩、系扣器等	穿衣钩、扣组器、穿袜器、拉链环、特制外衣纽扣、鞋拔、特殊裤子架(撑开裤子,方便穿入)等
进食	防滑垫、防洒碟、防洒碗等	万能袖套、带弹簧片筷子、加粗手柄器具、防滑垫、防洒碟、防洒碗、带吸管的杯子、特殊手柄杯子等
洗澡	长柄刷、带扣环的毛巾、带固定带的沐浴球(布)、一端固定于墙上的大浴巾	长柄刷、带扣环毛巾、带固定带的沐浴球(布)、一端固定于墙上的大浴巾、毛巾挤干器等
如厕	多不需要	厕纸夹、便后清洁器、自动冲洗马桶等
修饰及个人卫生	特制指甲钳、带吸盘的刷子	万能袖套、特制指甲钳、电动剃须刀、加长或加粗手柄的梳子、带吸盘的刷子、电动牙刷等
家务	特制砧板、切割器、特制开瓶器、钳式削皮器、开罐器(供单手使用)、自动化家具等	特制砧板、切割器、特制开瓶器、钳式削皮器、特殊固定手柄家具、自动化家具等
交流	单手键盘、敲键杖、镇尺、书架等	带大按键电话、电话握持器、话筒 U 形手持工具、书写器、镇尺、书架、翻书器、电脑输入辅助器具(敲键杖、头棍、口棍等)、语音输入工具、头控鼠标等
其他	持牌器、手提篮(转移物品)、改造的工作工具	钥匙旋转器、马型钥匙柄、带特殊固定柄的娱乐休闲工具、脚控工具、环境控制系统等

(2) 假肢使用训练:包括理解并熟悉假肢的操作、穿脱、护理;控制假肢肘部屈伸、手部开合、抓捏、前臂旋转等基本动作;使用假肢进行日常活动,如写字、进食、穿衣、修饰等;使用假肢进行工作练习。

(3) 其他治疗:如 ADL、娱乐休闲、工作能力等方面的训练。

二、断指再植

(一)概述

1. 概念　断指再植是指通过手术重新将已大部分或完全离断的手指接回的过程。断指再植手术包括清创、骨的内固定、肌肉和肌腱的修复、血管的修复、神经的修复、创面闭合、外固定等过程,功能恢复的关键是精细地修复血管、神经、肌腱、腱鞘。目前国内断指再植手术已非常成熟,再植指成活率已超过 90%,但很多病例由于康复不及时或不到位,术后功能恢复并不太理想,因此断指再植术后康复十分重要,需尽早进行。

2. 临床表现与功能障碍

（1）运动功能障碍：表现为再植指不能活动或活动受限、灵活性下降、不能抓握、对指、捏等，也可表现为力量减弱、关节僵硬。部分再植手术时会进行关节融合，造成关节活动丧失。

（2）感觉障碍：可表现为疼痛、感觉消失、减退、感觉过敏等。

（3）活动和参与障碍：可表现为日常生活活动部分受限，严重者会影响到工作、学习和社会交往。

（4）其他：如肿胀、瘢痕、手指畸形等。

（二）作业评估技术

1. 作业需求评估　同截肢，主要找出患者想要做、期望做或被需要做而完成有困难的作业活动，从而进行针对性训练。

2. 手功能评定　包括肌力、关节活动度、灵活性、感觉（重点痛觉、单丝触压觉、两点辨别觉）等。除上述分别的评定外，也常应用标准化量表进行评估，如普度钉板测验、明尼苏达操作测试、Jebson 手功能测试等。可使用中华医学会手外科学会断指再植功能评定试用标准评定对再植指进行评定。

中华医学会手外科学会断指再植功能评定试用标准内容包括运动功能（20分）、日常生活活动（20分）、感觉恢复（20分）、血液循环状态（10分）、外观（20分）、恢复工作情况（10分）等六大项内容。

3. ADL 评定　可使用 BI 或 MBI、FIM 等评定，但往往出现天花板效应，可考虑使用专门针对手指的 ADL 评定，如 Sollerman 手部 ADL 能力评定或中华医学会手外科学会断指再植功能评定试用标准中的 ADL 评定部分。

（1）Sollerman 手部 ADL 能力评定：主要测定手完成 20 种日常生活活动的能力，相应的操作见下列试验项目。包括：将钥匙插入锁、拾起硬币并放入钱包、从钱包拿出硬币、开闭拉链、拿起方木、拿起电熨斗、用螺丝刀上螺丝、在螺栓上套进螺母、在水平放的广口瓶上取下瓶盖、扣上四颗扣子、切模拟的肉卷、戴上手套、用笔写字、折叠信纸并放入信封、夹上纸夹子、拿起话筒、旋转门把手、将无柄罐内水倒入杯中、将有柄罐内水倒入杯中、将杯中水倒回罐中。评定指标是观察患者完成 20 项试验所需的时间。左右手分别测试，将治疗前后结果相比较即可了解有无进步。

（2）中华医学会手外科学会断指再植功能评定试用标准中的 ADL 评定部分：包括捡针（指甲捏）、捡分币（指腹捏）、写字（三指捏）、提（提箱柄，壶柄等重物）、拿大茶缸（握）、锤钉子（强力握持）、上螺丝（中央握持）、系鞋带（综合细动作）、扣纽扣（综合细动作）、开广口瓶（综合强力握持和精细握持）等 10 项内容，每项评分 0~2 分，总分 20 分，完成良好（2 分）；可以完成，动作不太好（1 分）；不能完成（0 分）。

4. 职业能力评定　包括功能性能力评估、工作分析、工作模拟评估等。

5. 其他评定　如肿胀、瘢痕、自主神经功能等评定。

（三）作业治疗技术

作业治疗早期主要是减轻肿胀、疼痛，预防粘连、挛缩等并发症，恢复期主要是尽可能恢复手指的正常感觉及运动功能，促进活动和参与。具体治疗流程可参照表 17-2-3。

表 17-2-3 断指再植术后作业治疗程序

术后时间	作业治疗
0~5 天	1. 宣教 禁烟,保暖,观察再植指颜色、温度等,心理疏导 2. 抬高患手 超过心脏高度但避免过高
5~14 天	1. 固定 背侧固定矫形器(图 17-2-1)使腕关节中立位、掌指关节屈曲 40°~50°、指间关节伸直位,如为拇指则腕关节中立位、拇指无张力外展指间关节伸直 2. 治疗 未受伤指各关节的主动被动活动练习 腕屈曲时伤指自然伸直,腕伸展时伤指自然屈曲 如为拇指,可在安全情况下开始第一腕掌关节的被动活动和被动的掌指关节及指间关节活动
3~4 周	1. 固定 同前 2. 治疗 第 3 周可开始"放置-保持"练习(内在肌阳性位和内在肌阴性位) 继续早期保护性活动 拆线后开始瘢痕按摩 应用自粘绷带进行加压治疗及向心性按摩以消肿 拇指可开始掌指关节和指间关节主动活动练习
4~5 周	1. 固定 继续使用矫形器 2. 治疗 腕中立位手指可全屈伸练习 腕关节主动及被动活动练习 拇指全指屈伸练习 继续瘢痕及肿胀治疗
5~6 周	1. 固定 继续使用矫形器;如果有屈肌挛缩粘连,可以夜间使用掌侧伸直位矫形器 2. 治疗 开始腕关节和手指关节同时屈曲、伸直练习 开始轻度的关节锁定练习 开始肌腱滑动练习
6~12 周	1. 固定 不需再使用矫形器固定;如有挛缩或粘连可使用矫正矫形器 2. 治疗 6 周开始进行功能性练习 8 周后可开始渐进性抗阻练习 开始感觉训练
12 周后	1. 固定 不需再使用矫形器固定;如有挛缩或粘连可使用矫正矫形器 2. 治疗 继续手部各功能性练习 继续感觉训练 重点进行职业康复治疗,如工作模拟、工作强化训练等

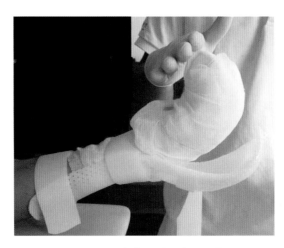

图 17-2-1　断指再植固定矫形器

三、手指再造

（一）概述

1. 概念　手指再造是通过手术重新塑造出缺失或毁损的手指，重建手指部分或全部功能的手术方法。常用的手指再造术包括虎口加深术、拇指残端提升加长术、皮管植骨再造拇指术、示指或残指转位拇化术、带血管神经蒂皮瓣移位加植骨拇指再造术、足趾移植指再造术等。目前临床上较多采用足趾移植拇（手）指再造术。术后抓握、捏、感觉等功能的恢复十分重要，因此作业治疗必不可少。

2. 临床表现与功能障碍再造指临床表现　与功能障碍和断指再植相似，不同的是供体（多为足部）可能出现肿胀、疼痛、瘢痕增生，甚至步行受损。

（二）作业评估技术

与断指再植术后作业评估基本一致，包括作业需求评估、手功能评定、ADL 评定、娱乐休闲评定、职业能力评定，以及如肿胀、瘢痕、自主神经功能等评定等内容。手功能评定可应用中华医学会手外科学会拇、手指再造功能评定试用标准进行评定。

中华医学会手外科学会拇、手指再造功能评定试用标准包括四大项内容：①功能活动度（6 分）：再造指对捏、对掌、屈曲功能各 3 分，但对掌和屈曲功能只取一项最高的计入总分；②再造指力量（3 分）：测量握力或捏力并与健侧对比，取握力或捏力对比中高分项计算；③感觉测定（3 分）：测量两点辨别觉；④手使用情况（3 分）：评估工作能力及综合功能检测，每项目最高计 3 分，取得分高的一项计入总分。综合得分分级：优为 13~15 分，良为 9~12 分，可为 5~8 分，差为 4 分及以下。

（三）作业治疗技术

手指再造一般为择期手术，在术前即需进行作业治疗。术前作业治疗目的是维持和改善患手基本功能，处理肿胀、疼痛、瘢痕等，为手术创造最佳条件；术后作业治疗主要是减轻肿胀、疼痛，预防粘连和挛缩，尽快恢复手的正常感觉及运动功能，促进活动和参与。

1. 术前作业治疗

（1）常规治疗：包括患肢的力量、关节活动度、灵活性练习、感觉训练、ADL 训练等。

（2）生物反馈：由于失去了手指，相应的控制肌肉用一般方法难以进行训练，此时可应用生物反馈的方法训练相应肌肉，如应用 E-LINK 上肢训练系统的肌电生物反馈训练拇指缺失者的拇长屈肌、拇长展肌、拇长伸肌等，以保持肌肉功能，为术后功能恢复创造最佳条件。

（3）临时性假肢：可用低温板材制作临时性假指（图 17-2-2）代替手指功能，进行功能活动训练和日常活动。

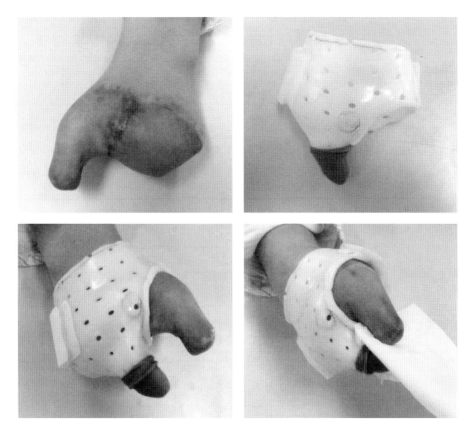

图 17-2-2　临时性假指

2. 术后作业治疗　治疗过程及注意事项同断指再植术后。

3. 供区作业治疗　主要是消除肿胀、疼痛，抑制瘢痕增生，预防及松解粘连，促进功能性活动。

（李奎成）

参 考 文 献

[1] 汤锦波. 肌腱外科学[M]. 上海：上海科学技术出版社，2015.

[2] 李曾慧平，亚德·伊娃·俄兰德深，王骏. 手功能康复手册[M]. 北京：人民卫生出版社，2016.

[3] 薛漪平. 生理疾病职能治疗学Ⅲ临床实务应用[M]. 台北：禾枫书局，2016.

[4] 陈启明，戴尅戎. 骨关节医学与康复[M]. 北京：人民卫生出版社，2015.

[5] 陆芸，周谋望，李世民. 骨科术后康复指南[M]. 天津：天津科技翻译出版社，2009.

［6］顾玉东,王澍寰.手外科学［M］.上海:上海科学技术出版社,2002.

［7］李奎成,李曾慧平,陈正宏,等.五一二汶川地震截肢伤员身体意象、假肢满意度及生活质量的研究［J］.中华物理医学与康复杂志,2008,30(12):797-800.

［8］潘生德,顾玉东,侍德.中华医学会手外科学会上肢部分功能评定试用标准［J］.中华手外科杂志,2000,12(3):130-132.

［9］李奎成,李曾慧平,刘晓艳.截肢者生存质量及疗效评定量表:Trinity 截肢和假肢体验量表［J］.中国康复医学杂志,2012,27(1):79~84.

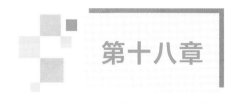

第十八章

烧伤的作业治疗技术

第一节 概 述

一、烧伤概述

烧伤是常见的意外损伤之一,除灾害性事故外,多与日常生活及生产活动相关。从病理学角度来看,烧伤主要是指热力、电能、化学物质、放射线等理化因素直接作用于皮肤及皮下组织所引起的作用部位组织中心变性坏死,紧邻变性组织毛细血管内血液凝滞,凝滞外毛细血管扩张充血为特征的组织损害。皮肤的热力烧伤最常见,约占各类烧伤的85%~90%。

据不完全统计,烧伤在我国的发生率大约为2%,主要的发病人群是儿童和青壮年。据国内各地的小规模烧伤流行病学调查,儿童烧伤占到烧伤总人数的30%以上。烧伤部位多集中在头面部、四肢、躯干,小儿尤以双手、臀部、后背为多。烧伤给患者、家庭及社会都带来了沉重的负担。我国的一项研究表明,严重烧伤后重返工作岗位的比例仅为44.8%。烧伤康复治疗指南(2013版)提出,烧伤康复治疗的终极目标,是让患者实现良好的家庭和社会回归,即通过康复治疗,使患者能尽可能地回归到伤前的生活状态。作业治疗有利于烧伤患者重新融入社会。作为烧伤治疗团队的成员,作业治疗师的职责在于通过设计烧伤患者主动参与的活动来维持和改善关节 ROM,增强力量和耐力,改善肢体活动的灵活性和协调性,辅助使用矫形器、瘢痕治疗手段等,以恢复患者 ADL 为中心,促进患者回归家庭和社会生活。

二、烧伤所致的功能障碍及特点

我国烧伤治疗已进入快速发展阶段,逐渐形成了比较完整的烧伤治疗体系。尽管自20世纪 90 年代以来,我国烧伤治愈率已在国际上处于较高水平,但烧伤患者救治存活后仍需要面临因烧伤导致严重残疾的后果,包括外形、功能、心理等,严重影响患者的生存质量。

1. 水肿 烧伤后体液在细胞、组织及间隙中的异常积聚可形成组织水肿,常出现在烧伤后 8~12h,约 36h 达到高峰。若手部烧伤所造成的水肿未能得到及时控制,将会在伤后

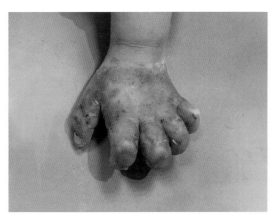

图 18-1-1 爪形手畸形

48~72h 呈现"爪形手"畸形（图 18-1-1）而影响患手抓握功能。烧伤后期水肿持续存在则会影响创面愈合、导致局部疼痛、加重瘢痕硬度。

2. 疼痛 烧伤疼痛是指因烧伤造成皮肤、黏膜甚至深部组织结构破坏与完整性受损，导致皮肤神经末梢受损、暴露或受刺激等，以及在烧伤病程中多种诊疗操作给患者带来的各种不愉快感受与体验。疼痛是烧伤患者最常见的症状，不仅影响患者日常活动、社会交往、情绪和睡眠，还会带来一系列心理及社会问题。

3. 残余创面 一般认为残余创面是指初步治疗后存留的散在分布，直径不超过 5cm，总面积小于 5%~10%；或者创面愈合后因活动不当、瘢痕皮肤破溃、微生物感染等因素重新出现的创面。残余创面的反复破溃、感染，经久不愈，治疗较为困难，关节处的残余创面将影响关节的活动而带来关节功能的改变。

4. 瘢痕 瘢痕是创面愈合的必然产物。瘢痕组织在病理学上是一种血液循环不良、结构异常、神经分布错乱的不健全组织，病理学上分为生理性瘢痕和病理性瘢痕两类。烧伤后的增生性瘢痕是病理性瘢痕的一种。瘢痕的形成机制尚不清楚，一般认为，修复细胞中成纤维细胞的大量增殖与凋亡抑制、细胞外基质中胶原合成降解失衡、部分生长因子的大量产生及三者密切关系构成了病理性瘢痕形成的生物学基础。根据增生性瘢痕的临床发展与演变，一般将其分为增生期（图 18-1-2）、消退期（图 18-1-3）和成熟期（图 18-1-4）。增生期为瘢痕形成早期 1~6 个月，突出表现为瘢痕增生活跃，显著高于周围正常皮面，厚而硬，且不断在增厚，局部充血，使得瘢痕呈现鲜红色，瘢痕表皮可见毛细血管扩张；患者均描述有不同程度的瘙痒、疼痛症状，并有随环境温度变化而出现的特点。消退期瘢痕为瘢痕形成后 6~12 个月甚至更长时间，瘢痕增生明显减退，瘢痕厚度和硬度逐渐降低，颜色转变为淡红、红褐或紫色，开始出现局部色素沉着，表皮毛细血管扩张消退，瘙痒、疼痛症状较前减轻。成熟期为

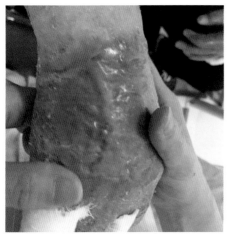

图 18-1-2 增生期瘢痕

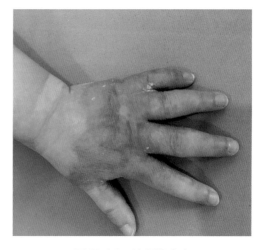

图 18-1-3 消退期瘢痕

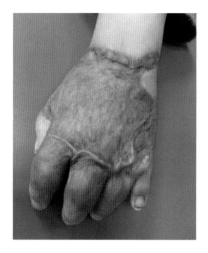

图 18-1-4 成熟期瘢痕

瘢痕形成 12 个月以后,此期突出特点是瘢痕增生完全停止,其厚度和硬度又有新的降低,但仍高出皮面,硬于正常皮肤,且持续长时间,甚至数十年,瘢痕颜色不一,呈褐色、暗褐色或浅褐色,总体趋势是向接近正常肤色转变;瘙痒、疼痛症状消失或随环境温度变化偶发。

增生性瘢痕个体化差异显著。一般来说,皮肤色素较深的患者以及年轻的患者更倾向于增生性瘢痕,增生性瘢痕也与初始烧伤伤口的深度有关。增生性瘢痕具有毁容和丧失功能的特性,其治疗是烧伤作业治疗干预的一项重要内容。

5. 挛缩与畸形 烧伤后瘢痕的挛缩是因为缺乏延展性且长度不足的病理性瘢痕取代正常皮肤所致的相关关节或解剖结构的活动度下降或线性改变(图 18-1-5)。挛缩将严重影响关节活动,导致关节运动功能下降,并且有可能造成关节结构和功能的永久性损害,可继发邻近正常结构的变形(图 18-1-6)。患者的日常生活也因此受到不同程度的影响,如上肢的挛缩将影响到吃饭、洗漱、穿衣、洗澡等日常活动,手部的挛缩对一些需要精细操作与协调性工作的影响更为显著。

6. 骨与关节改变 创面愈合带来的伤口收缩可使皮肤张力增高导致关节活动受限。因疼痛、制动时间过长带来的关节内、外纤维组织的挛缩,因瘢痕增生引起的皮肤延展性下降都将影响关节活动而带来关节的改变。有报道称烧伤后异位骨化发生率大约在 0.1%~3.1% 之间。

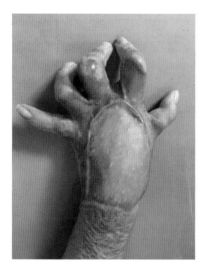

图 18-1-5 瘢痕挛缩畸形

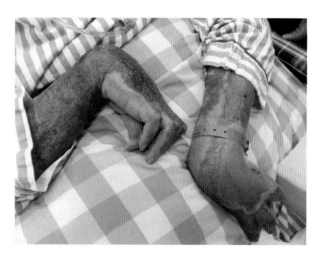

图 18-1-6 关节畸形

7. 肌肉改变 因卧床或长期制动表现为失用性肌萎缩,部分深度烧伤合并外周神经损伤导致支配肌肉失营养而出现神经源性肌萎缩。深度烧伤致肌肉烧伤导致肌肉丢失。

8. 心肺功能障碍 伤后长期卧床,缺少主动运动导致心肺耐力下降;合并吸入性损伤或胸部环形烧伤的患者出现限制性通气障碍。

9. 心理障碍　烧伤对人体生理及心理的影响是长久的甚至终生的。研究显示,烧伤后各阶段患者都可能出现心理紊乱症状,如睡眠障碍、抑郁、焦虑、回避等,重者甚至发展成精神疾病。据统计,成年烧伤患者中创伤后应激障碍的发生率为 7%~45%。中重度烧伤患者在 2 年后抑郁综合征的发生率为 45%。关注烧伤患者愈后的精神状况可提高患者的生存质量。

10. 日常生活活动能力　障碍烧伤后因瘢痕增生及其带来的关节活动度改变,创面,挛缩,肌肉力量下降等因素会导致患者的日常生活自理能力受限。

11. 社会参与能力障碍　大面积烧伤的患者因容貌、功能及社会心理的改变最终将影响患者参与家庭及社会生活,患者自我照顾能力及工作能力下降,社会参与能力严重障碍。

第二节　作业评估技术

烧伤带给患者的是躯体和心理、活动及社会参与的改变。作业治疗的评估主要从这三方面进行。躯体的改变主要体现在瘢痕带来的容貌改变以及由瘢痕带来的功能障碍,并由此带来社会心理的问题,影响患者的活动和参与。作业治疗的评估主要包括躯体结构方面对瘢痕及烧伤后手功能的评估、心理的评估、活动层面包括日常生活活动能力的评估,社会参与层面包括生存质量的评估和工作能力的评估。

一、瘢痕的评估

瘢痕是创面愈合过程中胶原纤维过度增生的产物。瘢痕主要表现为突出正常皮肤表面、形状不一、色红质硬的良性肿块。对烧伤患者而言,瘢痕会伴随不同程度的疼痛和瘙痒,对患者的躯体功能、容貌、心理及生活质量带来巨大的影响。临床上对烧伤后增生性瘢痕的评定主要采用观察法、量表评估及器械评估。

(一)观察法

通过观察瘢痕的颜色、触摸瘢痕的厚度和质地,询问患者疼痛、瘙痒等症状,并根据瘢痕的特点来判断瘢痕的生长阶段。增生性瘢痕特点概括为 3R,即 red(红)、raised(凸)、rigid(硬)。成熟瘢痕的特点可概括为 3P,即 pale(苍白)、planar(平坦)、pliable(柔软)。瘢痕增生的整个过程一般需 1~2 年,部分患者则需 3~4 年瘢痕才能完全成熟和软化。通过观察记录瘢痕的位置和特点,是否经过关节,瘢痕皮肤的完整性(是否有创面或水疱)等。

(二)量表评估

温哥华瘢痕量表(Vancouver scar scale,VSS)是临床上最常用于烧伤后瘢痕评定的综合性评估量表,该量表最初于 1900 年由 Sullivan 等人提出,从色泽(melanin,M)、厚度(height,H)、血管分布(vascularity,V)和柔软度(pliability,P)四个方面对瘢痕进行描述性评估,并可获得半定量的数据。VSS 不需要借助特殊设备,通过测试者的肉眼观察和徒手触诊就可以进行评估,具有操作简单、内容较全面的特点。因评估具有较大的主观性,需要对评估者进行培训。VSS 具有良好的内部一致性和重测信度,可广泛用于烧伤后瘢痕的临床评定,是目前国际上通用的病理性瘢痕临床评价方法。量表总分 15 分,评分越高表示瘢痕越严重。量表的详细项目可参照本书第六章相关内容。

（三）其他设备评估

对瘢痕颜色的评估可运用光学色谱仪进行。光学色谱仪根据国际照明委员会（CIE）设立的模式，按照三基色原理，通过红、绿、蓝三种颜色导出任何其他颜色，评估瘢痕颜色在不同阶段的改变，如颜色的深浅和鲜红程度；但受到多种因素影响评估结果，如瘢痕的形变、表面的质地以及周围环境的温度、光线等。激光多普勒技术通过测试微细血管血流从而间接测试出瘢痕的颜色。瘢痕硬度测量计可以测量瘢痕的硬度。香港理工大学康复工程中心开发的超声波与软组织触诊系统操作简单且成本较低，是测量瘢痕厚度的一种好方法。超声成像技术可评估瘢痕的厚度，但因操作复杂和成本昂贵，临床并未广泛应用。

二、手功能评估

手部在烧伤中最容易受累，手部烧伤占烧伤患者的 40%~50% 左右，其中深度烧伤约占手部烧伤的 30%。手虽仅占身体体表面积的 5%，但手背皮肤薄而柔软，皮下组织小，烧伤时易伤及肌腱、骨、关节。深度烧伤后，早期处理不当或创面自然愈合，常会产生瘢痕与挛缩，引起指蹼粘连（图 18-2-1）、虎口不能正常伸展（图 18-2-2）等畸形与功能障碍。手功能丧失意味着人体 57% 整体功能损害，随之带来社会地位与角色的改变，容易使患者产生心理障碍和不良情绪，甚至给患者生活带来毁灭性影响。手功能包括灵敏感觉、精细运动、稳定性、灵活性、协调性、握力及捏力。全面的手功能评定可为制定临床治疗方案提供依据。烧伤后手功能评定需要着重考虑烧伤后手的外形、瘢痕的情况及其带来的功能改变。详细的手功能评定请参照本书第六章相关内容。

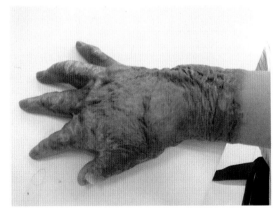

图 18-2-1　手部烧伤指蹼粘连

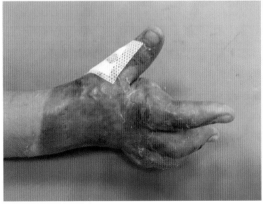

图 18-2-2　虎口伸展受限

三、日常生活活动能力评定

日常生活活动（ADL）是人们为了维持生存及适应生存环境而每天反复进行的、最基本的、最具有共性的活动，包括进食、穿衣、修饰、洗漱、洗澡、如厕、转移等。

ADL 能力反映了患者在家庭和在社区中最基本的能力。评估时需考虑对躯体性 ADL 能力（BADL）和工具性 ADL（IADL）能力的评估。目前尚无烧伤患者专用的 ADL 评估量表。常用的 BADL 评估量表有 Barthel 指数、改良 Barthel 指数，通过进食、洗澡、修饰、更衣、二便控制、用厕、床椅转移、平地步行及上下楼梯 10 项内容来评估患者的生活自理能力,满分 100 分,得分越高表示生活自理程度越好。IADL 的评估量表有功能性活动问卷(the functional activities questionnaire,FAQ),FAQ 评分越高表明障碍程度越重,正常标准为<5 分,≥5 分为异常。FAQ 是目前 IADL 量表中效度较高且项目较全面的。

四、生存质量评定

烧伤使患者同时承受着生理和心理的沉重负担。烧伤的深度和部位、面积、烧伤后的躯体功能、年龄因素、心理因素、环境及家庭因素都是影响烧伤患者生存质量的因素。生存质量的评估,普适应量表较常用的是 SF-36 及世界卫生组织生存质量评定量表(包括 WHO-QOL-100 和 WHOQOL-BRIEF)。烧伤患者健康量表 BSHS(burn specific health scale)为烧伤专用 QOL 量表,由美国学者在 1982 年提出,此量表用自评的方式,分为生理健康、身体活动、体像、心理健康、社会健康、性功能和总的健康关心程度 7 个领域,由 BSHS 发展而来的精简版烧伤健康量表(burn specific health scale 2 brief,BSHS2B)英文版由瑞士乌普萨拉大学医学院 Gerdin 博士研制,中文版由冯萍等翻译编制,量表包括 9 个维度,40 个条目,分别是基本生活能力、手功能、情感、人际关系、性生活、体像、热敏感、配合治疗、工作。每个条目采用 5 级评分法。各维度得分越低说明生活质量越低,得分越高生活质量越高。目前该量表在中国的使用样本量较少。

五、其他评估

(一)心理评估

因烧伤突发性、严重性、迁延性等创伤特点所致个体自我形象完整性的破坏和躯体功能残障等,极易使伤者在烧伤早期、治疗和康复过程中出现情绪、行为和认知等异常心理反应,甚至会阻碍后续的康复进程,造成永久性的身心残疾。

资料显示,10%~44%的烧伤患者于创伤早期经历各种形式的心理症状或紊乱;出现显著、持久的心理紊乱的伤者高达 30%~40%;创伤后应激障碍在成年烧伤患者的发生率为 7%~45%。

烧伤后患者主要的心理反应包括急救期的"情绪休克",急性期的恐惧、紧张、焦虑、抑郁,以及康复全程均可出现的多种创伤后应激症状如噩梦、回避等,急性应激障碍如果症状存在时间超过 4 周即为创伤后应激障碍;康复期患者的心理反应主要与其身体形象、肢体功能、烧伤后遗症相关,个体差异显著,在出院前伤者需要面临重新踏入社会他人的眼光及社会舆论的压力而可能出现社交焦虑、孤单、回避与他人接触等问题。

对烧伤后焦虑、抑郁的评估可选择 Zung 氏焦虑评定量表(self-rating anxiety scale,SAS)及 Zung 氏抑郁自评量表(self-rating depression scale,SDS)。SAS 由美国 Duke 大学华裔教授 Zung 于 1971 年编制,由 20 个与焦虑症状有关的条目组成,用于评测受调查者有无焦虑症状及焦虑的严重程度。SDS 同样由 Zung 教授于 1965 年编制,由 20 个于抑郁症状有关的条目组成,用于评测受调查者有无抑郁症状及其严重程度。SAS 及 SDS 均采用 Likter 4 级评分,粗分为项目累计得分,粗分×1.25 整数部分为标准分,SAS 标准分超过 50 分、SDS 标准分超过 53 分可考虑筛查阳性,需要进一步检查。分数越高表示程度越重。

对于烧伤后睡眠障碍可使用匹兹堡睡眠质量指数(Pittsburgh sleep quality index,PSQI)评价。PSQI 由匹兹堡大学精神科医师 Buysse 博士于 1989 年编制,用于评定受试者最近 1

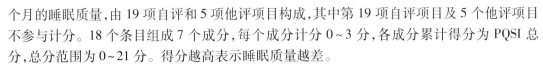

个月的睡眠质量,由 19 项自评和 5 项他评项目构成,其中第 19 项自评项目及 5 个他评项目不参与计分。18 个条目组成 7 个成分,每个成分计分 0~3 分,各成分累计得分为 PQSI 总分,总分范围为 0~21 分。得分越高表示睡眠质量越差。

创伤后应激检查表(the PTSD checklist, PCL)是目前用于评定创伤后应激障碍(post-traumatic stress disorder, PTSD)症状及其严重程度使用最为广泛的自评工具之一。量表由 17 个项目组成,包括与 PTSD 对应的三个维度:再体验、回避和警觉。PCL 包括军用版和平民版两个版本。平民版 PCL 中的再体验和回避两个维度适用于任何形式的压力,采用 1~5 级评分,1 代表从没有发生,5 代表极重度,每个条目分数在 3 分及以上才确定存在此条症状,得分越高说明时间对其影响越大。

(二)职业评定

是针对受伤患者从事某项工作的能力而进行的综合及客观的测试。包括躯体功能评估,工作行为评估及工作模拟评估,在患者出院前可转介职业康复部门完成,为患者出院前的工作安置提供依据。

第三节 烧伤的作业治疗技术

根据烧伤的病理生理和临床特点,一般将烧伤的临床过程分为三期,急性体液渗出期(急救期)、感染与创面修复期(急性期)、恢复期。作业治疗在不同时期的干预重点不同。

一、急性体液渗出期(急救期)的作业治疗技术

烧伤急救期是指受伤至伤后 72h。此期临床处理的重点是预防或治疗休克。作业治疗干预须在患者伤情稳定后进行。此阶段作业治疗师可以对患者做一般的了解,如烧伤的部位、程度和临床治疗需要,患者伤前的功能状况、个人兴趣爱好、经济状况以及社会关系等。此期作业治疗干预的重点在于通过使用矫形器和体位摆放方法来预防早期的挛缩形成。最理想的作业治疗干预是尽可能早地在伤后 24~48h 开始干预,因为胶原的合成和挛缩的形成在热力损伤的初始反应过程中就开始。此时期还需要积极处理伤后的水肿、对患者及照顾者的支持和教育。研究指出,康复治疗应从患者受伤后就开始并贯穿治疗全程,需要持续数月至数年。实施早期康复干预能显著改善重度烧伤患者的生存质量,能最大程度地减轻瘢痕增生,恢复患肢关节功能,降低致残率。

(一)体位摆放

严重烧伤患者急救期,由于病情危重,创面的疼痛、深度、焦痂的限制等因素,限制了身体的活动而被动制动。烧伤患者多采取长期屈曲和内收的舒适体位使得关节经常处于非功能位,极易导致肢体挛缩畸形。不正确的肢体位置摆放是最终造成关节畸形的原因。早期良姿位的摆放主要是为了避免关节、肌肉因长期制动、瘢痕增生挛缩而引起的畸形,降低患者后期重建手术的风险。持续良好的体位摆放是烧伤患者走向康复的第一步,是预防关节挛缩的第一道防线。作业治疗师可充分利用环境,借助辅助器具如矫形器、泡沫垫、枕头等用具,将患者的受伤部位摆放至功能位和抗挛缩的体位,以预防瘢痕挛缩导致的畸形或功能障碍。具体的做法详见表 18-3-1。

表 18-3-1　烧伤部位及体位摆放方法

烧伤部位	挛缩倾向	体位摆放或借助辅助具	注意事项
颈前	颈屈曲	①去枕；②适当调整床垫伸展颈部；③使用颈托	
腋窝	上臂内收	肩关节外展120°，适度外旋；飞机架支具或摆放软垫	密切观察是否出现臂丛神经牵拉症状
肘前	肘关节屈曲	伸直肘关节	
肘后	肘关节伸直	屈曲肘关节90°	
腕关节背侧	腕背伸致腕关节屈曲受限	腕关节置于中立位	
腕关节掌侧	腕屈曲致伸展受限	腕关节背伸功能位	
手背侧	爪形手	保护位矫形器（掌指关节屈曲70°~90°，指间关节伸直，拇指外展对掌位）	
手掌及手指掌侧	手掌及手指屈曲挛缩	掌指伸直矫形器	
髋前	髋屈曲	俯卧位或仰卧位时髋部垫枕头使髋伸展	注意保持髋中立位
膝前	膝关节伸直致屈曲受限	膝下垫枕头或垫子使膝关节保持屈曲	
膝关节后	膝关节屈曲	膝关节伸直矫形器	防止膝关节外旋压迫腓神经
足背部	踝关节背屈，足趾上翻	踝关节置于90°或使用矫形器维持	观察足跟是否出现压疮
足后部	踝跖屈	踝关节置于90°或使用矫形器维持	

（二）矫形器使用

在理想的情况下，对患者进行初次评估时就需确定矫形器的制作和使用，以及体位摆放方案并与团队成员沟通。一般情况下深Ⅱ度及以上的烧伤损伤的关节都需要矫形器预防挛缩。矫形器的使用时间取决于患者肢体的活动能力，活动下降的肢体需要增加矫形器使用的时间来对抗挛缩，如一个不能完成主动运动的患者，则需要在除了治疗和更换敷料的时间以外都需要佩戴矫形器。对于能够使用患肢完成功能任务（如进食和功能锻炼）的清醒患者，通常只需要在夜间使用矫形器。此时期的矫形器在烧伤敷料上用纱布或尼龙搭扣固定使用。虽然矫形器被认为是烧伤治疗的标准治疗方法，但是仍缺乏证据来支持它的使用，对预防挛缩的矫形器治疗实践的验证是今后作业治疗师可能要解决的一个研究领域。

（三）水肿的处理

预防水肿比处理水肿更加重要。烧伤最初72h的水肿控制，对减轻软组织水肿，保持肌腱滑动和关节活动十分重要。

1. 抬高肢体　抬高患肢可以加强静脉和淋巴回流，减少血管的流体静水压，从而降低动脉末端的毛细血管过滤压。患肢高于心脏水平有助于减轻水肿，特别是早期水肿。休克

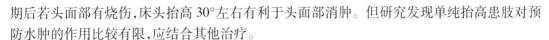

期后若头面部有烧伤,床头抬高 30°左右有利于头面部消肿。但研究发现单纯抬高患肢对预防水肿的作用比较有限,应结合其他治疗。

2. **主动运动**　主动运动能加强淋巴回流和液体吸收。肌肉局部收缩运动对远端水肿有主动泵的作用。主动活动应从出现紧缩的愈合皮肤开始,在不同的部位循序渐进进行。烧伤早期以创面保护为主,肌肉锻炼以静力收缩为主。患者在烧伤后 48h 病情稳定后应尽早进行患肢的功能锻炼,动作应轻柔、缓慢,避免动作过大而引起烧伤创面医源性二次伤害,同时严密观察患者生命体征(心率、血压、呼吸)的变化,以不引起生命体征明显变化为前提。烧伤 7~10 天后关节功能部位即可开始幅度由小到大的主动活动,如反复的分并指运动需要掌背侧骨间肌的收缩,有利于消除深部组织的水肿。下肢可在弹力绷带保护下逐渐开始由坐到站而后行走的锻炼。

3. **压力治疗**　压力治疗也称加压疗法,是指通过对人体体表施加适当的压力以预防或抑制皮肤瘢痕增生、防治肢体肿胀的治疗方法。压力能增加组织静水压,有利于静脉和淋巴回流。在创伤早期可以限制组织膨胀空间,在愈合后期能通过减少毛细血管净滤过而减轻水肿。急救期常用的压力治疗方法通常是绷带加压法,包括弹力绷带加压法、自粘绷带加压法及筒状绷带加压法。应用弹力绷带进行加压缠绕方法为由远端向近端缠绕,均匀的做螺旋形或 8 字形包扎,近端压力不应超过远端压力,每圈间相互重叠 1/3~1/2,末端避免环状缠绕,压力以绷带下刚能放入两指为宜。应用弹力绷带加压包扎根据松紧情况和肢体运动情况往往需要 4~6h 更换一次,以保证足够的压力。成品压力衣或量身定制的压力衣加压需要等到创面愈合、损伤的皮肤能够耐受压力衣穿脱时产生的摩擦力才可以使用,否则容易引起水疱。压力治疗用于预防和抑制瘢痕增生的详细应用见下文康复期的瘢痕管理相关内容。

（四）患者及照顾者教育

此期作业治疗师需要帮助患者及照顾者正确认识烧伤后带来的皮肤损害及由此引起的功能改变。教育患者及照顾者掌握正确的体位摆放技巧,维持正确的体位。教育患者在病情稳定时尽可能地主动活动没有受累的关节,能参与日常生活自理活动的鼓励主动参与,缩短卧床期,提高自我效能。在早期康复训练过程中鼓励患者积极参与各种活动,进行早期功能锻炼,将烧伤后遗症发生率降至最小,减少瘢痕增生发生率,增加患者关节活动度,改善患者生存质量,使患者尽早恢复正常生活和工作。

二、感染与创面修复期（急性期）的作业治疗技术

自急救期以后到伤口创面愈合(包括自发愈合和植皮的愈合)的阶段为急性期。根据烧伤程度、创面愈合是否需要植皮等因素,急性期可能从数日延续至数月不等。

急性期作业治疗师需要对患者进行详细的初始评估,治疗师需要了解患者伤口的时间以及其他相关的损伤,了解患者伤前的既往史以及可能限制患者作业表现的相关诊断,如精神疾病,糖尿病或肺部疾病,并在制定作业治疗计划时需要注意和解释。此时期的作业治疗评估包括对患者的个人因素的评估(如心理功能、认知功能、沟通和社交技巧、感觉功能、神经肌肉骨骼和运动相关功能、关节灵活性及稳定性、肌耐力等)和对 ADL 的评估。评估可以通过直接对作业活动的观察及对患者及家属的访谈完成。潜在的永久性瘢痕和畸形可能引起严重的焦虑及限制参与康复的能力,因此对患者支持系统的早期评估有助于治疗师识别有利的资源,这些资源可能有助于早期患者的动机和目标设定。

此时期作业治疗的干预侧重于患者的能力。在急性期,患者个人参与自我照顾和功能再训练有关治疗的能力通常受到复杂的医疗问题的限制。此时需要继续做好对抗挛缩的体位摆放,根据患者参与治疗和体位摆放的能力调整矫形器的穿戴时间,同时需要做好患者支持和社会心理的调整以及积极的团队沟通,皮肤护理、疼痛及瘙痒的处理,进行ADL训练提高患者的生活独立能力,继续提升患者的自我效能,完成对照顾者和患者的支持与教育。

(一)支持和社会心理的调整

所有的烧伤患者,无论年龄的大小,都表现出一些相同的心理反应,包括抽离、否认、对死亡的恐惧、焦虑、抑郁和悲伤。另外,烧伤患者的心理状况也受到各种因素的影响,这包括住院期间产生的情绪创伤、住院时间长短、对身体变化的适应、对他人反应的适应以及烧伤的位置和深度。烧伤患者的心理社会挑战随着患者在身体康复的各个阶段逐渐恢复而不同。患者在急性期阶段处理抑郁和焦虑的问题,可能开始显示急性和创伤后应激障碍的迹象。同样在这个时候,任何损伤前的心理病理都可能变得更加明显。

作为烧伤小组的成员,作业治疗师在处理患者的社会心理问题时可以使用一些健康的应对策略:找出每个患者都能强调的优点,提醒患者在经历痛苦和恐惧时已经具备的优点;验证悲伤和恐惧;协助患者实现目标,有助于显示对未来的希望;灌输患者能成功的信念。

(二)团队沟通

在整个住院期间,与团队的所有成员,包括患者和患者的家庭成员和/或支持系统进行沟通是十分必要的。在急性期,作业治疗师与烧伤团队之间的合作是必不可少的,主要在以下几方面:提醒团队成员注意挛缩的发展和治疗干预的反应;规划围手术期的矫形器;明确基于植皮完整性的活动范围顺序;必要时教导团队有关环境改造或沟通系统的知识。

(三)运动和活动

在急性期,矫形器和体位摆放与运动和活动相结合。运动对于控制肿胀、预防肌肉萎缩、肌腱粘连、关节僵硬及关节囊短缩有重要的作用。运动的类型包括被动运动、主动运动、主动辅助运动和功能性活动。鼓励患者在生活中尽可能多地运动。作业治疗师的角色是引导患者发挥功能,功能性活动可以用来改善患者的主动运动范围。运动的禁忌证包括暴露的肌腱、新鲜的植皮、急性的医学并发症和骨折。此外,作业治疗师对伤口进行围手术期的检查对于确定伤口愈合状况和皮肤完整性与运动耐受性有关是至关重要的。

(四)ADL训练

烧伤后急性期,患者的生活自理能力常因医疗辅助装置而受到限制。此期的ADL训练以体位摆放为主,体位摆放的主要原则是对抗瘢痕挛缩的方向进行摆放,不能满足则摆放在关节的功能位。

当患者不再需要医疗辅助装置,且能够通过口部饮水和进食时,作业治疗师可通过暂时的环境改造、辅助装置的使用以及患者自身的代偿技术,促进患者独立完成ADL。

当患者可以部分或完全离床时,鼓励患者独立完成进食、修饰、穿衣、如厕等自理性活动。烧伤后四肢及躯干运动功能保存良好的患者不需要特意训练,只需要在日常生活活动中按照自己的生活作息习惯来完成即可。

当肢体功能不能满足按照往常的生活习惯来进行一些自我照顾活动时,作业治疗师需要教授患者一些技巧:如穿衣先穿活动受限严重的一侧,先穿压力手套再穿压力衣。

当借助技巧仍不能满足日常活动需要时,可以考虑辅助具。如当肘关节屈曲限制较多时,可使用带长吸管的杯子喝水,可使用加长手柄的勺子辅助进食(图18-3-1),手部没有抓握功能的可以考虑万能袖套固定勺子进食(图18-3-2),手部抓握功能不佳的使用加粗手柄的勺子辅助进食;使用长柄沐浴刷帮助清洗足部,使用带圈的长条沐浴球清洗后背(图18-3-3),使用拉链环辅助拉链(图18-3-4)等。

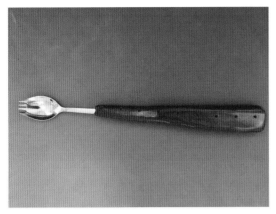

图18-3-1　加长手柄勺子辅助进食

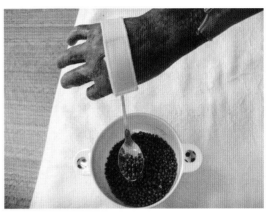

图18-3-2　万能袖套辅助进食

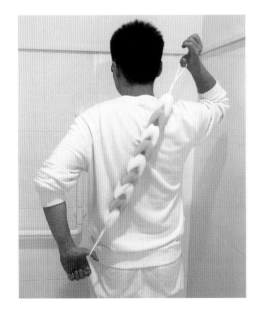

图18-3-3　长条沐浴球清洗后背

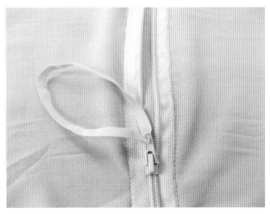

图18-3-4　使用拉链环辅助拉链

（五）皮肤护理

烧伤后新生的皮肤较为脆弱,容易干燥和裂开,治疗师需要指导患者在皮肤上涂抹润肤膏或润滑油以保持皮肤湿润和延展性,教育患者涂抹润肤膏后需要等待皮肤充分吸收后才能使用弹力绷带或压力衣加压包扎。对于瘢痕皮肤新陈代谢旺盛产生的皮屑和死皮(图18-3-5)需要及时清理,可通过生理盐水浸泡的方法清洁死皮,预防死皮变厚变硬而限制关节活动。注意避免用手直接撕脱死皮,以免形成伤口。由于新生的皮肤和移植的皮瓣较弱,容易破损和产生水疱,所以清洁时避免过度清洗而产生破损。

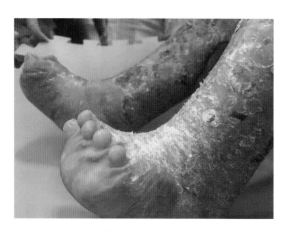

图 18-3-5　死皮

（六）创面的处理

烧伤后残余创面的形成原因复杂，如因植皮不存活，勉强自愈的创面上皮薄弹性差不耐磨而出现水疱破溃（图18-3-6）形成，局部感染，发生在瘢痕部位的创面局部循环差而难愈合等原因。创面需要早期预防，出现后需要正确处理。

1. 预防创面形成　新鲜的瘢痕上皮较薄，可使用自粘弹力绷带加压包扎（图18-3-7）代替穿戴压力衣，以减少布料摩擦带来的皮肤损伤。在检查的过程中避免用力按压新鲜瘢痕以免形成水疱；出现的水疱不能自行破穿，而需要护士使用消毒针头协助抽取液体而保留上皮覆盖，并用薄层的油纱或者创可贴贴敷在创面上，直至创面干燥愈合。

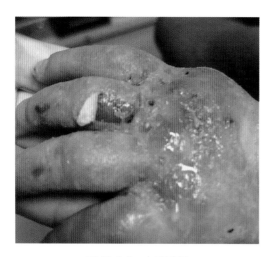

图 18-3-6　水疱破溃

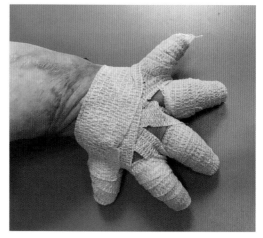

图 18-3-7　自粘弹力绷带加压包扎

2. 处理　对于已经出现的创面要保持创面部位及创面周围的皮肤卫生（图18-3-8），避免细菌及各种代谢产物阻碍了上皮生长或破坏新生上皮。勤换药是治疗残余创面的主要手段。及时保持创面干净清洁和肉芽组织健康是创面愈合的重要前提。出现在关节位置瘢痕部位的创面（图18-3-9），因瘢痕不能完全制动关节，故也在一定程度上影响创面的愈合。可考虑夜间使用矫形器把覆盖创面的关节固定在减张位，以帮助创面愈合。

（七）疼痛的处理

烧伤后的疼痛主要为背景性疼痛和操作性疼痛两种。

1. 背景性疼痛　是指在烧伤创面愈合过程中，或在创面愈合后瘢痕增生、挛缩过程中，烧伤患者在静息状态下出现的不愉快感或主观感受。需要考虑的是瘢痕的痛觉过敏和合并截肢或截指的残端痛觉过敏。对于痛觉过敏，我们需要进行脱敏治疗，让过敏的部位接触由轻到重逐渐加强刺激直至耐受，并需要教育患者减少恐惧心理，有意识地使用敏感区，通过

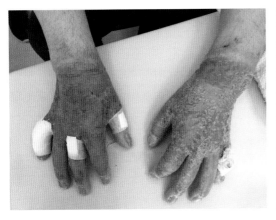

图 18-3-8　保持创面部位的卫生

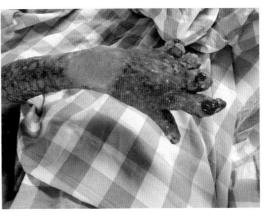

图 18-3-9　手指 PIP 创面

循序渐进的感觉脱敏训练,体会反复刺激敏感区域可以减轻敏感现象。如果瘢痕的痛觉过敏持续较长的时间,需要进一步考虑是否合并创面的炎症疼痛而需要对创面进行临床处理来缓解疼痛。

2. 操作性疼痛　是指在烧伤病程中的各种诊疗操作,如换药、功能锻炼等所引发的不愉快感或主观感受。为对抗瘢痕的挛缩、保持关节的功能,作业治疗师通常借助矫形器辅助治疗。如果患者反馈穿戴牵伸矫形器有疼痛不适,治疗师需要对患者进行正确使用的宣教,尤其是动态牵伸的矫形器,要明确牵伸的强度和频率,避免因牵伸过重带来疼痛和关节的损伤。对于治疗师辅助进行的关节牵伸活动,避免暴力牵伸带来的损伤和疼痛。水中浸浴后进行水中运动,利用水的压力对瘢痕进行按摩,保持瘢痕处皮肤的延展性,可以减少患者瘙痒疼痛的感觉,改善患者关节活动范围,提高患者心肺功能。对于手部的小关节运动,可建议在水中进行。水温的选择有观点认为不宜超过 37℃,水温过高会引起瘢痕血管扩张,加重瘙痒的症状,且过高的温度会对创面肉芽的刺激而使患者感到疼痛。

（八）瘙痒的处理

有研究表明 87% 烧伤患者出现瘢痕区的瘙痒。烧伤后瘢痕瘙痒是患者面临的主要问题之一,其表现为局部奇痒难耐,昼夜不休,且瘙痒感可能持续很长时间甚至伴随其终生。目前瘢痕瘙痒尚没有理想的止痒办法。研究表明,皮肤保养、生活规律、心情调适、瘙痒控制治疗可有效地缓解患者的瘙痒症状。

1. 皮肤保养　①保持瘢痕处清洁保湿,预防紫外线照射,外出打遮阳伞或涂防晒霜,防止形成色素沉着;②避免大量出汗及剧烈运动;③减少酸碱刺激,如慎用碱性较大的肥皂及沐浴液;④衣着宽松柔软,透气舒适;⑤减少各种牵拉、抓挠、摩擦刺激。

2. 瘙痒控制治疗　包括使用加压治疗、冰敷降温护理、手法按摩等。

（1）加压治疗:压力治疗可干扰局部组织微循环及氧气交换,起到减少炎性细胞及降低介质水平的作用,从而缓解瘙痒症状,其治疗原则为"一早二紧三持久"。详细应用见前文描述。

（2）冰敷降温护理:当局部皮肤瘙痒剧烈时,此时皮肤温度较高,可使用冰袋或冰块局部冰敷,通过冰敷降低皮肤温度,刺激纤维伤害感受器,竞争性抑制瘙痒信号的传导来止痒,还可起到镇静的功效。四肢、肩周、颈部等瘢痕瘙痒,可以选择冰袋或冰块局部冰敷,每次不超过 10min,防止冻伤。注意胸腹部烧伤瘢痕部位少用,防止寒凉刺激内脏,导致腹痛、腹泻等不适。

（3）手法按摩：按摩可改善瘢痕的柔软度，增加血液循环，缓解瘙痒感觉。温水浸浴后，局部皮肤涂抹润肤膏滋润后可行手法按摩。以按、摩、揉、推、搬、提、捏 7 种手法进行，早期以按压为主，力度以能承受为宜，频率宜慢；偏厚偏韧的瘢痕可同时加揉法和摩法，垂直于瘢痕挛缩的方向用力，螺旋状移动，用力循序渐进，力重而不失轻柔；瘙痒明显处以提、捏交替抚触，注意指甲剪短修平，避免划伤瘢痕。

（九）康复教育

对患者及照顾者进行宣教，帮助患者更好地了解自己的病情和需要做出的努力。宣教的内容包括促进创面愈合、瘢痕挛缩的后果、保持 BADL 与 IADL 独立的重要性、坚持功能锻炼、瘢痕管理的技巧和原则。

三、康复期的作业治疗技术

康复期是指急性期以后直至瘢痕成熟。瘢痕成熟需要 6 个月~2 年。当瘢痕变平且胶原合成率稳定则可视为瘢痕成熟。作业治疗师在此阶段的直接介入程度是不同的，它可能从每天住院治疗到每周门诊治疗到每年的门诊随访。

作业治疗在烧伤康复期继续评估患者的活动和能力，自我照顾的能力及家务活动的能力，这一阶段的作业治疗干预的总体目标是最大程度地帮助患者恢复到伤前的作业表现水平。治疗师鼓励患者更多主动参与治疗。除了关注患者的运动和力量的范围外，作业治疗在此期还关注活动的耐力、感觉功能、协调功能、瘢痕管理、生活自理及家庭管理技能。

（一）支持和社会心理调整

在烧伤康复期患者在三方面面临挑战：躯体上面临功能的障碍，社会层面如体像和角色的改变，社会心理方面如焦虑和抑郁。康复期增加的活动在辅助躯体康复的同时也会让患者发现损伤是如何影响他们的生活的。意识到功能丧失的情绪反应可引出一系列的行为，如哭泣和愤怒。另外，损伤带来的难堪可能导致患者的回避，患者可能有创伤后应激障碍。作业治疗师在此时期可以选择治疗性活动来帮助患者恢复自信和自我效能。小组活动能够提供社会交流的机会，让患者在安全的环境下分享经历。作业治疗师在陪伴和面对患者的社会心理问题时需与其他团队成员如护士、家属、社工、心理治疗师密切合作。

（二）瘢痕管理

瘢痕是烧伤后伤口愈合的必然产物。增生性瘢痕是伤口失常的愈合过程的产物，呈现出色红、突起和没有弹性的瘢痕。与正常的皮肤相比，增生性瘢痕包含大量的纤维原细胞，胶原纤维呈结节状，非平行排列状，原因可能跟胶原纤维的合成和分解失平衡有关。烧伤伤口愈合过程中出现异常，肉芽组织中的成纤维细胞数量不断增加，增殖活跃，并持续合成、分泌胶原与其他细胞外基质，身体又无法对这些过剩的细胞外基质吸收或进行重塑，导致了瘢痕的形成。

深Ⅱ度和Ⅲ度烧伤创面愈合后 1~3 个月，瘢痕开始逐渐增厚，高出周围正常皮肤，表面粗糙，质地变硬，充血逐渐加剧呈鲜红色，伴有疼痛、瘙痒、灼热和紧缩感，有增生性瘢痕的下肢在负重时会有针刺感。创面愈合 3~6 个月左右瘢痕增生达到高峰，颜色由鲜红色转为深红色或紫红色，表面可见粗细不均的毛细血管网，表面菲薄，角质层增厚，干燥易破裂，瘢痕坚硬无弹性，瘙痒加剧。大部分患者同时还会伴有疼痛和瘙痒的感觉。增生性瘢痕增生达到高峰后，增生开始减退并逐渐成熟而软化，颜色由深红色或紫红色逐渐转为紫色或褐色，

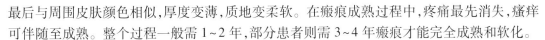

最后与周围皮肤颜色相似,厚度变薄,质地变柔软。在瘢痕成熟过程中,疼痛最先消失,瘙痒可伴随至成熟。整个过程一般需 1~2 年,部分患者则需 3~4 年瘢痕才能完全成熟和软化。

除了影响容貌,增生性瘢痕还会限制关节活动范围而影响功能性技能。瘢痕管理技术包括正确的瘢痕皮肤护理、瘢痕按摩及应用压力治疗技术抑制瘢痕,预防由瘢痕带来的功能改变。

1. 瘢痕皮肤护理 瘢痕皮肤的新陈代谢较正常皮肤要快和旺盛,如不及时清洁,会形成死皮覆盖在皮肤表面,进而影响瘢痕处皮肤的卫生,如合并创面还会影响创面的清洁。皮肤护理的目的是去除死皮,保持皮肤干净、湿润,降低皮肤敏感性,保持烧伤后皮肤的完整性和柔韧性,避免压力治疗和牵伸运动所致的皮肤破损。如手部的瘢痕,治疗师可以指导患者使用生理盐水浸泡手部 5~10min 后用棉球或纱布清洗瘢痕上的死皮,用干净的毛巾擦干后涂抹润肤油进行皮肤保湿后再进行手部运动。

2. 压力治疗抑制瘢痕增生 压力治疗是缓解挛缩和增生性瘢痕最有效的办法之一,临床报道压力治疗能够使瘢痕变平顺和柔软。烧伤发生后应尽早开始压力治疗,最理想的开始时间是创面愈合后 3 周以内。压力衣的穿戴时间从 2h 开始增加,直到能够耐受 24h 的穿戴,压力衣穿戴的耐受程度取决于水疱和伤口的情况。研究指出应用 25mmHg 的压力对于胶原合成是最理想的压力,最终能够帮助减少瘢痕的形成。

压力疗法用于治疗瘢痕的机制尚不清楚,目前普遍认为压力疗法对瘢痕治疗作用的关键在于通过持续加压使局部的毛细血管受压萎缩,数量减少,内皮细胞破碎等,从而造成瘢痕组织局部的缺血、缺氧,而缺血、缺氧则导致一系列的变化,包括:成纤维细胞生成受阻、合成胶原细胞外基质障碍、胶原酶水解胶原结节及破坏胶原纤维、黏多糖的沉积与合成减少,从而促进对过剩的细胞外基质进行吸收和重塑,使胶原纤维的合成和分解趋于平衡,排列趋于平行排列,抑制瘢痕的增生。

压力治疗的实施原则为早期介入、持之以恒、压力适中、防治并重、因人而异。

(1)早期介入:压力治疗应在烧伤创面愈合后尚未形成瘢痕之前就开始,加压的时间越早,其治疗和预防的效果越好。通常 10~20 天愈合的烧伤创面应预防性加压,21 天以上愈合的烧伤创面及深Ⅱ度、Ⅲ度烧伤创面必须进行预防性加压。当然,早期应用压力治疗的时间也应因人而异,对于创面愈合缓慢且伴有创面感染者,则应延迟压力治疗介入的时间;对于小儿、体弱和对疼痛恐惧的患者,压力治疗不宜过早开始介入,以免使患者对该治疗产生抵触情绪或恐惧心理。

(2)持之以恒:为保证压力治疗效果,加压时间应足够长,成人每天应保证 23h 以上进行加压,只有在洗澡或特殊治疗需要时方可解除压力,且每次解除压力的时间不应超过 30~60min。增生性瘢痕持续加压的时间通常需要一年左右,有些瘢痕甚至需要 2~3 年。对于初次接受压力治疗的患者,其加压的时间应逐渐延长。初次穿戴压力衣的患者,治疗师应根据创面愈合情况、烧伤部位及患者的耐受力,可选择每 2h 去除压力衣 10~30min。对于烧伤的婴幼儿,每日坚持使用压力治疗 12h 即可,以免影响患儿的生长发育,或导致加压部位畸形。

(3)压力适中:理想压力应接近皮肤微血管末端压力,为 24~25mmHg,最有利于限制瘢痕组织的生长,而过大的压力则会影响末梢血液循环。临床上有效的压力为 10~40mmHg,有研究指出 10~15mmHg 的压力已能够取得良好的治疗效果。治疗师应根据患者瘢痕的部位、瘢痕的特点以及使用人群,选择不同强度的压力。例如成人四肢部位的瘢痕,通常可采用 15mmHg 的压力即可;成人胸、腹部瘢痕加压时的压力可选取 20mmHg;儿童四肢部位的瘢痕通常采用 8~10mmHg 的压力,而儿童头面部瘢痕通常无须增加加压,压力头套刚好服帖即可,以免造成面部结构畸形或阻碍其生长发育。

(4) 防治并重:深Ⅱ度与Ⅲ度烧伤后瘢痕的增生是必然的过程,因此预防和治疗同等重要,对于此类烧伤必须在瘢痕增生前开始加压,而并非等到已经出现瘢痕才开始加压,即早期介入压力治疗技术,提前进行预防性加压。

(5) 因人而异:与其他作业治疗技术相同,压力治疗技术更应因人而异,无论是在早期介入加压治疗的时间方面,还是压力强度和加压时间方面,治疗师都应根据每一位患者的自身特点和瘢痕情况,结合患者及其家人的意愿、需求及其经济状况,选择和制定最佳的、个性化的压力治疗方案。

压力治疗包括使用弹力绷带(图 18-3-10)、压力衣(图 18-3-11)、压力垫(图 18-3-12)及压力支架(图 18-3-13)。详细内容参考本书相应章节。

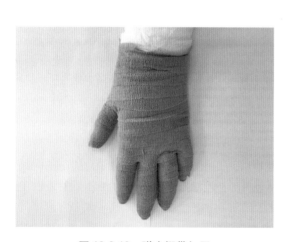

图 18-3-10　弹力绷带加压

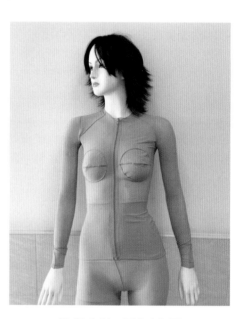

图 18-3-11　压力衣加压

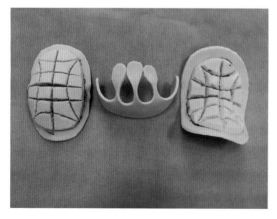

图 18-3-12　压力垫

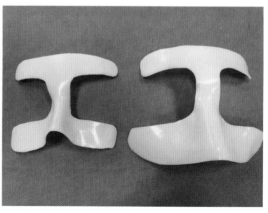

图 18-3-13　压力支架

3. 瘢痕按摩　瘢痕按摩能够有效降低瘢痕区皮肤的敏感性,保持瘢痕组织柔软湿润,缓解关节被动牵伸时所致的紧绷感。按摩可减少瘢痕挛缩,当损伤皮肤能够耐受轻摩擦力时就可进行。瘢痕按摩每天进行多次,使用深压力进行(能够让瘢痕暂时变白的压力),按摩前通常先用润肤膏润滑皮肤再行向心性按摩(图18-3-14)或八字推拿按摩(力与瘢痕纵轴方向垂直)(图18-3-15)。润肤膏的作用是减少摩擦,宜选用无香精的润肤膏以减少对新愈合皮肤的刺激性。条索状瘢痕进行按摩前,治疗师必须确定瘢痕已经得到最大范围的牵伸,以预防不成熟、不稳定的瘢痕组织因牵伸而裂开或破损。对按摩时应避免过度摩擦皮肤而产生水疱。作业治疗师在进行瘢痕按摩时可跟踪瘢痕皮肤的完整性及耐受性。当瘢痕按摩的时间表已经建立,治疗师需要教导患者及家属在治疗以外的时间进行。

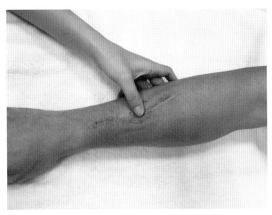

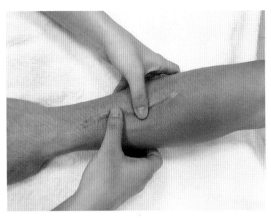

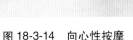

图18-3-14　向心性按摩　　　　　　　　图18-3-15　八字推拿按摩

（三）患者及家庭教育

患者及其照顾者应该清楚治疗中配置的矫形器的正确使用,掌握正确的皮肤护理的方法,包括如何监测皮肤的完整性和保持皮肤湿润,对伤口愈合及组织对运动的反应有基本的了解,了解瘢痕管理的相关技术并能够在治疗时间以外正确实施。

（四）出院前准备及出院指导

患者出院前,治疗师在条件允许时可对患者进行家访,并安排患者在作业治疗部的家居模拟训练室,模拟练习ADL和家务活动能力,确保患者回家后能够生活自理。大部分烧伤患者由于烧伤毁容和瘢痕形成,对出院产生恐惧和焦虑,甚至拒绝出院和回归社会,对此,作业治疗师作为烧伤小组的成员,应理解患者的一些反常行为,并鼓励和支持患者走出医院或康复中心。作业治疗师在患者出院前,可组织烧伤患者进行社区内的小组活动,如超市购物、户外体育活动、外出到餐馆喝茶等,帮助患者克服心理障碍,提前适应社区生活,顺利回归社会。此外,治疗师应与患者及其照顾者认真沟通,鼓励患者出院后尽可能独立完成全部ADL活动,减少患者的依赖性,并依据患者的功能制订家庭康复计划。详细的出院指导应包括瘢痕处理的技巧与原则、压力治疗的正确使用、矫形器的正确使用、独立参与ADL的重要性、正确的家庭锻炼。

（五）手部烧伤的治疗技术

据美国烧伤学会统计,手部烧伤的发生率占所有烧伤的39%,而90%的大面积烧伤累及双手或单手。手部烧伤虽不是导致烧伤死亡的主要因素,但手部功能恢复的效果确实决定患者重新融入生活和社会的重要因素。因此对于手部烧伤的治疗目标是保持患手的活动及功能的能力范围,改善因烧伤导致的功能缺失,必要时借助辅助手段促使患者回归独立的日常生活和工作。

1. 预防患手因肿胀、手内在肌的挛缩而形成爪形手　烧伤手部的体位对最终的治疗效果至关重要。爪形手畸形可因组织水肿、肌腱损伤或瘢痕挛缩在烧伤早期出现,形成掌指关节过伸和指间关节屈曲畸形。在组织水肿长期存在的情况下,爪形手畸形呈进展性发展,将严重影响患手的粗大抓握和精细运动功能。借助手部保护位支具(图 18-3-16),将患者手部置于安全位,即腕关节背伸 20°~30°,掌指关节屈曲 70°~90°,指间关节伸直,拇指处于对掌位。对于全手的烧伤,保护性支具早期应将手保持在功能位(图 18-3-17),手的功能位是进行一切动作前的准备位置,也是将手的内、外在肌维持在一定张力的位置,具体为腕关节轻度背伸,虎口张大,拇指处于对掌位,各指蹼微分,掌指、指间关节轻度屈曲。无论何种体位,均以保护虎口为主要目的,因为虎口挛缩将限制手的各种抓握活动。

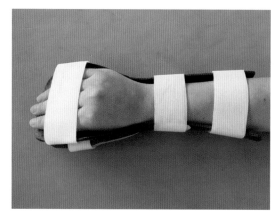

图 18-3-16　手保护位矫形器

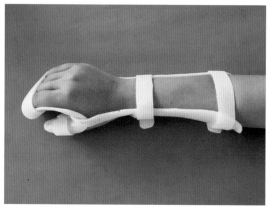

图 18-3-17　手功能位矫形器

2. 预防指蹼挛缩　指蹼挛缩(图 18-3-18)常是深度烧伤保守治疗后的并发症,也可发生于手术后。虎口是特殊的第 1、2 指蹼,其挛缩通常合并第一骨间背侧肌和拇收肌的挛缩。虎口挛缩将限制拇指的对掌对指活动而影响全手 50% 的功能。其余四指的指蹼挛缩将影响手指的内收和外展。佩戴压力手套时联合指蹼压力垫一起应用(图 18-3-19),预防指蹼瘢痕

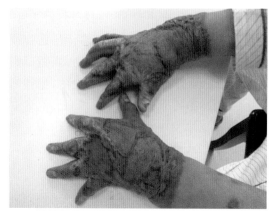

图 18-3-18　指蹼挛缩

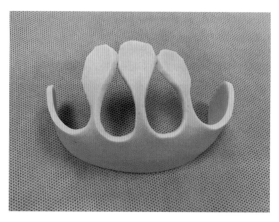

图 18-3-19　指蹼压力垫

增生,使用 C 形虎口支具(图 18-3-20)可预防或减少术后长期制动而引起的虎口挛缩。

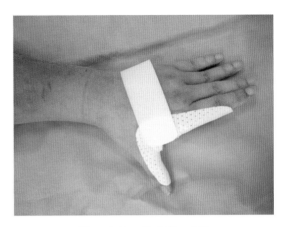

图 18-3-20　C 形虎口支具

3. 保持手部的关节活动度和灵活性　手部关节活动度及灵活性的保持是实现手实用功能的基础。作业治疗师需灵活应用各种方法来促进手功能恢复,但功能锻炼的方案因人而异。功能锻炼的原则有:①功能锻炼的具体活动方式以对抗组织挛缩发展为主。②主动活动优于被动活动,只有患者不能进行全范围关节活动时才进行被动辅助或被动运动锻炼。③功能锻炼时先进行单独关节的活动,再进行复合关节的活动:在深度烧伤的情况下,被动的屈曲活动就可能存在伸肌腱损伤的风险,在这种情况下应单独进行掌指关节、各指间关节的主被动屈伸运动,减轻对薄弱伸肌腱施加的张力。④每日多次功能锻炼,尽可能在无敷料情况下操作,必要时解除压力手套进行锻炼。

（六）面颈部烧伤的特殊治疗技术

面部烧伤常导致面部五官的缺损或畸形,在眼周的烧伤常有眼睑外翻(图 18-3-21),导致眼睑无法闭合;嘴部的烧伤,常见小口畸形或嘴唇外翻(图 18-3-22);耳部的烧伤易造成耳廓缺失变形;鼻部的烧伤常出现鼻孔缩小、鼻头或鼻翼缺损畸形。颈部的前方烧伤或有环状的烧伤时,很容易造成颈部屈曲挛缩,若颈部的烧伤部位是不对称的,则会产生侧屈挛缩畸形(图 18-3-23)。

1. 体位摆放　正确的摆位可以减轻水肿,也可以使软组织伸长,避免挛缩的产生。面部五官较为特殊,为了维持良好的姿势,常需借助辅助支具以达到最佳的体位摆放效果。正确的体位应先使患者平躺,避免侧睡以及垫枕头,以避免耳朵受压迫产生软骨发炎,造成耳

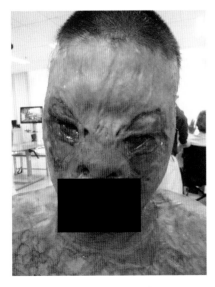

图 18-3-21　眼睑外翻

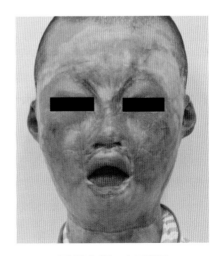

图 18-3-22　小口畸形

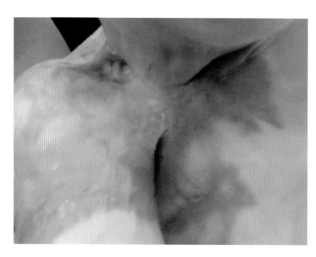

图 18-3-23   颈部侧屈畸形

朵变形。

2. 头面的皮肤护理   皮肤是一种排泄器官,水分、油脂等代谢物会通过皮肤排泄。要保持头面部皮肤的清洁,及时清洁皮肤新陈代谢的死皮、油脂、保持皮肤清洁湿润。穿戴压力面罩时注意按时取下面罩进行面部的透气和清洁。

3. 辅助器具   包括面部、颈部、鼻孔、嘴巴及耳朵部位的辅助器具使用。

(1) 塑料压力面罩:人的五官是立体的,这就造成面部有较多的凹陷部位,如眼窝,鼻翼旁。而穿戴压力衣需要在鼻翼旁,眼睛、鼻子、嘴巴、耳朵位置开口,造成开口附近的压力丧失,故传统的压力面罩在面部凹陷处提供合适的压力不够理想。透明塑料面罩、硅胶透明塑料面罩及软式透明塑料面罩是国外学者寻求面部精准压力治疗的成果,其压力比弹性面罩更均匀且不受张力拉扯,能有效维持面部形状,预防瘢痕对眼鼻口部等处的拉扯变形,但制作工艺复杂,价格昂贵。考虑技术和成本的因素,可使用低温热塑板材在面部取形制作半透明压力面罩(图 18-3-24),在控制面部瘢痕增生方面也取得了不错的效果;该面罩仍需进一步改善舒适性和透气性,以增加患者的耐受程度,同时因面罩贴合面部皮肤使用仍需要进一步考虑材料的亲肤性。

(2) 颈部管状颈圈(Watusi collar):对于颈部的瘢痕,管状颈圈无论在制作工艺、患者耐受度还是性价比方面都有着较多的优势。颈圈(图 18-3-25)由许多塑料管缠绕而成来支撑颈部伸直姿势,使用于瘢痕的控制时,给予适度的压力,并适时调整高度以维持伸直,保持颈部形状,避免侧弯。缺点是塑料管过于密闭不透气,合并创面的情况需要密切留意,并定时脱下颈圈透气。

(3) 鼻孔扩张器:鼻子烧伤后因瘢痕挛缩会造成鼻孔变小。利用鼻孔扩张器可避免鼻孔变小带来的呼吸不顺。鼻孔扩张器(图 18-3-26)利用低温板材制作成前细后粗的圆锥状的中空管,因硬度较强,可以逐渐撑开已紧缩的鼻孔。通常给患者配置小、中、大号三种规格的鼻孔扩张器,首次穿戴使用小号,穿戴若干时间把鼻孔撑开后使用中号,然后最后使用大号并维持穿戴。或遵治疗师要求交替使用。

(4) 扩嘴器:因嘴巴烧伤导致瘢痕的挛缩,瘢痕会将嘴唇拉紧,并在嘴角处挛缩而影响张口。早期配置扩嘴器(图 18-3-27),可避免嘴角的瘢痕挛缩。

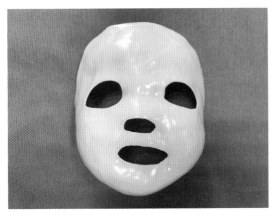

图 18-3-24　半透明压力面罩

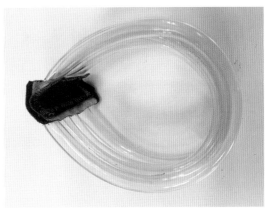

图 18-3-25　颈圈

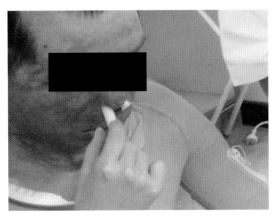

图 18-3-26　鼻孔扩张器

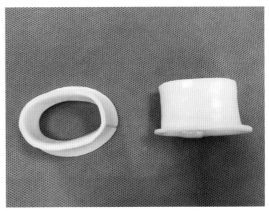

图 18-3-27　扩嘴器

（5）耳部固定辅具：对于耳朵部位的瘢痕，除了正确摆位后，治疗师可利用压力垫帮助患者制作合适的耳朵固定辅具（图 18-3-28），以维持耳朵的外观，避免严重的萎缩和变形。

（七）小儿烧伤的治疗技术

1. 作业活动的选择　运动不仅可以维持关节活动度，避免挛缩产生，预防肌肉萎缩及肌腱粘连，还可以促进血液循环，减轻水肿，增进造血功能，使患者维持良好的体能状况，增强痊愈能力。因患者年幼，作业治疗师对作业活动的设计及实施过程需考虑游戏性及娱乐性，如选择吹泡泡的活动来锻炼口周活动，选择绘画来锻炼手指的精细抓握，选择手指爬楼梯的游戏来训练肩关节的活动等。活动方案灵活且因人而异。

2. 压力治疗的考虑　儿童增生性瘢痕和瘢痕束带的发病率较高，特别是愈合时间超过两周的患儿。对于特别小的患者，制作弹力手套有一定的难度，可选择自粘弹力绷带进行治疗。穿戴弹力手套时，指蹼、手掌、腕掌背侧横纹是需要压力干预的敏感部位，可借助压力垫对上述部位施加有效的压力。压力治疗需要使用至瘢痕成熟，因此需要注意预防穿戴压力衣期间带来的发育障碍，如儿童的掌弓并未发育成熟，需要配合穿戴掌弓保护支架（图 18-3-29）来避免掌弓塌陷。借助下颌保护支架来避免面部的发育障碍（图 18-3-30）。

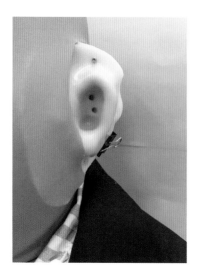

图 18-3-28　耳部固定辅具

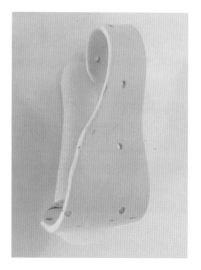

图 18-3-29　掌弓保护支架

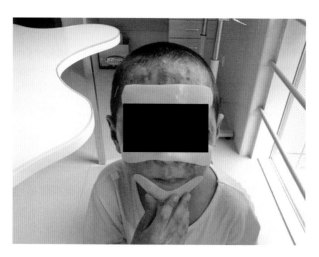

图 18-3-30　下颌保护支架

3. 矫形器的考虑　小儿应用矫形器治疗时应充分了解小儿组织解剖特点,如小儿皮肤薄,娇嫩以及关节活动度大等特点。儿童很难配合固定在规定的体位上,故静态型的矫形器较动态型的矫形器对小儿更为有效。矫形器制作时考虑儿童肢体短小,穿戴支具易滑向远端的情况,手部矫形器在制作时应稍长,以保持腕关节的背伸。为避免滑脱,可在矫形器内或边缘加棉衬垫,外用弹力绷带固定。手掌侧接触性烧伤通常发生在 3 岁左右的儿童,对此类患者,通常将手固定在手掌的手指伸直,拇指对掌位。矫形器需在夜间和功能锻炼间隙期持续穿戴,照顾者必须清楚其穿戴的方式、频率和强度,并学会观察穿戴矫形器期间手部皮肤及血运。

4. 家庭康复的重要性　烧伤康复治疗从早期的水肿控制、体位摆放到后期的瘢痕挛缩防治和功能恢复,贯穿于康复的全过程。在医院接受的治疗对于功能的恢复远远不够。儿童因年龄的因素,需要照顾者在治疗以外的时间对患者进行重复训练,为功能恢复做好准备。家庭康复最关键的家庭成员是父母,由其接受培训承担训练是最方便、最经济的方式。

家庭康复中重要的一项内容是帮助患儿保持受累关节的活动度,通过被动运动、辅助主动运动及主动参与活动的方式完成。作业治疗师可将需要在家中由父母辅助完成的活动罗列出来并教授父母如何实施,确保父母掌握后交由父母在家中进行训练。训练的内容主要包括瘢痕的按摩、瘢痕牵伸、维持手部的屈伸活动,维持手部的粗大抓握及精细抓握活动等,每天重复多次。父母需要避免的误区是穿戴压力手套或者矫形器后活动度会自然恢复而忽略了帮助患儿保持关节的活动。家长应积极地协助患儿进行被动锻炼,如拉伸与按摩、在屈曲与伸直位进行手指功能锻炼,有效预防皮肤挛缩,加强腕关节、掌指关节与指间关节的伸展锻炼,手指、手掌与手腕的屈、伸、内收及外展功能练习。

（何爱群）

参 考 文 献

［1］ 吴军,唐丹,李曾慧平.烧伤康复治疗学［M］.北京:人民卫生出版社,2015.

［2］ Radomski MV,Catherine A,Latham T. Occupational Therapy for Physical Dysfunction［M］. 7th ed. Baltimore: Wolters Kluwer /Lippincott Williams &Wilkins,2014.

［3］ 中华医学会烧伤外科学分会,中国医师协会烧伤科医师分会.烧伤康复治疗指南(2013 版)［J］.中华烧伤杂志,2013,29(6):497-450.

［4］ Yohannan SK,Ronda-Velez Y,Henriquez DA,et al. Burn survivors' perceptions of rehabilitation［J］. Burns, 2012,38(8):1151-1156.

［5］ James DL,Jowza M. Principles of Burn Pain Management［J］. Clin Plast Surg,2017,44(4):737.

［6］ Lee KC,Dretzke J,Grover L,et al. A systematic review of objective burn scar measurements［J］. Burns Trauma,2016,4(2):90-122.

［7］ 张霞,张云.重度烧伤患者早期康复干预效果分析［J］.交通医学,2015,29(4):409-413.

［8］ Williams T,Berenz T. Postburn upper extremity occupational therapy［J］. Hand Clin,2017,33(2):293-304.

［9］ Sorkin M,Cholok D,Levi B. Scar Management of the burned hand［J］. Hand Clin,2017,33(2):305-315.

［10］ Monstrey S,Middelkoop E,Vranckx JJ,et al. Updated scar management practical guidelines:non-invasive and invasive measures［J］. J Plast Reconstr Aesthet Surg,2014,67(8):1017-1025.

［11］ Atiyeh BS,Khatib AME,Dibo SA. Pressure garment therapy (PGT) of burn scars:evidence-based efficacy ［J］. Ann Burns Fire Disasters,2013,26(4):205-212.

［12］ Serghiou MA,Niszczak J,Parry I,et al. Clinical practice recommendation for positioning of the burn patient ［J］. Burns,2016,42(2):267-275.

［13］ Jeschke MG,Herndon DN. Burns in children:standard and new treatments［J］. Lancet,2014,383(9923): 1168-1178.

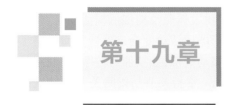

第十九章

儿童作业治疗技术

第一节 概　　述

一、儿童作业治疗服务

儿童作业治疗服务的主要对象是从出生到21岁的儿童、青少年及其家庭,侧重于帮助每个儿童在各个发展领域中达到最大程度的功能发挥。作业治疗师通过分析儿童在参与中的行为表现,制定介入的方法,并且判断如何利用环境支持儿童的发展;治疗师必须找出儿童的表现与活动需求之间的相互关系,根据这一关系解释功能性的意义及参与的重要性。

（一）儿童作业发展领域的分类

儿童作业发展领域基本分为以下三类。

1. 自我照料/生活适应技能　帮助儿童融入于各种环境和日常生活活动中的发展,例如:睡眠、吃饭、洗漱、穿衣和如厕等。

2. 工作　致力于提高儿童进行有意义生活活动的能力(例如:学习、写字、游戏等),并且尽力去做事情或完成一项任务,儿童的工作包括玩耍、学习和做家务等。

3. 休闲娱乐　提高参与游戏活动的技能、自理、精细运动技能和感觉整合的能力。

（二）儿童作业治疗评估和介入的方向/方面

儿童作业治疗师工作的评估和介入方向/方面可分为以下几类:

1. 精细运动技能　如:抓握、侧捏、系鞋带等。

2. 视觉运动整合技能(手眼协调)　如:书写、临摹、剪纸、涂色和画线等。

3. 视知觉技能　如:找出两个字母或数字的不同,拼出拼图,找到匹配的袜子等。

4. 感觉处理技能　如:完成任务,组织、发展出合适的感觉反应和专注力等。

5. 游戏、社交情感与适应性技能　如:游戏、玩耍、社交情感、与同伴相处及休闲活动技能等。

6. 自我照顾技能　如:如厕、洗澡、刷牙、穿衣、喂食、使用自我照顾辅助设备(轮椅、洗澡或穿衣辅助器具)等。

(三)儿童作业治疗服务对象

儿童作业治疗服务对象可分为以下几类:

1. **婴儿和幼儿**　如:精细运动、粗大运动,双手操作技能,与进食、自我调节和睡眠相关的感觉处理和调节技能,肌力和肌张力以及进食困难等。

2. **学龄前儿童**　如:书写准备,书写和画画技能,任务专注力,培养上学和作息规律,视知觉和视觉运动整合技能,拼拼图、接球或踢球、剪纸、临摹等,通过家庭及学校的环境改造来解决感觉整合相关的困难等。

3. **学龄儿童**　如:手部力量;手指灵巧性;掌内操作,包含培养成熟的握笔姿势、提高书写表现;改善专注力;并教导以感觉为基础的自我调节技能,使其成为更有效率的学习者。改善手眼协调性,独立完成生活自理任务。评估儿童社交和游戏技能、社会参与能力,实地访查学校及家庭环境,使用改造设备或辅具以帮助解决坐位平衡、注意力和感觉方面的困难等。

(四)儿童作业治疗师工作的场所

儿童作业治疗师工作的场所包含医院、门诊、学校、社区和家庭。

二、儿童作业治疗的实施方式

(一)作业治疗在儿童康复领域中的实施

作业治疗在儿童康复领域中的实施包含了三个方面:

1. 以儿童及家庭为中心的实施方式。

2. 全面评估。

3. 寻求循证医学有效的介入方法。

(二)作业治疗师在实施儿童康复治疗时需考虑四个要素

作业治疗师在实施儿童康复治疗时需考虑以下四个要素:

1. 尽量将儿童的游戏及治疗性活动融入自然环境中。

2. 跨文化因素,将功能性表现由治疗性活动延伸至日常生活与社区参与。

3. 以儿童及家庭为中心的全面性评估与介入。

4. 以循证医学为基础,同时进行临床推理。

(三)作业治疗促进儿童作业表现及活动参与的方式

对于儿童作业治疗的介入,作业治疗师会用以下方式来促进儿童作业表现及活动的参与:

1. 直接治疗介入来支持儿童的整体功能发育。

2. 调整活动的内容及改造环境。

3. 提供咨询、宣教及给予个体化的建议。

4. 综合使用不同的介入策略,与患者家庭共同合作,以提供最佳的治疗方案,以个人长处与兴趣为导向来达到功能性目标,帮助儿童适当的成长以及促进功能性的发展。

三、以儿童及家庭为中心的作业治疗实践

(一)以儿童及家庭为中心的作业治疗实践的实施原则

以儿童及家庭为中心的作业治疗实践的实施原则包含四个主要方面:

1. 儿童行为发育及功能性评估。

2. 与家庭的互动及通过多学科团队的观察与评估。

3. 以儿童长处为中心及以家庭目标为导向的介入。

4. 以功能为导向的转介与衔接。

在实施以个案为中心的个体化治疗方法中,与儿童及其家人建立良好合作关系是治疗师首要素质,良好的关系可以让治疗师在介入时获得潜在的良好效果。

在以家庭为中心的治疗中,作业治疗师应该以开放式的沟通分享,提出可调整并具备功能性的治疗方案,并赋予家长决策的权力。与家庭成员建立良好的治疗性关系以及对等的合作关系,让家长了解作业治疗人员可提供即时的协助及帮助,并提供资讯和资源来协助儿童的发展。作业治疗人员和其家庭成员保持信赖感是非常重要的,彼此互相尊重,利用积极正向的态度,站在非批判的立场与家庭成员沟通,达到信任的治疗性关系。作业治疗师在拟定最有效的介入方法和治疗结果,并确定治疗计划的优先顺序时,了解个案家庭的情况并尊重家庭成员的意见也是非常重要的。

(二)儿童家长期望治疗师可以提供的专业支持

当治疗师与其家庭成员间坦诚沟通,鼓励个案家长参与儿童的治疗计划,使治疗计划符合预期目标时,便可以建立起互相信任的治疗性关系。通常家长期望治疗师可以提供的专业支持,包括:

1. 能给予明确及客观的咨询。

2. 提供可调性、功能性的治疗方案。

3. 对家庭的考虑具有绝对的敏感度及专业性。

4. 有正面的乐观态度。

5. 具备专业的技能和技术。

四、儿童作业治疗评估

在提供以家庭为中心的作业治疗时,治疗性活动与家庭生活情境越相符越容易实行。要达到全面性的功能性评估,必须通过其家庭成员/主要照护者获悉该儿童在日常功能性活动中的参与程度。在设立治疗目标与方向时,儿童的功能性发育会决定干预目标的优先顺序。确认优先顺序后,治疗师需完成功能性的活动分析来查知儿童功能性表现的受限原因,从多方面的表现范围进行评估。在评估过程中,非常强调用实际操作性的方式来了解全方位儿童的发育技能。同时,治疗师也会评估儿童在真实生活环境中的表现。通过整体性的评估了解儿童和环境的相互影响,设计儿童在真实环境中可执行的介入方法,也较容易了解实际实施中所遇到的功能性挑战。通过全方面考量儿童在各种不同情境下的作业表现所得到的评估结果,以及确定的指导治疗方向和目标,将更贴近实际情况。治疗师通过分析儿童在实际和预期情况下应有的表现,及实际活动需求之间的差异,并借此制定出符合儿童及家庭需求,且具有潜能的治疗目标。根据参与活动中的评估、作业表现分析和情境的了解,治疗师可以更确切地掌握儿童及其相关人员(包含家人、照护者、家庭成员)与治疗师的互动,了解儿童所具备的优势、发育及参与活动的问题,通过评估了解如何与儿童进行互动,建立彼此的信任感及正向的治疗性关系。

作业治疗师进行评估的要点、角色说明和信息收集来源见表19-1-1。

表 19-1-1　　儿童全面性评估说明

评估要点	作业治疗师的角色说明	工具、讯息提供者
功能性档案、访谈、非正式的访谈及观察	获得关于儿童发展及功能上的优势及限制等资讯。强调儿童在自然环境中的参与情况	家长、老师及其他照护者
标准化评估、结构式观察、操作式的功能性评估	谨慎地评估各个发展表现的范畴、行为、功能及功能受限的潜在原因	着重儿童实际操作
表现分析	分析表现和行为受限的潜在原因	深入的结构式观察,着重标准化评估
环境	针对环境进行评估及观察、着重在使儿童表现得到支持及限制的部分	着重观察,与老师及家长进行访谈

　　在实施以家庭为中心的儿童作业治疗中,必须了解世界卫生组织的功能、障碍和健康分类。WHO 的国际分类系统被广泛地运用在人类健康及康复功能领域,所以也影响着作业治疗实施中的理论运用、实际架构,并引导着治疗评估的结构。世界卫生组织于 1980 年提出国际残损、残疾及残障分类(international classification of impairments,disabilities & handicaps,ICIDH)是世界卫生组织最早提出的人类健康分类准则,改版后的分类系统则统称为国际功能、残疾和健康分类(international classification of functioning,disability & health,ICF)(WHO,2001)。ICF 将人类的功能分为 3 层级,即身体层级(结构与功能)、个人层级(活动)、社会层级(参与)。其中,还包含了环境因素,且环境因素深入地影响个体功能的展现与发挥、健康与生活质量。国际功能障碍和健康分类模式说明了个体与其所处环境间的各个功能层面动态的互动关系。由于儿童与成人在许多方面有不同的需求及考虑,为了能符合儿童特殊的发展状况,ICF 衍生出来国际功能、失能与健康分类系统的儿童与青少年版(international classification of impairments,disabilities & handicaps for children & youth,ICF-CY)正是为此而发展出来的版本。

　　近年来,许多与 ICF 结合的评估工具被医护人员(包含作业治疗师)用于评估儿童各个方面的能力。其中,学校功能评估(school function assessment,SFA)及米勒功能与参与度量表(Miller function and participation scales,M-FUN)便是用来评估活动及参与方面功能状况的测量工具。美国作业治疗协会(American Occupational Therapy Association,AOTA)认为,作业治疗的专业范畴正是通过从事对个人生活及生存有意义的活动来维持个体的健康、生活参与及提升生活质量。因此,作业治疗实施与 ICF 两者之间有着非常紧密的联系。

　　当今社会,儿童发育行为问题日益严峻。在西方,15%~20% 的学龄前儿童有发育行为相关问题;我国这一数字也达到 12.97%。面对逐年增加的儿童发育行为问题,需要一套适合中国儿童发育行为标准,经过严格心理计量和临床测试的评估工具,并据此为儿童提供相应的早期医疗、康复与教育干预措施。1953 年,在英国和澳大利亚工作的儿童心理学家露丝·格里菲斯(Ruth Griffiths)在研究苯丙酮尿症预防食疗配方时,开发了一套 0~2 岁儿童精神发育评估量表,经数年研究修订,将此量表扩展至 8 岁。自 1970 年格里菲斯精神发育量表(Griffiths mental development scales,GMDS)正式在英国发表以来,欧洲医疗机构陆续采用了这套评估工具(图 19-1-1)。格里菲斯发育评估量表中文版(Griffiths development scales-

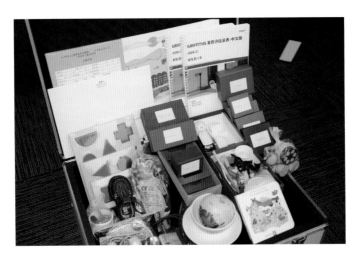

图 19-1-1　格里菲斯发育评估量表评估用具

Chinese,GDS-C)基于 2006 年英文版 Griffiths 发育评估量表 Ⅱ 版修订,于 2009—2013 年在北京、上海、天津、郑州、西安、昆明、香港等 7 个城市完成中国常模研究修订,为适用于我国 0~8 岁儿童发育评估的诊断工具之一。

格里菲斯发育评估量表中文版包括六个方面:

1. 运动测试　儿童的运动技能,包括评估平衡性和协调控制动作的能力。测试项目包括与儿童年龄相对应的运动,如上下楼梯、踢球、骑自行车、小跳和跳跃等。

2. 个人-社会评估　儿童日常生活的熟练性、独立程度和与其他儿童的交往能力。测试项目包括与儿童年龄相对应的活动,如:穿脱衣服、使用餐具、运用知识信息的能力(例如是否知道生日或住址)等。

3. 语言测试　儿童接受和表达语言的能力。测试的项目包括与儿童年龄相对应的活动,如:说出物体的颜色和名称,重复话语以及描述一幅图画并回答一系列关于内容的相同点/不同点的问题等。

4. 手眼协调评估　儿童精细运动的技巧、手部灵巧性和视觉追踪能力。评估项目包括与儿童年龄相对应的活动,如串珠子、用剪刀剪、复制图形、写字母和数字等。

5. 表现测试　儿童视觉空间能力,包括工作的速度及准确性。测试项目包括与儿童年龄相对应的活动,如搭建桥或楼梯、完成拼图和模型制作等。

6. 实际推理评估　儿童实际解决问题的能力、对数学基本概念的理解及有关道德和顺序问题的理解。测试的项目包括与儿童年龄相对应的活动,如数数,比较大小、形状、高矮等,也包括儿童对日期的理解、视觉排序能力以及对于"错"与"对"的认识与理解。

临床研究结果显示,格里菲斯发育评估量表中文版可以有效地评估中国儿童的运动功能、学习困难程度、先天精神发育状况和发育障碍综合征、视力缺陷、自闭症、早产高危程度和社交/情感发育能力,并根据儿童 0~8 岁大脑发育各个阶段的对应标准进行可靠对比,得到明确诊断结果,为早期医疗与干预提供方向。

五、儿童作业治疗介入技术

作业治疗师在实施作业治疗时的参考架构有:①动作习得参考架构:动作技巧获得参考架构融合了学习理论,认为动作技巧的获得主要来自重复练习。根据动作学习理论,在干预过程中需要考量练习策略,如随机或连锁练习、整体与部分练习;并提供大量练习的机会,包含失败与挫折的体验,让儿童在学习中体验到动作的成功与失败并通过内在和外在反馈提高学习效率;②生物力学参考架构:当儿童的神经肌肉或肌肉骨骼有功能障碍时,也可选用生物力学参考架构来帮助儿童进行功能性摆位,如被动牵拉、关节松动与抑制手法等;也有研究显示使用足踝支具可防止儿童产生跖屈的动作,并可加大足底的支持面积,进而帮助脑瘫儿童在站姿下提高姿势控制能力;③人-环境-作业-表现模式(PEOP):作业治疗师通过使用有意义的活动来帮助儿童,通过提高活动与参与来提高患儿生理及心理的健康,并注重个人、环境、活动彼此之间的互动关系;"参与"被定义为重要的生活能力;与"参与"相关的环境因素包括家庭、学校、社区和社会的物理环境。在临床实施儿童作业治疗过程中,常常采用的介入手段有:

（一）根据儿童的健康状况与能力选择作业活动

例如,对于先天性心脏缺陷尚未进行修复手术的儿童,由于其耐受力及体力一般较差,作业治疗师可以通过让其参与一般的自我照顾或者游戏等方式来参与活动,保持一般的体力与发育。为了使其能够以适宜的速度适应参与家庭或者同伴的活动,选择作业活动时必须根据儿童的健康状况与实际能力。

（二）教导节省能量的活动策略，给家庭和儿童提供支持性服务

例如,对哮喘儿童,应指导家长和儿童尽量避免接触过敏原及学会紧急处理方法,同时指导通过散步等适宜的活动方式来维持正常的生活;通过与同伴进行团体活动避免造成社交孤立;指导呼吸运动及呼吸控制等进行哮喘相关的生活管理等。对患有成骨不全症的儿童要教导家长照护儿童方法及摆位技巧以避免发生骨折,指导患儿在监护下从事体能活动,以达到承重及训练肌力与姿态的效果;对于轻症患儿应指导参加更多的作业活动,包含一些体能运动等。

（三）辅助器具的使用、环境改造及日常生活活动训练和指导

例如,对于先天性肢体缺损的儿童,作业治疗师应参与到跨专业的义肢康复团队,并指导适时选配及更换义肢,对其实施作治疗的内容必须依照其身体发展的顺序,强调通过游戏参与活动,指导其学习自我照顾及双手操作动作;对于学龄儿童要指导其学习独立穿脱及保养义肢,指导在有无穿戴义肢的情况下生活自理,指导在学校生活和游戏任务中获得协助等。对患有幼年型类风湿关节炎的儿童,其作业治疗内容包含指导主动和被动关节运动以及监控关节动作以维持最大的功能,预防变形;应指导他们在日常生活和学校生活中只用适应性辅助器具(如握笔器、穿衣辅助器、在日常生活用具上加装握柄等)协助进食、学习等,减少关节的疲乏与压力;同时注意身体的姿势及体位,以减少疲乏,预防对关节造成伤害性的压力;指导在使用关节保护和能量节省技巧等技术下参与适当的游戏与休闲等活动,以维持肌力和关节活动度等。

（四）感觉统合技术的应用

例如,对于有感觉处理障碍者实施有规律的个性化感觉训练方案,保证其频繁地接受正向的感觉输入,更多地参与到每日计划的活动当中(详见本章第五节)。

（五）家庭活动

参与家庭活动是很好的居家康复训练。建议家长及儿童照顾者可以尝试并观察在家里是否能帮助儿童学会合作、保持冷静以及听从指令等。如果这种方法是成功的,则应尽量妥善规划、多样化地实施,以使这些活动能够贯穿儿童的日常生活。实施时尽可能地事先做计

划,以 2h 或 1.5h 为最小单位来定期执行这些活动。如果儿童在活动期间感到焦虑不安、忧郁或生气,应立即停止活动,并联系作业治疗师寻求帮助。家庭活动举例:

1. 使用好的双肩背包协助家长背物品(如,帮妈妈背篮筐,里面放上纸板积木或食品杂货等)。

2. 允许儿童嚼口香糖,吃耐嚼的东西或硬脆的食物,或做作业时用带吸管的水杯小口喝水。

3. 推拉装着玩具或书的箱子。

4. 从沙发上把靠垫拿下来,放在身体下方压扁,再放回去。也可以爬到沙发上,藏在沙发下,玩三明治游戏。也可以把豆袋或枕头堆在一起让儿童在上面跳。

5. 在垫子或毯子上与其他儿童玩推拉游戏。

6. 在斜坡上玩滑板。

7. 推很沉的垃圾桶。

8. 家务包括:扫地、使用吸尘器以及拖地,用桶提水洗衣或浇花、植物。

9. 用刷子刷物体粗糙的表面。

10. 庭院工作,包括修草坪、耙草/树叶、推独轮车。

11. 用铲子把沙子装到独轮车上,把独轮车推到一个地点,卸下沙子并用耙子把沙子铺平(可以把院子里低洼的地方填平)。

12. 用小货车推着朋友或较重的物品。

13. 使用吸管吸奶昔、苹果酱等较稠质地的食物。

14. 枕头大战。

15. 在装有湿重的沙子的沙盒内玩耍。

16. 让儿童帮忙把椅子摆到桌边或饭后把椅子推进桌下。

17. 洗完澡后,你可以抹掉儿童身上的水然后用毛巾快速擦干。有些儿童喜欢用毛巾紧紧裹着身体,假装像"面包裹着香肠"。

18. 在夜里盖较重的被子,并系紧睡衣。

19. 游泳,也可以进行潜泳。

20. 跳舞。

21. 健身房、骑马、摔跤和空手道等活动。

22. 给狗狗洗澡。

23. 洗车。

24. 提洗衣筐。

25. 在游乐场的隧道类器材内跳或爬。

26. 把行李箱内放入较重的物品(如书本)并在房间内推拉。

27. 旅行时让儿童拉着自己的小拉杆箱。

28. 购物时推着儿童手推车。

29. 让儿童帮忙换床单。

总之,儿童作业治疗的介入强调以儿童及家庭的长处、目标和功能为导向,从康复的大健康概念出发,通过多学科的参与,来为儿童及家庭提供最完整的儿童康复治疗及服务。

第二节　脑性瘫痪

一、概述

(一)定义

脑性瘫痪(cerebral palsy,CP)简称"脑瘫",是以肢体远端运动功能障碍为主的多重性障碍,为一种非进行性的脑部病变,是大脑在发育未成熟前因任何原因造成控制动作的某些脑细胞受到伤害或发生病变所引起的远端运动功能障碍。有时损害也会影响到动作控制以外的其他脑部区域而合并出现视觉、听觉、语言沟通及智力与学习发展上的多重障碍。脑瘫发生的原因有多种(表19-2-1)。

表 19-2-1　脑瘫发生的原因

时期	原因
先天性原因 (妊娠期)	孕期婴儿先天脑部发育不良、先天脑部畸形或母体感染、放射线过度照射、药物中毒、子宫或胎盘功能不良、先天性异常或母亲疾病、代谢、内分泌异常、受伤等
生产过程	生产过程中因难产、早产、缺氧、产伤、(产钳或真空吸取)、多胞胎、胎儿窘迫、脐带绕颈等
后天性原因	主要是3岁以内受伤、发热、感染、脑炎、身体疾病、脑膜炎、身体疾病、代谢或内分泌异常、黄疸等

(二)功能障碍及特点

从ICF的角度来看,CP影响一个人的"功能",包括身体结构(如肢体)、身体功能(如智能)、活动(步行等)和参与(如体育运动等);可能导致"残疾"(如损伤、活动限制和参与限制)。脑瘫的功能障碍可按照受影响的部位、动作障碍形式及功能性动作等来区分,如根据粗大运动系统(gross motor functional classification system,GMFCS)及徒手操作能力分类系统(manual ability classification system,MACS)可将粗大动作和精细动作功能按照儿童参与活动的限制、使用辅具的情况、动作质量等进行分级(表19-2-2～表19-2-4)。作业治疗是对脑瘫患儿实施多学科整体评估和执行治疗计划的重要部分。

表 19-2-2　动作障碍分类(美国脑瘫学会)

	痉挛型	徐动型	动作失调型	低张型
比例	50%～75%	12%～15%	1%～13%	5%
损伤部位	大脑皮质	脑干基底核	小脑	尚不清楚
张力	肌肉张力高	随时变化	随时变化,但是变化不大	肌肉张力低
动作表现	1. 动作较缓慢或笨拙 2. 平衡反应迟钝 3. 肢体僵硬或紧缩	1. 头颈部控制差 2. 自己无法顺利控制动作 3. 平衡反应差	1. 手眼协调差 2. 平衡反应差	1. 头颈部软弱无力 2. 动作缓慢无力

表 19-2-3　功能型分类（根据粗大动作）

分级	能力
I	可于室外行走和上下楼梯无功能上限制，跑跳功能受影响
II	不需要辅具，但在户外及社区行走能力受限
III	使用助行器走路，在户外及社区行走能力受限
IV	在室内使用助行器走路，户外使用电动轮椅移动
V	使用辅助科技仍无法移动

表 19-2-4　功能型分类（根据精细动作）

分级	能力
I	可操作物品，但无法快速或完成精准度高的操作，日常生活可独立
II	可操作大多数物品，较难的活动使用代偿完成，但不影响生活独立
III	操作物品有困难，需要活动调整或使用辅具
IV	在协助下只能完成部分活动
V	需要完全的协助

二、作业治疗评估技术

脑瘫的儿童大多呈现动作功能异常，但也常有伴随脑部功能异常等，作业治疗师通过与儿童的家属进行访谈完成临床评估。

（一）作业治疗评估的内容

1. 姿势观察　儿童在仰卧位姿势下是否有痉挛或软瘫，同时可确认在不同的姿势下是否有异常反射。

2. 反射　正常儿童的原始反射会随着年龄增长而消失，但脑瘫儿童因为脑部的受损原始反射可能会持续存在。

3. 肌肉张力　肌张力不正常会以低张、高张或变动型来表现。

4. 不正常动作　观察儿童在使用肢体时的对称性，例如爬行时只使用单侧。

5. 发展阶段　注意是否有动作发展迟缓。脑瘫儿童随着年龄增加其发展阶段的落后将更加明显。

6. 脑部功能异常　评估脑瘫儿童大多呈现动作功能异常，但也常有伴随脑部功能异常，应如智能不足、癫痫、视力或视野、听力缺损、认知能力、沟通问题、行为表现等。

7. 其他　如检查婴幼儿是否有先天性畸形等。

（二）作业治疗评估的注意事项

进行作业治疗评估时，必须考虑到儿童身体和其他影响健康的因素，包括心理、活动、参与及环境等各个方面，常用的评估工具见表 19-2-5。评估时需注意以下几点：

1. 评估　与儿童的具体功能障碍相结合首先考虑重点功能障碍，评定内容包括感觉、运动、语言沟通、社会交流、兴趣、刻板行为、认知逻辑、生活适应能力等重点方面。

表 19-2-5　脑瘫儿童常用评估工具

特定技巧领域	标准化评估	年龄范围
粗大动作	婴儿动作评估（movement assessment of infants，MAI）	4 个月为主
	皮巴迪运动发育量表（第二版）（Peabody developmental motor scales 2nd ed，PDMS-2）	0~6 岁
	Bruininks-Oseretsky 动作熟练度评测（第二版）（Bruininks-Oseretsky test of motor proficiency 2nd ed，BOT-2）	4~21 岁
	Alberta 婴儿运动量表（Alberta infant motor scales，AIMS）	0~18 个月
	粗大动作功能评估量表（gross motor function measure 2nd ed，GMFM）	测试的项目是一个 5 岁的正常典型发育儿童所能完成的项目
	儿童运动评定量表（第二版）（movement ABC 2nd ed，MAB-2）	3~16 岁
精细动作	皮巴迪运动发育量表（第二版）婴儿动作评估（movement assessment of infants，MAI）	4 个月为主
		0~6 岁
	Bruininks-Oseretsky 动作熟练度评测（第二版）（BOT-2）	4~21 岁
	儿童运动评定量表（第二版）（MAB-2）	3~16 岁
	Erhardt 抓握评测（Erhardt developmental prehension assessment，EDPA）	未限定
视知觉	Beery-Buktenica 视觉运动整合发育测验（第六版）（Berry-Buktenica developmental test of visual-motor integration 6th ed，Beery™ VMI）	3 岁以上
	视知觉功能测评（第三版）（test of visual-perceptual skill 3rd ed，TVPS-3）	4~18 岁
	视知觉发育测评（第三版）（developmental test of visual perception 3rd ed，DTVP-3）	4~10 岁
日常生活功能与游戏	儿童身心障碍评估量表（pediatric evaluation of disability inventory，computer adaptive test，PDEI-CAT）	6~90 个月
	学校功能评估（school function assessment，SFA）	幼儿园~六年级
	加拿大作业表现评量表（Canadian occupation performance measure，COPM）	不限
	功能性独立测量量表（functional independence measure for children，Wee FIM）	6 个月~7 岁
动作计划或远用能力，活动及参与	米勒功能与参与度量表（Miller function and participation scales，M-FUN）	2.5~4 岁
	Beery-Buktenica 视觉运动整合发育测验（第六版）（Beery™ VMI）	4~8 岁

2. 评估量表　选择与标准化适用于儿童评估的量表较多,应选择标准化量表,并且尽量选择信度、效度、灵敏度高的量表。

3. 评估过程　强调患儿的主动参与在作业评估的过程中,患儿的合作很重要,当其难以理解评估人员意图时需要更加耐心积极地引导、调整环境,以完成评估过程。

4. 评估时加强与患儿的沟通　儿童都有自己不同的个性特征,建立友好的合作关系,理解、包容、接纳他们,获得患儿父母的积极配合,才能得到准确的病史和评估结果。

5. 评估环境　作业评估时环境应该整洁、安静、舒适、温度适宜,并尽可能在患儿熟悉的环境中进行以减轻其不适感。

6. 其他　评估的时间尽量选在儿童身体健康状况良好时。重复评估时应该尽量在同一环境和时间进行。

三、作业治疗技术

对脑瘫儿童实施作业治疗的目标是培养其独立性、生产能力和自我照顾能力,以提高生活自理能力、游戏、参与和学习能力,提高生活质量,培养一技之长,使其尽最大可能地享受独立生活。作业治疗师不仅帮助个体在执行任务时提高力量、灵活性和协调性,也对其决策、抽象推理、解决问题、感知、记忆、排序等方面提供帮助。在具体实施时强调功能的提升,注重促进功能性、移动性、身体健康和生活自理与独立性,并协助其达到自己身体的极限能力,最大程度地提高个人和家庭的生活质量。选择治疗类型要根据个体的独特需求、脑瘫的类型、受损程度和有关条件。功能性的治疗也可帮助父母和照顾者提高家庭的整体生活质量。

在临床上,作业治疗师常与物理治疗师、言语治疗师以及辅具技术相关人员一起,以团队的治疗形式,通过各专业协调,全面实施综合治疗计划,使治疗发挥最大的功效。作业治疗在优化移动性的同时,在管理身体损伤、肢体损伤方面发挥着至关重要的作用。治疗中主要着眼于管理损伤(主要是痉挛、挛缩和肌肉张力),控制疼痛,并通过促进功能、自我护理和独立性来达到最佳的生活质量,也为脑瘫患儿在精神、情绪、学习和社会福利方面提供帮助。

早期干预可以减轻脑瘫造成的影响,将失能状况降至最低。随着儿童的发育和各项条件的改变,了解儿童的饮食需求,提供家庭支持以及采用正向育儿的策略,可以帮助家长学习如何以积极的方式更好地促进儿童全面发展。为了促进脑瘫儿童各种功能的发展,作业治疗可以多种形式实施,并应用于儿童发育的各个阶段。

(一)治疗性活动

作业治疗重视每个儿童的长处,通过采用有意义的活动来培养儿童在执行日常生活活动任务中的能力,确保儿童在家庭、学校、公共和工作环境中实现最高水平的功能表现。实施治疗性活动通过专注于:

1. 确定儿童可以学习完成任务的方法。

2. 将基本任务分解为更小的可行的步骤,通常需要经过修改,达到个体化。

3. 充分体现培养儿童的兴趣、爱好、自尊和独立的需求。

4. 培养儿童在家庭、学校和社区中的成就感。

5. 关注儿童的肢体功能和情感反应,包括其在家庭、学校、公共和工作环境中实现功能的表现。如,在家庭生活中吃饭、穿脱衣服、梳洗、刷牙、沐浴、拿取物件、玩游戏、使用计算机及电话、与家人和照顾者互动、准备食物、协助家务、使用生活辅助器具等；参加学校中的活动，如上卫生间、出入教室、书写、乘坐公共汽车或车辆、打开储物柜、取书本和学习用品、阅读书籍、避免或克服物理障碍、与老师和同学互动、完成作业等；在公共环境中，出入公共空间、使用公共交通、驾驶、购物、与服务人员互动、识别和使用基于社区的资源等；在工作环境中使用手机、使用与特定职业相关的工具、人际交往能力，工作技巧等。

（二）局限诱发动作疗法

脑瘫儿童通常患侧上肢较优势侧上肢使用少，进而影响到之后的相关动作发展，Taub 等人称此现象为"发展性的忽略"（developmental disregard）。局限诱发运动疗法（constrained-induced movement therapy，CIMT）主要是利用动作学习理论及脑部神经的可塑性来改善个体劣势侧"习得废用"（learned nonuse）的现象。其主要干预方式是让患侧肢体大量重复使用，并利用行为塑造的技巧提供正向反馈，提高患侧的自主动作，进而影响大脑皮质重整，使得患侧肢体动作功能提升。应用 CIMT 不只着重于中枢神经系统的变化，更考虑环境、执行活动等多个相关系统对个案本身的影响。

（三）辅具与支具的使用

建议使用各种辅具帮助脑瘫儿童提高行走及移动能力。如，使用踝足矫形器（AFO）帮助解决关节活动不佳、控制能力不良的儿童。

目前还没有针对 3 岁以下儿童的电动移动装置（如电动轮椅）。然而，超过 30 年的研究表明，电动移动装置可以在发展儿童的运动、社交/情感和认知技能、语言等方面提供益处。Go Baby Go（GBG）是一项非营利性社区康复计划，为行动不便的儿童提供改造的电动车来提供适当的姿势摆位，进而改善运动受限儿童的功能参与和提供适龄的游戏机会。移行不仅是从一个地方到另一个地方，它还涉及探索所处的环境，允许必要的运动和认知发展。GBG 提供了一种低成本选择，以低成本材料（如 PVC 管、浮板和纸板等）进行改装，可以帮助在儿童关键的发育时间内实现更独立的移动。GBG 在美国各地建立了可持续发展的分支机构，并在国外的分支机构取得了成功，为许多儿童的生活带来了变化。

（四）修改儿童玩具，改善游戏参与

游戏是儿童的主要职业参与，是认知、运动和社交技能健康发展的基础。游戏允许儿童学习和探索环境。脑瘫儿童在玩玩具时往往由于能力有限，在按钮和开关很小时难以操纵，提供可调整式开关的玩具能解决这个困难，以帮助行动不便或肢体受限的儿童获得更多的便利，使其与同龄人和兄弟姐妹一起学习和成长。然而，市面上可用的调整式开关的玩具价格较贵，而将玩具改造为可调整式开关是较为简单，且成本低，可以使儿童拥有游戏的权利和机会。

第三节 书写障碍

一、概述

（一）书写

书写是整合多项身体系统运作，需要技巧、能力和足够练习的一项功能表现。需通过视觉、听觉、触觉和运动觉、视知觉运动整合、动作协调和认知的合作，也受到文化、教育等环境

因素的影响。书写是一种沟通、学习的工具,也对儿童的自我形象、学业成绩、态度和行为有着广泛影响。在教育领域中,书写能力被视为是影响学习表现的一项重要能力。依据美国作业治疗协会(American Occupational Therapy Association,AOTA)的定义,作业治疗师可促进儿童在教育、生活自理、社交互动、游戏和休闲、睡眠、工作等作业领域的参与,并通过使用活动和环境改造等介入手段,提升儿童的成功表现。

（二）书写障碍及特点

书写能力的发展在幼儿期和学龄儿童期各有其特点:

1. 幼儿读写能力发展(书写文字前能力发展)　幼儿习得书写技巧,通常始于观察他人绘画或书写。由于幼儿的精细动作、动作协调和控制能力尚未发育成熟,最初的书写更似于涂鸦;随着各方面的发育成长,幼儿开始识别形状和图案,逐渐以固定的线条、简易图形传递和表达有意义的信息,并倾向于发展为与其文化相关的书写字迹。表 19-3-1 为幼儿期的书写前能力的发展特点。

表 19-3-1　幼儿期书写前能力的表现

书写前能力表现	平均发育年龄
在纸上随意涂鸦	10~12 月龄
模仿画水平、垂直线条以及圆圈	2 岁
临摹水平、垂直线条以及圆圈	3 岁
临摹十字、由右向左的斜线、方形、部分数字和字母	4~5 岁
临摹三角形、多数的大小写英文字母和自己的名字	5~6 岁

2. 学龄儿童书写能力的发展　由于儿童的发育水平、环境、经验和兴趣各不相同,而这些因素皆可能影响其书写能力的发展和成功经验。随生活环境和教育背景的不同,多数儿童在幼儿园阶段开始累积书写经验。多位研究者指出,儿童书写前置能力的具备与书写表现有绝对的关联性。有学者提出了儿童书写前需要具备的六项基本前置能力,或可作为作业治疗师判断儿童书写能力水平的方向:

（1）小肌肉发展。

（2）手眼协调。

（3）抓握餐具和书写工具的能力。

（4）流畅画出基本笔画的能力(如画圆圈和线条等)。

（5）具备辨识字母或文字知觉的能力,包括分辨形状或字形的异同。

（6）可分辨左右,定位书面文字的方向,用于分析字体组合的视觉能力。

易读性(legibility)或称可读性,即书写的文字可否正确被他人识别,是最常见的用以衡量书写表现的一项特性。易读性的影响因素有许多,如字体的组成、大小、字与字的间隔、倾斜度和排列等。

书写速度是功能性书写的基础,也是评估书写表现的特性之一。书写速度缓慢常源于执行功能、抄写技能(拼字和阅读能力)不佳以及缺乏自动化书写等。

其他影响功能性书写表现之因素:

（1）感知觉运动:包含本体觉、触觉、运动觉、视知觉、视觉动作整合能力以及神经肌肉因素,如动作协调、精细动作发展、大脑侧化(惯用手的建立)、双侧整合能力以及应用能力等。其中,视觉动作整合能力已被许多研究证实为预测书写表现的重要因素之一。近年许多研究指出,动作协调困难(developmental coordination disorder,DCD)的儿童倾向于使用过大的力道进行书写和绘画,除了影响书写成果,也容易导致疲劳。

(2) 认知相关的因素:如专注力、记忆力等,以及如何将习得的字体应用于日常生活中,例如写一封信或完成一份家庭作业。

(3) 心理社会相关的因素:包含儿童的价值观、兴趣、应对技巧(coping skill)、自我认知、自我调节能力和自信心。许多学者指出书写表现不佳的儿童往往具有较低的自尊和社交参与能力。

(4) 生物力学相关的因素:包含儿童坐姿、躯干稳定度、上肢稳定度和活动度以及握笔姿势。其中,儿童握笔姿势被认为是影响书写表现极为重要的因素之一,且与儿童的精细动作发展具高度相关。正确的握笔姿势可提升书写速度和质量,也有利于其视知觉的发育和正确坐姿的养成,减少疲乏、避免结缔肌肉组织的伤害。动态三点抓握(dynamic tripod grasp)被认为是最节能、最有效率的握笔姿势;其他常见的功能性握笔姿势包含侧面三点握笔、动态四点握笔和侧面四点握笔。

书写任务按形式和任务内容的不同有多种,表19-3-2。

表 19-3-2 书写任务分类

书写任务	任务要求
默写文字、字母、数字	根据记忆完成默写,必须保持书写的一致性(如:英文字母大小写)、依照排序(如:字母和数字顺序)
抄写文字、字母、数字	依照指令,抄写指定目标
近端抄写 (near-point copying)	抄写近距离的范例,两者通常处于同一平面,如抄课文
远端抄写 (far-point copying)	抄写一段距离外的范例,一般是抄写不同平面上的,如抄写黑板上的字
听写	将听觉印象转换为书面语言的能力。例:听写文字、拼音、姓名、住址和电话号码等
写作	合并使用语言、认知、组织等技巧,如造句或写故事

书写障碍儿童常常表现为在课堂上书写困难、字迹他人无法辨识、书写速度慢、无法完成抄写作业、语法或构思不良、逃避书写以及缺乏自动化书写(automaticity of hand writing)等。书写困难是学龄儿童被转介到作业治疗师最常见的原因之一,作业治疗从业人员应尽早识别儿童书写困难,并提供治疗或干预,以适应随着儿童年龄增长而不断提升的环境需求。

二、书写能力的评估

使用标准化书写评估工具可客观、量化地收集并分析儿童的书写样本和困难表现,并作为追踪治疗成效的工具。常用评估工具见表19-3-3,按出版时间排列如下:

表 19-3-3　常见书写评估工具

评估工具	适用年龄范围	评估内容	评估项目	常模	出版年份
儿童书写评估工具（evaluation tool of children's hand writing, ETCH）	小学 1~6 年级	英文书写的易读性和速度	大写及小写字母书写 数字书写 近端抄写 远端抄写 印刷字转换到草书字 听写和造句	有	1995
书写速度评测（hand writing speed test）	3~12 岁	英文书写速度	近端抄写	有	1996
书写技能评测（test of hand writing skills, THS）	5~11 岁	英文草书字体和印刷字体的书写	听写，近端抄写，默写字母表	有	1998
印刷字体工具（the print tool）	≥6 岁	英文印刷字体的书写	记忆、方向性、书写位置、字体大小、起始、顺序、控制及空间排列		2006

　　书写能力的评估除了用标准化工具进行评估、搜集书写样本、查阅相关记录外，与教师、家长会谈是了解儿童书写困难的重要方式之一。实际观察儿童在课堂上的书写表现（包含儿童在不同书写任务下的注意力、行为和坐姿等），也有助于分析儿童的书写能力。

三、作业治疗干预

　　由于书写能力的发展复杂，影响书写表现的因素多变，常见的书写困难治疗模式包含：神经发育（neurodevelopmental）模式、习得（acquisition）模式、感觉运动（sensorimotor）模式、生物力学（biomechanics）模式和心理社会（psychosocial）参考框架。研究建议，作业治疗师应联合使用多种治疗模式来改善儿童的书写表现，与教师、家长或其他学科人员共同合作，以促进儿童学习并掌握书写能力。

（一）神经发育模式

　　神经发育模式注重儿童的姿势反应和运动模式。常见的策略包含调节肌张力、增强近端稳定性、改善整体手部功能等。常用于因运动或感觉处理异常所致的姿势控制、反应或肢体控制不佳所致的书写障碍者。

（二）感觉运动模式

　　该模式通过有意义、多感觉（包括视觉、触觉、听觉、嗅觉、味觉和本体觉等）的活动，强调感觉信息的输入，使神经系统有效地处理信息，并因应环境要求输出动作。通过愉快的多感觉经验提升儿童书写时的兴趣和动力。提供多变的书写工具是常见运用感觉运动模式进行介入的方法。如，签字笔、蜡笔、加重或会震动的笔、书写平面（如竖直面、水平面或者倾斜面）和书写素材（如泡沫、泥土、颜料等）等。

（三）生物力学模式

　　生物力学模式强调通过改变儿童的书写环境来改善其书写表现。该模式从人体功效学和代偿策略的角度分析儿童书写时的坐姿、握笔姿势、书写工具和纸张对书写表现的影响。

（四）习得模式

基于运动学习的理论，学习书写运动技能，需经过认知（cognitive phase）、联合（associative phase）和自动（autonomous phase）三个阶段。在认知阶段中，儿童需理解书写活动的要求，以视觉辅助动作，并发展认知策略来学习书写必要的动作条件。在联合阶段中，儿童已学到书写的原则，对视觉的依赖逐渐减少，因此本体感觉的反馈变得更为重要。在自动阶段中，儿童仅需最少量的注意，就可自动执行书写任务。习得模式强调结构化的介绍和教导程序，例如使用范例、临摹、听觉或视觉提示，再逐渐减少提示、抄写、听写、造句、写作及自我监督等。使用直接、简短的指令，提供足够的练习机会，以及使用对儿童有意义的方法等。

（五）心理社会模式

此模式着重于改善儿童的自我控制、应对技巧和社交行为。作业治疗师可在其生活环境中提供有意义的书写机会，并给予正向的鼓励，增加成功和喜悦的书写经验；例如书写节日贺卡、愿望清单等。通过正向且有意义的书写经验，不仅可引导儿童改善书写的易辨认性，也可帮助儿童了解书写的功能性和社会价值。以小组方式进行书写练习被证实能促进儿童书写表现、发展社交及自我监督能力，并能增强儿童与组员之间的互动，同时提高书写的动机和效率。

书写是儿童重要的作业领域之一，也是沟通的工具。对于书写障碍儿童的作业治疗介入应在其所处的环境下，整合各项模式，以提升儿童的功能性沟通表现为出发点，并适时地结合代偿性策略。所以，作业治疗师要了解儿童的书写前准备、书写技巧、书写环境和任务要求，协助教育和临床团队进行整合性的干预，提高儿童的书写方面的功能性表现和参与。当儿童的书写速度等无法应对课堂或测验的要求时可考虑使用代偿性书写的方法。

第四节　孤独症谱系障碍

一、概述

孤独症谱系障碍（autism spectrum disorder, ASD）又称自闭症、孤独症，是一种起于婴儿大脑发育时期的神经行为障碍。1943 年美国 Leo Kanner 精神科医生首次描述儿童孤独症，1981 年我国陶国泰教授第一次诊断该病。2013 年美国精神医学学会第五版《精神疾病诊断与统计手册》（DSM-5）定义孤独症以社会交往、交流障碍和限制性重复、兴趣、活动为两大核心症状。

孤独症在 30 年前属于一种罕见疾病，患病率与诊断率在万分之十以下，近 20 年来，欧美等发达国家报道的自闭症诊断率逐渐升高。据估计，在美国每 54 名儿童中就有 1 位患有自闭症（United States Centers for Disease Control and Prevention, CDC, 2020）。目前许多中低收入国家的孤独症诊断率尚不明确。过去 50 年的流行病学统计表明全球孤独症的患病率正在增加。这种增加趋势也可能是受到人们对孤独症认知的提高、诊断标准的扩大、诊断工具的改进和报告方式改进的影响。

目前全球针对孤独症的有效治疗已经初步有了研究成果，多学科的儿科治疗及康复服务已经被证实是提高自闭症儿童技能发展、沟通、整体功能表现极为重要的方式。同时，有研究证据表明，早期发现、早期干预可以显著提高孤独症儿童的整体功能，包含认知水平和生活自理能力。自闭症的循证康复服务,一般由多学科的儿童神经行为专业人员、儿童青少年精神科专业人员、康复评估与治疗人员、行为分析及特殊教育专业人员提供服务。为孤独症患者提供服务的团队成员包含行为发育儿科医生(DBP)、作业治疗师(occupational therapist)、言语治疗师(speech therapist,ST)、物理治疗师(physical therapist)、心理师(psychologist)及特殊教育老师(special education teacher)等。这些专业人员,能帮助孤独症儿童提升功能和生活参与能力,包括玩耍和游戏、教育和社会性情感的发展。

早在1970年代,就有作业治疗文献报道了对孤独症儿童的个案分析。近10年来,把作业活动应用于孤独症儿童治疗领域的研究呈现了高速增长的趋势。父母、家庭环境、学校在孤独症儿童的作业治疗中的作用日益受到重视。作业治疗师探讨感觉统合疗法对孤独症儿童的治疗效果,并将现代科技设备与孤独症儿童的作业治疗进行融合,对孤独症儿童进行远程家庭作业治疗指导,使用平板设备进行亲子交互式训练等。

孤独症儿童在行为、社会心理、感知觉等方面存在障碍。据统计,高达80%的孤独症儿童患有感觉处理和整合障碍。而孤独症儿童在社交互动和沟通中发生的困难有些是源自患儿的感觉处理和整合障碍,表现为不喜欢噪声、排斥某些材质的衣物等反应,重复刻板的行为等。

二、作业治疗评估

通过评估了解孤独症患儿的个人能力,作为进行作业治疗干预和训练的依据,以帮助孤独症患儿最大限度地发挥其在家庭、学校和社区环境中参与日常活动的能力。目前对于孤独症患儿评定的方法非常多,应根据其临床表现、量表的使用条件和范围加以选择。在具体选择量表时也要结合家长的需求。

进行作业治疗评定前需熟悉患儿全面的病史。由于孤独症儿童在语言发育、交往能力、认知功能、行为及情绪等方面存在问题,需要评定者给予较为充分的时间、细心和耐心,必要时反复询问病史,以保证评估结果的准确性。有时评定结果与临床不符,应通过其他相应量表加以验证。各个评估量表之间存在功能交叉的现象,通常作业治疗师们可以根据自己的工作经验与习惯选择适宜的评估量表。孤独症常用的评估量表分为以下类型:

（一）发育水平评估

1. 格里菲斯发育评估量表中文版。

2. 贝利婴儿发育量表。

（二）孤独症诊断评估

1. 孤独症诊断观察量表(第二版)。

2. 孤独症诊断晤谈问卷(修正版)。

（三）感觉处理与统合

1. 孤独症儿童感知评估量表。

2. 感觉处理评估量表(sensory processing measures,SPM)。

（四）认知功能

1. 韦氏幼儿(儿童)智力量表。

2. 中国比内智力量表(2~18岁)。

3. 儿童作业疗法认知功能动态评定量表(dynamic occupational therapy cognitive assessment for children)。

4. 瑞文渐进模型测验（Raven's progressive matrices）。

（五）语言能力

1. 早期语言发育进程量表（上海标准化版）（early language milestone scale）。

2. 儿童语言发育迟缓检查法（sign significance），是根据中国儿童的语言发展规律及中国汉语体系修订使用。

（六）社会心理能力

可使用文兰适应能力量表（Vineland adaptive behavior scales）。

（七）学习量表

1. 语言行为进程碑评估及安置程序。

2. 孤独症谱系及相关发育障碍儿童评估用量表——心理教育量表（psychoeducational profile）。

（八）运动功能

1. Peabody 运动发育量表。

2. Bruininks-Oseretsky 动作熟练度评测。

3. 米勒功能与参与度量表。

（九）由老师、家长/照护者报告完成的量表

1. 学校功能评估。

2. PROMIS 父母代理同伴关系测试。

3. 儿童残疾评估-计算机适应测试（孤独症版本）。

4. 儿童的参与与喜好。

5. 职业索引评估。

6. 老师和工作人员功能评价检查表。

7. 功能行为支持计划。

三、作业治疗的介入

对孤独症儿童实施作业治疗主要是为了培养儿童参与家庭社会生活的能力以及在校参与学习活动的能力。在对孤独症儿童各项能力综合评估的基础上，充分结合其个体情况，确定其参与活动受限的主要问题，通过与其家长、老师及患儿的具体照顾者进行深入的沟通，了解患儿在日常生活中的饮食特点、自理能力、生活技能以及与他人的关系等情况，同时兼顾家长需求、环境因素，重点围绕制定循序渐进的治疗计划并及时修正。由于孤独症儿童的临床表现多种多样，治疗方案应首先着重于其中的两到三个问题优先解决。所以在治疗过程中要尽量为家庭考虑，提供适用的建议，避免增加家庭负担。对于孤独症儿童的照顾者也应帮助其更有效地对患儿进行日常管理和引导，以巩固治疗成果，避免为其照顾能力感到焦虑。

对孤独症儿童的作业活动干预是基于评估结果的个性化的一系列策略和技术，其有效性表现在患儿的行为表现或适应能力的提高，在重要日常活动中参与度的提升，个人满意度提高，健康状况改善，成功地过渡到新的环境和角色中等。这些指标可以帮助患儿、家庭、治疗团队重新调整治疗计划、治疗任务和环境条件，使之与患儿的需要和能力相匹配。

对孤独症儿童作业活动有以家庭为中心的干预、基于日常生活活动的干预、在机构中进

行的干预、家长参与和培训等常见模式。研究表明，家庭成员的参与程度、积极性与作业治疗的效果成正相关。当前大多数的作业治疗都采用作业活动与实际情境结合的方法。对孤独症儿童实施作业治疗特别强调以家庭为中心，为家庭促进儿童游戏和作业表现等方面提供专业知识，同时重点关注儿童、作业活动、环境三者之间的相互作用。作业治疗可以帮助孤独症儿童处理和解决感觉整合障碍，使其不喜欢噪声、排斥某些材质的衣物等反应得到改善，让家长和照顾者能够更有效地理解和支持患儿的神经行为发育。作业治疗通过活动分析及功能性发育活动，让家长理解孤独症患儿重复刻板的行为模式，以帮助患儿进行社会参与，使其发挥一定的功能。作业治疗师通常在孤独症儿童从事日常活动的场所，如托儿所、学前班、学校、家庭、居住环境等地方开展工作，为其提供直接的作业治疗服务，或成为其家庭成员或老师的顾问。

（一）针对社会情感发育障碍的作业治疗介入

孤独症儿童往往存在社会情感发育障碍，Case-Smith 教授系统地回顾了为促进高危/残疾幼儿（出生至 5 岁）的社会情感发展所采用的作业活动。常见作业活动种类包括：①用于安抚和增强亲子关系的触觉干预；②促进照顾者与患儿关系的干预；③提高共同注意的干预措施；④促进同伴之间相互影响的自然干预法；⑤以教学为本的干预措施。其中，对小龄儿童的干预主要是指导父母参与作业治疗活动，包含亲子互动；针对学龄前儿童的干预措施通常包括鼓励同伴支持，运用同伴间自然的模仿观察和互动，培养儿童获得更高水平的社交能力。研究结果证实作业疗法对儿童社交情绪发展能够起到一定的积极作用。

（二）针对进食障碍的作业治疗介入

进食障碍是孤独症儿童的常见功能障碍之一。目前作业疗法中主要存在三种喂养的干预手段，即功能干预、对父母的指导和教育、进食生理过程干预。有证据表明，三种喂养干预手段都可能会在喂养表现、过程互动以及父母和儿童的喂养能力提高等方面产生积极的结果。

（三）针对认知发展的作业治疗介入

为改善孤独症儿童从出生到 5 岁的认知发展而采用的作业治疗活动可分为发育干预措施和共同注意力干预措施两大类。其中发育干预可以在新生儿重症监护室、家庭、幼儿中心和幼儿园进行。通过早期发育干预可以对婴儿和学龄前儿童的认知发展产生积极影响。共同注意力联合注意干预则可以增加游戏、语言和社交互动能力于不同情境下的泛化。

（四）治疗性活动的应用

1. 提高自理能力与精细运动的活动作业治疗　帮助孤独症儿童提高自理能力，包括进食、洗漱、如厕、穿衣和鞋袜等；精细动作包括使用剪刀夹子等工具、运用笔绘画等。这部分的训练综合运用行为模式、认知-行为模式、动作学习模式、社会学习模式、发展模式等参考框架。通常完成一项治疗活动会涉及多个理论的支持，例如结构化教学（treatment and education of autistic and communication-handicapped children，TEACCH）、社交故事（social story）、图片交换沟通系统（picture exchange communication system，PECS）、关系本位模式-地板时光等，这些模式之间互为关联。自理能力与精细运动的训练注重提高孤独症儿童生活自理能力和生活质量、促进社交情感功能发展、改善认知、培养兴趣、培养身体和心理的感知能力，帮助孤独症儿童提升自我照顾能力。

2. 改善社交心理能力的活动 社会心理能力也是儿童日常参与学习生活必不可少的能力。社会学习模式与心理社会发展模式可以作为提升孤独症儿童的社会心理能力的参考框架。社会学习模式让孤独症儿童在观察他人(家长或伙伴)的过程中学习到新的行为与技能;心理社会发展模式指通过正面的社会互动对孤独症儿童产生积极的影响,如自信、活泼、主动、意志力、自我引导等心理的产生。治疗师在游戏的同时传授给儿童一些特定的社交行为,如分享、等待、眼神交流、发出请求、完成一个活动指令等,帮助儿童参与伙伴的游戏,同时学会减少两项活动在转换和衔接间过渡带来的不适应感。也可以协助家长帮助儿童学习新的技能,与儿童玩耍,把复杂的行为分解成细小的步骤等。

3. 提高认知能力的活动 有些孤独症儿童认知水平落后于同龄的正常儿童,严重者会影响生活自理及其他能力的发展。行为模式、认知-行为模式、认知心理模式是进行孤独症儿童认知能力训练的理论参考框架。进行系统的认知行为疗法与学习训练可有效地提高孤独症儿童的功能,促进语言和社交能力的进一步发展,在训练时可借助认知行为疗法与学习训练的帮助来提高学习能力和生活质量。

4. 感觉处理和统合能力 感觉处理(sensory processing)和感觉统合(sensory integration, SI),是一个信息处理和加工的过程,大脑通过对各种感觉器官传入的信息进行组织分析、综合处理做出适当的反应使机体协调良好,达到自我控制的状态。触觉、本体觉、前庭觉三大主要感觉系统是人们生存的最基本的、最重要的感觉系统。当它们失调时可直接导致儿童发育障碍;而当大脑不能有效地组织处理从身体各感觉器官传来的信息,便会导致机体不能和谐地运转,最终影响身心健康、行为,造成功能障碍。感觉统合失调对儿童的发育影响很大,包括触觉、本体觉、前庭觉、视觉、听觉、嗅觉、味觉等各种感觉的统合。在应用感觉处理与统合模式时需要与认知-行为模式、行为模式、发展模式等综合运用到儿童日常生活与在家庭功能发展中,提升整体的健康、参与和生活质量。

第五节 感觉统合失调与感觉统合训练技术

一、概述

感觉统合理论最早于1971年代由美国南加州大学 Ayres 博士首先提出,主要指人体在环境内有效利用自身的感观从外界获得不同的感觉信息(视、听、嗅、味、触、前庭和本体觉等)输入大脑,大脑对输入信息进行加工处理并做出适应性反应的能力。

感觉统合是人类都会经历的神经处理过程。人们不断地通过视觉、听觉、味觉、嗅觉、本体觉、前庭觉、触觉这七个感觉通路来收集环境中的各种信息,并在大脑进行多次分析、综合处理、做出反馈。感觉统合是人对外界感知所做出的反应,只有在有充分的信息输入基础上大脑才能持续不断地进行感觉统合,儿童的大脑随之不断发育成熟,大脑的学习能力和适应能力会越来越强。任何一个"感觉"的产生都需要有适当的刺激,刺激强度太小不会使其产生感觉,刺激强度太大会产生过激的反应。也就是说,必须有适当的刺激强度才能引起正常的感觉,而这个强度范围称为"感觉阈值"(sensory threshold),是指感官或感受体对所能接受的刺激变化范围最微小变化的灵敏程度。每个人对于同样强度的感觉输入的反应也会有所不同。若儿童非常抗拒洗澡或者剪指甲,那么可能是触觉阈值比较低。有些儿童在与其他人相处的时候,常常"下手不知轻重",家长们也因此很困扰。实际上,这些儿童很有可能属于触觉阈值比较高,需要高于平常儿童能承受的刺激才能感觉到。所以,在跟其他儿童互动时容易用力过猛,并为此与其他儿童互动时产生不必要的矛盾。

对于外界的刺激,个体会采取不同的自我调节模式,主要分为主动模式和被动模式(图19-5-1)。按照阈值与自我调节模式的不同维度,将儿童对外界的反应方式简要分为低觉醒度、敏感型、感觉寻求以及回避型四大类。①低觉醒度型(阈值高+被动调节):这类儿童需要大量感觉输入才能够达到合适感觉阈值。当周围的感觉达不到自身所需的要求时表现为兴趣点低,只专注自己,比较木讷。在日常生活中需要通过提升感官信息的输入来引发他们对周围环境的注意及回应。②敏感型(阈值低+被动调节):这类儿童对于感觉比较敏感,对于一般的感觉输入会感觉刺激过强,表现为易分心、多动、爱发牢骚等,需要为其提供合适的刺激使其在日常生活中不会出现不知所措。③感觉寻求型(阈值高+主动调节):由于一般的刺激不能够满足自身的需求,所以这类儿童会主动寻找各种感觉刺激,可能会表现为异常活跃、精力旺盛且容易兴奋、多动,因此应在日常生活中给这些儿童更多的其所需刺激。④回避型(阈值低+主动调节):这类儿童为了避免刺激过多,采取了主动回避的态度,会显得比较安静、木讷,也不太关注外界,在日常生活中可以降低刺激对他们的干扰,避免因不堪忍受外界"噪声"而逃避日常活动。

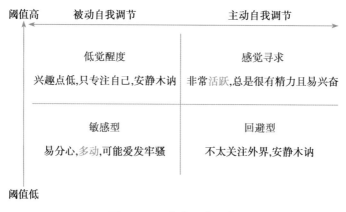

图 19-5-1 自我调节分类

二、感觉统合失调的特点、分类及评估

感觉统合失调(sensory integration dysfunction)是指人的大脑将从各种感觉器官传来的感觉信息进行多次分析、综合处理,并做出正确的应答,使个体在外界环境的刺激中和谐有效地运作。临床上常见感觉统合失调有前庭及本体信息识别能力降低、触觉信息识别能力降低、动作协调困难(dyspraxia)、双侧运动协调障碍、触觉防御、重力不安全症等类型。其主要特点如下:

1. 前庭及本体信息识别能力降低 通常表现为姿势不良、经常摔倒、动作笨重、平衡性差、持续移动及坐立不安以及注意力差等。

2. 触觉信息识别能力降低 其身体形象较差,还伴有动作协调困难以及手部功能发育较差的情况,渴望触觉输入。

3. 动作协调困难(dyspraxia) 动作协调困难的儿童通常表现为对触觉和本体觉的反应较差、笨拙、经常绊倒、摔倒或撞到物体;精细运动及操作能力较差;组织能力较差。

4. 双侧运动协调障碍 双侧运动协调障碍的儿童通常表现为双侧活动困难,如拍手、单脚跳、双脚跳以及开合跳。儿童可能会分不清左右,避免跨越中线的动作,并很难形成用手习惯。

5. 触觉防御 有触觉防御问题的儿童通常表现为厌恶各种触觉感受,如工艺材料、食物、布料及洗浴。这类儿童通常会避免参加各类活动,有时会有攻击性反应。他们很容易受到干扰,注意力不集中。

6. 重力不安全症 有重力不安全症的儿童可能表现为粗大运动游戏参与受限,避免或害怕自动扶梯、电梯、汽车或飞机,或排斥离开地面。

确定感统失调的原因需要具有感统评估资质的作业治疗师通过科学、系统化的评估。从感觉的角度改善儿童功能性技巧的发育时,作业治疗师会使用神经科学的基础与感觉统合的准则来进行评估。治疗师使用感觉统合方法分析儿童前庭、本体感觉和触觉感受器处理与日常生活相关的基本功能,如学习和运动之间的关系。

三、感觉统合训练技术

感觉统合理论认为,感觉信息处理障碍会影响儿童对概念和运动学习的获取。根据感觉统合准则,治疗师采取一系列能够产生针对性刺激的活动来激发儿童适应性反应,以此来帮助儿童改善整体的运动和概念学习。作业治疗师通过科学、系统化的评估,根据不同的感统失调症状和原因制订个性化的干预训练方案。

(一)个性化感觉治疗方案"感觉餐"与环境改变

虽然直接的治疗干预十分重要,但是有规律的个性化感觉治疗方案(有时被称为"感觉餐")能够满足儿童全天的感觉处理需求。治疗师可以根据感觉统合准则提出"感觉餐"建议以及向课堂人员以及家长提出环境调整建议。

"感觉餐"可以保证儿童频繁地接受正向的感觉输入,保证儿童更多地参与到每日的活动计划当中。"感觉餐"还应该覆盖儿童日常生活的各个方面,尤其是学校和家庭环境。学者 Kimball 认为,"环境是家长可以进行调整的,通过环境改变所产生的效果将远远超出治疗课程所带来的成效"。为了产生最佳的效果,"感觉餐"的设计需要针对儿童特定的感觉处理需求,按照推荐的治疗方法对儿童进行感觉输入,可以产生有益的效果。

治疗师也会对儿童所处的环境提出调整的建议,帮助儿童达到更好的治疗效果。这些建议可能不是基于感觉基础的,但是对于锻炼儿童在不同环境下的能力,使其积极参与到学校、家庭以及活动中去至关重要。

治疗师需要了解每个儿童对感觉信息的处理方式不同。虽然针对不同感觉统合功能失调有多种治疗手段及"感觉餐",但作业治疗师必须能够区分这些方法是否适合特定的儿童或特定的情形。治疗师以及照护人员和学校相关人员应当监测儿童对治疗方法的反应,由此判断治疗效果。如果出现不良反应应当及时中断治疗活动,并对治疗方案做出相应的调整。

"感觉餐"与环境调整相结合,再加上治疗干预,为儿童提供了多种感觉处理方式,并促进儿童有效地参与日常活动。治疗师可以通过简易感觉统合筛查,来决定儿童是否需要进一步感觉统合及功能性的评估与介入。表 19-5-1 列出了"感觉餐"及环境调整建议,可提供治疗师与家长作为参考。

表 19-5-1 感觉餐及环境调整建议

活动分类	建议
1. 前庭及本体信息识别能力降低	
桌面活动	
"感觉餐"	对抗性活动:椅子俯卧撑、身体挤压、俯卧撑、弹力带拉伸、握力练习、上肢撑、重背心或托盘 手指活动:捏、蜘蛛式俯卧撑、橡皮筋拉伸、弹力球、治疗用硬式黏土、笔行走、铅笔有氧操 座椅选择:脚轮、充气垫、T 凳、球、花生球、蹦床或摇椅、一个或两个短腿摇椅
环境调整	把有扶手的椅子调整至正确高度并固定,使用斜面的桌子、频繁改变位置、止滑垫、不透明胶带标记出纸张放置位置 适当的课间休息
"感觉餐"	玩耍活动:驴子踢腿、负重前进、推墙、推门口、椅子"爆米花"(以不同的速度和频率弹起)、坐在地上时伸腿走、跳、单脚跳、挤压、伸展、自我拥抱、俯卧撑、仰卧起坐、开合跳、小推车式行走、螃蟹行走 工作:搬重的书、移动椅子
环境调整	课前或在一天的作息时间中固定进行这些活动,活动期间搭配多次休息
玩耍	
"感觉餐"	本体觉输入:打闹、摔跤、青蛙跳、拔河、推车式行走、在蹦床上跳跃、沙发垫下爬行、引体向上、玩重球、在床上跳跃撞击、荡秋千、有力地拥抱 前庭觉输入:坐摇椅、坐球上看电视、在蹦床上跳跃、玩滑梯、秋千、跷跷板、空中飞人、悬索桥
环境调整	在开阔、不易破坏的区域进行打闹游戏 床垫、枕头、充气垫、室外秋千等
零食及餐点的选择	
"感觉餐"	健康、需耐嚼的食物(例如芹菜、胡萝卜、苹果、水果皮);需要吸管的稠液食物(例如奶昔、冰沙、果冻)
环境调整	牢固的、带扶手的椅子,可固定的、摔不碎的餐具
2. 触觉信息识别能力降低	
桌面活动	
"感觉餐"	书写工具的替代:抓握器、不同硬度的铅笔、毛毡笔、圆珠笔、震颤笔 书写纸面的替代:吸墨纸、多层纸、凸纹纸、纹理纸
环境调整	确保有充裕的书写、抄笔记和进行精细活动的时间,也可口述考试、书写替代(如,文字处理器、磁带录音机)、他人代记笔记 课间休息
"感觉餐"	辨别游戏:感觉盒、把物体藏在沙盒内
环境调整	"感觉餐"活动中加入休息时间,特别是进行精细运动活动前
零食及餐点的选择	
"感觉餐"	重的勺子
环境调整	用餐时及用餐后自我检查、用于自我检查的镜子、可固定的、重的、不易碎的盘子

续表

活动分类	建议
3. 身体运用不能	
桌面活动	
"感觉餐"	画圈以及其他书写活动
环境调整	网格、方格纸
粗大动作活动或运动	
"感觉餐"	咨询物理治疗师了解儿童的需求,并继续进行活动调整来提高运动计划能力
环境调整	简化训练活动,并提供视觉、听觉以及物理提示
组织工作	
环境调整	简化说明、以颜色将物品分类、日程表、让儿童试着解释和介绍复杂任务的各个步骤
玩耍	
"感觉餐"	触觉及本体感觉活动
环境调整	分类物品的容器、让儿童描述任务的各个步骤、教导新活动时同步进行视觉听觉及物理提示
穿脱衣物	
环境调整	按固定顺序叠放衣服,贴上提示或标签提醒该拿哪个部位 简单、纽扣大的衣服;简化日常生活
4. 双侧运动协调障碍	
桌面活动	
"感觉餐"	双侧椅子俯卧撑,然后右-左-右-左交替进行,并变化节奏(首先双臂、然后双腿) 使用弹力带,一只手进行固定,另一只手进行拉伸 准备两个握力器,儿童可以用不同的方法和节奏进行抓握 不同方式进行手指活动游戏
环境调整	固定纸张的止滑垫;强化优势手的使用 区分左右手的方法 使用标签表示优势侧 索引卡,并用红色"左-右"表示,强化左右的区分
课间休息	
"感觉餐"	用不同方式进行"驴踢腿"(如,跳-跳-踢、跳-踢-跳、右-左-右-踢、左-右-左-踢) 前往某个地点,变换节奏和速度 不同节奏和速度的拍手游戏 跳跃、单脚跳、跳绳、奔跑等 不同游戏过渡时的活动
环境调整	简化休息及游戏活动,多样化的、简单的休息游戏
玩耍	
"感觉餐"	背诵歌曲时拍手、脚对脚骑车、跳绳、跳舞、游泳及其他泳池活动、球类活动
环境调整	简化体育活动,确保活动的难易度适中

续表

活动分类	建议
5. 触觉防御	
桌面活动	
"感觉餐"	重压输入(如,加重背心、背包、触觉垫)、主动性抗阻活动、手指及手部活动(如,剪纸、涂擦、用手握)
环境调整	单独的空间,防止其他人无意的触摸 从前面靠近儿童,并在触碰儿童之前给予警示 避免接触敏感部位(如,头发、脸、脖子、肚子) 触摸时用力,避免轻触 避免其他可能存在的过多环境刺激(自然光,关闭教室门,课桌上放缓冲垫,桌子或椅子腿包橡胶垫,安装窗帘、提供眼罩、屏风、消除房间内气味)
乘公交车	
"感觉餐"	背包、加重背心或重的夹克
环境调整	儿童有自己的座位,排队上车,并戴上耳机,过滤其他感觉刺激
玩耍	
"感觉餐"	用力压和用力抵抗性游戏:滚床单,把自己包裹成热狗或墨西哥卷一样,像做披萨饼一样在儿童身上滚大球,拔河游戏,沙发垫下爬,单杠,在有弹性的枕套里爬行
环境调整	教育家庭成员了解儿童的感觉需求,并避免儿童不必要的触碰
零食及餐点的选择	
"感觉餐"	餐前用力按压:用力咬,然后松开;抿紧嘴唇后松开;吸腮帮子;抖动舌头;吹泡泡;舌头演奏;用吸管吸稠的液体;吃耐嚼、硬脆的食物
环境调整	尝试使用不同的餐具(如,塑料、重的、橡胶包裹的)探索儿童能接受的、不同质地的食物,并在不影响营养摄入的情况下进行强化
穿脱衣物	
"感觉餐"	穿衣服前用力按压四肢和躯干、身体拥抱、挤压双手
环境调整	了解是否喜欢宽松、肥大的衣服,是否喜欢带松紧带裤腰的裤子;保证衣服已洗过,并撕掉标签(可能喜欢缝合处较少的衣服);松紧带不要过紧;可以把袜子翻过来避免接触脚趾处的缝合
洗浴	
"感觉餐"	洗澡前后用力按压全身;洗澡后用浴巾裹紧并用力拥抱;如果不过敏,使用护肤液
环境调整	尝试使用不同的海绵、搓澡巾等,让儿童自己洗澡
洗漱、盥洗	
"感觉餐"	在理发或剪指甲前用力按压躯干、四肢、头皮、手指等;盥洗期间用厚的毯子擦拭
环境调整	使用护发素和顺发剂避免头发毛躁,用不同的梳子,剪指甲前泡水

续表

活动分类	建议
牙齿护理	
"感觉餐"	刷牙前进行用力按压活动(如,咀嚼东西、用水冲牙、口香糖按摩);看牙医时进行用力按压活动
环境调整	使用不同的牙刷,使用电动牙刷,初期以小毛巾替代牙刷
睡眠和作息规律	
"感觉餐"	入睡前用力拥抱并慢速地摇晃;睡觉前不要看电视或过度兴奋;盖厚毯子;睡觉时把沙发垫或枕头压在身上
环境调整	干净柔软的床单、睡袋
6. 重力不安全症	
桌面活动	
"感觉餐"	通过积极抵抗和收紧关键肌群进行持续的"落地"感觉输入,并教会儿童运用这些策略
环境调整	牢固的、带有扶手的座位,确保躯干不倾斜;桌椅高度合适
粗大动作活动或运动	
"感觉餐"	课程开始前进行积极抵抗和关节按压活动,不要超出儿童承受的极限
环境调整	限制人数,保证有足够的空间,保证安全;限制在移动或悬空设备上的活动量;允许儿童双脚接触地面或允许儿童扶着某人或某物体
短暂休息与暂停	
"感觉餐"	儿童帮其他儿童推秋千或在滑梯底部接其他儿童;给其他儿童举跳绳
环境调整	暂停期间允许儿童坐着,安排与搭档进行一对一玩耍
乘公交车	
"感觉餐"	乘车前固定进行一些使儿童安静的活动(如,摇摆、用力按压关节、积极抵抗活动、深呼吸),教儿童运用这些策略,在车上时背着有重量的背包
环境调整	让儿童戴着耳机、单独坐,以减少外界刺激
零食及餐点的选择	
"感觉餐"	用吸管吸稠的液体,吃耐嚼、硬脆的食物
环境调整	稳定的硬座椅,保证双脚能够放到地板上
移动或行走	
"感觉餐"	重的背包、背心、腰包
环境调整	楼梯安装扶手或上下楼梯时有人扶着,不使用爬梯或电梯,营造"安全"的环境,地板平稳,不要有其他无关的东西
睡眠和作息规律	
"感觉餐"	盖厚重的毯子,或睡觉时把沙发垫压在身上,睡前进行规律的活动(如,关节按压、缓慢摇摆)
环境调整	床垫放在地上,避免过高的床铺

（二）临床上常见感觉统合失调的感觉统合介入策略

1. 前庭及本体信息识别能力降低　治疗主要集中于提供大量的前庭觉及本体觉信息输入，以及提高姿势响应。

2. 触觉信息识别能力降低　治疗通常集中于提供大量的深触觉和轻触觉体验。除针对触觉信息识别能力降低的活动外，也应使用对抗性活动，如用于改善前庭本体识别能力降低的"感觉餐"中的活动。

3. 动作协调困难（dyspraxia）　主要为进行重体力工作、重压觉以及轻触觉体验，也可使用口头暗示及反馈的方法。除使用针对身体运用不能问题的方法外，还应使用触觉信息及本体感觉信息识别能力降低会用到的"感觉餐"及环境调整。

4. 双侧运动协调障碍　通常注重于提供前庭觉及本体感觉训练和不同程度的双侧活动。治疗可能会从简单地跨过中线、旋转及对称活动开始，逐渐延伸到不对称活动及更加复杂的协调技能训练。除运用针对双侧运动协调障碍的活动外，还可运用前庭觉及本体感觉信息识别能力下降"感觉餐"中增加前庭输入的活动。

5. 触觉防御治疗　一般注重于提供重体力工作以及重压输入。减缓线性前庭输入也可能有一定的效果。同时，治疗还会提供大量机会让儿童进行不同程度的触觉体验。除应用针对触觉防御的方法外，也应使用前庭觉及本体感觉信息识别能力降低中提到的本体"感觉餐"。

6. 重力不安全症　主要是提供本体输入以及不同程度的前庭输入。儿童可以控制前庭输入的量，保证不会超出自己所能承受的极限。环境调整主要是使儿童在环境中感觉到安全。"感觉餐"活动注重于提供平静的本体感觉输入。除使用针对重力不安全症的方法外，还应使用前庭觉及本体感觉信息识别能力降低中提到的本体"感觉餐"。

（郭凤宜　曾于芳）

参 考 文 献

［1］ Novak I，Mcintyre S，Morgan C，et al. A systematic review of interventions for children with cerebral palsy：state of the evidence［J］. Developmental Medicine & Child Neurology，2013，55（10）：885-910.

［2］ Law M，Petrenchik T，King G，et al. Perceived environmental barriers to recreational，community，and school participation for children and youth with physical disabilities［J］. Archives of Physical Medicine and Rehabilitation，2007，88（12）：1636-1642.

［3］ Livingstone R，Field D. Systematic review of power mobility outcomes for infants，children and adolescents with mobility limitations［J］. Clinical Rehabilitation，2014，28（10）：954-964.

［4］ Feder KP，Majnemer A. Handwriting development，competency，and intervention［J］. Developmental Medicine & Child Neurology，2007，49（4）：312-317.

［5］ Suggate S，Pufke E，Stoeger H. Do fine motor skills contribute to early reading development？［J］. Journal of Research in Reading，2018，41（1）：1-19.

［6］ Palmis S，Danna J，Velay JL，et al. Motor control of handwriting in the developing brain：A review［J］. Cognitive Neuropsychology，2017，34（3-4）：187-204.

［7］ Volman MJ，van Schendel BM，Jongmans MJ. Handwriting difficulties in primary school children：A search for underlying mechanisms［J］. American Journal of Occupational Therapy，2006，60（4）：451-460.

［8］ Case-smith J. Systematic review of interventions to promote social-emotional development in young children with or at risk for disability[J]. American Journal of Occupational Therapy,2013,67(4):395-404.

[9] Howe TH,Wang TN. Systematic review of interventions used in or relevant to occupational therapy for children with feeding difficulties ages birth-5 years[J]. American Journal of Occupational Therapy, 2013,67(4): 405-412.

[10] Frolek Clark GJ,Schlabach TL. Systematic review of occupational therapy interventions to improve cognitive development in children ages birth-5 years[J]. American Journal of Occupational Therapy,2013,67(4): 425-430.

[11] Arbesman M,Lieberman D,Berlanstein DR. Method for the systematic reviews on occupational therapy and early intervention and early childhood services[J]. American Journal of Occupational Therapy,2013,67(4): 389-394.

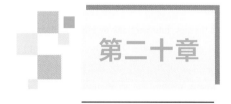

第二十章

老年病的作业治疗技术

根据 WHO 的最新定义，年满 60 岁即称为老年人。并且依据年龄划分成三个老年群体：60～74 岁为"青老年"（young old）；75～84 岁为"中老年"（old old）；85 岁以上为"老老年"（oldest old）。随着年龄的增长，身体功能逐渐老化，老化是生命中的一个渐进过程，是所有老人都不可避免的多方面的综合表现。在老化的过程中，老年性疾病则是老年人所要面临的最大挑战。如何协助老年人在生理方面避免疾病和失能，维持良好的健康及独立自主地生活；在心理社会方面维持良好的家庭及社会关系，是作业治疗对老年患者处置的主要目标。本章重点介绍心血管疾病、慢性阻塞性肺疾病、骨质疏松症及阿尔茨海默病等老年常见性疾病的作业治疗技术。

第一节　心血管疾病的作业治疗技术

一、概述

心血管疾病患者因心肌供血不足，心肌损害导致心血管功能减退，严重限制个人的耐力以及在作业领域的表现。临床常见心血管疾病有缺血性心脏病和充血性心衰。前者是指心脏因缺血、缺氧而无法满足其需求，以冠状动脉粥样硬化性心脏病（冠心病）为最常见。有资料显示，我国冠心病的发病率、病死率均居高位，已经成为国人主要致残原因之一。其发生受许多因素影响，其中主要是由于高血压，高血脂，高血糖，肥胖，高凝状态，低体力活动等危险因素的存在，导致血脂代谢异常，血液黏滞性发生改变，血管内皮损伤等，使脂质斑块在冠状动脉壁沉积，造成动脉管腔狭窄甚至闭塞，引起心肌供血不足（心绞痛）或心肌缺血坏死（心肌梗死）。后者是一种常见的心脏综合征，是指在静脉回流正常的情况下，由于原发的心脏损害，引起心输出量减少和心室充盈压升高，临床上以组织血液灌注不足，以及肺循环或体循环淤血为主要特征的一种综合征。可以由多种心脏病引起，包括冠心病、高血压性心脏病、瓣膜性心脏病和心肌病以及先天性心脏病，是各种进行性心脏病变的晚期表现。

心血管疾病与脑血管病在功能影响方面表现不同，主要影响的不是肢体的功能，而是患者的体能。在一定强度的体力活动之后,心脏负荷增加,氧耗增加,患者出现胸闷、心慌、胸痛、气促,甚至有呼吸困难、头痛、下肢肿胀等症状,从而限制了患者的活动能力。另外,由于患者经常出现心绞痛、运动性呼吸困难、心律失常等症状,同时伴有一些相关的危险因素存在,随时有发生心肌梗死的可能,这造成患者极大的心理压力和精神负担,往往会出现情绪上的不稳定,生活、工作能力的减退,性生活的不和谐和担心疾病发作的焦虑和恐惧的心理。故心血管疾病带给患者、家属及社会的冲击是非常大的,不但要做好初级预防,降低心脏疾病的发生率,也要致力于次级预防,针对已罹患心脏疾病者,降低其复发率,并通过康复介入,改善其功能与生活质量。

二、作业评估技术

由于心血管疾病对患者的运动、感觉系统没有直接的影响,主要是心肺耐力的减退,不同程度地影响患者的活动能力,这些正是作业治疗介入的重点。因此,作业治疗师的评估必须全面。

(一)评估患者的作业概况

评估患者的一般情况以及生活、工作、娱乐休闲等各个方面的作业表现,针对居家、工作、危险因素、认知、精神与支持度等层面,对患者或家属进行访谈获取资料。

(二)评估患者的心脏功能及风险分级

1. 心脏功能分级　进行心脏康复前要了解患者的心脏功能情况,国际上常采用下表(表 20-1-1)所列的三种方式,将心脏功能障碍由轻度到重度依次划分四个等级。

表 20-1-1　心脏功能分级标准

分级	纽约心脏协会功能分级	代谢当量分级/METs	Weber 运动分级
1 级	患有心脏病,体力活动不受限。一般体力活动不引起疲劳、心悸、呼吸困难或心绞痛	≥7	吸氧量>20ml/(kg·min),心指数>8L/(min·m²)
2 级	患有心脏病,体力活动稍受限。休息时正常,但一般的体力活动可引起疲劳、心悸、呼吸困难或心绞痛	≥5,<7	吸氧量 16~20ml/(kg·min),心指数 6~8L/(min·m²)
3 级	患有心脏病,体力活动明显受限。休息时尚正常,但轻度体力活动可引起疲劳、心悸、呼吸困难或心绞痛	≥2,<5	吸氧量 10~16ml/(kg·min),心指数 4~6L/(min·m²)
4 级	患有心脏病,体力活动完全丧失。休息时仍有心衰症状或心绞痛。任何体力活动均可使症状加重	<2	吸氧量<10ml/(kg·min),心指数<4L/(min·m²)

2. 风险分级　根据临床表现和检查等客观指标,分为低,中,高三个等级。

(1)低风险患者:不用心电图(ECG)检测及密切运动检测,能量消耗>7.5METs,无心肌缺血,左心功能不全,严重心律失常。

(2)中风险患者:仅需间断性 ECG 检测,能量消耗<7.5METs,心绞痛或运动时 ST 段压低 1~2mm,运动时再灌注或室壁运动障碍,充血性心衰病史,轻度但非严重心功能不全,心室晚电位阳性,非持续性室性心律失常。

（3）高风险患者：有严重左心功能不全，能量消耗<4.5METs，运动诱发的低血压（血压降低>15mmHg）或缺血ST段压低>2mm，低量级运动诱发心肌缺血或运动后持续性缺血，持续性室性心律失常，必须进行连续性的监测与监视。

（三）心肺耐力评估

可以借助活动平板或功率车，进行运动试验获得患者的最大吸氧量，最大心率，最大MET值，运动时间等相关量化指标。也可进行6min或12min行走距离的测定。还可以依据患者的主观劳累程度进行分级。

（四）日常生活活动能力评估

日常生活活动能力的评估包含基本日常生活活动能力和工具性日常生活活动能力。基本日常生活活动能力包括进食、如厕、穿衣、洗澡等，可以使用评估量表：Barthel指数。工具性日常生活活动能力，如使用电话、购物、做饭，做家务、使用交通工具、服药、自我健康管理等，可以使用评估量表：Lawton-Brody工具性日常生活量表、社会功能活动问卷（FAQ）、诺丁汉日常生活活动量表（NEADL）等。注意对于心脏疾病患者，由于疾病本身造成的病理改变和心功能损害的程度不同，不可盲目让患者直接从事日常活动，可利用监控式任务评估测定患者的日常生活活动能力。监控式任务评估包含活动分析和评分系统，分析的内容包含活动的速度、阻力、使用的肌群、躯干动作的程度、手臂动作位置、肌肉等长收缩等可能影响患者心脏耗能情况的各项因素。评分系统将上述每项分析的结果按轻、中、重度影响三个等级分别给分，最后加总分，分数愈高代表执行活动的困难度愈高。以此将患者想要进行的日常活动排出由易到难的顺序，再按序执行活动，同时监测患者的心跳、血压、呼吸速率、血氧浓度或心电图是否出现运动不耐症状。

（五）评估患者的情绪、心理、社会及经济方面的问题

参考本书相关的评定章节。

（六）其他方面评估

需要时可进行运动感觉功能、认知功能、社会心理及生活质量等方面的评估。

三、作业治疗技术

心脏康复临床通常由多专业团队共同合作，各专业在此领域里所扮演的角色以及所拥有的专长各不相同。作业治疗师在心脏康复介入的专长在于评估及分析患者的日常生活活动，以节省体能、简化工作、改良患者作业活动方式、提供辅具、调整环境等方法帮助患者重新回到其原本生活的轨道上。

（一）作业治疗教育

心脏疾病相关知识与恢复过程的宣教，协助患者了解康复的重要性并积极配合治疗。常见宣教主题包含：

1. 疾病过程和危险因子的认识与行为调整。

2. 正确的呼吸技巧与日常应用。

3. 压力管理与放松技巧。

4. 节省体能的重要性与方法。

5. 辅助器具应用与环境调适。

（二）指导患者如何安全有效地进行活动，建立从事活动的信心

从轻度活动（1.5METs）开始，如床边坐姿活动、上臂有支撑下的活动（读书、写字）、站立

少于 5min 等,每天 1~2 次,持续 4~7 天。逐渐增加到中度活动(3~4METs),如监护下持续活动 30min~1h、中度的休闲活动、全身的活动、小于 4METs 的日常自理活动等。常见日常活动及休闲活动的耗能情况见表 20-1-2。注意所有上肢超过头顶的活动均为高强度活动,早期应该避免或减少。

表 20-1-2 日常活动和娱乐活动的代谢当量

活动	METs	活动	METs
生活自理活动		击鼓	3.8
修面	1.0	手风琴	2.3
自己进食	1.4	小提琴	2.6
床上用便盆	4.0	排球(非竞技性)	2.9
坐厕	3.6	羽毛球	5.5
穿衣	2.0	游泳(慢)	4.5
站立	1.0	游泳(快)	7.0
洗手	2.0	**移动性活动**	
淋浴	3.5	步行 1.6km/h	1.5~2.0
坐床边	2.0	步行 2.4km/h	2.0~2.5
坐位下自己吃饭	1.5	步行 4.0km/h	3.0
上下床	1.65	步行 5.0km/h	3.4
穿脱衣	2.5~3.5	步行 6.5km/h	5.6
站立热水淋浴	3.5	步行 8.0km/h	6.7
挂衣	2.4	下楼	5.2
娱乐活动		上楼	9.0
打牌	1.5~2.0	骑车(慢速)	3.5
交谊舞(慢)	2.9	骑车(中速)	5.7
交谊舞(快)	5.5	慢跑 1.6km 或 10min	10.2
有氧舞蹈	6.0	**家务活动**	
网球	6.0	备饭	3.0
乒乓球	4.5	铺床	3.9
桌球	2.3	擦地(跪姿)	5.3
跳绳	12.0	劈木	6.7
弹钢琴	2.5	拖地	7.7
长笛	2.0	擦窗	3.4

(三)团体治疗

团体治疗多以柔和的体操开始,一次做 3~5min,休息 1min,重复 2~4 次,也可根据患者耐力而定,逐渐加量。治疗前后监测心率、血压变化。一般以心率增加不超过 20 次/min 为准。

（四）促进日常活动能力恢复

日常活动能力恢复需分期进行,逐渐加量。如先从室内坐位活动开始,逐渐过渡到站位,步行,上下楼梯及外出的活动等。手提重物从 2kg 左右逐渐增至 4~9kg,步行时间从10~15min/次逐渐增至不低于 30min/次。家务活动从洗小件开始过渡至能清洗浴缸。注意小量,重复,多次活动,适当间隔休息,避免任何疲劳。主观用力水平不可过高(主观劳累计分低于 13)。注意避免剧烈运动,如举重,锯木,攀高,竞技性活动等。

（五）能量节省技术的应用

日常生活和工作中采用能量节约策略,减少不必要的能量消耗,原则如下:

1. 预先规划,或组织工作内容,排除不必要的任务。

2. 利用手推车运送物品。

3. 将任务合并以避免多余作业。

4. 尽量以坐姿执行工作。

5. 在工作之前把需要的物件先准备好。

6. 使用电子产品节省人力。

7. 使用较轻量的设备工具。

8. 利用重力协助作业,避免在抗阻力的情况下工作。

9. 感到疲惫之前即适当休息。

10. 以较缓和不急促的心态完成任务。

（六）帮助患者建立健康生活方式,避免危险因素

患者先前的不良习惯(吸烟、喝酒、吃高油脂食物),可能会再度影响其健康,作业治疗师可以采取一对一或团体方式教导患者新的处理策略。

（七）心理和情绪的调整

在治疗过程中,沟通很重要。治疗师需随时观察患者的心理和情绪问题,启发他们将自己的顾虑和担心说出来,倾听他们的表述,帮助他们正视自己的疾病。同时加强患者和家人之间的沟通和理解,鼓励患者参加各种社交活动,取得亲人、朋友的理解和支持。

（八）娱乐休闲活动的调整

患病后患者的活动能力受到不同程度的限制,治疗师要帮助患者适应,个人的爱好和习惯也要根据患病后身体的功能状况作相应调整,如种花、欣赏音乐、养宠物、散步、绘画、旅游等。选择用力强度小,应激程度低,安全可靠的活动,不增加心血管的负担。

第二节　慢性阻塞性肺疾病的作业治疗技术

一、概述

目前呼吸系统疾病已成为高发病率、高病死率、高致残率的主要病种之一,其中又以慢性阻塞性肺疾病(chronic obstructive pulmonary disease,COPD)最为多见。慢性阻塞性肺疾病全球倡议组织(Global Initiative for Chronic Obstructive Lung Disease,GOLD)于 2017 年给出了最新的定义:COPD 是一种常见的以持续性呼吸道症状和气流受限为特征的可以预防和治疗的疾病,呼吸症状和气流受限是由于气道和/或肺泡异常导致的,通常与显著暴露于毒性

颗粒和气体相关。据 WHO 报道,COPD 目前是全球第四位死因,2020 年将成为世界第三位死因。有资料显示 COPD 在我国年龄 40 岁以上人群中的患病率达 9.9%;在 55~74 岁的人群中,死亡原因男性占第 3 位,女性占第 4 位。由于大气污染及吸烟人群增加和人口老龄化的增长等因素,COPD 发病率有逐年增加的趋势。

COPD 是以气流阻塞为特征的慢性支气管炎、支气管扩张、支气管哮喘以及合并的肺气肿,病程较长,肺功能不同程度地受损。其主要病理特点是气流阻力增大及肺弹性回缩力降低所致的气流受限,影响了正常的呼吸功能。临床上表现为劳力性气短、气促、咳嗽、咳痰,严重时出现呼吸衰竭症状。迫使一些患者长期卧床,丧失了日常活动能力。另外,患者由于长期供氧不足,有烦躁不安、咳血、胸闷、气短、气促等症状,产生对疾病产生恐惧、焦虑、忧郁的心理,严重影响休息、睡眠,给患者带来极大的心理压力和精神负担。

慢性阻塞性肺疾病是一个不可逆转的病理生理和精神病理学过程,治疗不能仅限于急性加重期的成功抢救和对症治疗,而应通过循序渐进的康复治疗来减轻症状,改善功能和提高生活质量。

二、作业评估技术

慢性阻塞性肺疾病主要造成患者呼吸的不畅,从而不同程度地影响患者的活动能力。故功能评估除常规作业评估外,更要注重患者的呼吸能力的评估。

(一)评估患者的作业需求

通过患者的个人史、疾病史、临床检查结果,受影响的作业表现问题,以及与患者或家属访谈获得。

(二)呼吸功能评估

1. 肺功能评估　是判断气流受限的客观指标,对慢阻肺的诊断、疗效评估及预后判断均有重要意义,其检查项目包括肺活量(vital capacity,VC)、一秒钟用力呼气容积(forced expiratory volume in one second,FEV1)、用力肺活量(forced vital capacity,FVC)及一秒降低率(FEV1/FVC)。

2. 呼吸肌肌力评估　呼吸肌是肺通气功能的动力泵,主要由膈肌、肋间肌和腹肌组成。检查项目包括:最大吸气压、最大呼气压和跨膈压。它反映了吸气和呼气期间可产生的最大能力,代表全部吸气肌和呼气肌的最大功能,也可作为咳嗽和排痰能力的一个指标。

3. 咳嗽效能评估　对于 COPD 的患者,咳嗽具有清除呼吸道异物和分泌物的保护性作用。所以必要时可参考以下标准对患者的咳嗽效能做出评估。

0 级:无咳嗽动作。

1 级:咳嗽时有气流音,但无咳嗽音。

2 级:咳嗽音微弱。

3 级:可听到明显咳嗽音。

4 级:可听到较大的咳嗽音。

5 级:可做连续性有效咳嗽。

(三)呼吸功能障碍程度评估

可以通过观察患者完成一般性活动后,有无出现呼吸短促进行分级。这类评定不仅用于判断病情,也可用于指导康复治疗。

1. 改良的英国医学委员会(mMRC)量表　mMRC 根据患者出现气短时的活动程度分为 0~4 个等级,具体内容见表 20-2-1。

表 20-2-1　改良的英国医学委员会（mMRC）量表

呼吸困难评价等级	呼吸困难严重程度
0 级	只有在剧烈活动时感到呼吸困难
1 级	在平地快步行走或步行爬小坡时出现气短
2 级	由于气短，平地行走时比同龄人慢或者需要停下来休息
3 级	在平地行走约 100 米或数分钟后需要停下来喘气
4 级	因为严重呼吸困难而不能离开家，或在穿脱衣服时出现呼吸困难

mMRC 呼吸困难分级也可用于指导康复治疗：0~1 级患者功能已达最大，可从预防、护理、宣教中得益。2~3 级可以从躯体康复训练为主的综合康复方案中得益。4 级主要从节省能量消耗、接受心理支持等方面得益。

2. Borg 量表　Borg 量表（改良版 Borg，CR-10 scale）由 Borg 于 1970 年设计，改进后的量表由 0~10 级构成，患者在运动时被要求选择最能描述他们呼吸努力程度的等级。具体内容见表 20-2-2。

表 20-2-2　改良 Borg 量表

评分	呼吸努力程度	评分	呼吸努力程度
0 分	完全没有气短	4 分	有点严重
0.5 分	非常，非常轻微（刚发觉）	5 分	严重
1 分	非常轻微	6~8 分	非常严重
2 分	轻微	9 分	非常、非常严重（几乎最大极限）
3 分	中度	10	最大极限

此量表一般配合 6 分钟步行试验（6MWT）应用，6MWT 开始前让患者阅读量表并询问患者说出呼吸困难级别，运动后重新评价呼吸困难的级别。

3. 慢性阻塞性肺病评估测试（COPD assessment test，CAT）　CAT 通过问卷的形式进行。具体内容见表 20-2-3。

表 20-2-3　CAT 评分

我从不咳嗽	0~5 分	我一直在咳嗽
我一点痰也没有	0~5 分	我有很多痰
我没有任何胸闷的感觉	0~5 分	我有很严重的胸闷
当我爬坡或上一层楼时，我没有气喘的感觉	0~5 分	当我爬坡或上一层楼时，我感觉非常喘不过气
在家里能做任何事情	0~5 分	我在家里做任何事情都很受影响
尽管我有肺部疾病，但我对离家外出很有信心	0~5 分	由于我有肺部疾病，我对离家外出一点信心也没有
我的睡眠非常好	0~5 分	由于我有肺部疾病，我的睡眠相当差
我精力旺盛	0~5 分	我一点精力也没有

患者根据自身情况,对每个项目做出相应评分(0~5),CAT 分值范围是 0~40。得分为 0~10 分的患者被评定为 COPD"轻微影响",11~20 分者为"中等影响",21~30 分者为"严重影响",31~40 分者为"非常严重影响"。

(四)心肺耐力评估

6 分钟步行试验(6MWT)是一项简单安全、经济客观的心肺功能评估试验。心肺耐力评估不仅测量 6 分钟步行的距离(6MWD),还能结合 mMRC、Borg 量表获得疲劳和呼吸困难的评分,行走过程中还可以同时监测心率(HR)和血氧饱和度(SpO_2)。6MWT 结果分为 4 个等级,级别越低心肺功能越差。美国心血管健康研究显示,68 岁以上的老年人 6 分钟步行距离为 344±88m。1 级:<300m;2 级:300~374.9m;3 级:375~449.9m;4 级:>450m。6MWD<400m 则说明心肺储备功能受损。康复训练后有临床意义的步行距离改变应不<55m。运动后经皮血氧饱和度(SPO_2)下降4%,提示手术风险极高;运动前后气短指数变化>4,提示气道呈高反应性。

(五)生活质量评估

慢性呼吸系统疾病问卷(chronic respiratory disease questionnaire,CRQ)由 Guyatt 等创立,是目前运用最广泛的测量 COPD 患者生存质量的特殊量表之一。

(六)其他评估

由于心肺疾病给患者带来的功能障碍有很多的相通之处,故评估方面也可参考心血管疾病的评估内容。

三、作业治疗技术

对于 COPD 患者,作业治疗师可利用自己的专长,如通过作业活动分析,选择适合患者能力的日常活动和职业进行训练;重建生理性呼吸模式;指导有效的排痰措施和能量节约技术的应用;提供适当辅助器具及相应的环境改造方案等减轻患者的心肺负担和精神压力,改善日常生活自理能力,提高生活质量。

(一)作业治疗教育

在治疗的同时让患者了解有关疾病的知识,是控制疾病、延缓疾病发展的重要手段。患者应该了解所患疾病的基本知识,包括药物的治疗作用和用法及副作用,以便患者自我照顾。花粉,飞沫,灰尘,清洁剂,烟雾,寒冷等,都是不良刺激因素,会影响病情。指导患者掌握正常的呼吸方式和养成良好的呼吸习惯,管理好自己的呼吸道。保持所处环境的空气清新和通畅,每天开窗,开门,保持空气通畅,减少呼吸道感染的机会。另外强调戒烟和避免被动吸烟,也有助于减少呼吸道分泌物,降低感染的危险性。

(二)呼吸技巧训练

对于 COPD 患者,最严重的表现莫过于呼吸功能受限,所以呼吸技巧的训练尤为重要。

1. 指导患者进行腹式呼吸　由鼻子吸气,噘起嘴唇,慢慢吐气,尝试将吐气时间拉长成吸气时间的两倍,加强呼吸肌力量。训练时可让患者将手放于腹部,用心体会:当从鼻子吸气时,肺中充满空气,感觉自己腹部微微隆起;当噘起嘴唇吐气时,感到自己的肚脐贴向脊柱方向。重复以上步骤,直到感觉相当顺畅。

2. 提高呼吸肌肌力　常用的作业活动有吹气球、口琴、口哨、笛子等;或让患者用直径,长度不同的吸管插入深度不同的水杯用力吹泡泡;或吹不同距离的乒乓球、点燃的蜡烛等。注意训练过程中若有晕眩感或无力感产生时,即刻停止练习。

（三）气道廓清技术训练

气道廓清技术(airway clearance therapy,ACT)是指运用物理或机械方式作用于气流,有助于气管、支气管内的分泌物排出,或促发咳嗽使痰液排出。呼吸训练、体位引流、手法技术都可以用于改变气流或促发咳嗽。临床上可根据患者的年龄、疾病的严重程度等因素来为患者制订气道廓清方案。

1. 自主呼吸循环技术(active cycle of breathing techniques,ACBT)　使用交替节律或放松的呼吸控制(breathing control,BC)、胸部扩张技术(thoracic expiratory exercises,TEE)来调动分泌物,并结合用力呼气技术(forced expiration technique,FET)促进分泌物排出。

2. 体位引流(postural drainage,PD)　利用患者不同体位下的重力作用帮助分泌物从外周气道移动到大气道。在19世纪60年代,体位引流结合拍背是胸科物理治疗中的"金标准"。

3. 拍背、叩击和振动(clapping,percussion,and vibration)　拍背和叩击是用杯状手或治疗仪器给胸壁一个外在作用力,使分泌物从支气管壁松动。振动是指双手重叠放置于外胸壁,靠肩部和手臂肌肉用力,在呼气的同时进行振动,帮助分泌物排出。这些手法可教会家属或陪护者,随时随地帮助患者。

（四）提高上肢肌力及全身耐力的训练

根据患者的兴趣爱好选择划船、游泳、跳绳、打保龄球等以上肢抗阻为主的文体活动训练上肢肌力。增强全身耐力可选择低、中等强度的步行、骑车、游泳、体操、健身舞蹈、游戏、家务劳动、陶瓷工艺制作等。每项活动开始进行5min,休息适应后逐渐增加活动时间。当患者能接受每次20min的活动后,即可增加运动强度。每次运动后心率至少增加20%~30%,并在停止运动后5~10min恢复至安静值,或活动至出现轻微呼吸急促为止。对于严重的慢性阻塞性肺疾病患者,可以边吸氧边活动,以增强活动信心。一般每周3~5次,每次1~1.5h。

（五）日常生活活动能力训练

主要是教会患者如何将腹式呼吸与日常生活协调起来,避免生活中的呼吸困难。练习要求:身体屈曲时呼气,伸展时吸气;上楼梯或爬坡时,先吸气再迈步,以"吸—呼—呼"对应"停—走—走";如果要将物品放在较高的地方,则先拿好物品同时吸气,后边呼气边将物品放在所需位置。一些一次呼吸无法完成的活动,则可分多次进行,必须牢记吸气时肢体相对静止,边呼气边活动。

（六）能量节省及工作简化

原则参见心血管疾病的作业治疗技术。

（七）压力处理

没有办法获得足够空气的感觉是令人相当恐惧的,当患者感觉到快呼吸不过来时常会惊慌失措,此时治疗师应教导患者如何处理突如其来的呼吸短促,以降低恐惧感。当呼吸困难情况发生时将身体向前倾斜,双臂摆放于桌面上,让膈肌较易呼吸,同时搭配前面提过的呼吸技巧,帮助患者放慢呼吸的步调。另外教导患者关于处理压力的技巧,帮助患者想象当情况发生时如何能让自己平复下来。

（八）娱乐休闲活动训练

COPD 患者常在执行完日常生活活动后便已经没有剩余的体力了，因此从事休闲娱乐对其而言变成为一种奢望。此时作业治疗师可以评估患者病前喜欢从事的休闲活动，并分析该活动是否能够经由调整后以符合患者的能力。治疗师也可以提供患者关于其居住的小区中适合参与的活动信息。有时患者在参与活动时可以建议找陪伴者在身边，使活动更可行。

第三节　骨质疏松症的作业治疗技术

一、概述

骨质疏松症（osteoporosis，OP）是一种常见的全身性代谢性骨病，以单位体积内骨量减少及骨微结构改变为特征，多见于绝经后妇女和老年男性。骨质疏松最早是由 Pornmer 在 1885 年提出，当时没有明确的定义，认为全身骨质减少即为骨质疏松。2001 年美国国立卫生研究院（NIH）提出骨质疏松症是以骨强度下降、骨折风险性增加为特征的骨骼系统疾病。2004 年，WHO 给出了关于骨质疏松症的定义：骨质疏松症是一种以骨量低下、骨微结构破坏、导致骨脆性增加、易发生骨折为特征的全身性骨病。并把每年的 10 月 20 日命名为"国际骨质疏松日"。

骨质疏松症临床可分为原发性和继发性两大类。原发性骨质疏松症又分为绝经后骨质疏松症（Ⅰ型）、老年性骨质疏松症（Ⅱ型）和特发性骨质疏松症（包括青少年型）3 种。绝经后骨质疏松症一般发生在妇女绝经后 5~10 年内；老年性骨质疏松症一般指老人 70 岁后发生的骨质疏松；而特发性骨质疏松症主要发生在青少年，病因尚不明；继发性骨质疏松症指由任何影响骨代谢的疾病或药物所致的骨质疏松症。

骨质疏松症又称"隐形疾病"，位居中老年人五大疾病之首，疼痛、脊柱变形和发生脆性骨折是骨质疏松症最典型的临床表现。人们把骨质疏松引发的骨折形象地喻为老年人"无形的杀手"。

二、作业评估技术

骨质疏松症患者早期基本没有症状，很少会转介到作业治疗来。多数是有疼痛或脆性骨折发生后，患者的活动能力受到限制才会寻求作业治疗的帮助。作业治疗师可依据自己的长处，找出患者作业表现的问题及影响因素。

（一）日常生活活动能力评估

个人自理类可以用 Barthel 指数或功能独立性量表（functional independence mearsure，FIM）评估；家务活动能力可通过功能性问卷（functional activities questionnaire，FAQ）了解。

（二）运动功能评估

包括肌力、关节活动度、协调能力、平衡能力、步行能力、步态及心肺耐力等，参照本书相应章节的评估方式或量表。

（三）疼痛评估

临床常用视觉模拟评分量表（VAS）进行自评。

（四）患者周围环境的安全因素评估

如公共场所及居家环境的人行道、过道、楼梯、厕所、厨房等，是否具备无障碍措施及预防其他意外事故发生的安全措施，如加装扶手，放置防滑垫，合适的照明等。具体方法参见环境评估。

（五）跌倒风险评估

可用澳大利亚国家老龄化研究所和墨尔本延续护理及康复服务所开发的社区老年人跌倒风险评估量表（falls risk for older people-community setting assessment tool，FROP-Com）进行筛查。FROP-Com 在预测社区老人跌倒方面优于计时起立行走测试和功能性伸展测试。其内容包含 13 个方面：跌倒史，服用药物情况，慢性病种数，感觉缺失，鞋脚合适情况，认知状态，大小便自控能力，营养状况，居家环境，日常生活活动，功能性行为，平衡和步态/身体活动。总分 60 分，0~20 分为低、中度跌倒风险，≥21 分为高度跌倒风险。

（六）社会心理方面的评估

由于疼痛等不良因素的刺激，患者容易产生焦虑、抑郁的心理，情绪方面也会受到影响，干扰正常的生活秩序。故这方面的评估也必不可少，可参考相应的评估量表。

三、作业治疗技术

对于骨质疏松症患者，作业治疗的介入在于降低导致骨质疏松的各种风险因素，增强骨强度；提供正确的工作，日常生活及娱乐活动中安全性姿势以及辅助器具和适当的环境改造，预防骨折的发生；通过合适的作业活动，减轻疼痛，缓解心理压力，增强体质，提高耐力。最终改善患者的生活质量。

（一）作业治疗教育

骨质疏松症患者由于容易导致肌肉负面能力的低下和容易诱发骨折，故如何在日常生活活动中加强自我保护，对患者而言非常重要。作业治疗关注的就是患者的生活，所以一名合格的作业治疗师会向患者提供这方面的知识宣教。

1. 日常生活中正确的运动姿势。

2. 预防跌倒的各种策略。

3. 家人的配合方式。

4. 调整生活方式，选用含钙、低盐和适量蛋白质的均衡饮食。

5. 避免嗜烟、酗酒，少喝浓茶、咖啡等。

6. 慎用药物，如利尿剂、四环素、异烟肼、抗癌药、强的松等均可影响骨质的代谢。

7. 适当增加户外活动和日照时间，有助于骨健康。

8. 适量运动可以改善骨骼血液供应，增加骨密度，但不宜进行高负荷的活动。

9. 加强自身和环境的保护措施，如借用各种关节保护器，适当的环境改造等。

10. 穿着低跟且底部柔软的鞋具，以减少从脚跟传递到脊柱的振动力。

（二）减轻疼痛的作业活动

对于骨质疏松症患者，作业治疗的措施主要致力于解决患者不断出现的问题，达到减轻

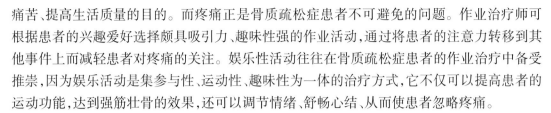

痛苦、提高生活质量的目的。而疼痛正是骨质疏松症患者不可避免的问题。作业治疗师可根据患者的兴趣爱好选择颇具吸引力、趣味性强的作业活动，通过将患者的注意力转移到其他事件上而减轻患者对疼痛的关注。娱乐性活动往往在骨质疏松症患者的作业治疗中备受推崇，因为娱乐活动是集参与性、运动性、趣味性为一体的治疗方式，它不仅可以提高患者的运动功能，达到强筋壮骨的效果，还可以调节情绪、舒畅心结、从而使患者忽略疼痛。

（三）恢复运动功能的作业活动

不管是因骨质疏松后疼痛导致的活动受限，还是由于脆性骨折导致的运动障碍，运动功能的恢复始终是作业治疗的重中之重。应鼓励患者尽可能主动参与力所能及的日常活动、文娱活动、户外活动等。这些活动可以改善人体骨骼的强度，有助于承受较大的外力作用；同时户外活动还可以接受充分的日光照射，有助于皮肤合成更多的维生素 D，提高人体对钙的吸收能力，达到增强骨质的作用。但老年人活动时需要注意以下几点：

1. 不宜在饥饿或过饱的情况下运动，进餐 1h 后方可运动。

2. 不宜在太热或太冷的环境中运动，最好在空气流通的地方运动。

3. 不宜在身体不适的情况下运动，如：感冒、肺炎、急性肠炎等。

4. 不宜在情绪过怒或忧虑时运动。

5. 不宜进行过度剧烈或有竞争性的活动。

6. 运动前应做数分钟热身运动，运动后应做数分钟放松运动。

7. 运动以活动大肌群为原则，如步行、慢跑、骑车、游泳、集体舞（操）等。

8. 运动时保持顺畅均匀的呼吸，切忌屏气。

运动强度和时间根据每个人具体的情况分别对待。一般每次 1h 左右，每天 2~3 次。活动量以轻微出汗，不引发疼痛为准，遵循循序渐进、持之以恒、激励上进的原则。如在运动中出现身体不适，如胸闷、气促、恶心、眩晕等情况，应立即停止运动，及时坐下休息，必要时请医生会诊。

（四）辅助器具的选择和环境改造

患者由于疼痛、骨折或其他问题导致活动能力下降，活动范围局限，作业治疗师可以给患者提供适当的辅助器具以协助患者独立完成日常生活活动。如延长手功能的拾物器、穿衣辅助器、长柄鞋拔、长柄洗澡海绵等；增加步行稳定性的手杖、助行器等。为了减少及预防脆性骨折的发生，作业治疗师还需对患者所处的居家环境提出适当的调整或改造建议。其原则是清除活动场所中容易导致患者摔倒的各种障碍物，并增加一定的防护措施，尽可能减少意外的发生。如室内家具合理紧凑摆放，腾出宽敞的活动空间；在过道、楼梯、卫生间和浴室墙上安装扶手；在浴室使用浴椅、防滑垫；去除室内外多余杂物及门槛；增强照明等。这样能够有效地提高老年人在家庭内活动的稳定性和安全性。

（五）矫形器的应用

脊柱骨质疏松者常可出现胸椎的多发性骨折，并进而引起胸椎进行性后凸和疼痛，同时可伴有步态异常和平衡障碍。这时作业治疗师可指导患者如何配制和穿戴胸围、腰围之类的矫形器，以改善姿势，缓解症状。

（六）跌倒的预防和干预

主要从两个方面进行干预：一是从患者自身方面，努力提高个人防跌倒意识，加强防跌倒知识和技能学习。如坚持参加规律的体育锻炼,以增强肌肉力量、柔韧性、协调性、平衡能力、步态稳定性和灵活性等;走路保持步态平稳,尽量慢走;避免携带沉重物品;避免去人多及湿滑的地方等。二是从患者所处的周围环境方面,尽量规避或消除环境中的危险因素,防止跌倒的发生。移走可能影响老人活动的障碍物;将常用的物品放在老年人方便取用的高度和地方;卫生间增加扶手,增加防滑装置;室内增加照明;必要时可增加人力照顾等。

(七)调整生活方式

指导患者养成良好的生活方式,注意饮食的多样化,做到合理膳食营养。日常多食用鱼、虾、牛奶、乳制品、骨头汤、鸡蛋、豆类、杂粮、绿叶蔬菜等(其中牛奶和酸奶的钙含量最高)。少吃糖、食盐及咖啡、浓茶,动物蛋白也不宜摄入过多。另外由于老年人胃肠功能减退,应强调选择易消化的食物,以利于吸收利用。

(八)调适心理的作业活动

骨质疏松症所致的焦虑、抑郁等不利的情绪,可以通过治疗性活动如:书法、绘画、手工艺活动、文体活动、游戏活动等得到舒缓。根据患者具体情况可以分步骤,分阶段地让其通过个体或团体的活动方式完成。这些活动可以提高患者的自尊心和希望,降低患者的疼痛、焦虑、抑郁等负面感觉和情绪。

第四节　阿尔茨海默病的作业治疗技术

一、概述

阿尔茨海默病(Alzheimer's disease,AD)是一组病因未明的原发性退行性脑部病变,多起病于老年期,病程缓慢且不可逆。主要表现为渐进性记忆障碍、认知功能障碍、人格改变及语言障碍等神经精神症状,严重影响社交、工作与生活自理能力。已成为威胁老年人健康的一大克星。早在1906年,由于德国一位精神及神经病理科医师 Alois Alzheimer 最先发现此病,以后即被命名为阿尔茨海默病。

阿尔茨海默病致病的真正原因不明,年龄及家族史是罹患阿尔茨海默病主要的危险因子。大多好发于60岁以上的人群,较少数发于50多岁或更年轻者。阿尔茨海默病的发病率随年龄增加而增加。有数据显示,目前我国55岁以上人群患病率接近4.2%,65岁以上为7.2%,80岁以上的老年人患病比例则高达20%~40%。由于阿尔茨海默病是潜隐发作、缓慢渐进,患者或家属通常都不知此病是何时开始的,很多患者在发病后数月甚至数年才就医,因此患者接受治疗的时机常被延误。

阿尔茨海默病患者典型的临床症状就是认知及活动功能障碍。初发时症状不明显,常常是家庭成员发现患者的短期记忆变差,患者会重复问同一事件,把个人常用的物品错置。其他的认知功能如抽象思考、学习能力、判断能力、语言能力,也都逐渐变差,性格出现改变。在疾病轻、中度时,患者记忆力退化严重,常会迷路,处理钱财及付账有困难、迷惑,判断力及执行力变差,需较长时间来处理日常实务,也常见视觉空间障碍,亦会出现人格特质及情绪改变,如忧郁、焦虑,易怒等。疾病常在此阶段才被诊断出。在中、重度时,患者表现为推理、语言表达能力出现障碍,也常出现行为及情绪上的症状。此期患者即使在熟悉的环境中也会迷失;无法学习新事物,难以执行多步骤的动作;情绪上会激动不安,出现侵略行为、语言暴力、精神疾病症状(如妄想及幻觉)、精神恍惚等。在疾病严重时,患者连基础的日常生活琐事也无法执行,凡事需要他人帮助,无法沟通,不认识自己或家人,可能绝大部分时间都卧床,出现吞咽困难,体重减轻、大小便失禁、皮肤感染等。

二、作业评估技术

作业治疗师对于阿尔茨海默病患者的评估项目,取决于患者所处病程阶段、伴发的疾病、照顾者的需求等。一般来说,阿尔茨海默病患者早期的症状以认知障碍、行为变化、情绪障碍为主,以致影响社会互动及作业表现,晚期患者才会出现运动及感觉功能问题,作业治疗师可考虑上述因素,选择适当的评估项目与工具。

（一）病史与作业史

包括患者的个人背景、作业表现、功能性能力及技巧等方面。可经过和家属及陪护人员面谈或由他们完成问卷获得数据。适用的问卷量表如:功能行为概况(functional behavior profile)、活动概况(activity profile)、照顾者负荷问卷(caregiver's strain questionnaire)等。

（二）日常生活活动能力评估

对病程早期的患者应注重工作、家务处理、驾驶及安全的评估;晚期患者则应注重自我照顾、移动、沟通及休闲功能的评估。治疗师需要评估患者的实际表现(actual performance)和执行能力(capacity)两个方面。

1. 实际表现的评估　常用日常生活活动能力量表有:Barthel 指数量表、Katz 日常生活活动量表、工具性日常生活活动量表等,不能配合完成实际表现评估的患者可由家属或照顾者填答。

2. 执行能力的评估　常用厨房任务评测(kitchen task assessment)、执行功能表现测验(executive function performance test)、艾伦认知阶层测验(Allen cognitive level test)、认知表现测验、动作与处理技巧测验(assessment of motor and process skills,AMPS)等,可直接观察患者的执行能力来评估;痴呆者失能评测(disability assessment for dementia)则由家属或照顾者来评估患者从事日常生活或工具性日常生活活动的能力。

（三）认知功能评估

认知功能下降是患者的主要技能障碍表现。评估内容包括记忆力、注意力、抽象理解力、判断和解决问题能力、排序、组织、计算、计划和启动等。简易智能状态测验或者蒙特利尔认知评估量表可用于筛查患者认知功能。在疾病的不同阶段,都要及时进行认知功能的评估。

（四）情绪状态评估

早期患者由于记忆丧失的自我意识,通常会有一种悲伤的感觉。随着病情的进展,由于患者很难描述记忆丧失的经历或表达对未来的恐惧,这些情绪反应也从轻度抑郁到明显的愤怒。在疾病的后期,这些行为可能会升级为攻击性或灾难性反应。情绪状态的评估可以通过直接观察或看护者报告来获得。

（五）周围环境安全性评估

此项评估主要是为患者安全活动和发挥最佳功能提供环境支持。内容包括评估患者在不同生活环境中获得的支持。常用的有功能和环境的安全评估(safety assessment of function and the environment)和家庭环境评估协议(home environmental assessment protocol)等。家庭环境安全性评估是为了防止6个最常见的家庭性伤害:跌倒和滑倒、烧伤、中毒、割伤、触电和溺水。

三、作业治疗技术

对于阿尔茨海默病患者,作业治疗的目标是尽量维持或增进患者的躯体功能、认知功能,改善作业表现能力,减少照顾者的压力与负担,使患者可以在最少限制的环境中安全生活,并拥有适当的生活质量;作业治疗的措施是通过整合患者运动、感觉、认知及社会功能需求,提供环境改良建议、提供辅具、教导照护人员等,增进患者作业活动的参与度和独立性。

(一)早期作业治疗

此期患者认知功能轻中度下降,表现为记忆力下降,对个人史或个人新近发生的一些事会想不起来,可能会遗失重要的东西;注意力也下降,理解复杂的信息、学习新事物或解决问题能力都下降,有时需要重复提醒,与人对话的内容较肤浅;视觉辨认或运动计划有轻度问题,较复杂的工具性日常生活活动如财务处理、采购、烹饪复杂的菜等可能有困难,但基础日常生活能力尚可;情绪方面不稳定,有时忧虑,有时敌视,面对挑战会过度被动及退缩。此期的患者仅需照顾者给予监督,故作业治疗措施也以家庭为中心。

1. 了解患者的角色、活动的频率及概况,鼓励患者每日或每周安排参与喜爱的活动,或继续参与喜爱的活动并记录下来。

2. 协助患者建立每日的常规,并张贴于生活空间的中心处。利用日历、便利贴及记事本等外在物品,协助患者记忆功能及加强患者活动的参与。

3. 与患者合作辨认出患者有困难的作业活动,调整活动难度,以提高成功率、缓解忧郁或焦虑的心理。

4. 利用视觉、听觉及运动觉的输入以教导患者新任务,并提供正向、支持性的反馈。

5. 依据患者的需求,调整休闲、家务及其他生产性活动,简化复杂的活动以符合患者能力,使患者可以尽量独立、安全参与。

6. 鼓励家属仔细检视家庭结构及资源,以适应患者日益需要增加的监督。

7. 提供机会使其他人主动与患者互动,以维持患者在团体活动及社交活动中与其他人的良好关系。

8. 在居家环境提供增加现实感的活动,通过翻阅相册、多挂以前的照片,提醒患者过去状况与能力,避免需要学习新的任务,简化环境,简化指令。

9. 教育及训练照顾者如何使患者继续活跃并主动参与活动。

10. 提供适当的生活环境或改善对患者做活动有困难的环境。

(二)中期作业治疗

此期患者认知功能出现中重度的下降。表现为情感越来越冷漠,会出现睡眠障碍、重复性行为、敌意行为、妄想、幻想,被要求太多时甚至出现激动及暴力行为。记忆力下降更多,连熟知的物品也记不住,部分以前的事可以想起,但新近发生的事件都记不住。对时间、地点的定向感混乱,对有些亲戚也混淆,专注力损伤日益严重,沟通障碍、失用症及失认症都越发明显,患者可能出现游荡行为(wandering behavior)。再者,患者的反应变慢,出现视觉及空间功能障碍。在此阶段的患者已无法自行从事工具性日常生活活动,至于基础日常生活活动方面,患者在如厕、沐浴、进食、穿衣都需协助,且可能开始出现大小便失禁的情况。此期作业治疗的重点是尽量维持患者生活自理的能力。

1. 维持每日固定的常规,维持患者参与有意义的活动及替代性角色,以使患者能维持功能、维持参与及定义自我。

2. 设计患者可从事的家事活动。

3. 协助照顾者解决及辨识患者从事日常生活活动所需口语指令及身体协调的程度。

4. 教导照顾者处理行为问题的技巧,如辨别问题、了解造成行为问题可能的诱导因素,如特定的人、时、地、事件,内科问题、沟通问题、环境问题等,调适自己的行为,或改变环境。

5. 提供时间定向感,简化环境。

6. 配合患者能力改造居家及其他环境,如加装警报、限制患者使用危险物品、橱柜上锁、戴上辨识手链、张贴视觉提示等。

7. 强调环境安全的重要性,可更多改良环境,以代偿患者的知觉缺损,确保步行的安全。鼓励在别人监督或协助下,规律地进行步行、伸展及运动。

8. 任务皆需简化,可只剩 1~2 个步骤由患者完成。

9. 支持患者在家中与家属的社交或在外结构性环境中的社交。

10. 用照片使患者重复背诵家人及其他人的名字。

11. 患者于新环境中移行时,需提供更多照明、图片提示、暗示与协助。

(三)晚期作业治疗

此期患者出现严重的认知功能下降及身体功能下降。表现为严重的记忆力损伤,在熟悉的环境中也混乱,不记得家人的名字,常无法与人沟通,只能发些声音或说单字。患者的步态及平衡也出现障碍,无法克服环境的阻碍物(如门槛),整体动作变缓慢。甚至出现无法行走、大小便失禁、无法进食等状况。很多此阶段的患者都被送至赡养院或专门的医疗机构照顾。此期作业治疗的重点是指导家属及照顾者的照护技术。

1. 与患者沟通时,使用单步骤口令或身体引导,使患者尽可能参与日常生活活动,如进食、盥洗等。

2. 鼓励家人与患者互动,由家人开始谈话,但患者不一定每次都有反应。

3. 鼓励进食,利用技巧增进患者吞咽、预防呛咳。

4. 教导家属及陪护转移技巧。

5. 鼓励患者使用辅具移行,直到患者无法使用辅具为止。

6. 指导患者在床上及轮椅上的体位摆放,指导照顾者检视患者皮肤。

7. 提供患者适当感官刺激,如声音、触觉、视觉、嗅觉,以使患者能继续与现实接触。

8. 使患者参与主动性、协助性及被动性关节活动运动。

在阿尔茨海默病患者作业治疗介入过程中,家属及陪护的支持与合作是很重要的,照顾者的性别、文化、种族、家庭关系、对疾病的了解、对异常行为的反应、使用解决问题的技巧、环境的利用等,都直接影响介入计划的执行及患者的参与度。作业治疗师可用教育(education)、训练(training)、咨询(consultation)及心理支持(support)等方式,指导家属及陪护者了解安全的重要性,处理患者行为障碍及情绪问题的技巧,最大限度地发挥他们的作用。

(侯　红　黄富表)

参 考 文 献

［1］王刚.临床作业疗法学［M］.北京:华夏出版社,2005.

［2］励建安.Delisa 物理医学与康复医学理论与实践［M］.北京:人民卫生出版社,2013.

［3］薛漪平.生理疾病职能治疗学［M］.台北:禾枫书局,2015.

［4］Lohman H,Byers-Connon S,Padilla R. Occupational therapy with elders:strategies for the COTA［M］. St. Louis:Mosby,2011.

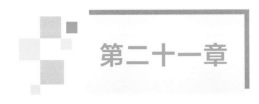

第二十一章

肿瘤的作业治疗技术

第一节 肿 瘤 概 论

随着医疗技术的发展,肿瘤患者的生存率显著提高,这促使以专业化的康复治疗去满足肿瘤患者长期生存的需求。对于如乳腺癌、前列腺癌等这些能长期生存的肿瘤,以及一些具有高致残率及并发症发生率高的肿瘤,作业治疗的介入就显得格外有意义。

一、概述

肿瘤是一组以不受控制的异常细胞生长和扩散为特征的疾病。可由外因(化学物、辐射、病毒)和内因(激素、免疫病、遗传性突变)等引起。各种因素可同时或先后作用,而诱发或促进肿瘤发生。有资料表明,在人的一生中,约有50%的男性和40%的女性会患肿瘤。

根据肿瘤细胞变异的程度将肿瘤进行分期,可以协助我们选择合适的治疗方法和判断患者的功能及预后。目前临床参考的是美国癌症联合委员会制定的 TNM 系统,T 是指肿瘤的大小(tumorsize)与数量、N 是指被癌症扩散影响到的淋巴结数量、M 是指是否出现远端转移。结合以上三项状况将肿瘤分为四期:第一期代表肿瘤原发部位,癌细胞没有转移,且细胞分化良好;第二期肿瘤变大,有可能扩散到邻近淋巴结,但没有波及其他器官和组织;第三期癌细胞开始侵犯周围组织及出现未完全分化的细胞;第四期癌细胞转移到身体其他部位并影响功能。处于不同时期的肿瘤给患者生活带来不同的影响,故作业治疗师在接触患者前应先了解所在的时期,以制定出适当的治疗目标。

二、作业评估技术

肿瘤患者通常同时存在身体、认知、社会心理方面的问题,故肿瘤康复的团队需要不同专业共同合作,以解决各种状况。作业治疗师的主要任务在于增进患者的生活角色功能,提高患者的生活质量,故需做的评估如下:

1. 了解病史,了解患者的角色需求、扮演各种角色的胜任状况,患者的价值观及目标等。可以通过和患者或家属、陪护访谈获得。

2. 依据患者不同问题的需求进行相应的运动、感觉、知觉、认知功能的评估。

3. 日常活动能力的评估。

4. 心理社会问题的评估。

5. 必要时可进行工作及娱乐休闲能力的评估。

三、作业治疗技术

对于肿瘤患者的作业治疗措施关键在于：无论患者还能生存多久，都要尽量使患者参与有意义的作业活动，提升他们的生活品质，使他们无论在肿瘤的哪个时期，都能对未来充满希望地生活。

（一）肿瘤的预防时期

作业治疗的焦点是帮助人们达到平衡的生活方式，改变对健康产生负面影响的行为与习惯。作业治疗师可向其接触的所有人传递正面健康信息，如青少年在听到吸烟预防方面的正面信息后，可能就不会去学习吸烟。

（二）肿瘤确诊后的初期

肿瘤确诊后初期对于患者来说，无论是在心理上还是面对未来的治疗措施上，都会感到茫然、无助、甚至有恐惧的心理。作业治疗师此时介入，通过适当的知识宣教和心理疏导，可以缓解患者的精神压力。初期肿瘤的治疗可能是手术、化疗、放疗或免疫治疗，它们均有副作用。在治疗前作业治疗师可参与教育与训练，使患者了解治疗后会出现的问题，做好正确的期待和心理准备，通过恰当的术前训练可以改善患者的功能结局，减少术后恢复期的康复需求。

（三）肿瘤治疗时期

随着肿瘤患者治疗方式的不同，作业治疗的重点也不同。

1. 手术治疗时期的作业治疗　手术后的伤口可能会使患者日常活动受到限制。术后的早期阶段，治疗师即可鼓励和帮助患者安全地进行日常的或有目标指向的活动。患者可能害怕在活动中牵扯到伤口，治疗师需指导其安全运动的方式和运动幅度。有些患者可能因肿瘤而截肢，作业治疗师应训练他们正确使用假肢进行功能代偿。

2. 化疗时期的作业治疗　使用化疗药物杀死癌细胞的同时也会产生一些副作用，如有脱发、周围神经病、血小板减少和凝血时间延长、疲劳、贫血、焦虑与恐惧等。周围神经病变常可导致暂时性的垂腕、垂足，也可致灼痛、麻刺痛。患者可能由此而不愿意抓持物品或因疼痛而不愿站立。疲劳也可能令患者不能或者懒于参与日常活动。血小板减少的患者，可能易出血，而不得不暂时放弃做一些正常的日常活动。所以在进行化疗的阶段，作业治疗师可向患者提供相应的知识宣教、合适的辅助用具、适宜的环境改良方案等，以利于患者更好地参与日常活动，提升治疗的信心。

3. 放疗时期的作业治疗　放疗也是肿瘤急性期干预方法的一种。某些情况下治疗师可与放疗人员协调工作，如用低温热塑板材制作体位摆放器具（夹板）帮助患者在放疗过程中保持体位不变。放疗可能的副作用之一是灼伤，从作业治疗的角度而言，应避免烧伤区域的运动或牵扯。必要时可通过适当的作业活动协助，以预防肩周炎等并发症的发生。

（四）肿瘤恢复阶段

此阶段患者康复的目标是学习带残生活。作业治疗师对于这阶段患者的治疗主要在于利用自身所具有的整体性治疗的技能，超越肿瘤所致残疾的损伤水平，帮助患者克服作业能

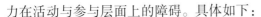

力在活动与参与层面上的障碍。具体如下：

1. 对行动障碍的介入　虚弱无力常是造成行动障碍的主要原因,作业治疗可以提供代偿方法、辅助器具或建议环境改造等方法,增强患者的行动能力。

2. 对水肿的介入　水肿有可能出现在乳癌根治术后患者或因器官衰竭而致的全身性水肿患者,使用弹力绷带或压力治疗,作业治疗师除了为患者量身裁制压力衣外,还可指导其通过正确按摩、体位摆放、适当运动来减轻水肿。

3. 对认知损伤的介入　部分患者可能会出现记忆力下降、安全判断能力下降及注意力难以集中等。这些损伤不管是暂时性的,还是是永久性的,治疗师均应提供代偿策略,如利用环境调整、随身携带记事簿或指导陪护密切监督等,以增进患者生活的安全性等。

4. 对进食问题的介入　许多肿瘤患者因不能正常进食而导致体重持续下降,营养不良。应仔细评估造成进食问题的根本原因,有的因口腔溃疡;有的因味觉改变;有的因化疗反应如恶心呕吐不想进食;有的由认知损伤、手眼协调下降或心理情绪不好等因素造成。作业治疗师可配合护士教导患者口腔卫生的维护;配合营养师提供食物摄取的建议;配合患者的要求,建议进食的种类、进食量及频率、提供进食的辅具等。

5. 对疼痛的介入　患者可能有因癌细胞的侵蚀或治疗而引发的疼痛问题,作业治疗师可在药物治疗的基础上,提供能分散患者注意力的作业活动,如书法、绘画、游戏、集体互动的作业活动,让患者以个人或团体的形式完成。以降低对疼痛的过度关注,减少对药物的依赖性。

6. 对心理社会功能的介入　几乎所有肿瘤患者都会有心理社会调适问题。不论是疾病本身还是治疗的副作用,都会使身体功能越来越差,对疾病未来进展的不确定都严重影响患者的心情,使其感到无助、生活无趣,孤单与孤立。作业治疗师需要教导患者学会压力处理、焦虑释放、放松技巧等技术,提供支持性咨询、支持团体等;协助患者适应生活形态,调适个人角色的改变等。

（五）临终关怀期

当肿瘤患者病情进展到末期无法恢复时,作业治疗师将直接面对濒临死亡的患者。虽然肿瘤已无法治愈,但治疗师仍需给患者活下去的希望。此期作业治疗可提供的措施有：

1. 改良环境的建议。

2. 提供辅助器具增进患者坐位及卧位的舒适度。

3. 教导家属和陪护如何省力地协助患者从事日常活动。

4. 提供预防或减轻疼痛的措施。

5. 咨询心理情绪问题。

6. 提供患者对人生回顾的机会。

7. 帮助患者完成未了的心愿。

第二节　肺癌的作业治疗技术

一、概述

肺癌是目前全球范围内发病率及病死率最高的恶性肿瘤,多见于 60 岁以上人群,发病高峰年龄为 70~74 岁,其中 45% 的患者年龄≥70 岁,80 岁以上患者占 10%,因此肺癌又有"老年癌"之称。临床特点为男性发病率多于女性,咳嗽、痰中带血为主要临床表现,部分可有胸痛,常合并慢性支气管炎、肺气肿等疾病,易被误诊或漏诊。

肺癌可通过 X 线、CT 与 MRI 检查,痰液细胞学检查、纤支镜检查等做出诊断。治疗方式包括手术、化疗、放疗、分子靶向治疗、介入治疗等。以下所涉及的作业评估与治疗仅针对肺癌术后老年患者。

二、作业评估技术

老年肺癌患者术后因肺部本身病变、手术和气管插管的刺激使呼吸道分泌物增多,深呼吸、咳嗽、排痰能力受到限制,容易出现呼吸系统并发症,加之老年人本身可能存在多种基础疾病,并且术后疼痛严重阻碍患者康复,并可能导致痰液潴留、深静脉血栓形成、应激反应增加、伤口愈合延迟、慢性疼痛等。故作业评估应结合老年人、肺癌术后的特点,注重呼吸功能、疼痛的评定。

(一)了解患者的作业需求

深入了解患者的个人史、疾病史、临床检查结果以及受影响的具体的作业表现。

(二)评估辅具的需求

作业治疗师根据老年患者自身能力,评估其对辅具的需求。如放大镜、老花镜和助听器是老年人代偿视觉和听觉退化的常用辅具,针对动作和行动存在困难的辅具有轮椅、各种助行器、取物夹、纽扣器、长柄海绵刷等。

(三)日常活动能力评估

常用 6 级制对日常活动能力进行评定。

0 级:日常生活能力和正常人一样。

1 级:一般劳动较正常人容易出现气短。

2 级:登楼、上坡时出现气短。

3 级:慢步 100 米以内即有气短。

4 级:讲话或穿衣等轻微活动时亦有气短。

5 级:安静时出现气短,无法平卧。

在临床中用于评估日常生活的量表有:功能独立性评估量表(FIM)和改良的 Barthel 量表(MBI)等。评估时应注意患者的呼吸形态,因患者可能会有憋气、呼吸浅快或呼吸时耸肩的现象。注意血氧饱和度,当患者从事日常生活活动时,血氧饱和度低于 90% 应考虑提供氧气。在功能测试当中,血压和心率的测量是相当重要的。

(四)上肢功能评估

由于肺部疾病的患者常常使用类固醇药物,其肩带、躯干与髋部肌肉群会相对无力,因而有必要评估患者的上肢肌力。可采用 Wolf 运动功能评估等上肢量表来进行作业治疗的评估。

(五)肺功能评估

包括:①肺通气功能;②肺换气功能;③心肺运动试验;④6 分钟步行试验(6MWT)。其中 6MWT 主要用于评价中、重度心肺疾病患者对治疗干预的疗效,测量患者的功能状态,可作为临床试验的重点观察指标之一,也是患者生存率的预测指标之一。

（六）呼吸困难 Borg 评分

Borg 呼吸困难评分在 6 分钟步行试验结束后进行，对患者试验后的呼吸困难程度进行评分。

（七）疼痛评估

包括疼痛部位与疼痛强度评定，疼痛部位常用 45 区体表面积评分法；疼痛强度常用视觉模拟评分量表（visual analogue scale，VAS）。

（八）心理评估

术后患者可能存在不同程度的心理障碍，可采用焦虑/抑郁自评量表（SAS/SDA）筛查。

三、作业治疗技术

老年性肺癌患者年龄较大，基础疾病相对较多，故作业治疗师可结合肺康复与老年人康复对患者进行作业治疗。主要包括以下 6 个方面：

（一）日常生活活动训练

了解患者的作业需求及兴趣爱好，通过活动分析深入了解某一特定活动是否符合患者当前的能力水平、兴趣爱好，能否激发参与动机并根据活动实际情况进行适当的难易程度调整，例如太极拳、下棋等。

（二）呼吸技巧训练

教导患者在放松的坐姿下练习，最好是能将双脚抬高。当患者已经能在休息状态下熟练地使用这些技巧后，便让其在所喜欢的活动中尝试应用这些呼吸技巧，如看电视、看报纸。最后患者必须能在较困难的任务中（如爬楼梯），来使用其中一种技巧。

1. 圆唇呼吸法　由鼻子吸气，�’起嘴唇，慢慢吐气，尝试将吐气时间拉长至吸气时间的两倍。

2. 横膈呼吸法　调整为轻松坐姿，双脚抬高，手置于腹部；当鼻子吸气，肺中充满空气时，试着感觉自己的胃被往外推；噘起嘴唇吐气时，感到自己的胃往下缩回；重复以上步骤，直至感觉在做以上步骤时相当顺畅；若有眩晕感或无力感产生时，便停止横膈呼吸法。

（三）上肢功能的强化

可使用重量训练器材、治疗性弹力带、手臂测力计及其他上半身的强化技巧。配合胸廓扩张度等呼吸训练方法，通过上下肢一体化理论，结合下肢的运动，使得全身的功能恢复得以进展。

（四）工作简化与能量节省技巧应用

例如，洗澡时浴室比较潮湿，患者容易出现呼吸困难，治疗师可建议患者家中浴室加装通风扇或在洗澡时将门打开；在梳头发、刮胡子时将手肘放在桌面；使用电动工具如电动牙刷以节省能量。

（五）自我角色增强

老年肺癌患者自身身体素质较差，体力下降，术后更甚。治疗师可针对患者先前喜好从事的休闲活动，收集社区相关资讯，对娱乐休闲活动做出相对应的改进与建议，以达到增强患者自我角色的目标。

（六）压力处理

当患者感觉到呼吸不畅时，常常会惊慌失措，此时治疗师应教导患者如何处理突如其来的呼吸短促,以降低其恐惧感。当呼吸困难情况发生时,应将身体向前倾斜,双臂摆放于桌面上,让膈肌较易呼吸,同时搭配前文所述的呼吸技巧,放慢呼吸的步调。另外,应教导患者在处理压力方面的技巧,帮助患者在心里想象情况发生的平复策略。

(七)心理调适

大多数老年肺癌患者处于退休阶段,自我效能感与社会角色感相应减弱,患病后这种感觉可能更加明显,同时还可能伴随失眠、焦虑、抑郁等心理障碍,适当使用心理疗法,对患者整体功能的恢复和维持也是有益的。

第三节　乳腺癌的作业治疗技术

一、概述

乳腺癌是全球女性发病率最高的癌症。相关医学技术的发展,包括手术术式的完善、放化疗周期和方案的改变以及内分泌治疗的长期管理,都是为了保障乳腺癌患者得到最大程度的治愈,防止癌症的复发。但是,在保证患者生存之外,我们会发现临床治疗后多种并发症的存在。比如,淋巴水肿、腋网综合征、疼痛、关节活动不利、癌症相关疲劳、认知功能障碍、生活质量下降等。

当然,并不是每个乳腺癌术后的患者都一定会出现某种或多种并发症,但是研究表明,这些并发症的发生率并不低,而且呈年轻化趋势。然而,这些症状导致的功能障碍都可能对患者的工作、学习等产生极大的影响,最终导致生活质量的下降。例如,淋巴水肿出现时,患者需进行淋巴水肿治疗。淋巴水肿的治疗较为特殊,需要全天进行患侧上肢的加压包扎,且患者无法参与患侧上肢较大强度的作业,影响日常的工作和生活劳动,从而使生活质量下降。腋网综合征的定义是模糊的,其临床表现是患者腋下出现条索状物体,使得患者自觉牵拉感,并导致以肩关节前屈、外展为主的关节活动受限。大多数的腋网综合征患者还会伴有疼痛,此时患者的外在状态很差,尤其当疼痛程度较高时,患者往往无法参与到正常的工作、学习和生活中,即使能够参与,也要克服心理的恐惧和身体的不便。癌症相关疲劳,一般与患者治疗后的内分泌情况有关系,但现在的机制尚不明确,无法做出明确的解释。癌症相关疲劳患者精神不振、浑身无力,无法满足正常生活的需求。乳腺癌患者出现的认知功能障碍是指在治疗乳腺癌后,许多患者会抱怨的一系列功能问题,表现为记忆受损、注意力不集中、处理速度减慢、找词和其他基本认知功能受损,从而会影响患者的生活质量。现有大量研究表明这反映了化疗的神经毒性。学者将这种表现称之为“化疗脑”(chemo-brain)。乳腺癌相关认知功能障碍往往影响一些较为年轻、职业层次较高的女性患者。例如,教师、律师。同时一些生活技能也受到限制,例如开车、购物等。乳腺癌发病呈现年轻化趋势,这类患者对于能够满足工作、学习以及生活质量的作业能力要求较高。

对于乳腺癌患者来说,术后出现的任何一种并发症大多会使其产生焦虑的情绪,继而产生的一系列功能障碍均会对其工作和生活产生或多或少的影响,这种影响要取决于患者对自身功能状态的需求。同时这种需求需要我们医务工作者重视乳腺癌患者的作业功能情况。

二、作业评估技术

从目前的研究来看,乳腺癌患者的作业功能主要涉及几大因素,一是治疗带来的损伤导致组织结构功能受限,从而影响患者的活动能力;二是治疗使得患者的认知功能下降,导致患者在作业活动中效率下降,出现大量的失误等情况,甚至影响工作;三是其他因素,例如情绪、疲劳等。乳腺癌患者的作业功能最终会影响生活质量,故生活质量也是其中重要的评估内容。

乳腺癌患者的作业功能情况主要从以下几个方面进行评估。

(一)评估患者一般情况

通过询问患者及家属获取一般情况,包括姓名、性别、职业、爱好和特殊生活习惯等。治疗师要了解患者经常要做的事情、喜欢做的事情和非做不可的事情。这样才可以更加个体化、有针对性地评估患者的作业功能情况。

(二)评估患者的疼痛情况

使用 VAS 视觉评估量表,对其疼痛程度评估,并记录疼痛部位。

(三)评估患者的认知功能及相关作业能力

乳腺癌患者的作业能力主要反映在事情的处理能力上,故应主要评估相应的认知能力部分的内容。

1. 总体事情处理能力的评估　运用自我评价的方法来评估患者自我处理事情的能力。我们主要采用"事实认知功能"自我问卷进行评估。根据患者的对自我的定位以及内心与过去对比得到的分数,能够得到总分数。

2. 执行能力及反应时的评估　连线实验主要用来评估患者的执行能力。命令患者根据某个设定好的路线进行连线,重复三次得到平均值。

3. 记忆力的评估　采用"霍普金斯语言学习测验"对患者的记忆力进行评估。

霍普金斯语言学习测验:测试者要在测试前将测试原则告知患者,测试者会将 12 个特定的单词读给患者,然后由其进行重复,测试者记录正确和错误。进行 3 轮同样的测试,将结果记录后,进行比较。

(四)评估患者的情绪

乳腺癌患者绝大多数是女性,女性特有的内分泌特点较为敏感和情绪化,当遭受较大创伤后,不被重视的情绪问题有可能会严重影响工作和生活。故情绪的评估也是极为必要的。一般采用 K6 情绪健康量表来测定者情绪的稳定性、严重程度以及对生活质量的影响。

(五)评估患者的生活质量

作业治疗的最终目的就是要回归生活和社会,故对患者生活质量的评估是十分必要的。治疗师一般采用"健康生活方式和生活质量"自我评价方法来评估生活质量,可以尽可能地反映患者的生活状态,暴露出明确的问题。

三、作业治疗技术

乳腺癌的作业治疗临床通常根据患者自身情况设定。患者可能表现出不同的功能障碍和需求,比如淋巴水肿、关节活动障碍、疲劳、焦虑甚至抑郁。乳腺癌患者很可能出现多种并发症共存的现象,此时需要多学科、多模式下的全程管理。乳腺癌患者可能发生症状的种类决定了作业治疗将在乳腺癌患者康复中的扮演重要的角色。作业治疗师在乳腺癌康复介入的专长在于评估及分析患者的功能情况、情绪状态和日常生活活动,以提高其自我认可为主,循序渐进地训练体能,改善功能障碍,最终更好地生活。

（一）作业治疗教育

乳腺癌相关知识与恢复过程的宣教,协助患者了解康复的重要性并积极配合治疗。常见宣教主题包含:

1. 乳腺癌相关并发症的简介和危险因素。

2. 预防并发症的出现和严重程度的增加。

3. 加强乳腺癌相关认知功能的训练。

4. 提高社会参与感。

（二）体能的训练

乳腺癌患者的体能训练首先要根据患者的整体功能状态即疲劳程度来定,若出现重度疲劳等症状,应当从轻度活动开始训练体能;若疲劳情况较轻,可从中度活动开始训练;若没有出现疲劳症状,为了预防内分泌治疗可能引起的乏力等要保持中度活动的训练,同时也是为了防止其他并发症的出现。

其次还要考虑患者是否存在一些症状限制的功能障碍而无法完成某些运动,或者某些运动对现有的功能障碍是危险性的因素。同时,更应该参考患者的日常兴趣能力。比如,患者出现疲劳和淋巴水肿,据了解患者平时喜欢瑜伽、普拉提等运动。那么此时需要考虑疲劳、水肿、瑜伽三个维度或者患者更多的需求,根据患者的疲劳程度制定相应的瑜伽运动量,与此同时哪些动作或者动作种类是其运动的绝对禁忌要一一列明。

通常,乳腺癌患者的体能下降程度再大,也不会到达卧床不起的程度。因此可将日常常见的运动种类列为普适的体能训练方案。比较常见的运动有:步行（普通步行、快速步行）、慢跑、球类运动、游泳、瑜伽、传统运动（太极拳、五禽戏、八段锦等）。我们以首次询问的患者日常运动能力为基线,制定适合患者的运动方案,运动频率、强度、时间都要做出明确的设定,其他注意事项同时进行说明。

制订运动方案的原则主要根据患者的承受能力决定。假设患者平时能够进行 1km/7min 的慢跑,那么在第一时间段内的运动方案可以增加 1km,并根据患者的主观反馈决定是否坚持此强度的运动。

（三）认知功能的训练

认知功能下降的患者通常不会认为或者承认自己的认知功能下降,但是她们又能隐约感受到自己的处理事务的能力下降,并且经常"丢三落四"或者遗忘刚刚强调的问题等。目前乳腺癌年轻患者的数目也不容小觑,她们通常还在工作中,但是一旦认知能力下降,对于某些职业对认知功能要求比较高的患者来说是非常棘手的,很可能她们无法驾驶车辆,影响平时的工作通勤,甚至直接影响工作。

我们在临床应用中会使用相关认知训练系统对存在认知功能障碍的患者进行全面的训练,包括注意力、记忆力、反应速度、执行能力等,这也是某些乳腺癌患者回归社会和家庭的作业治疗核心内容。

（四）关注心理和健康生活方式

因为乳腺癌患者的手术部位——乳房代表了第二性征,同时是女性美的标志。一旦手术必然对女性自信心、心理产生不良影响。这种影响程度可能是我们无法想象的，还有手术后的一系列辅助治疗也会对患者的生理和心理造成诸多压力，很多患者在接连而至的打击下可能会选择逃避，主动脱离社会，从而进一步压抑自身需要被爱，被关怀的心声。同时，不健康的心理状态和生活方式会使患者就医信息更加封闭，这就造成本可以规避的功能障碍可能发生。

治疗师应该善于倾听患者的诉求，应该使患者尽量处于一种舒适的倾诉环境中，当然要适时地提供自己的一些见解，帮助患者正视自身的问题，同时还要观察陪护的家属，告知家属一些基本的护理支持方法。

（五）娱乐休闲活动的调整

患者在缓慢步入正常生活轨迹后应该关注自身的社会交往活动，尽可能每个月保持一定的团体活动，使自己融入正常人的生活社团活动中。医务人员也应该根据患者的生活及社会活动需求，尽量提供更好的其他治疗方案，可以更好地让患者融入于她所期望的社团活动中。当然，如果患者本身不适合于一些活动，我们应该及时告知，并提供其他更好的社会活动方案。比如患者患有淋巴水肿，她想要坐飞机去另一个城市参加好朋友的婚礼，医护人员应该及时告知高空压力会加重水肿程度，尽量不要坐长时间的飞机，在乘坐飞机时应该佩戴压力袖套。

第四节　前列腺癌的作业治疗技术

一、概述

前列腺癌是指发生在前列腺的上皮性恶性肿瘤，病理类型上分为腺癌（腺泡腺癌）、导管腺癌、尿路上皮癌、鳞状细胞癌、腺鳞癌，其中前列腺腺癌占 95% 以上。发病率在 55 岁前处于较低水平，55 岁后逐渐升高，发病率随着年龄的增长而增长，高峰年龄是 70~80 岁。

前列腺癌是男性泌尿生殖系统最常见的恶性肿瘤，位居全球癌症发病第 4 位。据 WHO 全球肿瘤流行病学统计数据（GLOBOCAN 2008）显示，2020 年前列腺癌居全球新发男性肿瘤发病率第 3 位，仅次于肺癌和结直肠癌，占男性全部癌症发病例数的 14%。近年来，前列腺癌在我国成为发病率、病死率升高最快的肿瘤，严重威胁老年男性的健康。

前列腺癌早期常无症状，随着肿瘤的发展，可引起周围组织受压及晚期转移症状。不同分期给患者生活带来不同的影响，故作业治疗师在接触患者前应先了解前列腺癌患者所在的时期，以制定出适当的治疗目标。

二、作业评估技术

前列腺癌患者早期基本没有任何症状，随着疾病进展，由于疾病本身及临床治疗副作用患者通常同时表现有身体、认知、社会心理方面问题，因而前列腺癌患者的康复需要不同专业共同合作，以解决各种状况。作业治疗师的任务主要在于增进患者的生活角色功能，提高患者的生活质量。

（一）了解患者的一般情况

可经过和家属及陪护者面谈了解患者的基本信息，也可以使用相关的问卷量表，如：功能行为概况量表、活动概况问卷、照顾者负荷问卷(caregiver's strain questionnaire)等。

(二)疼痛的评估

运动功能评估包括肌力、关节活动度、协同能力、平衡能力、步行能力、步态及心肺耐力等,参照本书相应章节的评估方式或量表。

前列腺感觉功能的评估主要为疼痛感,疼痛的评估临床常用视觉模拟评分量表(VAS)进行自评。

(三)认知功能的评估

由于受到各种条件的制约,大部分前列腺癌患者在诊断时已经为肿瘤晚期,内分泌治疗已成为主要治疗手段,然而,雄激素的快速撤除使多数患者取得生存获益的同时产生一系列雄激素缺乏症状如认知功能障碍。一套评估全面、可行性好、规范化的神经心理学量表对认知功能的评估显得尤其重要。

(四)心理社会问题的评估

初次诊断为前列腺癌的患者,难以接受现实,容易出现焦虑、抑郁甚至恐惧等心理反应。为增强患者的信心,主动关心患者,用通俗易懂的语言向患者耐心讲解前列腺癌的相关知识及治疗方式。邀请治疗效果显著的患者现身说法,增强患者对疾病治疗的认识,缓解患者不安和紧张情绪。可参考相应的评估量表。

(五)小便的评估

对于前列腺癌患者,腹腔镜根治术已成为目前临床治疗前列腺癌主要方法,由于手术损伤尿道外括约肌、前列腺旁神经血管束等,导致尿失禁成为前列腺癌根治术后最常见的并发症。术后失禁发生率为30%~80%,严重影响患者的生活质量及康复。

(六)生活质量的评估

前列腺癌患者术后病情复发至内分泌治疗期间,由于术后切口疼痛、并发症等多种不良反应,患者易出现失眠、疲乏等不良症状,影响生存质量。在内分泌治疗过程中,药物副作用导致部分患者女性化,影响正常的人际交往和社会活动,导致社会功能下降或缺失,影响生存质量。

(七)心理社会问题的评估

由于疼痛等不良的刺激,患者容易产生焦虑、抑郁的心理,情绪方面也会受到影响,干扰了正常的生活秩序。这方面的评估也必不可少,可参考相应的评估量表。

三、作业治疗技术

前列腺癌疾病本身及治疗均会导致患者出现不同程度的功能障碍,作业治疗措施关键在于:树立患者信心,使患者参与有意义的作业活动,减轻疼痛,缓解社会心理压力,增强体质,促进患者功能改善及恢复,提高患者的生活质量。使他们无论在肿瘤的哪个时期都能对未来充满希望。

(一)认知功能的训练

目前,内分泌治疗相关认知功能障碍的病因和机制仍未明确,除了与目前研究较多的低睾酮水平相关外,也可能与年龄、受教育程度、病程、吸烟量、社会支持情况、是否有抑郁症状等有关。主要表现为感知觉、记忆、注意、语言、思维、意识、情感、结构运用及高级执行能力、定向力和自知力等。治疗师均应提供代偿策略,如利用环境调整、随身携带记事簿或指导陪护密切监督等,以提高患者生活的安全性等。

（二）小便训练

术后早期开始膀胱功能训练，使患者的盆底肌和括约肌、尿道压力增强，膀胱功能逐渐稳定，有效地缩短尿失禁持续时间，减轻患者的痛苦，帮助患者尽快恢复正常的生活。尿垫试验可检测患者尿失禁严重程度，可用于评估患者治疗效果。对重度和极重度尿失禁患者先让患者阐述自己的生活方式及尿失禁情况，然后强化尿失禁的危害，并让技能掌握较好的患者现场演示，使患者通过对成功榜样的学习、模仿，增强掌握技能的信心。将膀胱功能训练和尿垫试验的指导及认知训练贯穿于患者的住院和出院期间，除住院期间每天指导、督促和检查患者的完成情况，出院后电话随访，检查患者锻炼完成情况，从而提高技能训练效果。

（三）关注心理

前列腺癌确诊后初期对于患者来说，无论是心理上还是面对未来的治疗措施，都是茫然、无助、甚至恐惧的心理。作业治疗师此时介入，通过适当的知识宣教和心理疏导，缓解患者的精神压力。初期肿瘤的治疗可包括手术、化疗、放疗、内分泌、中医中药等治疗，主要以手术为主，它们均有相应的副作用，引起不同的功能障碍，如疼痛、尿道狭窄、阴茎勃起障碍、乏力、骨质疏松等。在治疗前，作业治疗师可参与教育与训练，使患者了解治疗后会出现的问题，做好正确的期待和心理准备。恰当的术前训练可以改善患者的功能结局，减少术后恢复期的康复需求。

（侯　红　贾　杰）

参 考 文 献

［1］ 中华医学会肿瘤学分会,中华医学会杂志社.中华医学会肺癌临床诊疗指南(2022版)［J］.中华医学杂志,2022,102(23):35.

［2］ Fialka-Moser V,Crevenna R,Korpan M,et al. Cancer rehabilitation:particularly with aspects on physical impairments［J］. J Rehabil Med,2003,35(4):153-162.

［3］ 贾杰."上下肢一体化"整体康复:脑卒中后手功能康复新理念［J］.中国康复理论与实践,2017,23(1):3.

［4］ 俞佳,吴婉英,梁冠冕,等.肺癌患者症状群与自我效能感的相关性研究［J］.中国现代医生,2014,52(33):4.

［5］ Désiron HA,Donceel P,Godderis L,et al. What is the value of occupational therapy in return to work for breast cancer patients? A qualitative inquiry among experts［J］. Eur J Cancer Care(Engl),2015,24(2):267-280.

［6］ Şahin S,Uyanlk M. The impact of occupation-based problem-solving strategies training in women with breast cancer［J］. Health Qual Life Outcomes,2019,17(1):104.

［7］ Dominick SA,Natarajan L,Pierce JP,et al. Patient compliance with a health care provider referral for an occupational therapy lymphedema consult［J］. Support Care Cancer,2014,22(7):1781-1787.

［8］ Cheville AL,Troxel AB,Basford JR,et al. Prevalence and treatment patterns of physical impairments in patients with metastatic breast cancer［J］. Journal of Clinical Oncology,2008.16(26):2621-2629.

［9］ Lyons KD,Erickson KS,Hegel MT. Problem-solving strategies of women undergoing chemotherapy for breast cancer［J］. Can J Occup Ther,2012,79(1):33-40.

［10］ 张志强,于德新,谢栋栋,等.全雄激素阻断治疗后老年前列腺癌患者认知功能的变化特点［J］.中华泌尿外科杂志,2014,35(3):200-204.

［11］ Salminen EK,Portin RI,Koskinen A,et al. Asocia-tions betwen serum testosteron fal and cognitive function in prostate cancer patients[J]. Clin Cancer Res,2004,10(22):7575-7582.

[12] 库洪安,薛伯余,岳建伟.前列腺切除术后早期盆底肌运动对预防尿失禁的作用[J].中国临床康复, 2013,7(14):21.

[13] 刘海芝,高秀荣.前列腺癌患者认知情绪调节与心理弹性及应对方式的关系研究[J].中国卫生标准管理,2017,8(5):25-26.

[14] 孟凡英,苏敬,马洪新,等.前列腺癌患者生存质量的影响因素[J].中国卫生工程学,2018,17(6): 868-870.

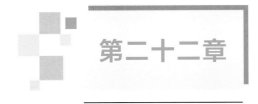

第二十二章

精神健康与作业治疗

第一节 概　　述

一、精神健康与作业治疗

（一）精神健康的定义

精神健康（mental health）有许多的同义词，如心理健康、心理卫生、精神卫生等。为了描述的一致性，本章节会使用精神健康作为专有名词来表述。

精神健康的概念具有不确定性。在不同的国家或地区，会因其不同的文化背景而有不同的解读。所以没有任何一个定义可以适用于所有。现今的定义大都指出精神健康是受到个人因素、环境和社会的影响，是个体与其环境互动下的结果。这里引用一些国际上较广泛使用的定义供大家参考：

> 精神健康是一种情绪和心灵上的恢复力，使我们能够在痛苦、失望和伤心中存活。是对自我及他人尊严和价值的一种基本信念。
>
> ——英国健康教育部，1997

> 精神健康的概念是指一种健康状态，在这种状态中，每个人能够实现自己的能力，能够应付正常的生活压力，能够有成效地从事工作，并能够对其社区做出贡献。从积极意义上来说，精神健康是个人保持健康和社区有效运作的基础。
>
> ——世界卫生组织，2016

一个人是否拥有精神健康，不仅仅只看是否有精神疾病的存在。一个拥有精神健康的人同时还拥有自信心、自我价值感、能够沟通、会表达情绪和信念观点，能够建立和保持良好的人际关系,以及对他人有同理心。

（二）影响精神健康的因素

影响精神健康的因素很多,这些因素通常分为三类:生物学层面、心理层面、社会/环境层面。每个层面的例子详见表22-1-1。

表 22-1-1　影响精神健康的原因举例

生物层面	心理层面	社会/环境层面
生物化学反应	产生压力的生活事件	剥夺和贫穷,包括游民
脑血管意外事件	学习行为	社会地位
外伤,例如:脑外伤	关系	失业
遗传	情绪表达	性别/性取向
中毒,例如:酒精中毒	两难境地	种族
耳聋	丧失	故意破坏公物的行为
生理疾病	孤独	移民
污染,如空气污染	虐待	气候
核能污染	当难民的经历	噪声
		天灾
		恐怖行动

（三）精神健康的保护因子和危险因子

在我们的生命周期里,每个人都会经历生活上的变化,一些是无法预期的,而有一些是正常生活的转变。一些重大的转变会使人产生焦虑和抑郁,例如:结婚、成为父母、失业、退休和丧失重要的人等。在我们面对因人事的转变而产生的压力和逆境时,有一些因素可以很好地成为精神健康的保护因子,反之,有一些会成为精神健康的危险因子(表22-1-2)。

表 22-1-2　对抗压力和逆境的保护因子和危险因子

	保护因子	危险因子
个人因素	• 从容的性格:稳定的情绪,轻微到中度的情绪反应,有可塑性,可预测的行为,对新处境的开放接纳性,有幽默感 • 中等以上的智力或有特殊才能,良好的问题解决能力,内在控制力,适当的社交能力,乐观,道德信念和高度自尊 • 对自己优缺点的认识,经由努力会带来不同成果的信念,对他人的同理心 • 在童年阶段对家庭的依附感,充足的营养和在学校的成就感	• 包括产前脑损伤或出生时受伤,早产,出生体重低,婴儿期健康状况不良,生理或智力障碍,智能低,性格急躁,冲动,社会技能差和自尊心低
家庭因素	• 安全、稳定、和谐,通常都是小家庭并且兄弟姐妹有2岁以上的差距 • 坚固的家庭规范和道德观,至少有一位支持和关心的家长,或者是在孩提时代能与另一位成人建立支持的关系 • 若在父母决裂的情况下,与其中一方家长保有亲密的关系是重要的 • 互相支持的大家庭,以及孩子在家庭中扮演有价值的角色,如协助家务	• 包括未成年妈妈或单亲家长,在孩童期缺乏父爱,家庭成员较多,反社会角色模式,家庭不和谐,有家庭暴力,孩子缺乏指导和监督,父母处于长期的失业状态,父母有精神问题或犯罪前科,过于严格和要求不一致及缺乏温暖和关怀

续表

	保护因子	危险因子
生活经历	• 早期对父母有安全的依附感和正确的父母形象 • 成就感：学业成就、担任重要职责、社交成功、工作及在非学业上的成就如体育或音乐等 • 人生转折点的机会，开启新历程的大门	• 包括身体、性和情感虐待，父母离异和家庭分裂，家庭成员去世，贫穷或经济不稳定，不断转学，战争或自然灾害
社区因素	• 与社区的紧密联系促进精神健康，如参与某种社区团体活动，如文艺团体 • 健康的社区有强烈的文化认同感和自豪感，并且有强大的规范来反对暴力	• 包括社会经济条件差，社交或文化歧视，社交隔离，社区里的犯罪和暴力，住宿条件差和社区设施缺乏如交通工具、商店和休闲娱乐场所

（四）作业治疗的关注范畴

作业治疗关注人们日常所做的活动，人们对这些活动赋予的意义，以及从事这些活动对健康和安适感（well-being）的影响。作业治疗广泛关注作业活动，因此作业治疗师所提供的服务不仅要为健康和功能的恢复做出贡献，也要在更广义的社会情境中符合个案的需求。

作业治疗的目的被定义为：帮助人们处理因先天异常、生理或情绪疾患、意外、老龄化过程或环境限制所引起的日常挑战。作业治疗不只包含矫正损伤或促进功能，还帮助建立人们的作业活动特性（occupational identities），重塑生理及心理功能，同时也非常关注建立健康共融的社区，帮助人们改变从而能更好地融入社会。

精神健康受到困扰的人在日常活动中也通常会面对诸多挑战。通过运用作业活动分析、技能发展训练、生活重组和环境改造，作业治疗师与患者以合作的方式在自我照顾、工作及休闲领域为其提供支持和帮助，从而使其拥有更好的自我意识、健康、安适感和生活选择，回归或重新找到自己的人生角色。

二、精神健康领域中作业治疗师所需的态度、知识和技能

（一）作业治疗师的态度

为了使作业治疗能够积极有效地开展，作业治疗师的专业态度是非常重要的。作业治疗师需要尊重患者及其照顾者的生活经历；与患者及其照顾者以合作的方式开展工作；对建立良好关系的重要性和这些关系所能带来的修复潜能给予肯定。因此作业治疗师需要有以下的专业态度：

1. 通过真诚的方式尊重患者及其照顾者所拥有的知识和人生经历，如：对人生的规划和看法、对精神健康系统的认识、对所居住环境的看法等。

2. 基于保护性的法律法规，认可患者和其照顾者所拥有的权利，保护其权益，讲求人道平等对待，并在工作中保有希望和持乐观的态度。

3. 认识到自己手中的权力、可能存在的偏见、局限性和知识不足，通过反思性学习持续提升自己的专业能力，为自己的态度和行为负责。

4. 告知个案及其照顾者他们所拥有的权利，可选择的服务，分享作业治疗的教育资源，协同合作做出决策，和患者及其照顾者分享权力。

（二）作业治疗师的知识

与其他领域的作业治疗师一样,精神健康领域的作业治疗师同样运用作业活动的相关知识,针对解决因精神健康问题、精神疾病所带来的挑战和困难。作业治疗师所需具体的知识包括:

1. 作业活动及其与健康的内在关系。

2. 以作业活动为中心的参考架构、评估和干预。

3. 能够促进了解教育和学习、人类行为、人类发展和社会系统的参考架构。

4. 与健康相关的模式,包括医学、康复、健康宣传、健康以及社区模式。

5. 涵盖游戏、教育、工作、休闲和退休的生活方式重组方法。

6. 社区生活和融合的方法。

7. 职业康复和就业支持。

8. 创造性、游戏治疗和过程。

9. 沟通,咨询和心理治疗(个人和团体理论及实践)。

10. 改变理论及实践,特别是体验式学习。

11. 临床推理过程。

12. 个案和其家庭以及照顾者的生活经历。

13. 精神健康、精神疾病和治疗的历史社会情境。

14. 医学诊断系统、精神疾病诊断,如《精神障碍与统计手册　第五版》(the diagnostic & statistical manual,DSM-Ⅴ) 和《中国精神障碍分类及诊断标准　第四版》(Chinese classification and diagnostic criteria of mental disorders,CCMD-Ⅳ) 以及相关的医疗服务。

15. 功能的模式,如生物-社会-心理模式的国际功能、残疾和健康分类(ICF)。

16. 个案管理、社会心理康复、和复元(recovery)/赋权导向的(empowerment-oriented)模式及实践。

17. 评估、结果测量方法和实践,包括精神健康状态评估、危险评估、功能评估,以及以个案为主的评估和结果测量。

18. 认知行为、心理教育、和技能训练的方法及干预。

19. 压力管理、放松方法及实践。

20. 精神健康法律法规和流程,如 2012 年出台的《中华人民共和国精神卫生法》。

21. 与作业治疗实践、评估和科研相关的道德法律问题。

22. 评估和科研策略。

这些知识都是较复杂的。随着工作经验的增长,通过反思实践、督导和专业学习,作业治疗师对这些知识会有更深层次的理解和运用。作业治疗师会在很多不同场所工作,因此不同类型的工作场所和职位对这些知识的要求程度也不同。

（三）作业治疗师的技能

在精神健康领域工作的作业治疗师与其他领域的作业治疗师一样,都应该掌握作业治疗的通用技能。除此之外,还有一些是精神健康领域的作业治疗师特别需要的技能,包括:

1. 精神状态检查(mental status examination)、精神评估(mental health assessment)。

2. 处理紧急精神健康、精神病理和行为问题。

3. 人际沟通、咨询和冲突处理。

4. 个案管理实践,包括:建立联系、干预/服务计划和合作性实践。

5. 与家庭及其他社会系统合作。

6. 协助和支持其他人的宣传倡导。

7. 个体和团体的咨询和心理治疗策略。

8. 认知行为、心理教育和技能训练策略。

9. 具有文化差异敏感性的实践。

10. 使用以作业活动为主的功能性评估。

11. 作业活动分析，使用涵盖游戏、教育、工作、休闲和退休的生活方式重组策略。

12. 创造性、休闲性和游戏的治疗。

13. 社区生活和职业技能训练及融合。

14. 服务记录和评价。

作业治疗师会在很多不同场所工作，因此不同类型的工作场所和职位对这些技能的要求程度也不同。

第二节　精神健康领域的作业治疗实践

一、作业治疗过程

作业治疗是一个过程，随着时间的推移会有改变，治疗方案也会随之调整。作业治疗师在这个过程中也会遵循一定的步骤来确保工作的逻辑性。这个作业治疗过程获得了普遍的共识，但不是所有个案情境都一定是按照这个过程进行，而是会根据个案的实际情况做出相应的调整。作业治疗过程如图 22-2-1 所示，一共有 11 个步骤。大部分时候第一和第二步骤都是由作业治疗师单独进行，其他 9 个步骤则是与个案合作进行的。

（一）转介

作业治疗师通过不同途径接触到个案。在某些场所，作业治疗师只能通过团队会议才能确认潜在的作业治疗个案。而在病房或日间中心，作业治疗师通常都会见到每个人，所以可以自行决定哪些是作业治疗的个案。作业治疗师是否能接收到关于患者的完整信息，取决于其工作的场所，不管是否是正式的转介，作业治疗师都需要在与患者会面和做临床决策前得知一些关于他们的信息。

（二）资料收集

基于一定的个案信息，作业治疗师会决定转介是否适合，患者是否能够受益于作业治疗服务。如果作业治疗师觉得被转介的患者并不适合作业治疗服务，那么就要告知转介机构人员及不适合的原因。在资料收集阶段，需要收集的信息包括：个案的医疗史，目前存在的问题，社交史及目前的社交情况，工作史及目前的工作现状，转介给作业治疗的原因，目前所接触的服务，以及个案存在的危险因素有哪些。这些信息可能可以从记录、其他工作人员、转介机构，家人或照顾者，或从个案处得知。通过所收集的资料，若判断患者是适合作业治疗服务并能从中获益的，那么作业治疗师就可以开始初次评估。

（三）评估

评估是干预的基础，需要完善且有根据。评估可分为初次评估和详细评估两个阶段。

初次评估可以被认为是一个筛检的过程，在接到转介的时候就已开始。初次评估目

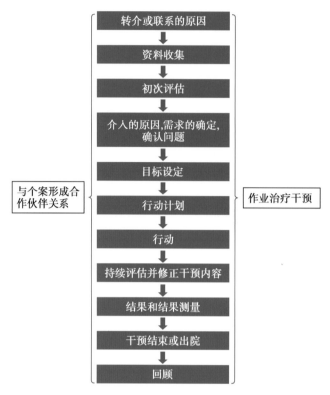

图 22-2-1　作业治疗过程

的在于找出患者主要的需求以及作业治疗可以发挥的作用。在作业治疗师决定接收转介的患者时,下一步便是进行更细致的评估,找出个案的具体需求、兴趣以及目标。有效细致的评估可以协助作业治疗师设定可测量的目标、预估干预的效果以及选择适当的治疗方法。在作业治疗中有时很难界定评估和治疗,因为很多评估都是在观察个案参与治疗活动中进行的。尽管如此,作业治疗师肯定会在某一阶段确定问题、设定目标并对治疗内容达成共识。

（四）问题确定

基于完善的评估,作业治疗师能够以个案为中心的原则找出切实的问题所在。例如:对某位重度抑郁的女士,在经过完善的评估后确定其问题是高自杀风险、情绪低落及缺少作业活动的参与。

（五）目标设定

目标的设定需要作业治疗师和患者协商以达成共识。当设定目标时,也需要设定下次检查目标的日期,测量目标是否达成。目标设定得越清晰,就越容易测量。在目标设定过程中,也要决定治疗目标的优先顺序。

（六）行动计划

行动计划包括治疗目标及预期结果、使用的治疗方法,个体化治疗方案及需要被告知的人员名单。在个体化的治疗方案中,要考虑以下因素:

1. 患者的需求、价值观和偏好。

2. 患者所处的情境,包括社交情况。

3. 作业治疗师自己的工作风格和偏好。

4. 作业治疗师和患者之间的关系。

5. 所处的治疗场所,包括现有的资源以及对作业治疗师的要求。

6. 循证干预。

7. 当地及全国性的法律法规及标准。

(七) 行动

作业治疗师通常都在干预中让患者参与某种作业活动。作业治疗师可能会与患者一起参加某个活动,或者与患者讨论在别处从事的活动。比如:患者可能会参加由作业治疗师主持的烹饪小组,或者参加其所在社区学校的烹饪课。在作业治疗干预过程中,特别是对那些经验不足的作业治疗师来说,对危险因素的评估和管理是必要的技能。有时作业治疗师也会分配任务给学生或协助人员,在这种情况下,作业治疗师始终都是个案的负责人,要保证个案有足够的能力完成活动中的步骤,为其提供足够的引导和监督。

(八) 持续评估和治疗改进

要持续监督个案的治疗过程,以确保治疗有效地朝着目标前进。与其他团队工作人员要时常保持沟通,共享整体的治疗进展,适时做出调整。定期且清楚地记录治疗内容有助于回顾整个治疗过程。

(九) 结果测量

通过比较干预前和干预后的评估结果来测量个案的改变,通常会有以下四种情况:

1. 达到预期的结果。

2. 未达到预期的结果。

3. 实际情况比预期的结果更好。

4. 患者的表现比干预前更差。

如果已经达到预期的结果,那么作业治疗师可以和患者设定新的目标。如果双方都对目前的治疗结果表示满意,那就可以开始安排准备出院。如果只达到了部分的目标,那么治疗方案就需要升级改进。如果没有达到预期的目标或者患者表现更差,那么作业治疗师应该重新审查最初设定的目标及治疗计划做出调整。作业治疗的结果测量是非常重要的,因为它可以为作业治疗的疗效提供客观的证据。

(十) 出院或服务终止

在作业治疗师接受个案转介或与个案第一次会面时,出院计划就应该开始了。最理想的情况是,当治疗目标已经达成时,作业治疗师与患者同意治疗到了结束的阶段,对出院或服务终止达成了共识。当然在现实情况中,并不是每次都可以与患者、多专业团队和照顾者达成共识,所以当中需要一些妥协和平衡。在这种情况下,作业治疗师可以采用随访等方法确保不会让个案感觉治疗结束得太突兀。

(十一) 回顾

回顾评价是为了保障所提供的作业治疗服务符合标准且有效。在治疗师指导下,可以在自我评估、接受督导、同行审核和个案反馈时开展,通常正式的回顾评价会在机构整体审查时进行。

二、评估的重点内容

在掌握常规精神康复领域的评估技能以外,精神健康领域的作业治疗师也需要评估如下内容:

（一）个案的作业活动

患者的作业活动是否能够满足其日常生活所需？患者是否能够执行自己想做、需要做、被他人期待应该做的作业活动？在这些作业活动中是否有活动的减少或增加？在自我照顾、工作和休闲的作业活动中，是否存在不平衡的现象？患者的作业活动史是什么样的？

（二）日常生活活动的平衡

患者通常每天都做哪些作业活动？是否建立规律性的日常活动？患者是如何安排自己时间的？是否有大片空白时间或太多要做的？是否需要花很多时间和精力去决定需要做什么、怎么做？患者的作业习惯在哪个环节被打破？患者最近的时间安排是否有变化？患者对自己的作业活动现状持什么看法和见解？

（三）能力、优势与兴趣

患者目前的能力表现程度是如何的？有哪些优势，如：特别的技能、个人品质、社交网络等？

（四）失能的领域

患者在以下领域中过去、现在、和对未来所期待的功能程度是怎么样的？

1. 感觉动作技能（sensorimotor skills），如听觉、手眼协调等。

2. 认知技能（cognitive skills），如记忆力、专注力等。

3. 心理社会技能（psychosocial skills），如倾听等。

（五）渴望与期望

患者所渴望的是什么？可以引起哪些主动的表现？想达成什么样的目标？现实的状况又是什么？

（六）物理环境

1. 居住地的环境　什么位置的房子？是暂时的还是永久的？家中的主要设施有哪些？是否方便外出搭乘交通工具？隐私性？舒适性？邻居的特质？

2. 工作场所的环境是如何的　包括：离家的距离、交通、可及性、空间、设施、噪声程度、暖气和空调、危险物品及工具设备等。

3. 社区的环境是什么样的　社区的资源有哪些（如商店或休闲设施）？公共交通基础建设是否便捷？医疗服务是否有可及性？有哪些开放空间供居民使用？

（七）社会环境

评估内容有：家庭的人员结构是什么样的？与家人的关系如何？在家里与谁比较亲近？主要的照顾者是谁？是否有比较要好的朋友？与这些朋友的关系现状如何？与邻居、单位与同事的关系如何？是否有通过网络结识的朋友？是否参加社会团体如教会或一些爱好团体如合唱团？

评估工具通常分成标准化和非标准化评估工具，使用哪种类型的评估工具也会取决于评估者的经验和技能。标准化评估工具都需要评估者用标准化的方式进行评估，如评估患者作业活动表现和满意度的加拿大作业表现量表，评估认知功能的艾伦认知水平筛检，评估日常生活活动功能的动作与处理技巧评估、独立生活量表等。作业治疗师也使用检查表及问卷等来协助评估，如梅式生活方式问卷，兴趣量表，作业问卷，综合职业评估量等。非标准化评估通常会通过阅读记录、面谈、观察和家访来完成。

三、常见的作业治疗干预

（一）作业活动是媒介也是目标

作业活动是作业治疗师用来促进患者功能的核心工具，而作业治疗的目标也是作业活动。为了选择最有治疗性的作业活动，作业治疗师对所提供的活动要有一个细致的分析：此活动对患者哪些方面提出了要求？所需技能有哪些？如何调整活动使患者可以逐步提高功能从而独立完成目标活动？此外，治疗师需考虑患者的兴趣点与动机去选择作业活动，这样所参与的活动就会带来正向的自我感受并满足其需求。结合环境考量创造最佳的作业环境，从而促进患者在自我照顾、工作/生产及休闲爱好方面的参与，履行其所期望的社会角色。

【案例】小陈在大学毕业时被诊断为精神分裂症，在治疗中小陈表达了寻找工作的期望。他希望可以找一份与他专业相关的文字工作。作业治疗师通过会谈了解到小陈找工作的动力非常强，因为他希望自己可以独立，减轻父母的压力，同时他也觉得自己在状态稳定的时候是可以胜任类似的工作。通过精神状态现状评估以及认知能力的评估，作业治疗师认为小陈目前较稳定，并且对自己的精神状态有一个较好的认识。作业治疗师与小陈讨论了不同类型的文字工作以及预估这些工作会带来的压力和挑战。通过讨论，小陈决定先尝试申请网络平台兼职，做一些公众号文章的编写。小陈也意识到如果要投入到文字工作中，他在专注力以及人际交往的技能上还需要更多的帮助。于是，作业治疗师开始与小陈了解影响专注力的因素有哪些，并且练习类似的写作活动以达到小陈所设定半个小时专注力的目标。作业治疗师了解到通常下午的时间小陈比较易困，经常要睡觉，而且下午也是幻听的多发时间。他房间里的电视通常也都是开着。作业治疗决定把小陈的练习时间调整到上午起床早餐后，将房间的门窗打开，关掉电视，安静地投入到练习写作活动中。同时，作业治疗师也运用认知行为疗法与小陈尝试不同的方法应对幻听，帮助小陈尽可能地不受幻听的影响。作业治疗师也转介小陈参加社交小组，提供一对一的模拟面试以及在工作中的一些沟通技能训练。最近小陈在作业治疗师的帮助下完成了自己的简历，并且准备开始在一些网站上投递。小陈的妈妈反馈，最近小陈的精神状态进步了很多，变得不那么消极，生活上也积极了很多，出门多了，个人卫生、外表也更注意了。虽然幻听依然存在，但他开始运用一些和治疗师制定的方法将注意力从幻听上转移开。他也开始去家里附近的图书馆听一些公益的读书讲座，小陈说可以帮助他促进他的写作能力。不过，小陈的妈妈也反馈小陈现在体重增加了很多，他也不喜欢运动，她对此有些担忧，而且小陈提起过对目前所服药物的一些疑问。作业治疗师表示会找机会与小陈讨论这些问题。

（二）以小组或团体的形式开展作业治疗

除了一对一的作业治疗，小组活动或小组治疗也是精神健康领域很重要的干预方法之一。通常在一些特定人群中，作业治疗师会发现一些共性的问题和需求，如社交技能或独立的自我照顾技能等。

1. 小组活动需要周详的计划和执行，通常在计划期间作业治疗师需要考虑如下内容：

（1）需求评估。

（2）适合成员的范围界定。

（3）活动的治疗性目标。

（4）理论参考架构的运用如心理动力参考架构。

（5）小组活动的方式包括时间、地点和人数。

（6）小组活动的大纲包括具体的活动描述。

（7）活动所需的材料与成本。

（8）小组活动成效的评价指标。

2. 在开展小组或团体作业治疗时,特别对新毕业的作业治疗师来说,学习小组活动的参考架构尤为重要,如"科尔七步骤"（Cole's seven steps）可以为作业治疗师为小组活动的开展提供一些基础性的指导。

步骤一:介绍

团体人员的自我介绍,也可介绍自己较独特的一部分,如最喜欢的颜色、从哪里来等。这里强烈推荐暖身活动来抓住小组成员的注意力,转移他们原来在参与小组活动前所想的事情,为接下来的活动做好参与的准备。作业治疗师适当营造气氛,清楚地解释小组活动的目的和说明大概活动顺序。有研究证明,一开始的介绍引导包括第一次小组活动的目的和结构设定,会持续影响接下来的小组活动。

步骤二:活动

活动是完成小组活动目标的方法。基于对患者的需求和目标评估,作业治疗通过活动分析和活动整合来选择活动范围和内容。

步骤三:分享

活动会需要一个明确的结束,这时活动中使用的材料都需要收纳移开到看不见的地方,然后成员可以进行成品（如一幅画）分享。作业治疗师可以自己先分享进行示范,或者询问是否有自愿先行分享的组员,然后顺时针或逆时针轮流分享。

步骤四:回顾活动过程

作业治疗师引导大家讨论对此次活动的感受,通常运用开放式问题,如:大家觉得这个活动怎么样? 大家表现得如何? 在表达的时候有什么困难的地方吗? 避免"是"或"不是"的回答,而需要能有更多延伸表述的空间。这种方式让大家知道他们是可以表达对活动的感受、中间的不适应及所遇到的问题,鼓励小组成员之间情绪感受上的互动反馈。

步骤五:归纳

这个步骤是需要小组成员运用抽象的推理能力来回答"我从这次活动中学到了什么"作业治疗师继续沿用开放式问题来引导小组成员进行归纳,如:"有哪些部分是我们都觉得是有压力的""哪些方法是可以帮助我们克服这个困难",尽可能地由小组成员来发现归纳,作业治疗师提供引导协助。

步骤六:应用

这一部分旨在促进有效学习,可以把在小组活动中所学泛化应用到生活中去。在这个部分中,作业治疗师继续引导小组成员讨论,使大家能够将所学与生活相联系,如:今天在活动中所学到的哪些部分是你回家可以用到的? 除了在这里,今天你学到的社交技巧还可以在哪里使用? 应用这个步骤让每个小组成员都有一次机会去表达,所以作业治疗师要确保每个人都参与应用的讨论。如果可以,让他们举一个具体的例子更佳。

步骤七:总结

总结部分需要回顾前几个步骤中的重点,然后感谢小组成员的参与并分享个人的感受和体验,提醒大家在生活中可应用所学。另外,这里也应该提及下一次小组活动的安排计划。

通常小组活动持续 30~90min,平均为 1h。所以每个部分的用时都需要有一个预先的计划及小组活动现场的把控,而不要随意而行。有时候小组活动气氛高涨,作业治疗师需要引导小组成员慢慢冷静下来过渡到一个明确的结尾。

3. 小组活动的带领方式 作业治疗师在带领小组活动时,通常有三种带领方式:指导式、促进式和咨询式。在不同情境中所适用的带领方式是不同的,如:指导式对于认知功能较低及动机较缺乏的小组是较合适的,因为需要很多的指导才能带领其成员参与小组活动;促进式通常适用于有一定推理能力并且旨在发展自我意识的小组,同时小组成员也可分担一些自我领导的责任,促进式是作业治疗师较熟悉和常用的带领方式;而咨询式通常用于较成熟并且有高度动机的小组,通常只有在小组成员不能自己解决问题时才介入。

第三节 不同人群的精神健康作业治疗服务

精神健康领域的作业治疗广泛涉及处在不同情境下的人群,不仅是针对有严重精神疾病的患者。精神健康领域的作业治疗所面对的群体包括:因失去重要的人或事或身患疾病而处于充满丧失感和悲伤的患者,处于急性期发病或处于复发阶段的精神问题患者,一直有严重慢性精神疾病者,老年群体的精神健康患者,儿童与青少年的精神健康患者,学习障碍的患者,在社区层面的精神健康服务患者,司法系统内有精神疾病及有精神健康需求者,药物滥用的患者,以及处于社会边缘的患者,如难民、移民等。本小节会主要介绍急性期精神健康服务和严重慢性精神健康服务。

一、急性精神健康问题

急性期的典型特征是发病突然和伴有显著的精神症状,同时也影响到患者的认知、信念、感知和行为。有些时候急性期的发病是第一次出现,也可能是原有疾病的复发。每六个人中就会有一人遇到精神健康方面的困扰,这些问题包括忧郁、焦虑、饮食疾患、精神病、双相情感障碍和失智症等,范围可以从忧郁到严重的精神疾病。

过去对于急性精神健康问题的治疗方式较局限,通常是将患者送往住院病房接受治疗。如今在一些发达国家和地区,社区精神健康服务中心有能力提供一周 7 天、一天 24h 的密集服务,有专门的团队为急性期且有严重精神健康问题的人提供快速评估,并且在最少限制的环境中提供治疗,目的在于避免入院,同时也为不同的精神健康服务机构做"守门人"。

完善的社区精神健康服务使很多患者能在居家环境中接受治疗,但是如果有自我伤害或伤害他人的危险、自我忽略或药物问题等情况,患者仍有必要住院接受治疗。住在急性病房的患者通常都是精神症状严重、其能力已退化到无法执行正常的日常生活活动和角色。成人急性住院病房通常是在综合医院或精神专科医院,有一些只接收特定诊断的患者,而有些则接收各种诊断的患者。通常在急性期入院治疗的目的是通过跨专业团队合作:

1. 为患者提供完整的精神健康评估。
2. 执行全面的治疗。
3. 减轻症状从而稳定精神状态。
4. 为患者提供一个安全的场所。
5. 制定出院计划和回归社会或重新融入社区生活的计划。

二、严重慢性精神疾病

精神症状的发作可能代表不同的诊断。在严重且慢性的精神疾病中,被诊断为精神分裂症的患者较多。在本小节中,我们主要以精神分裂症为代表来介绍严重慢性精神疾病的服务。

(一)精神分裂症

大约在每100人当中就有一人在人生某个阶段被诊断为精神分裂症,很多个案都在20多岁时诊断出来,当然也有在其他年龄段诊断出来的。其中有约20%的患者在首次诊断后不再出现精神症状,有约70%的患者在首次发病后的5~7年内复发。某些被诊断为精神分裂症的患者会遗留下一些精神症状,还有少数则会持续经历精神症状。精神分裂症通常会分为阳性症状和阴性症状,一般所提及的精神症状是指阳性症状,包括幻觉、妄想和思考障碍。许多有效的介入可以帮助患者面对精神症状或阳性症状的出现,包括药物治疗和特定的心理疗法。阴性症状则包括:情绪反应和强度减弱,想法的匮乏,动机和动力的缺失,难以体验或很难感受到快乐,和社交退缩及孤立。阴性症状并不是精神分裂症特有的,更重要的是可以被预防或减轻的。在众多的治疗策略中,有一些是作业治疗师能够参与并发挥作用的,如:逐渐增加患者的活动和责任感、建立并维持生活活动常规、找出刺激的平衡点、促进健康的生活方式和学习有效的应对技能。

过去常用来解释精神症状的医疗模式已经转变到生物-心理-社会模式,该模式受到循证实践的支持并且成为主流精神健康服务的核心。

(二)服务参考架构和理念

作业治疗有许多的临床实践方法,而与严重慢性精神疾病患者一起工作时,作业治疗师还需要掌握如下内容:

1. 压力脆弱模式(stress vulnerability)　此模式是由 Zubin 和 Spring(1977)针对精神分裂症患者提出的,认为个体本身的特质和脆弱性会导致精神症状的产生,有一些患者暴露在生活压力下也可能诱发精神症状。那些较脆弱的个体在较轻微的压力下可能就会产生精神症状,反之,那些较不脆弱的个体在较大的压力才可能产生精神症状。从作业治疗角度来说,治疗可以针对个体压力和脆弱性,如针对压力作业治疗师可以与患者协同合作参与能让其放松的活动,或者调整、改变环境中的压力因子,对于脆弱性作业治疗师可以协同患者一起发展解决问题的技能、应对技能、社交技能以及建立支持网络等。针对于此模式也有批判性的看法:此模式焦点在于减少或避免压力,从而降低对患者的期待,更多是一个维持的模式而非复元。

2. 复元(recovery)　传统的严重慢性精神疾病服务着重于药物和维持稳定的精神状态。而今在为严重慢性精神疾病患者提供的服务中,复元的概念正在成为与患者合作的关键。复元是一个主动的过程,通常被描述成患者的人生旅程,每个人的旅程都独一无二,但此旅程需要有希望和乐观陪伴,让其重新去找回曾在某个阶段所失去的东西:作业活动、角色、期待、自主权,获得有价值和意义的生活,不仅是为了症状的消失或彻底的治愈。

3. 康复(rehabilitation)　康复是将功能最大化、生活质量最大化、适应和预防残疾的过程,其强调发展、维持与人互相尊重的良好关系。而且,康复正在逐渐被视为应以社区康复为主而非以医院为主的过程。

　　　　精神康复是一种哲理,并不只是一套服务。它是"执行"社区精神病学的一种方式。它适用于所有有精神健康问题的人,并且在他们所处的社会情境下开展,必要时可长时间进行,从而帮助他们尽可能地管理好自己的疾病,活在当下。

——Petterson,2004

　　4. 社会心理的干预(psychosocial interventions)　社会心理的干预可有广义和狭义的定义。广义上来说,作业治疗是社会心理层面的服务。基于循证实践,社会心理干预在狭义上是指那些为精神症状的患者和家属提供有效治疗的方法,这些干预包括患者管理、家庭干预和通过心理疗法来处理精神症状。根据系统性文献回顾,家庭治疗和社区治疗明显有助于预防复发和住院,但并没有对阳性症状或阴性症状、社交功能或就业现状有效改善的证据。"安置和训练"方式的支持性就业促进了就业结果。认知行为疗法能够用来处理妄想和幻觉并减少症状。在循证实践中,作业治疗师需要发展狭义定义的社会心理干预技巧,从而协同作业治疗技能,以更好地为患者及其家属提供有效的个体化服务。

　　(三)与严重慢性精神疾病的患者工作

　　以患者为中心的作业治疗实践是具有社会融合性的,并且作业治疗师需要对患者生活经历及所受到的影响有足够的理解,只有在此基础上,作业治疗师才能有效协同患者朝着"复元"一起努力。建立关系是"复元"中很关键一步,不仅需要与患者建立良好的互信关系,还需与其照顾者或家人建立良好的关系。作业治疗师通过运用作业活动促进患者在自我照顾、工作生产和休闲领域的目标。在生产力领域,有很多的证据支持患者参与工作,因为通常人们都想要工作,而且工作也能成为精神健康的保护因子。

(曹梦安)

参 考 文 献

[1] Creek J,Lougher L. Occupational therapy and mental health[M]. 4th ed. Churchill Livingstone:Elsevier,2008.

[2] 陈美玉,徐佳军. 精神康复实践手册[M]. 北京:人民卫生出版社,2011.

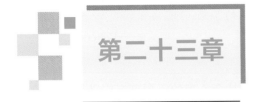

第二十三章

社区作业治疗

第一节 概　　述

一、概念

（一）基本概念

在我国，社区作业治疗是一项社区康复服务，是指在家庭或社区为患者或残疾者提供的作业治疗服务，它旨在通过实地的评估、居家及社区内的训练、居家及社区环境改造建议或为患者提供辅具评估、适配、使用指导，以及提供合适的就业信息及转介等服务，帮助他们提高日常生活活动和社会参与活动的独立性，使他们能真正地融入家庭和社会，提高他们的生活质量。

（二）内容

美国作业治疗协会（AOTA）指出了作业治疗的六大工作领域，包括：儿童及青少年，老年人，心理卫生，康复、职业、工业，残疾和参与，卫生和健康。因此，社区作业治疗存在于这六大领域，并且每一领域都有其对应的社区作业治疗服务，下面列举一些服务：人体工效学咨询、驾驶评估和训练、福利工作计划（welfare-to-work programs）、地方老年服务（aging-in-place services）、暴力预防项目。

随着社会的发展，为了适应社会的职业需求，作业治疗将不仅被要求在社区为个人和家庭提供服务，还将为各种组织、社区乃至全民提供服务。因此，广义的社区作业治疗比社区康复中的作业治疗更加全面，它包括了广泛的健康相关服务。

2018年，中国康复医学会作业治疗专业委员会对我国内地作业治疗人员从业现状的调查与分析表明：84.56%的作业治疗人员在公立医院工作，以在三级综合医院工作者最多；按单位性质分，综合医院占70.21%，康复医院占18.18%，康复诊所占1.61%，特殊教育机构占1.38%，其他占8.62%；按综合医院级别分，三级医院占66.68%，二级医院占29.51%，社区卫生中心占1.51%，社区康复机构占0.18%，其他占2.11%。可见社区作业治疗人员严重缺乏。

早在 1967 年,美国就有专业人士预言,作业治疗服务将向社区延伸,并描述了针对传统上以临床为基础的作业治疗师的四个新兴角色,包括:评估员、顾问、监管员和研究员。而另外一些社区作业治疗师的角色包括:项目策划者和评估者、员工训练者、社区健康顾问、政策制定者和初级保健提供者。承担这些角色的社区作业治疗师应该与其他的作业治疗师、健康和社会服务人员以及社区领导者之间建立支持和协作的网络关系。

2000 年,美国学者 Fidler 预期将来会出现一类"作业家"(occupationalist),他们将提供除了康复服务以外的服务,如提供健康促进建议和预防项目服务,提供生活方式咨询和学习能力提高服务,以及参与各种组织、机构和社区的计划和设计。如果作业治疗师继续排斥向最需求作业治疗服务的社区延伸,仍然只热衷于医院和临床环境的话,其专业的未来必将受限。虽然我国也在逐渐发展社区相关的卫生和健康服务,特别是 2008 年,上海部分地区已经提出发展社区康复需要依靠社区卫生服务中心的医务人员、康复指导员、助残员及志愿者等。但社区康复的服务对象主要还是患者和残疾者,且服务范畴也主要局限于医疗康复领域,社区作业治疗的内容仍然不尽如人意。因此本章后面几节所介绍的内容也主要根据社区作业治疗在康复领域的角色展开。

(三)特点

鉴于社区作业治疗相比临床作业治疗的广泛性,在社区作业治疗中,将服务对象称为"患者"已经不妥当了,而应该称其为客户(client),"治疗"也应该改称为"干预"。如果继续使用医学术语,将限制治疗师的观点,缩小其专业视角,并降低其选择决定的能力。

在社区作业治疗中,客户是了解其自身情况、需求和愿望方面的专家,因此客户是选择服务内容的决定者。为成功地提供社区作业治疗服务,作业治疗师必须与不同的机构、组织以及社区中的个体进行协调性并做出有针对性的计划。另外,本土文化的影响也必须被认识、重视和包含到服务的传递中。最后,对服务的接受者和评估者(即客户)提供专业的报告。

在社区作业治疗中针对个体的评估包含了传统临床作业治疗的评估内容,如作业的范畴、执行模式、执行能力和个人功能情况。然而,这种类型的评估对社区作业治疗来说是不充足的。在医疗模式中,个人功能情况往往是最主要的,而在社区模式中,更具意义的是客户在 BADL、IADL、休息/睡眠、工作、教育、娱乐休闲和社会参与方面的活动能力,以及其环境信息。在社区作业治疗评估时,需要关注服务的群体及其所处的环境,制订干预计划时也要立足于社区本身使用综合评估的信息,服务项目要对接受者和社区组织有针对性。社区机构,如学校、教堂、寺庙、社会组织、健康服务机构和政治机构,均是服务所处的环境,因此,它们也是评估和干预的组成部分。

广义的社区作业治疗有以下几个特点:

1. 以客户为中心　根据客户的需求,与客户一起制订恰当的社区作业治疗方案。

2. 以作业为基础　社区作业治疗服务的核心是作业,作业既是目标也是重要的服务手段。

3. 以循证为依据　社区作业治疗服务应做到有据可依,以有力的循证依据为支撑。

4. 基于动态系统理论　社区是作为一个系统在运作,因此在社区作业治疗中拥有动态系统这一观点极其重要。动态系统以完全的相互关联性为特点,也就是系统中的所有变量都是互相关联的,其中一个变量的变化将导致所有其他变量的变化。以动态系统理论为基础的社区作业治疗方案,为评估和干预在不同系统提供了参考框架,包括个体的、人际的、组织的、社区的和政策的。即使我们的干预是针对个体时，也必须重视其所处的多个系统。例如，个体在社区的自我实现和独立可能更多地归结于其环境、机构、政策和社会方面的障碍而不是他的躯体功能障碍，因此，干预措施可以同时专注于个体所处的不同系统。

5. 符合生态平衡　社区作业治疗方案是一个生态的方案，它将客户置身于各种环境之中，并让其与之互动。这一方案要求作业治疗师既要考虑客户的优势和劣势，又要考虑环境的优势和劣势。客户的优势可包括心理的、身体的、认知的、神经行为的和精神方面的资本。环境的优势可包括社会文化的、传统价值的、政策的、社会经济的和人造及自然环境方面的资源。客户的劣势可包括较差的健康状况、心理障碍、精神问题、作业的危险因素和作业执行能力的限制。环境的劣势可包括贫穷、较差的家庭氛围、人造和自然环境资源的缺乏、经济衰退、高失业率、不便利的公共交通、缺乏社会参与机会。作业治疗师认识到人和社会及物理环境之间的相互作用至关重要，它们之间需要达到彼此平衡才能实现有效的社区作业治疗。

6. 以客户的力量为基础　社区作业治疗师应该关注客户的优势、才能、拥有的资源和能力，而不能仅仅看到其劣势和功能障碍。所谓力量，就是指能在特定活动中持续发挥优质作用的能力。基于力量的模式应避免使用负面标签和减少受害感，要形成希望、成长和自信等正能量。要发掘客户的力量可遵循三部曲：①识别客户的力量和天赋；②将这些力量和天赋合并到客户对自己的看法中；③改变其行为。

二、社区作业治疗师应具备的能力

在开展社区作业治疗时，作业治疗师除了典型地通过活动分析和对活动及环境的调整来提高患者功能以外，还需要具备更多的其他技能和特质。这些技能和特质在 1999 年被美国作业治疗协会分成五类，并归入持续能力标准，其分类如下：

1. 具备多重角色的相关知识。
2. 多重角色所需的关键推理能力。
3. 与他人建立有效人际关系的能力。
4. 执行技能和熟练的实践能力。
5. 负责决策时的伦理推理能力。

以上能力中，关于社区作业治疗师所需掌握的多重角色相关知识包括：以作业为基础的评估和干预；作业治疗的哲学；作业治疗的参考模式和框架；以客户为中心的原则；作业治疗的实践框架；领域和过程；作业治疗的核心价值观；作业治疗项目的开展；作业治疗在实践领域的潜在角色和贡献；社区系统；公共卫生原则和实践模式。认识社区资源架构（图 23-1-1）：

社区作业治疗师的执行技能包括：预想作业治疗的角色和服务内容；秉承以重建生活为本的作业治疗理念开展作业治疗服务，进行生活意志的重建、生活能力的重建、生活方式的重建，在社区作业治疗服务中，治疗侧重于生活能力和生活方式的重建。

正确指导协助患者进行重建健康幸福生活的六部曲：①配合参与治疗，促进肢体活动、认知及交流功能恢复；②利用受限的肢体活动、认知及交流功能；③学习多领域能力代偿生活技能；④调节家庭朋友及社会角色；⑤建立新的生活方式；⑥身体健康、心理健康、成功生活、幸福生活。

根据以重建生活为本的理念形成的能力阶梯概念见图 23-1-2。社区作业治疗师主要提

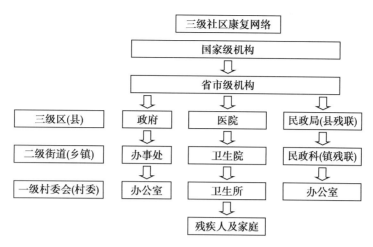

图 23-1-1　社区资源架构

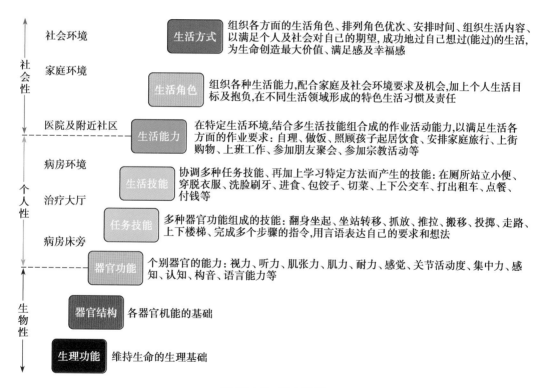

图 23-1-2　能力阶梯

供社会性的康复训练,着重在生活能力,生活角色和生活方式三个方面进行相应的治疗。执行以客户为中心的实践;评定、评估并就作业问题进行干预;与其他人协作;辨别和获取可利用的资源;对新兴的实践进行研究、分析和循证研究的汇总;寻求机会展示和使用技能以满足客户的需求;对不同领域实践的评估结果进行选择、管理和解释;引导综合性的任务和活动分析;对团体和个人提供咨询服务。

在社区作业治疗师缺乏的情况下,建议培训治疗师具备社区作业治疗技能,以提供社区作业治疗服务。

三、社区作业治疗的流程

在我国,社区作业治疗的服务对象主要是因伤、病致残疾者。社区作业治疗的服务流程也与社区康复的服务流程一致。目前我国正在推行并完善康复服务体系建设,社区康复工作依托自上而下的网络实施,即以区、县为指导,街道、乡镇为平台,社区(村)、家庭为基础。

我国的社区康复发展还很不成熟,不管是体系的建立和完善还是人员的专业水平等都需大幅提升。因此,社区作业治疗要建立完善的流程,要基于我国社区康复服务流程的完善。在国外有专门的个案管理者负责跟进需要社区康复服务的个体,而在我国,这项工作可能需要医务社工和社区社工共同完成,这样才能为患者提供无缝衔接的社区康复服务。社区作业治疗的实施应从患者的出院计划开始,当患者回到家庭和社区后,为其提供相应的评估、治疗和转介等服务,并给予长期随访,以监督并维持疗效。而在整个服务流程中,作业治疗师都需要与医务社工及社区社工进行沟通,保证为患者提供最恰当的社区作业治疗服务。目前社区作业治疗的流程见图 23-1-3,本章后面几节内容将阐述社区作业治疗流程中的重点内容,即:出院计划、评估和社区作业治疗在家庭和社区两种情境下的干预措施。

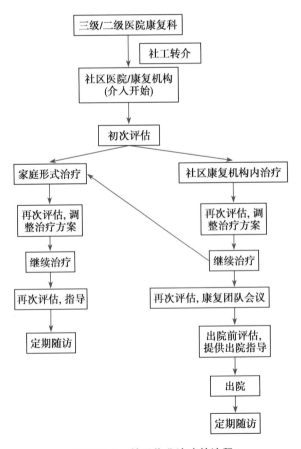

图 23-1-3　社区作业治疗的流程

第二节 社区作业治疗评估及目标的制定

一、信息采集

社区作业治疗师有必要知道与作业治疗相关的信息,其中包括与患者自身相关的身体心理情况以及家庭及家属情况、住宅环境、可利用设施的情况以及可利用的社会资源等方面的信息。作为实际的信息采集方法,主要有以下几种:

(一)与患者本身相关的身体心理信息

这些信息包括通过实际评定获得的信息、转介医院提供的出院计划相关信息、来自其他科室的信息,如医生、物理治疗师、言语治疗师、护士等提供的信息以及设施利用申请书、医生的诊断书、访谈记录等。如果能事先了解这些信息,在评估患者时就不会浪费作业治疗师及患者的精力和时间。有疑问的地方或者是想确定的部分可以在会面、评定中进行补充。

(二)围绕患者家庭及家属的情况

包括从患者那里获得的信息、来自访谈相关负责人的信息、与社区卫生部门相关的信息、直接与照顾患者的家属面谈获得的信息以及访问时的印象等。

(三)住宅环境相关的信息

虽然可以从已经进行过访问的部门取得信息,但是最好是自己对患者的住宅情况进行实际考察。在实施以生活自理为目标的社区作业治疗时,如果没有看到患者所处的真实生活场景,就没法进行具体的治疗及帮助。

(四)现在正在利用的社区公共设施及福利机构情况

这方面的信息多是从设施利用申请书以及访问负责人的记录中获得。关于今后能够利用的社会资源,可从当地的个案工作者中进行了解。服务机构所在的地区发行的残疾人、老年人、残疾儿童宣传手册以及其他的相关信息也能发挥作用。在这些残疾人的相关服务机构中,其中有些服务机构的条件不够完善,有些还伴随着费用高昂的问题,所以作业治疗师在提供信息的时候需要根据患者自身及家庭情况慎重考虑。不正确的信息,不只会引起患者以及相关部门的混乱,也会降低当事人对信息提供者的信任度。社区康复与医院内的康复相比,需要与更多的专职人员和非专职人员进行联络。服务机构的其他部门提供的情况,以及从定期召开的会议中获得的情况都很重要,但是在很多时候,患者的情况是时刻发生变化的。因此,在训练室、社区办公室里,有必要与负责同一名患者的专职人员进行密切交流。总的来说,在机构内,有的时候需要与其他机构进行交涉、传达事项以及商谈等。在紧急情况下,需要直接与拥有信息的机构进行电话联系。因此,应该拥有社区活动中心、社区卫生站、政府相关机构的电话号码以及地址等联系方式。

二、评估及注意事项

(一)评估内容

作业治疗评估病患者或伤残人士,包括:身体功能、生活方式、自我照顾能力、家居社区活动能力、家居安全情况、环境、照顾者的照顾能力等。

1. **身体功能情况评估** 包括躯体功能、感觉、认知、心理、社交情况等。

2. 信心评估　患者及伤残人士照顾自己的信心,使用日常生活自我照顾信心量表(self efficiency scale)、家人照顾患者日常生活信心量表(care giver efficacy scale)、照顾者压力指数(care giver strain index)。

3. 环境评估　患者在生活、工作、社会活动中所遇到的障碍,除与本人身心功能有关外,往往也与其环境有关。因此,环境评定是社区作业治疗中最重要的部分。作业治疗师可以根据临床经验、服务接受者的类型及所处的环境情况,设计适用的环境清单,评定患者的居家环境,记录可以影响其作业活动表现及安全的数据,例如:床高、座椅高度、坐便器高度、门宽度、通道宽度、门槛高度及斜坡斜度等。评估患者或伤残人士居家及社区环境,记录影响患者或伤残人士作业表现及安全的数据和环境评估照片,便于跟进。

4. 活动能力评估

(1) 自我照顾活动能力评估:使用改良的 Barthel 指数(MBI)评估患者回家后的自我照顾活动能力。

(2) 家居社区活动能力评估:对日常家居及社区活动能力进行评估。

(二)评估注意事项

社区作业治疗的评估应以患者为中心,并以实地评估为主,确认的功能障碍及困难要以简明、精确及具体为原则,确定患者实际存在的功能问题,更好地制定目标以及提供合适有效的治疗措施。

三、制定目标及注意事项

（一）制定目标的内容

社区作业治疗最重要的是制定合理的、有意义及明确的作业治疗目标,并且每一个治疗目标、治疗方法都需要个性化。所制定的目标对患者来说必需是有意义的,目标亦需符合"smart"原则:具体明确的、能够测量的、可以达到的、相关的、有设定期限的要素。数目亦不宜过多,一般来说不应多于 5 项,以免患者及家属在短时间内难以消化,可能会对治疗目标感到混淆,如果治疗目标不能达成,患者及家属可能会因此而感到失望。

在制定目标时,首先应与患者及其家属充分沟通分析初步评估结果,使他们对患者的功能障碍状况有所了解,与作业治疗师共同制定治疗目标;最后,根据患者的期望及目标对其的重要性及迫切性来确定治疗目标的先后顺序,可使用加拿大作业表现测量表(COPM)。

设定目标的种类一般包括要设立长期目标和短期目标。首先要设定长期目标:有足够合适的生活内容重建成功、愉快、健康、幸福、有意义的生活。长期目标可以养成患者良好的生活方式。再根据长期目标设定相应的几个短期目标,短期目标需要在一定的时间内逐步完成,并根据患者的康复成果和功能状态的变化及时调整、以期更好地为长期目标服务。

一部分患者不喜欢与别人交流,对于这样的患者,不要太过强求。为了实现康复目标,就要以患者在家庭内的主动参与和独立生活为重点。家庭也是社会的一部分,家庭生活可以促进患者的生活主动性和良好的生活规律。另外,为了达到这个目的,考虑社会因素会有效地影响患者的生活。人往往与社会相关,会受他人的影响,从而进行自发性的活动。

在社区、家庭中,最大的目标应着眼于促进患者的残存功能发挥和提高完成日常生活活动的能力(利手交换、利用辅助器具实现代偿活动),而不是根本性地改善患者的身体功能(瘫痪肢体的功能恢复、扩大 ROM、增强肌力)。为了使患者的日常生活能力有所进步,首先以实现家庭内的角色任务为目标,不管是多小的事情都可以,例如洗垫子、打电话、洗碗等。

所谓的角色任务是让人有成就感,能完成义务性、有规律的生活。在家里,因为患者有自己充分的时间,这时设立的目标应该是促进患者有效地运用时间,形成有规律的生活,并重新开发兴趣。如果只是将兴趣活动作为手段,同时结合外面的小组活动,就比较容易形成有规律的生活。还可以配合环境上的调整(家庭环境改造、应用辅助器具等)以及辅助者的调整等方法来实现康复目标。

但是,在社区康复中,目前的状况是医疗机构和社区康复设施之间的衔接不是很顺畅,经常见到充分接受了医疗机构康复训练的患者和既往有十几年的脑血管疾患史的患者,在躯体功能方面的改善不会很大,可将主要目标着重于灵活应用残存的功能完成日常生活活动。没有充分接受康复训练的患者,在治疗时可以继续加强躯体功能的提高,以更好的功能参与完成日常生活活动为目标。

(二)制定目标注意事项

目标设定时,要考虑患者的年龄、障碍程度、病情变化以及并发症。尤其是患有进行性疾病的老年人,在很短的时间内有可能出现身心功能很大的下降。需要从这个患者的现状出发,考虑什么时期会引起怎么样的功能下降,会对日常生活产生怎么样的影响,根据这些下降可能造成的影响来确立目标,制订相应的治疗计划。在治疗过程中,治疗师需要考虑如何让患者学会以正确的方法参与日常活动以及用合适、健康的生活方式来维持家庭及社区生活,维持最大的独立活动能力及最高的生活质量。

社区作业治疗的目标是由治疗师与患者及家属共同制定的。设定的目标要取得患者及家属的认同。这可以促进患者及家属按治疗计划执行,从而提高康复成效。

设定的目标还要让其他专业人员了解,得到他们的认同。目标设定的时候,往往还需要与其他专业人员的合作,了解各个部门分别主要服务的内容与时限,相互协调。

第三节 出 院 计 划

一、定义

出院计划(discharge planning)又叫出院准备,是指促进患者从一个环境顺利转移到另外一个环境(包括医院、养老院、患者家中或患者亲属家中)的连续康复过程。在患者住院期间,考虑患者的后续照顾要求,进行准备及提供家属信息,当患者需要时安排适当的服务,使患者及家属顺利回家或从医院转移到另一照护机构,让患者得到应有的后续照顾,并达到最佳的健康状态与生活品质;它可以兼顾健康生活服务质量和成本。

美国医院协会(American Hospital Association,AHA)界定出院计划的定义是:一种集中性的、协调性的和整合性的过程,通过医院、社区护理专员、患者、家属共同合作,以确保患者在出院后能够获得持续性护理。英国卫生部指出:出院计划不是一个孤立的事件,而是一个过程,包括发展和实施计划,通过多学科团队、患者和他们的照顾者合作,以促进个体从医院转移到适当的照顾机构。计划中必须反映患者及家属内外在的社会,情绪、医疗及心理上的需求与协调,对于患者,不但要提供持续性照护,还需跟踪了解患者出院后的需求。而此过程必须按照一定步骤进行,短期的目标在患者的照护过程中会产生递进变化,长期目标则在于保证提供后续性的照顾;它绝不是一种单次即可完成的活动,必须由各种相关人员(包括医生、护士、营养师、康复治疗师、社会工作者、社区服务者、患者和家属)共同参与制定完整的照护流程,在住院期间就提供持续性照护的知识,使每位患者、家属及照顾者都能知道返家后的照顾方法,而有需要时也能清楚如何申请并获得所需要的健康服务相关的社区医疗资源。

综上所述,出院计划是利用专业人员帮助患者及照顾者在转换医疗照护机构时,能够达到完整且持续性的照顾,以求得到最佳的健康状况及生活质量。目前,出院计划模式逐步演变为"医疗整合团队服务模式"。此模式由各种医疗专业服务人员组成照顾团队,以患者为中心、照顾者共同参与计划,并由一名个案管理者负责协调与整合各专业人员的意见,此模式大多混合运用顾问式与直接服务式两种方式。出院计划模式的发展和完善顺应医学科学发展的趋势,符合生物-心理-社会医学模式的精神,很多发达国家和地区以及我国香港、台湾地区已成为医院服务的一部分。

二、目的和作用

1. 帮助患者及家属安全、顺利地离开医院,转入下一照护机构或家庭。
2. 帮助患者在出院后得到正确的治疗。
3. 避免不良事件的发生及减少再入院的可能。
4. 缩短住院天数。
5. 降低医疗费用。

三、内容

美国医院协会在其出版的有关出院计划的指南中列出了出院计划的基本内容,包括:①尽早进行需要出院后继续接受护理的患者及其家人的健康教育;②相关健康评估和健康咨询,制订出院计划;③进行相关部门和人员的协调;④实施有关计划并进行出院后的随访。其核心是评估和明确健康需求,接洽相关机构或部门,实施并评估出院计划。

四、制定出院计划的流程

出院计划的实施方式需包含患者与家属参与计划的决定,有完善的出院计划程序或指引,有格式化的转介系统,有详细的出院计划书写记录,并对出院计划人员的角色、功能有明确定义。出院计划有相关的书面政策、评估方案、出院计划记录单、相关评价等。国际上,一些国家关于出院计划有较详细的流程(图 23-3-1),我国目前还没有规定统一的较完善的出院计划流程,但作为康复治疗人员,应建立自己有专业特色的出院计划流程,以帮助患者实现从医院到家庭或其他康复机构的良好过渡。

出院计划可以由康复团队中选择一个专业人员进行统筹(如医生、社工、作业治疗师等)。出院计划是一个完整的过程,主要内容应包括:筛查、评估、制定计划、执行和再评价。

1. 筛查　患者入院后筛查出需介入出院计划的个案。
2. 评估　在患者入院 48h 内就开展出院计划,以尽早发现危险个案。完整的评估内容应包括患者日常生活功能及自我照顾的独立程度、出院返家后的照顾需求、与疾病及健康状况有关的自我照顾技能、出院后居住环境的评估等。
3. 计划与执行　根据各部门评估结果,共同制定患者住院期间和出院后的治疗计划,并提供相关护理措施与健康教育、协调与转介服务。有效的出院计划,要考虑每一个患者的生理、心理、社会状态,甚至患者以往的生活形态、生活环境、家庭支持、经济状态等多方面的

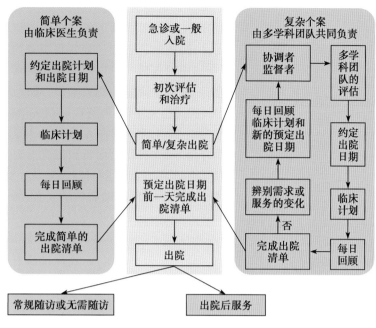

图 23-3-1　出院计划流程

问题与需求。按计划执行治疗方案,定期开展个案讨论会议。

4. 评价追踪　评价后续照顾的有效性及患者自我照顾的有效性等,对提供转介服务的患者,应继续追踪,以确定相关照顾服务及转介服务是否满足患者的照顾需求,患者是否获得了良好的照顾,照顾者的正确护理等。

五、实施方法

1. 确定需要制订出院计划的患者　在临床工作中,治疗师首先应在患者入院初期根据诊断、病程记录等信息尽早明确要接受出院计划的患者,使得患者在住院初期就已经开始接受出院计划。

2. 成立工作小组　成员包括患者和家属,患者主管医生、物理治疗师、作业治疗师、主管护士、社会工作者、社区护士、营养师等。建立制度及工作流程,制定相关的标准及记录表格;对相关人员进行培训;在责任治疗师、医生及护士的指导和帮助下,完成出院计划文档的建立,评估个案及家属出院需求,并根据收集的资料拟订出院计划执行计划单,依照执行。

3. 评估　患者出院需求及出院后能够利用的各种有效资源,整体评估是出院计划中最关键的部分。准确地评估可以节省时间及精力。患者的病情与功能存在发展与变化,再评价有助于了解治疗的有效性与适用性,明确患者主要功能障碍及确定合适的治疗方案,并确保患者信息的真实性、时效性及准确性。整体评估的内容主要包括:①患者的身体功能状态、心理状况、生活自理能力及生理、心理、文化需求等;②社会及经济支持情况;③患者居住环境与社区资源情况。出院计划小组成员可以通过查阅患者病历,与患者交谈,与患者家属交谈,与患者医师、治疗师、护士、营养师等讨论获取基本信息。ICF 可用于出院计划中目标设定及需求评估。掌握患者相关信息后,需要进行问题鉴别,如:患者的意愿或目标是什么? 患者的居住环境是否有益于他目前的身体状况? 患者是否存在经济问题,有无经济支持? 患者出院后能享受什么社会服务? 这些问题需要多学科成员组成的出院计划小组进行会议讨论。

4. 计划制订　应与患者及陪护亲属一起策划出院后患者适宜的、能够确实实施的有效的社区康复计划,充分考虑到患者在医学、社会、经济等方面上的需求后制订可行的出院计划。包括锻炼和照顾方法的教育指导计划,出院前的准备和计划各种服务内容等。同时注意邀请合作团队的参与,这是出院计划顺利实施的保障。可以病例讨论的形式进行。发放宣教指导手册并讲解疾病发生、发展、治疗、护理以及康复的相关知识,通过认知干预、心理干预、康复干预、护理干预等措施使患者掌握疾病相关知识、理解疾病相关治疗、配合完成康复及护理措施,并在此基础上建立健康的生活方式,以利于出院后疾病的康复与控制。

5. 实施计划　包括对患者、家属的教育指导,并提供书面资料以弥补口头介绍的不足(如:让患者随身携带的通俗易懂的健康教育小册子,使患者随时能够拿着小册子,对着图文并茂、简单易懂的疾病知识进行学习和锻炼);家庭康复,辅助器械的安置;与社区卫生服务机构和转送设施机构间的联络等。

6. 建立转介与出院后的追踪　由医院医生与社区医生共同维护出院后患者的健康。医院治疗师除负责评估、制订患者的出院计划外,在患者出院前,还需把患者的一般资料及出院时的健康状况、护理需求、个体化出院计划转交给医院负责后续工作的部门,并根据情况予以健康宣教,指导并协助患者完成家庭和社区康复及做好监督和记录工作。社工部门负责出入院患者的转介,联系社区治疗师跟踪患者的出院计划,由社区治疗师全面负责实施出院计划,进行动态评估与监测,同时社区治疗师注意利用社区卫生资源,与社区医生,社区工作人员密切合作,保证出院计划有效实施。为确保出院计划的顺利执行,各部门人员应制定相应的出院计划清单,以查对和监督出院计划的执行进度和完成情况,下面以成都市第二人民医院和香港复康会联合制作的作业治疗出院计划必备工具箱——针对全髋关节置换手术后患者的出院计划清单为例(表 23-3-1)。

表 23-3-1　全髋关节置换术患者出院计划清单

1. 具有良好的髋关节保护意识
(1) 向患者及照顾者提供一些功能活动的例子(如:如何拉被子,如何拿取所需物品),以便患者能在日常生活中注意髋关节保护注意事项
(2) 患者、家属和照顾者需要了解髋关节保护注意事项,治疗师应为其提供《全髋关节置换教育手册》
(3) 必要时,进行认知功能评估,了解患者或照顾者是否存在限制其遵照髋关节保护注意事项、影响其安全和导致摔倒的认知问题

2. 可独立使用辅助器具(鞋拔、穿袜器、拾物器等),用正确的姿势完成自我照顾活动
(1) 评估患者自我照顾能力,包括洗澡、穿衣、修饰等
(2) 辅具使用情况:在髋关节保护原则下,演示自我照顾辅具的使用方法
(3) 评估患者日常生活姿势是否遵守髋关节保护原则,包括睡姿、坐姿、坐-站转移、如厕姿势、淋浴姿势
(4) 假如患者不能够使用辅具独立完成自我照顾,是否有照顾者帮忙

3. 可以完成较轻的体力活(如:做饭、洗衣、清洁等)
(1) 在活动中使用髋关节保护姿势
(2) 在医院里模拟出院后居家环境,进行家居活动练习
(3) 假如患者不能完成这些家务,需要和患者讨论回家后将如何应对
(4) 患者是否了解可以雇佣保姆来解决家务问题

4. 确定患者的居家环境适合进行自我照顾活动
(1) 根据患者居家环境提供卫生间转移的教育,包括如厕转移、淋浴转移、浴盆转移等
(2) 在医院模拟出院后居家环境,进行转移训练
(3) 讨论所需要的设备,提供所需设备的详细特征,如尺寸、类型,如有必要,可提供文字或图片信息,以使患者及家属理解并正确购买

5. 评估是否需要家访。如需要家访,在制订出院计划时,需与患者讨论居家环境评估的目的
（1）评估居家环境的安全性
（2）家具摆放在合理的、有益于髋关节保护的位置
（3）提出一些可以提高家居独立性和安全性的设备或辅具的建议
（4）提出可以促进家居安全性和独立性的家居改造建议
（5）进行家居活动的指导,以节省体力、保护髋关节
（6）如果确定不需要进行居家环境评估,需与患者和家属讨论以上事项,提供家居安全、跌倒预防及辅具需求的教育

6. 与患者讨论出院时乘坐交通工具的注意事项
（1）讨论交通工具的选择
（2）讨论坐在车上保持怎样的姿势有利于髋关节保护
（3）如有需要,提供上下车辆的转移教育

7. 与康复团队讨论出院计划（例如:为在家中进行训练做准备等）

8. 确认已约定好随访时间

9. 向患者及家属提供关于治疗方案、药物、营养和活动计划以及随访时间的清单

10. 确保患者及家属已明白所有的护理措施,必要时进行演示

11. 为患者及家属提供紧急情况下可联系的人员姓名及电话

12. 递交出院总结

13. 请照顾者在出院信息表上的签字

14. 护士自己签字并填好日期后,将表的原版返还给照顾者

15. 在医疗记录表上记录下出院情况

7. 出院后随访　由责任治疗师、医生及护士继续进行出院追踪,于患者出院后第 3 天即对其进行电话随访,以后每 2 周 1 次,随访内容包括患者各方面恢复的情况,相关知识的强化以及个性化教育和指导。于出院后 1 个月、3 个月、6 个月对患者进行自我效能和生活质量的调查。

8. 评价　出院计划的应用效果测评主要从客观指标与主观指标两方面进行评价。在美国,关于实施出院计划效果方面的研究主要是从住院天数,再入院率,满意度,再入院费用以及出院后健康及护理服务有关的费用方面开始进行研究的。评估内容包括对出院计划的结构、过程和效果的评价。

第四节　家庭及社区形式的作业治疗

作业治疗师要结合"个人-环境-作业"的理论模式,考虑患者的全面情况,制定出综合的治疗方案。预防残损的发生是家庭及社区治疗中非常重要的。患者必须要有安全意识,学会减少损伤的行为方式,还必须学会如何保持健康状态和提高生活质量。

作业治疗师在提供作业治疗服务,设计作业治疗活动时应考虑作业活动疗效八要素:

①患者认为重要的、有兴趣的、有意义的;②有难度的、有挑战性的;③可学习到正常活动模式/方法的;④可学习代偿/适应方法的;⑤过程愉快的;⑥经努力可成功的;⑦完成后感觉良好的;⑧容易体会成功及量化进步的。

　　在为患者提供家庭及社区形式的作业治疗时需遵循以下原则:①治疗的重点应该是自然的作业形式(在日常情境中进行),即治疗的重点不应该是将感觉和运动从日常生活中孤立出来的任务性活动。②治疗性作业活动应在患者的家中或社区进行。③治疗师应该与患者协作,因为患者拥有关于治疗目标和方案的最终决定权,而治疗必须对患者具有个人意义。治疗师不应该占据任务主管的角色,从而使患者积极投入治疗过程时感到沮丧,也不应要求患者遵循不具备个人意义的协议。④患者的家人和/或照顾者对治疗过程至关重要。治疗师不应该阻止他人的加入,也不应该将治疗活动与患者的自然社会环境相隔离。⑤协作解决问题需要通过实际的操作、反馈、重新调整和重新实践来体现。只有宣教而没有实践对大多数患者来说是不适合的。⑥通过共同分析患者的能力与活动形式(场景和机会)之间的匹配与否,从而采取活动策略和居家环境改造,可以减少跌倒。治疗师不应该因为过多关注某一方面而忽视人与环境之间的匹配。⑦当患者从熟练的治疗师处接收了关于辅助技术、任务简化/能量节省策略和居家/工作环境改造意见,并接受和使用它们时,其功能和生活质量将得到提高。换言之,治疗师不应该在没有确定患者是否接受并理解这些技术的目的和用途之前,使用这些技术。

一、家庭形式的作业治疗

　　在患者的实际家庭环境中协助患者计划日常生活活动,及为他们提供日常生活技能训练及余暇活动训练,在作业活动表现上发挥潜能。可以设计日常生活时间表,在患者及伤残人士家中实地提供自我照顾及家务训练。依据患者的原有生活方式及家居活动习惯,与作业治疗师进行沟通交流,根据患者的目标,制定合适的家庭治疗计划,确定患者以安全、恰当的活动方式参与日常自我照顾及家居活动,照顾者做好协助及监督工作,保障活动过程的安全,并做好记录工作,以便作业治疗师进行随访及治疗方案调整。治疗内容包括:自我照顾及家居活动训练、任务性训练活动、辅具的使用及教育、居家环境的改造等。

(一)自我照顾活动和家居活动的指导和训练

　　为患者提供自我照顾活动和家居活动的指导和训练,指导患者以正确、安全的方法参与自我照顾活动及家居活动;在作业治疗师提供家庭治疗时,根据患者目标及治疗活动八要素,设计符合患者需求的自我照顾和家务活动训练方案,协助患者参与并完成相应的作业活动。

　　1. 以安全、常规的方法完成日常生活活动　协调全身躯体功能,以安全、常规的方法参与完成自我照顾和家居活动;如:右侧偏瘫,偏瘫上肢功能7级评估为6级的患者,在完成进食时,鼓励患者使用患手拿碗;若喝汤时碗较重,可使用双手共同完成。治疗师评估当患者可以安全完成一定难度的活动后,建议并指导患者在日常活动中去完成,以维持治疗成效(图23-4-1)。

　　2. 以代偿及改良的方法参与日常生活活动　如果患者不能以常规方法完成自我照顾及家居活动,作业治疗师在家庭训练过程中,设计并选择患者认同的改良及代偿方法,

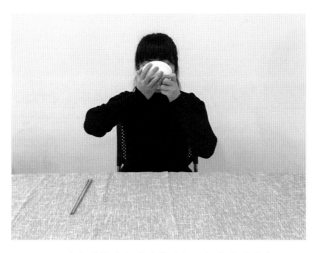

图 23-4-1　右上肢偏瘫上肢功能分级 6 级者完成进食（喝汤）

符合治疗活动八要素，让患者可以有效地学习到相应的代偿策略，及使用合适的辅助器具提高患者完成自我照顾活动和家居活动的独立性和安全性；建议并指导患者运用训练中学习到的改良及代偿方法参与自我照顾及家居活动；如：左侧偏瘫，偏瘫上肢功能 7 级评估为 3 级的患者，在喝水时，正确使用偏瘫侧肢体参与活动；指导患者使用健手带动患手完成喝水（图 23-4-2）；使用改良的方法完成穿衣（图 23-4-3）；健侧上肢辅助患侧手擦桌子（图 23-4-4）。

3. 调整家庭角色，建立新的生活方式　在家庭训练过程中，根据患者的功能进步情况，鼓励并协助患者调整适合自己现状的角色，丰富家居日常活动内容，有效利用在家中的空余时间，培养适合在家庭中完成的娱乐休闲活动，协助患者调整与家属、照顾者的关系，促进患者自我成就感的提高，对生活的希望及追求，建立良好的家庭生活方式。

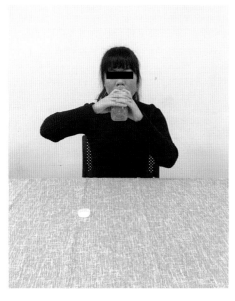

图 23-4-2　左上肢偏瘫上肢功能分级 3 级者完成喝水活动

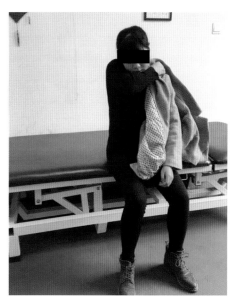

图 23-4-3　左上肢偏瘫上肢功能分级 3 级者完成穿衣活动

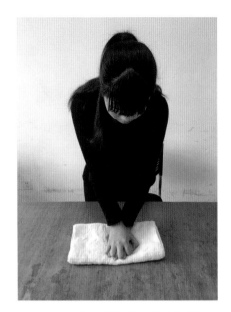

图 23-4-4 左上肢偏瘫上肢功能分级 3 级者完成擦桌子活动

（二）任务性活动训练

任务性活动训练主要目的是提高患者的躯体、认知及交流功能。根据治疗师对患者的评估结果，利用患者的家庭资源（包括家庭支持及居家环境）设计适合患者的家居任务性活动训练，活动设计符合治疗活动八要素。作业治疗师在家庭训练中，尽量以日常作业活动做为训练媒介，再配合任务性活动训练，提高患者的躯体、认知及交流功能，从而提高患者的日常作业活动表现能力。作业治疗师提供完当天的训练项目后，需提供患者可在家中完成的自我训练活动，包括明确活动的方式、时间、强度、次数以及患者自我和家属安全监督要素等。如：上肢功能训练，家属与患者抛接物品（图 23-4-5）；使用矿泉水瓶，患手进行桌面上肢旋前旋后（图 23-4-6）、肩内收外展等活动（图 23-4-7）；在训练过程中，如果患者或家属观察发现患者手部因运动过度而痉挛或感到肌肉过度疲劳，应调整运动方式和运动量。

（三）辅具的使用及教育

作业治疗师在家庭治疗中，为患者选择合适的辅具进行家居训练及参与自我照顾和家居活动。在选择辅具后，需指导患者及照顾者正确佩戴和使用辅具参与自我照顾及家居活动，并告知患者及照顾者辅具的维护方法；鼓励患者或照顾者正确协助患者参与到日常活动中，提高并维持良好的功能表现。如腰段脊髓不完全性损伤的患者，在家中使用助行架进行转移活动训练中，需要指导患者正确使用助行架完成转移，并进行不同形式的转移训练，当患者独立使用此方法有安全隐患时，需指导照顾者正确协助患者进行家居转移活动；提高患者家居转移活动的参与度及安全性；告知患者及照顾者正确调整助行架及维护的方法。如，因功能障碍影响患者剪健侧手指甲，可使用改良的指甲刀通过患手手臂完成（图 23-4-8）。

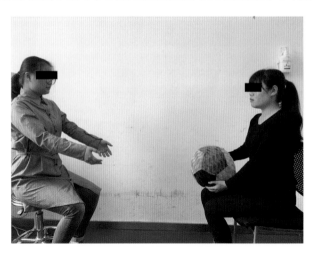

图 23-4-5 左上肢功能活动训练（抛接物品）

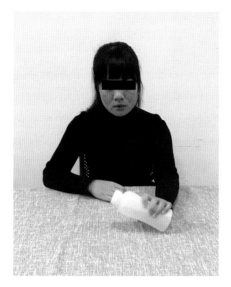
图 23-4-6　旋前旋后训练

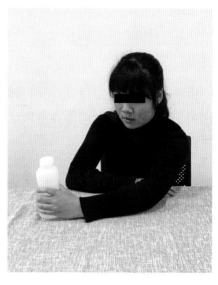
图 23-4-7　桌面左上肢肩内收外展训练

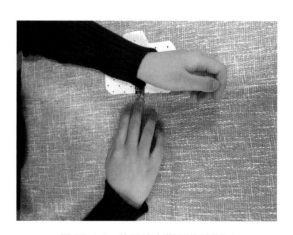
图 23-4-8　使用改良指甲剪剪指甲

（四）居家环境改造

有几种老年医学和作业理论都关注环境与功能间的动态关系。Lawton 和 Nahemow（1973）的适应与衰老的压力-能力模型（press-competence model of adaptation and aging），以及作业表现的人-环境-作业模型（the person-environment-occupation model of occupational performance，PEO）都是关注环境、人-环境-任务的互动、功能表现之间关系的老年医学和作业治疗模型的代表。这两种模型为居家安全评估提供了理论依据，包括居家安全自我评估工具（the home safety self-assessment tool，HSSAT）的开发。居家安全虽然在两种模型中都没有被讨论，但它却作为一个隐含的物理环境特点，影响人与环境间的契合，也会影响老年人进行日常生活活动、社交和娱乐休闲活动。因此，居家环境改造对居住在社区的患者，尤其是老年人尤为重要。

作业治疗师在提供居家环境改造建议前，需运用专业的居家环境评估表，通过实地居家环境评估，发现患者在居家环境中完成自我照顾及家居活动的环境障碍，提供合适的环境改造建议,减少环境障碍及居家危险,提高居家安全、自我照顾能力以及生活质量。作业治疗师可使用几种工具来评估居家环境,包括Westmead居家安全评估(Westmead home safety assessment,WeHSA)和康复环境和功能的安全检查(safety assessment of function & the environment for rehabilitation-health outcome measurement and evaluation,SAFER-HOME)。这两个评估都是作业治疗的临床居家环境评估工具,旨在供受过训练的专业人员在家访时使用,两者的使用者均需具备相应培训手册中的知识。然而,很多社区居住的老人并未接受作业治疗服务,也无法意识到居家环境中会威胁安全和导致摔倒的问题。为满足这一需求,HSSAT被开发为一种以客户为中心的、供社区老人使用的评估工具。它旨在评估居家环境危害,其独特之处在于可指导老年人制定个人行动计划,以降低居家摔倒风险。与临床工具相比,它使用基本的非专业语言和图片来指导老年人进行自己的居家评估,识别环境问题,并制定个性化计划以减少居家环境危害。HSSAT旨在供老年人使用,可作为家庭安全教育计划的一部分在社区或人群或个人层面使用,以帮助减少家中跌倒。

当作业治疗师将居家环境改造建议提供给患者之后,还需随访跟进环境改造的进度及成效。作业治疗师必须考虑该建议是否必要和是否有其他的方法可以替代。应该以"最少的环境改变实现最大的治疗效果"为原则,不应盲目地建议患者做家居改建工程。如:使用轮椅转移的患者,进出大门时,如果门槛较高,可增加小斜坡(图23-4-9,图22-4-10)提高患者独立操作轮椅进出的能力。在完成如厕活动时,建议将蹲厕改为坐厕,并安装扶手,或在高度较矮的马桶上安装马桶增高器,方便患者如厕时坐下和起身,洗澡时,可使用浴椅;作业治疗师需实地进行环境的评估及测量,提供扶手的安装的位置、高度、宽度、长度及扶手大小的相关数据;并以电话或实地随访的方式跟进该建议的完成情况。轮椅使用者需要较大的活动空间,建议家具的摆设方法,在起居室、房间、洗手间及厨房预留空间,方便轮椅出入。为方便厨房煮食,建议将炉灶高度、洗涤台高度及工作台高度降低,并在炉灶、洗涤盘及工作台下面留空等。另外,治疗师还可根据患者的功能情况为其提供以下居家环境改造建议或辅具:改良餐具、穿衣辅具、床护栏、辅助起身/坐下的扶手椅、楼梯升降机等。

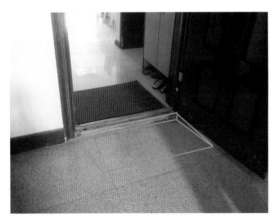

图23-4-9　在家中门槛加斜坡

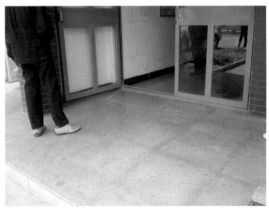

图23-4-10　在小区门口加斜坡

二、社区形式的作业治疗

利用患者的社区资源提供作业治疗服务的形式,包括在社区康复服务机构(如基层康复站、区/县康复中心,社区卫生服务中心的社区康复站,居委会的康复点,福利企业、特殊教育机构等福利性企事业单位的康复站,大型企业和残疾者较多的单位设立的康复站,社区工疗站等)提供治疗或者在社区环境中进行社区活动训练,为患者在社区康复服务机构中提供全面的作业治疗服务,在患者的实际社区环境中协助患者参与日常社区活动,及为他们提供社区生活技能训练及余暇活动训练,最大限度地发挥作业活动表现能力。依据患者原有的生活方式及社区活动习惯,结合制定的康复目标,制定合适的治疗计划,确定患者可以使用安全、恰当的活动方式参与社区康复治疗及日常社区生活活动,在进行社区生活活动时,照顾者也需要做好协助及监督工作,保障活动过程的安全,并向作业治疗师进行反馈,便于治疗师调整治疗方案。治疗内容包括:①评估和训练:对患者的身心功能和 ADL 等进行评估,并开展有针对性的训练,使患者充分发挥自己的潜力,从而提高他们的生活独立性和信心。其中一些特定的评估包括手功能评估,认知功能评估,ADL 评估等。一些针对性的训练包括手功能训练,认知功能训练,BADL 和 IADL 训练,休闲娱乐活动训练,生活重整等。②提供代偿性方案:对辅助器具的需求进行评估,帮助患者选择合适的辅具,并教会患者如何正确地使用辅具。对患者的居家及社区环境进行评估,并提供环境改造方案。③教育:教会患者及其照顾者有关患者安全、活动参与、自尊和独立性的重要技巧,其中一旦患者的独立性得以提高,将大大减轻照顾者的照看负担和经济负担,同时也提高了患者的生活质量。下面就社区生活技能训练、社区康复服务机构内的训练活动、辅具的使用及教育、社区环境的改造几个方面进行详细的阐述。

(一)社区生活技能训练及指导

社区生活技能训练包括购物训练,财政预算训练,使用交通工具的训练,认识社区资源及使用公共设施的训练等。社区生活技能训练的方式分为一对一治疗和小组治疗形式,作业治疗师利用社区环境协助患者实地参与并完成患者需要的社区生活活动。在设计训练活动时,应符合治疗活动八要素;正确选择合适的辅具,对患者进行社区生活技能训练;在训练结束后,根据患者功能进展情况指导患者或照顾者协助其以安全的方式参与社区生活活动,提高患者社区参与度,建立健康的社区生活方式。如:有记忆功能障碍的偏瘫患者进行购物训练,作业治疗师根据患者的评估结果,设计适合的治疗活动;与患者确定购物清单,到附近的超市进行采购,挑选物品(图 23-4-11)、付款(图 23-4-12);在过程中进行路线记忆;训练结束后,根据患者训练表现,提供正确完成该活动的方法及正确使用代偿工具(记事本)的教育,若患者不能独立完成,需指导照顾者正确协助患者完成购物活动;若患者可使用改良及代偿策略完成购物活动,则鼓励患者正确使用改良及代偿方法完成。左侧偏瘫,偏瘫上肢功能为 3 级,可使用拐杖行走的患者进行社区生活技能训练,包括使用拐杖进行不平路面的行走(图 23-4-13),过马路(图 23-4-14),使用扶手电梯(图 23-4-15),使用直升电梯(图 23-4-16),买早餐(图 23-4-17),上下楼梯(图 23-4-18)等,治疗师在活动中指导患者正确使用辅具参与活动,训练结束后与患者及家属沟通患者在活动中需注意的安全事项,指导照顾者正确辅助患者完成社区活动,提高患者参与活动的能力。

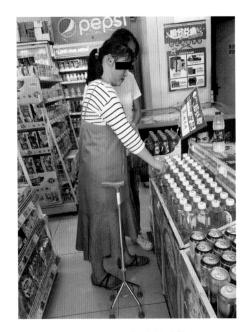

图 23-4-11　到超市挑选物品

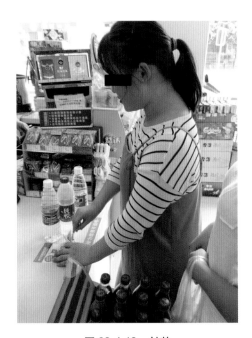

图 23-4-12　付款

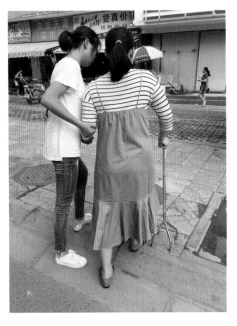

图 23-4-13　用拐杖在不平路面行走

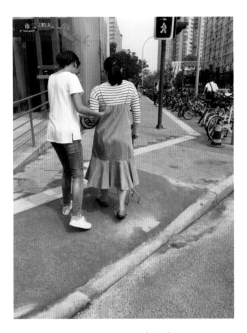

图 23-4-14　过马路

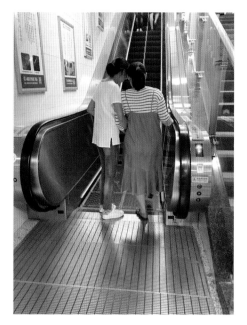

图 23-4-15　使用手扶电梯

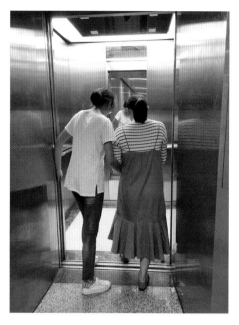

图 23-4-16　使用直升电梯

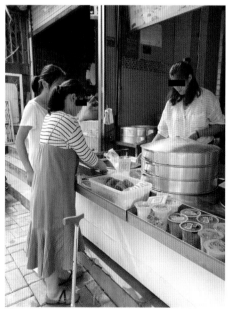

图 23-4-17　买早餐

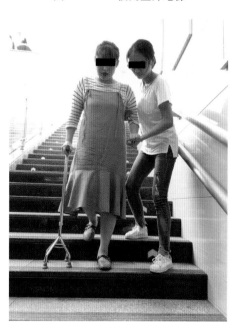

图 23-4-18　上下楼梯

　　建立新的社区生活方式和活动路线,在社区技能训练过程中,根据患者的功能进步情况,鼓励并协助患者提高社区生活活动的参与,利用社区资源培养新的娱乐休闲活动,建立丰富、健康的生活方式。

（二）社区康复服务机构内的训练活动

　　指利用患者所在的社区康复服务机构内的设施提供作业治疗服务,不同的社区康复服务机构可提供的服务内容存在差异。可提供的作业治疗服务内容包括任务性活动训练、日常生活活动训练、模拟社区活动训练、辅具的租借服务、小组活动治疗等。如:左侧偏瘫患者上肢功能为4级的患者,在使用手机时,使用患手握手机,健手打字(图23-4-19)。左侧偏瘫,偏瘫上肢功能分级为2~3级的患者,洗澡时,健手使用长柄浴花洗背部(图23-4-20);指导患者健手辅助患手抹桌子(图23-4-21),整理桌面。八段锦小组活动治疗,作业治疗师邀请适合的社区患者,制订小组治疗计划(包括小组活动的目标、活动时间及时长、参与者、活动内容及流程、环境、注意事项、调整活动任务难度);根据计划开展八段锦小组治疗活动,在小组过程中,治疗师根据不同患者参与小组的目标及功能情况,分配布置适合的、可达到治疗成效的活动任务,作业治疗师在活动结束后进行总结反馈,以提高活动成效。

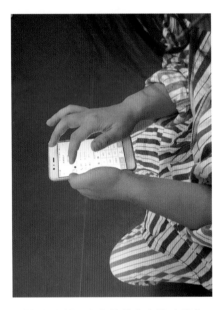

图23-4-19 左上肢偏瘫上肢功能分级4级者使用电话(健手打字)

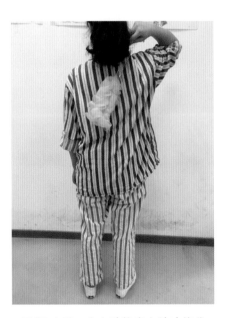

图23-4-20 左上肢偏瘫上肢功能分级2~3级者健手使用长柄浴花洗背

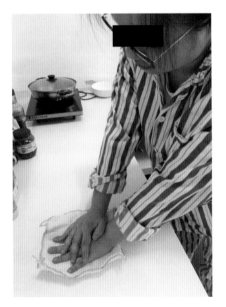

图23-4-21 左侧偏瘫者擦桌子

(三)辅具的使用及教育

作业治疗师社区形式的治疗服务中,为患者适配合适的辅具进行功能训练及社区生活技能训练。指导患者及照顾者协助其正确使用辅具参与社区活动,并告知患者及照顾者辅具的维护方法;鼓励患者或照顾者正确协助患者参与到社区活动中,提高并维持良好的功能表现。如轮椅使用者使用轮椅参与社区活动前,作业治疗师可以在机构内先进行轮椅使用的教育及训练,包括轮椅转移(图23-4-22)及轮椅操作能力训练(图23-4-23),指导患者及照顾者对轮椅的维护。

(四)社区环境改造

社区环境改造需要结合患者所在社区情况,作业治疗师需要采用专业评估工具,评估患者参与社区活动的环境,确定环境存在问题,提供相应的改

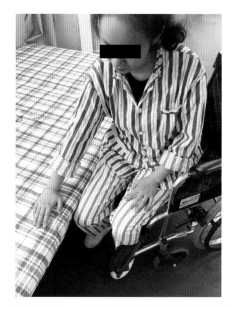

图 23-4-22　左侧偏瘫患者的轮椅转移训练

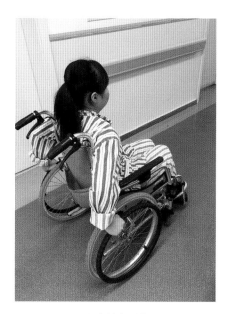

图 23-4-23　患者的轮椅操作能力训练

造建议。社区环境改建往往会涉及公众利益以及政府部门(交通局、城建局、民政局等)的相关政策。在社区环境中要考虑楼梯(结构、高低差、颜色差、宽度)、人行天桥、人行隧道及上下坡坡度,路边石高度、盲道、安全扶手、噪声、绿化资源等。作业治疗师需考虑在环境不能进行改造的情况下,加强患者学习代偿方法参与相应的社区活动。

三、制定社区作业治疗计划的基本原则

(一)以患者为中心

根据已制定的康复目标制订相应的治疗计划,使家庭及社区康复治疗能够针对患者存在的问题有计划、有步骤地进行。选择适宜的治疗项目和治疗方法:与康复团队其他专业人员沟通,共同制订适合患者的家庭及社区治疗计划。只有根据患者与治疗师共同制定的治疗目标和治疗计划,实施正确的治疗方法,全面康复,才能取得较好的康复效果。

(二)个性化原则

治疗计划应符合个性化原则,治疗计划中应明确多个问题:患者可接受的活动量(频次、时长、次数等);是否需要家属监督;患者完成训练情况;训练成果再评估;康复计划再调整;康复目标是否达成等。有了具体的康复目标和个体化的治疗计划,作业治疗师、患者家属和患者本人都可以看清功能的改善情况,增强功能训练的信心,坚持整个康复过程。

(三)与目标紧密结合

康复治疗目标和计划的紧密结合可收到良好的功能恢复效果。治疗方案应考虑患者的不同功能状况及家庭及社区情况,如偏瘫患者的家庭社区治疗目标,首先是利用受限的肢体参与活动,提高认知及交流功能;学习多领域代偿生活技能,调节家庭及社会的角色,建立新的生活方式。

(四)具有安全性、可行性

治疗计划应具有安全性、可行性,患者的康复训练需要患者及家庭成员的共同参与,患者除自己需要努力进行康复训练外,还应了解在什么情况下减少活动或停止训练。家属和

陪护者必须学会在家庭中为患者创造良好的训练条件,根据治疗师的指导协助患者训练及使用正确的方法参与日常家居及社区活动,并随时与治疗师取得联系,检查治疗效果,调整治疗计划。如社区中医疗卫生条件具备,患者治疗计划按病程阶段、治疗措施、治疗目标来制定。有效利用社区医疗设施提供全面、多元化的治疗措施。在社区作业治疗服务中可提供的治疗项目见表23-4-1。

表 23-4-1 作业治疗服务项目

	项目	开展频率		项目	开展频率
宣传教育	重建生活为本康复面谈/小组	经常		认知训练:基本功能(计算机辅助)	较少
	康复/作业治疗宣教小组	经常		认知训练:情景模拟	经常
	日间体位摆放指导/设备	经常		认知训练:作业活动	经常
	家属宣教/辅导	经常		认知训练:社区活动	经常
	康复团队重建生活为本康复评价会	经常	作业形式:居家及社区活动能力训练	作业活动训练:家务	经常
基本躯体功能训练	肌张力控制运动	较少		社区生活技巧训练:电动楼梯	经常
	任务/游戏形式训练:上肢	较少		社区生活技巧训练:外出购物/超市	经常
	任务/游戏形式训练:全身协调	较少		社区生活技巧训练:乘坐交通工具	经常
作业形式:自理训练	自理训练(床旁)	经常		社区生活技巧训练:餐厅	经常
	自理训练(模拟家居)	经常		社区生活技巧训练:郊游	经常
作业形式:情景模拟训练	情景模拟训练:坐位平衡	较少		居家安置:出院前准备/面谈小组	经常
	情景模拟训练:站立平衡	较少		居家安置:家访(居家安全及改装评估)	经常
	情景模拟训练:上肢(减重)	较少		居家安置:家访(自理及家务训练)	经常
	情景模拟训练:上肢	较少		居家安置:家访(居家康复指导)	经常
	情景模拟训练:全身协调	较少		居家安置:周末回家安排	经常
作业形式:小组活动	作业活动训练:文康	经常		居家安置:生活重建/面谈小组	经常
	作业活动训练:手工/工艺	经常			
	作业活动训练:八段锦/太极	经常			
认知功能训练	认知训练:基本功能(桌面活动)	较少			

四、患者及照顾者的教育

在为患者提供治疗时,宣教也是必不可少的,可以制作不同的宣传教育手册,提供给患者,便于患者及其照顾者可以随时查看,根据手册内容指导活动;提高治疗成效。患者及照顾者的教育包括:①患者完成日常生活活动的教育;②照顾者照顾技巧的教育;③疾病相关知识的教育;④防跌倒教育;⑤压力管理的教育;⑥获取医疗及社区资源方法的指导;⑦良姿位的教育;⑧预防并发症的教育。

五、辅助器具运用

使用适当的辅助器具能维持及提升病患者及伤残人士的独立生活能力和减轻照顾者的负担。治疗师应训练患者及伤残人士使用辅助器具的方法及技巧;跟进他们使用辅助器具的情况;确保能正确及安全地使用辅助器具。

辅助器具是为提高患者的自身能力、弥补其丧失的功能,帮助日常生活活动困难的患者完全或容易独立完成生活活动所研究和设计的一些器具。辅助器具的使用也是一种积极的治疗手段,有助于树立患者的自信心,提高自我成效感。

应用自助具的目的:①代偿因瘫痪或肌肉无力所致的部分身体功能障碍(如丧失握力);②代偿受限关节活动;③保持物体或器具的稳定以便于单手使用;④代偿不自主运动所致的功能障碍;⑤代偿感觉功能(视、听等)障碍;⑥在各种不同的体位对患者的身体给予支持;⑦帮助患者进行信息交流等。

六、转介服务

在康复服务团队中,各专业间相互转介,有益于提升以患者为中心的一站式跨专业全面康复服务。

(一)接收转介

在社区康复服务中,接收来自其他专业人员的转介。如物理治疗师在提供居家康复训练时,发现患者居家环境影响其完成日常活动,可以转介给作业治疗师进行居家环境评估,而其他专业护理人员在患者的护理过程中,若发现需要作业治疗师介入的问题,也可以把患者转介给作业治疗师。有一些评估工具可帮助其他专业人员进行患者的转介,如多维评估工具(the multidimensional assessment instrument, MDAI),其目标是帮助护理管理人员,评估各种功能障碍者的长期护理需求并为其分配所需服务。MDAI 包括六个领域:①ADL 和 IADL;②交流能力(意识、听力和视力、理解能力、自我表达能力);③特殊护理需求(病史、皮肤情况、药物、疼痛、肌力、关节活动度、平衡和移动能力、跌倒史、辅具使用情况、胃管和尿管等特殊护理);④认知、情绪和行为问题;⑤家居环境、家庭和社会支持;⑥照顾者负担。当护理管理人员通过 MDAI 评估发现患者某些方面有问题时,可将患者转介给作业治疗师或其他专业人员。

(二)向外转介

作业治疗师在提供作业治疗服务过程中,患者有其他专业服务需求时,治疗师及时完成相应的转介。如作业治疗师在治疗过程中,发现患者有家庭及社区资源等需求的问题,可转介社工跟进。

(罗　伦　王孝云)

参 考 文 献

[1] 王刚.社区康复学[M].北京:人民卫生出版社,2016.

[2] 闵水平,孙晓莉.作业治疗技术[M].2 版.北京:人民卫生出版社,2014.

[3] 张建忠.作业治疗技术[M].武汉:华中科技大学出版社,2014.

［4］ Mennuni M，Gulizia MM，Alunni G，et al. ANMCO position paper：hospital discharge planning：recommenda-tions and standards［J］. European Heart Journal Supplements，2017，19（supplement D）：D244-D255.

［5］ 唐丽，李建军，高峰，等. 出院计划的国际实施进展及认识［J］. 中国康复理论与实践，2015，21（6）：634-640.

［6］ 卢珏，薛小玲. 出院计划的研究进展［J］. 中华护理杂志，2014，49（6）：709-711.

［7］ 于健君，胡永善. 从上海市社区康复的经验谈社区层面康复治疗服务模式的建立［J］. 中国康复医学杂志，2009，2（1）：72-73.

［8］ 刘继同. 美国医院社会工作的历史发展过程与历史经验［J］. 中国医院管理，2007，27（11）：36-38.

［9］ Mao HF，Chang LH，Tsai AY，et al. Developing a referral protocol for community-based occupational therapy services in Taiwan：a logistic regression analysis［J］. PLoS One，2016，11（2）：e0148414.

［10］ Horowitz BP，Nochajski SM，Schweitzer JA. Occupational therapy community practice and home assessments：use of the home safety self-assessment tool（HSSAT）to support aging in place［J］. Occupational Therapy in Health Care，2013，27（3）：216-227.